AF344239

LE MÉDECIN

DES

VILLES ET DES CAMPAGNES

Paris. — Imprimerie de L. MARTINET, rue Mignon, 2.

LE MÉDECIN

DES

VILLES ET DES CAMPAGNES

PAR

LE DOCTEUR MUNARET

Membre correspondant ou associé des Académies impériales
des sciences, arts et belles-lettres de Rouen, Dijon, Caen, Metz, Toulouse,
Clermont-Ferrand, Lyon, Cadix ;
de l'Académie royale de médecine et de chirurgie de Turin ;
de la Société médicale du grand-duché de Bade ;
des Sociétés impériales de médecine de Bordeaux, Montpellier, Marseille,
Bruxelles, Paris, Alger, etc.
Membre de la Société académique de la Loire-Inférieure, etc.
Fondateur du DISPENSAIRE SPÉCIAL de Lyon.

TROISIÈME ÉDITION

REVUE, CORRIGÉE ET AUGMENTÉE.

PARIS

GERMER BAILLIÈRE, LIBRAIRE-ÉDITEUR,

17, rue de l'École-de-Médecine.

1862

Tous droits réservés.

A

MADAME OCTAVIE MUNARET.

Ma chère Amie,

Si peu que vaille ce livre, il me survivra.... et afin que la Parque impitoyable ne puisse pas plus séparer nos deux noms que notre affection, je te le dédie...

MUNARET.

PRÉFACE

DE CETTE TROISIÈME ÉDITION.

Mon ouvrage fut publié pour la première fois en 1837; — sa seconde édition parut en 1840; — l'auteur et son livre ont vieilli..., mais l'idée restera, j'espère, comme toutes les idées vraies; — la forme seulement, — ce vêtement scientifique, littéraire et moral, avait besoin de quelques coups de plume, pour être à la mesure du progrès.

La science, en effet, nous laisse entrevoir des horizons nouveaux... Il existe en médecine, disait au commencement de la présente année, un des représentants les plus distingués de la presse médicale périodique, un courant assez difficile à définir d'un mot, mais qu'on peut caractériser en disant que, formé et incessamment alimenté par les magnifiques conquêtes de l'histologie et de la physiologie modernes, il tend à porter la science au delà des limites où l'avaient retenue jusqu'ici les doctrines régnantes, l'organicisme aussi bien que le vitalisme, etc. (1).

Et l'art? — il marche, marche, comme le *Juif errant*..., l'anesthésie, l'électrisation localisée, l'écrasement linéaire, la syphilisation comme méthode cu-

(1) Dechambre, *Gazette hebdomadaire*, etc., t. VII, p. 817.

rative, la résection sous-périostée, la thérapeutique respiratoire, les réactifs chimiques comme auxiliaires du diagnostic, tous nos procédés d'exploration qui ont fait dire au docteur Pidoux qu'on en est arrivé à ce point de *faire l'autopsie* d'un malade, dans son lit, etc., etc. ; — ne voilà-t-il pas d'assez belles étapes, pour lui permettre d'aller plus loin ?

Néanmoins, je n'ai pas CONSIDÉRABLEMENT augmenté mon livre, parce qu'il m'a semblé contenir son sujet *cum omnibus armamentis suis.*

Mon introduction reste à peu près intacte ; elle développe assez fidèlement le *pourquoi* et le *comment ;* elle a répondu aux plus sérieuses objections de la critique.

Dans son *Discours sur l'origine et les fondements de l'inégalité parmi les hommes*, Rousseau parle d'une statue de Glaucus que le temps, la mer et les orages avaient tellement défigurée, qu'elle ressemblait moins à un Dieu qu'à une bête féroce. — Que de statues défigurées, à notre époque, par les passions, les luttes et ce qu'on appelle les *indigestions de la vie !*... — J'ai dû faire quelques retouches, comme peintre de mœurs, pour sauver l'entière ressemblance de mes premiers dessins à la plume.

L'assistance médicale, dans les campagnes, a été un sujet d'étude et de sollicitude pour beaucoup de médecins ; — éloquence jusqu'à présent perdue ! — M. MILLION reste sourd et muet...

N'ayant rien à ajouter de plus et de mieux à tout ce qui a été déjà écrit par des écrivains aussi compétents que MM. Valat, Reveillé-Parise, Loreau, Le Borgne, Cazin, Dauvin, etc., je me contente de prier, sur ma montagne, pour que le gouvernement daigne faire une part au moins égale de ses largesses, entre l'ouvrier invalide des villes et le paysan pauvre et malade...

De tous les projets d'organisation médico-rurale, celui du docteur Dauvin mérite la préférence; — j'ai reconnu, comme mon confrère de Saint-Pol, l'insuffisance et même l'abus des secours médicaux à domicile et la nécessité des hôpitaux cantonaux.

Au chapitre BIBLIOTHÈQUE, j'ai dû remplacer des ouvrages par d'autres plus complets ou plus au courant de la science; j'en ai ajouté quelques-uns, publiés depuis 1840, et dignes d'être recommandés au choix de mon *ami-lecteur*.

Après son MÉDECIN DE CAMPAGNE, Balzac avait écrit un roman-feuilleton, intitulé LES PAYSANS, qui désolerait l'honnête public, si l'ignoble peinture qu'il a faite de notre population rurale était un peu ressemblante. — Le vicomte Walsh ressentit vivement l'injure faite aux bons métayers de son château de Villemolin et lui opposa les PAYSANS CATHOLIQUES. — Dans ces deux ouvrages, diamétralement éloignés de la véritable et calme observation, rien ou presque rien qui puisse profiter au médecin, à l'hygiéniste.

Des recherches bibliographiques, pour découvrir quelques écrivains, dont l'expérience aurait pu guider la mienne, dans la voie où j'avais eu l'heureuse témérité de m'engager tout le premier, avaient été infructueuses, pour ma seconde comme pour ma première édition.

Dans ses CLASSES OUVRIÈRES, M. Granier de Cassagnac s'est contenté d'indiquer cette lacune, sans la combler.

« Aucun écrivain, dit-il, personne n'a songé au paysan;

on est ainsi passé sur le ventre à la moitié du genre humain. »

J'ai vu *passer*, en effet, Villermé, Blanqui, Alph. Grün, Sismondi, Tocqueville, Rossi, Buret, Michel Chevalier, Gasparin, etc.; mais comme ces grands messieurs de la science voyagent à la moderne, par l'*Express*, ils n'ont pas eu le loisir ou l'occasion de visiter une chaumière ou de questionner un rustre en sabot.

J'ai pu cependant butiner,—çà et là,—pour l'édition que voici.

Comme peinture de mœurs agrestes, George Sand a produit des chef-d'œuvres, *Jeanne*,—*la Mare au Diable*, — et *la Petite Fadette*.

Dans *les Derniers paysans*, un autre romancier qui a toutes mes sympathies, — Emile Souvestre, — a voulu recueillir les naïves fantaisies de ce monde invisible, dont le peuple des campagnes a gardé la conscience ; j'ai lu,—et cette lecture a évoqué les émotions de mon enfance,—ses huit pastorales bretonnes, qui sont bien, comme on l'a dit, « huit paysages étudiés au soleil couchant de la poésie populaire. »

M. de Jacob de la Cottière a crayonné, d'une main légère, quelques *Silhouettes de paysans* ; — la prose de notre gentilhomme-campagnard est en manches de chemises… en batiste,—je veux dire que ce sans-façon de la villégiature littéraire est tempéré par l'humour et l'esprit d'observation… Dans un chapitre : *le Médecin et ses malades*, l'auteur confirme la parcimonie du paysan, au sujet de sa santé ou de celle de sa famille.

Comme peinture des mœurs de la ville, dans leurs rapports avec la pratique médicale, je mentionne *le*

Vieux médecin, par Philarète Chasles, et *le Docteur
Américain*, parce que ces simples récits, dramatiques
quelquefois jusqu'aux larmes, ont obtenu, en France
et en Amérique, un légitime et populaire succès, en
appelant, sur des souffrances ignorées, l'attention et la
sympathie.

Les mœurs médicales ont eu leur part à l'observation contemporaine.

Quant j'étais étudiant, par Nadar, est une bluette
qui amuse, mais en nous rappelant le quartier latin,
elle moralise... l'étudiant fait homme.

L'illustre docteur Mathéus est l'histoire de ces médecins campagnards qui ne savent pas réprimer des aspi-
rations trop tardives vers la gloire, perdent leur temps
à rêver, à écrire, et leur modeste patrimoine à faire
imprimer quelque *palingénésie psychologico-anthropo-
zoologique ;* — au lieu de monter à cheval, pour aller
visiter leurs malades et de se coucher tranquillement
à la nuit close, pour recommencer le lendemain.

Jules Sandeau a fait un roman qui plaît à tout le
monde ; — la morale de son livre est celle-ci : médecins
de campagne aussi vieux et aussi tendres que *le Docteur
Herbeau*, prenez garde !... si vous rencontrez, à travers
champs, une pervenche sentimentale, ne vous baissez
pas pour la cueillir... votre cœur est encore tiède, hélas !
mais les jambes vous flageolent, vous tomberez, et le
public, au lieu de vous relever, rira...

Comme livres plus ou moins spécialement applicables à l'hygiène ou à la pratique rurale, je citerai,
d'abord, la *Préparation à l'exercice de la médecine*,
par le docteur Félix Schneider.

Mon confrère de Thionville m'a semblé être encore dans la *lune de miel* médicale; — s'il ne reste pas au lit jusqu'à neuf heures, il chasse... (*sic*).

Ce qui me plait, dans cet opuscule, c'est sa *personnalité*; mais le piquant ne peut pas se substituer à la justesse d'impressions aussi graves que les nôtres : Je n'ai pas moins profité, en le lisant, de plusieurs bons conseils; — je les ai reproduits, et je l'en remercie.

Parmi les thèses de Paris, j'ai remarqué celle qui a pour titre : *Essai sur l'hygiène du laboureur.* — Le docteur Naudet a collationné, avec un louable discernement, ce qui est éparpillé dans les journaux et les livres... mais l'hygiène rurale, traitée par des parisiens, me rappelle trop le *Voyage autour du monde, dans mon fauteuil.*

En parlant de la *santé du peuple*, dans l'un des petits traités publiés par l'Académie des sciences morales et politiques, notre savant confrère, le docteur Lelut, n'a pas oublié celle du peuple des campagnes; — réminiscence de quelques pages... ce n'était pas assez.

Le professeur Bouchardat mérite une mention, pour son intéressant et très instructif mémoire sur *l'Alimentation des habitants des campagnes;* il faudrait le mieux connaître et le vulgariser.

M. Alix Sauzeau a publié un ouvrage, dont le titre n'est pas suffisamment explicite : *Les paysans ou la politique et l'agriculture;* il se préoccupe surtout de la CHOSE agricole, négligeant les conditions hygiéniques, physiologiques et pathologiques de l'agriculteur.

Quelques années après, MM. Anacharsis et Hippolyte Combes ont collaboré fraternellement à une œuvre plus complète, je dirai même plus indépendante d'idées ; elle vaut son titre : *Les paysans français, considérés sous le rapport historique, économique, agricole, médical et administratif.* — J'ai recueilli, dans cet ouvrage, des renseignements statistiques de grande valeur.

Enfin, — cette année, — un journal a paru, avec ce titre qui devait lui porter bonheur : LE MÉDECIN DE CAMPAGNE. — M. Massé m'a volé mon idée ; je ne m'en plains pas, *au contraire*... C'est un écrivain facile, charmant ; mieux qu'aucun, il aurait pu donner à ses abonnés, ce qu'il leur promettait ; mais il eût fallu s'échapper de temps à autre, de *sa* rue Cassette et faire, en compagnie d'un M. Bénassis, quelques tournées matinales, causant avec lui, profitant de son expérience et cueillant ses fleurs de... rhétorique, ailleurs que sur le tapis d'une table de travail.

Ce journal, malgré le talent de son auteur, a dû *s'annexer*...

Je le regrette, sans surprise. — Un livre peut mentir à son titre, celui de Balzac, par exemple ; mais un journal doit tenir ce qu'il promet à ses abonnés et avant de le *planter*, il faut choisir un terrain convenable : LE MÉDECIN DE CAMPAGNE ne pouvait pas même *végéter* à Paris...

J'en ai conclu, — pour terminer une préface déjà trop longue, — que l'accueil si bienveillant qui a été fait à mon ouvrage, peut seulement s'expliquer par ces paroles éternellement vraies de Baglivi : *Vivo et scribo in aere Romano.*

INTRODUCTION.

Quand tous les soirs, fatigué de mes courses et de mes consultations en plein air, la tête accoudée sur une table de sapin noircie, je griffonnais des notes sur la médecine des campagnes, ni la spéculation ni *la fureur d'avoir de l'esprit* ne m'inspiraient le projet de faire un livre.

Mais j'avais reconnu, en débutant au milieu d'une population si tranchée, par ses mœurs, par sa santé et par ses maladies, de cette société factice et nerveuse qui tourbillonne dans les villes, qu'il fallait à chacune de ces deux grandes catégories du public, — une médecine pour la guérir comme un médecin pour la comprendre et en être compris.

J'avais cherché un livre qui m'enseignât cette pratique spéciale, j'avais questionné des confrères plus *anciens* que moi dans le *pays*, et pouvant par conséquent m'apprendre à conformer mon caractère à celui de mon client ; mais n'ayant rien ou presque rien appris ni des livres ni des hommes, j'écrivais ce que j'avais vu et fait la veille, pour mieux voir et mieux faire le lendemain ; — jusqu'à ce qu'un jour, encouragé par un jeune médecin qui avait eu la patience de déchiffrer

ce *macadamisage* de notes volantes et qui m'en remercia, en me les rendant, je me décidai à les aligner
à la hâte et à les faire imprimer, afin que d'autres confrères non plus orientés que lui au milieu des campagnes, pussent également profiter de mes fautes ou de
mes succès. « Quelqu'instruit que soit le jeune médecin,
» dit Vicq-d'Azir, il redoute toujours l'instant où il
» doit agir pour la première fois, où, après avoir écouté
» et lu, il faut juger et choisir. »

Mon *Médecin de campagne*, malgré ses trop nombreuses imperfections, fut accueilli par la presse médicale, avec cet intérêt qu'inspire un premier venu ; —
tous les critiques s'accordèrent à lui reconnaître le
mérite assez rare, aujourd'hui, de la nouveauté (1).

Il est donc vrai, me disais-je alors, qu'on néglige
dans nos écoles l'étude si importante des rapports de
l'homme sain avec l'homme malade ; du physique avec
le moral et réciproquement, du physique avec les
objets externes, du moral avec les phases variables de
la société ; enfin, de cette dernière avec l'art de consoler, de préserver et de guérir.

---

(1) « Depuis un certain nombre d'années on a publié beaucoup
de livres dans l'intention très louable, assurément, d'éclairer les
médecins et le public sur certaines particularités de notre profession. Toutefois, je ne crois pas que jusqu'à présent il en ait été
écrit un seul dans l'esprit de celui que nous annonçons, etc. »
(Feuilleton de la *Gazette médicale de Paris.*)

« Il y a plusieurs variétés de praticiens : 1° le praticien pur ;
2° le praticien homme de cabinet et d'étude ; 3° le médecin militaire ;
4° le médecin de marine ; 5° le praticien citadin ; 6° le médecin
de campagne, qui vient, pour ainsi dire, de se peindre lui-même
dans le livre spirituel et intéressant du docteur Munaret. » (*Hygiène
de l'étudiant en médecine et du médecin*, par M. Requin.)

Il est donc vrai qu'après s'être promené, pendant plusieurs années, dans une salle d'hôpital, à la suite d'un professeur qui ne lui fait voir que ce qu'il voit ou ce qu'il veut voir, un jeune homme débute à la ville ou à la campagne, ignorant que l'une et l'autre de ces localités exigeront impérieusement de sa pratique comme de ses manières, cette indélébile nuance qui existe entre le citadin blanc, fluet, impressionnable, et le rustre épais, au teint bistré, aux mains calleuses, que rien n'émeut, n'écorche et ne fatigue.

Il est donc vrai, par une déplorable conséquence de tous ces antécédents, que ce jeune homme débute malencontreusement, parce que ses clients ne ressemblent pas aux malades de la *Salpêtrière* ou de la *Charité*; que les belles théories qu'il a rapportées de l'école s'embrouillent avec les anomalies de la réalité; qu'il se prostitue insensiblement aux commodités de l'empirisme, et qu'en définitive, il troque sa conscience immaculée contre les recettes de la routine ou du charlatanisme, pour se faire une clientèle, sans laquelle il ne pourrait vivre.....

Il est donc vrai, qu'avant moi, personne n'avait signalé et consacré, dans ses écrits, la différence morale et scientifique qui distingue le médecin des villes du médecin de campagne : dualité sacramentelle, qui doit prévenir d'aussi graves lacunes dans l'enseignement, d'aussi graves bévues dans la pratique, d'aussi graves entraves au progrès de la médecine et d'aussi graves atteintes à la moralité du médecin.

Après avoir compulsé les annales de la science, pour y lire quelques pages de Ramazzini, Storck, Lautter,

Tissot et Patissier, concernant les maladies et les idiosyncrasies rurales; — je l'avoue, — j'allais jusqu'à
consulter cette littérature à la mode, qui flâne dans la
rue et court les champs, écoutant à toutes les portes,
même à la porte du cœur, mais qui ne put rien m'apprendre sur le compte des mœurs médico champêtres,
tout indiscrète que je la trouve!

Ce ne fut que plusieurs années après m'être fixé
dans un village, que Balzac voyageant pédestrement
dans le Dauphiné, pour chercher des *idées* où d'autres
ne vont chercher que du vulnéraire et des stalactites,
fit la rencontre d'un médecin de campagne, et s'écria
comme Archimède : Je l'ai trouvé!.. — En effet, il
avait deviné tout ce qu'il y avait de philosophie en
plein air, d'accidenté et de poésie plantureuse, dans cet
homme de bien et de science; — il publia bien vite un
roman pour ce titre qui fit toute sa vogue : *Le Médecin
de campagne.*

Aussi bien, que l'on ôte à ce roman quelques pages
qui sentent la médecine des champs et deux ou trois
scènes empreintes de la mélancolie la plus émouvante,
tout le reste est consacré au desséchement des marais,
au gouvernement constitutionnel, à l'administration
municipale, au *grand homme* et aux chemins vicinaux.
— M. Benassis n'est qu'un maire de village et Balzac a
mystifié la Faculté...

Je fus encore la dupe d'une Revue qui avait eu l'a-
dresse (toute provinciale qu'elle était) d'intituler un
article : *Physiologie du Médecin de campagne.* — Écoutez tous, ô mes confrères, et tâchez de vous reconnaître
dans les lignes suivantes : « Le Médecin de campagne

flotte ordinairement entre trente et quarante ans ; sa
figure est brune, ses traits fortement caractérisés, son
allure franche ; et, loin de subir l'élégante et gracieuse
étreinte d'un vêtement sortant des ateliers d'*Humann*,
il est amplement étoffé, jouit de la liberté de ses mouvements, peut grossir à l'aise, fait quatre repas par jour
et s'endort régulièrement tous les soirs, après une
partie de piquet ou de boston, etc. » — Suivent six
pages aussi fabuleuses que ce préambule et qui m'ap-
prirent que « l'influence du Médecin de campagne ne
s'accroît jamais autant que lorsque la multiplicité des
décès vient prouver l'insuffisance de l'art qu'il exerce ;
qu'il a lu et retenu le poëme de Berchoux ; qu'il est
un des chauds partisans de la littérature de l'empire et
du philosophisme voltairien et qu'il devient marguil-
lier ! » L'auteur osait ajouter plus bas : « le Médecin de
campagne est vu de trop près.. .» — Certes, ce n'est pas
par celui qui se permet de caricaturer de la sorte la
plus fidèle personnification de la Providence. — Je l'ai
dit et je le répète : la vie du Médecin de campagne, sa
charité sans témoin, son renoncement aux joies sociales, aux colifichets de la gloire et aux convoitises de
plus en plus envahissantes de l'intérêt, ses entretiens
avec la nature aussi mystérieux et plus instructifs que
ceux avec la nymphe Egérie, tout cela ne peut être
connu, compris et raconté que par lui-même.

Je mentionnerai plus favorablement une brochure
qui parut au sujet de mon *Médecin de campagne*. — Elle
a pour titre : *De l'exercice de la médecine en province et
à la campagne, considéré dans ses rapports avec la pratique*. Je me plais à dire ici qu'après avoir lu les excel-

lentes remarques du docteur Thiandière, j'en ai fait profiter ma seconde édition.

Ceci m'amène à répondre aux objections les plus fondées que la presse périodique a bien voulu m'adresser.

Trop de citations latines, d'abord. — J'en suis convenu et j'en ai suffisamment biffé, je le crois, pour prouver à mes aristarques qu'il me répugne autant de paraître que d'être un auteur en *us*.

J'ai eu le grand tort de vouloir juger tous les habitants et tous les médecins des campagnes, parce que j'avais vu et observé dans celles que j'habitais (1). — Oui, il y a quelques *gradations*, comme diraient les peintres, entre le cultivateur aisé de la plaine et le pauvre montagnard ; entre le métayer, espèce d'amphibie qui vit autant à la ville qu'il approvisionne qu'à sa ferme, et l'Auvergnat ou le Breton qui n'a jamais perdu de vue le clocher de son hameau ; mais ces *gradations* sont plutôt coutumières que constitutionnelles, et sans trop les charger en couleur, pour ne pas nuire à l'effet général, j'ai cru devoir les *accuser* seulement dans un tableau de famille.

Au surplus, le montagnard qui fut mon client et par conséquent mon modèle, reste comme l'échantillon le moins fané de la population agricole, grâce à son attachement plus fidèle au pays, à sa vie plus frugale et plus simple, grâce surtout à ses croyances religieuses, bons génies qui veillent encore autour de sa cabane et en détournent les vapeurs impures qui s'élèvent d'en bas, du sein des villes...

(1) *L'Expérience*, journal de médecine et de chirurgie.

Développement mieux réparti des matières. — Conformément à une remarque aussi judicieuse, j'ai dû éliminer les recommandations trop élémentaires pour un docteur en médecine, auquel je les avais adressées, les lieux communs de la science et surtout les détails trop complaisamment personnels.

Pardon d'avoir écrit tant de pages, disait une fois madame de Sévigné, *je n'ai pas eu le temps d'en écrire moins*. — Dans cette seconde édition, quoique j'aie donné plus d'ampleur à la partie philosophique, et parlé du médecin et de la médecine des villes, j'ai pu réduire deux volumes en un seul, ce qui prouve que j'ai travaillé plus longtemps et plus tranquillement.

Nous aurions préféré un parallèle, un contraste entre les maladies du paysan et celles du citadin. — Il y aurait à faire, à ce sujet, un tableau tout à fait intéressant et trop peu connu, etc. (1). — Eh bien! la destinée qui m'avait exilé, comme Zimmermann, au milieu des montagnes, pendant huit années, me prit un jour par la main et me conduisit à la ville, pour étudier d'autres mœurs et d'autres constitutions, d'autres malades et d'autres maladies, et j'en ai profité.

Vous plaisantez sur les plus graves matières! — Doucement, mes aristarques, vous allez me faire croire que vous n'êtes pas Français, c'est-à-dire que vous ne comprenez pas le national plaisir de fustiger avec le *bois vert* du ridicule, ceux qu'on voudrait et qu'on ne peut pas corriger. — D'ailleurs, vous le dirai-je? je plaisante aussi par motif de santé, car avec le tempérament que

____

(1) *Revue médicale.*

je me connais, il y a longtemps que j'aurais gagné la jaunisse, en coudoyant, dans le monde et parmi mes confrères, tant d'abus, de passe-droits, de prévarications!... Tenez-vous donc pour avertis, sous le manteau de Démocrite, je cache toute mon indignation et je ne suis jamais plus sérieux que dans le moment où je le parais moins...

Je fis de nouvelles recherches pour éclairer ma nouvelle position; elles furent infructueuses comme la première fois, rien sur le Médecin des villes.

Les Mémoires du docteur Harrison sont d'une lecture attachante, variée, mais peu instructive pour un praticien. « Ne voyez là que des lambeaux de ma vie, dit-il dans sa préface, reproduits avec la fidélité d'un témoin sincère. »

Léon Gozlan a eu l'intention très louable d'exprimer notre art venant en aide à la civilisation, problème que n'ont pu résoudre ni le profond Forthergil ni l'ingénieux Louyer-Villermay. — Il y a, dans son livre, du trait et de la finesse, *quelque chose* du Médecin des villes; mais la ressemblance, ce suprême mérite d'un portrait, mais cette subtile indiscrétion de la toile qui trahit le dedans par le dehors et ce feu de l'animation qu'un prométhée peut encore voler au ciel, avec sa plume ou son pinceau, toutes ces belles qualités manquent à la fiction du romancier :

« Rien n'est beau que le vrai, le vrai seul est aimable. »

Les mœurs du citadin sont généralement connues, mais son histoire médicale restait à faire comme celle du paysan. — Je conçois qu'à notre époque, on dédaigne la santé de vingt millions d'honnêtes laboureurs qui piochent la terre et boivent de l'eau pour nourrir douze millions de leurs frères, vivant *le cul sur selle* et ne leur disant pas merci... Je ne comprends pas de même que les médecins qui se mêlent d'écrire, oublient l'habitant des villes, cet enfant gâté de la civilisation. — Pour Dieu, mes confrères, au lieu de faire des livres nouveaux avec des vieux livres, au lieu de disputer encore, comme les méthodistes, si l'eau froide resserre ou relâche, et de débiter de *savantes bagatelles*, ainsi que vous le reprocha le sage Sydenham, regardez donc autour de vous, et, sans sortir de votre maison, vous trouverez sur quoi méditer et écrire... car une maison, dans une grande ville, est un *pandæmonium* de toutes les conditions sociales et de leurs influences bonnes ou mauvaises sur la santé de ses locataires.

Au rez-de-chaussée, le boutiquier avec ses sollicitudes en gros ou en détail, et son comptoir, espèce de cage vitrée où le meilleur mari du monde emprisonne sa femme, pendant six jours de la semaine... — vie sédentaire, émanations malsaines, sol humide, manque d'air et de soleil.

Aux deux premiers étages, le riche qui dort mal, digère peu et s'ennuie beaucoup : — mauvais malade et bon client.

Au troisième étage, le petit rentier, le fonctionnaire en retraite : *aurea mediocritas* et tout ce qui en résulte.

Au quatrième et au cinquième étage, l'ouvrier, le manœuvre, le porteur d'eau. — Pas plus de soucis que d'argent. — Moralité et santé, s'ils aiment le travail ; crapule et misère, dès qu'ils ne font rien.

Ainsi, comme l'a dit Goëthe : « Du dernier degré des infortunes humaines à l'opulence, au luxe, à la prodigalité, il n'y a, dans ce monde où nous sommes, que l'espace d'une cloison... »

Ensuite, chers confrères, prenez la peine de descendre dans la rue, visitez comme Ramazzini, les ateliers, les chantiers et les fabriques ; — osez plonger, comme Parent-Duchâtelet, dans les hôtels garnis infimes, dans les estaminets noirs, dans les bouges de la prostitutiom, et jusque dans le *molange* des égouts... ou bien, comme Reveillé-Parise, causez avec les savants, les *hommes de lettres* et les artistes; puis vous conviendrez que c'est à tort que l'on cherche des inspirations dans les nuages, quand les inspirations se promènent sur la terre. — Descartes avait raison : tout le monde a des yeux, mais il y a voir et voir.

Si, dans cette seconde édition, je raconte ce que j'ai vu, depuis que j'ai exercé à la ville, ce n'est pas que je prétende avoir mieux vu qu'un autre ; — mes nouvelles observations s'adressent aux jeunes médecins qui n'ont pas encore eu l'occasion d'observer sur le même théâtre.

J'aime la médecine, et j'estime profondément les médecins dignes de leur nom ; — c'est pour eux, que j'ai écrit ce livre ; — cédant, comme l'a dit madame de Staël, à cette émotion intime, pour laquelle tous cherchent un langage, afin de ne pas mourir sans avoir fait part de leur âme à leurs contemporains...

Lyon, 15 juin 1840.

LE MÉDECIN

DES

VILLES ET DES CAMPAGNES.

LETTRE PREMIÈRE.

DES MÉDECINS EN FRANCE.

Bonos medicos in civitate oportet.
PLATO, De Republicâ.

Enfin, mon ami, vous voilà docteur! et, embarrassé sur le choix très sérieux que vous avez à faire entre le séjour des villes et celui des campagnes, vous vous êtes rappelé que j'avais parcouru ces deux hémisphères de la pratique et vous réclamez mes conseils. — C'est, en effet, le moment de tenir parole à l'intérêt que je porte à votre avenir ; car un diplôme, voyez-vous, n'est qu'un passeport en parchemin avec lequel vous pouvez vaguer dans le pays des réalités, pays que vous ne connaissez encore que d'après la géographie menteuse des écoles et où il est trop aisé de s'égarer, sans un *cicerone*. — Je serai donc le vôtre, puisque vous le désirez ; la distance qui nous sépare et mes occupations (d'autres diraient mes malades) me priveront du plaisir de vous accompagner en cette qualité, mais je

1

pourrai vous écrire ce que le pigeon de Lafontaine disait
à son ami :

> J'étais là, telle chose m'advint ;
> Vous y croirez être vous-même.

Il y a bien des années déjà que j'écrivis comme vous à un
praticien, mon aîné, pour qu'il me prêtât le flambeau de
son expérience à mon entrée dans le monde, à mon début.
« Vous ne m'avez pas écouté en étudiant la médecine, me
répondit-il ; puissiez-vous être plus heureux que moi en
l'exerçant ! c'est le souhait d'un bon confrère... » — Jalousie
d'état, me disais-je, comme disent encore tous les jeunes
gens qui bâtissent des châteaux dans l'île de Cos, et je me
fis médecin de campagne, avec l'intention de me risquer
dans une grande ville, quand j'aurais l'œil et la main aux
malades, plus d'aplomb et quelques économies. — Après
huit années de pratique rurale, je voulus compter avec elle,
et, n'ayant gagné qu'un rhumatisme, je pris la diligence,
pour la grande ville. — Hélas ! mon ami, un séjour de
quelques mois fit évanouir une à une mes illusions de gloire
et de fortune, filles bien-aimées de mon imagination, et je
m'assimilais tristement cette réflexion de Balzac : « Tout
est piége à Paris pour les âmes qui veulent y chercher des
sentiments vrais... »

Vous allez me demander, peut-être, pourquoi je me suis
retiré définitivement à la campagne après une étape de quelques années à Lyon. — Je suis tenté de vous faire la réponse
de Charles Bell à l'un de ses confrères : « Moi aussi, lui
dit-il, j'aurais pu faire ma fortune à Londres ; mes amis le
prétendent et je le crois ; mais je n'aurais pu être à ce prix
ce que j'ai été et ce qu'ils estiment en moi. »

J'ai visité, pendant cette pérégrination médicale, le paysan
sous son toit de paille et la poupée à migraine dans son boudoir ; l'ouvrier dans son galetas et le Turcaret couché sur
la plume ; le bureaucrate malingre, hypochondriaque, et le

crocheteur pachyderme; l'artiste incompris, débile et pâle parce qu'il se nourrit de poésie à défaut de pain, et le joufflu viveur, l'homme dont la fortune ruine l'estomac ou dont l'estomac ruine la fortune; j'ai soulevé les haillons et la soie; j'ai appris à traverser l'obstacle des corps pour aller chercher les peines sous les chairs, et j'ai reconnu cette première et grande loi de la pathogénésie, enseignant que la plupart des maladies du paysan viennent du dehors et celles du citadin du dedans.

Chez le premier, ce sont des blessures saignantes, des contusions que l'on peut guérir avec l'*eau blanche*, un membre disloqué, une inflammation franche, avec le laisser-aller de la douleur et des pulsations toujours isochrones; chez le second, ce sont des douleurs centaures, moitié physiques, moitié morales, des ulcères parfumés de musc, des rages ostéocopes, tout le système nerveux qui se révolutionne pour une piqûre d'épingle, des soupirs aussi étouffés dans certains cœurs que sous les plombs de Venise, l'ardente fièvre des désirs qu'aucune tisane ne peut éteindre, le virus protéique de la débauche, des rires convulsifs, la pourriture sous des fleurs et dans les salons, la danse macabre......

Enfin, mon ami, j'ai étudié L'AIR, LES LIEUX ET LES EAUX, et je crois avoir accompli le précepte d'Hippocrate: *Oportet autem non modo se ipsum exhibere quæ oportet facientem, sed etiam ægrum et præsentes et externa.*

Attendez-vous donc à une série de lettres aussi longues que celle-ci; car, pour spécialiser votre pratique et votre conduite, suivant que vous voudrez exercer à la ville ou à la campagne, il faudra que je vous écrive *ce que je sais et autant que j'en sais*, selon l'expression de Montaigne, sur un sujet aussi neuf que complexe.

Des quatre mille étudiants environ qui encombrent annuellement les Facultés et les Écoles secondaires de médecine, il y en a vingt environ que la fortune autorise *à aimer l'art non pour ce qu'il rapporte, mais pour lui-même*, comme a dit J.-L. Petit. — Neuf cent quatre-vingts autres pourraient opter, d'après l'honnête aisance de leurs familles, entre les loisirs du notariat, les spéculations du commerce, l'hermine magistrale ou l'épée d'une école militaire, et fournir une carrière de lucre ou de distinction. Ceux-ci préfèrent contracter avec la déesse Hygie un mariage d'inclination, au risque de vivoter avec elle. — Les trois mille étudiants qui restent, pour secouer la poussière d'une condition prolétaire ou par un accès d'ambition mal calculée, vendent ou engagent le verger patrimonial, pour subvenir aux frais d'une longue instruction, et, mercenaires d'Épidaure, ils seront forcés, dans le monde, de convertir l'art de guérir en celui de gagner un peu de pain. — combien est petit, d'après ma statistique, le nombre des prédestinés en médecine !...

Il faudrait, ce me semble, que l'Université exigeât du jeune homme qui veut suivre une carrière si ingrate et si pécuniairement trompeuse, un état de fortune qui garantirait son indépendance des piperies du charlatanisme (1). — Il faudrait, dans chaque faculté, une chaire d'*économie médicale*, pour initier aux réalités de notre condition tous ceux qui rêvent si étourdiment aux millions de Dupuytren et les réveiller à temps; — et dans les grands hôpitaux cliniques, il faudrait des salles destinées à recevoir les gens de la campagne, pour l'instruction spéciale des élèves qui se destinent à la pratique rurale.

Si la médecine, comme connaissance humaine, a pro-

---

(1) Mon ami, le docteur Caffe écrivait, il y a deux ans, à l'un de ses collègues de la presse : Les lois écrites dans divers pays interdirent pendant longtemps l'accès des écoles de médecine à ceux qui ne pouvaient fournir la justification d'un patrimoine suffisant ; les considérants de la loi s'appuyaient sur la nécessité de sauvegarder les intérêts de la société et ceux des professions dites libérales.

gressé manifestement depuis Hippocrate et Galien, je dois vous avouer qu'elle est pitoyablement déchue de son antique dignité, et que, de toutes les professions dites *libérales*, c'est aujourd'hui la moins rétribuée.

Hélas! qu'est devenu ce temps, cet heureux temps,

où l'on donna sept villes de la Grèce à l'un des Asclépiades; où Damète concéda la Chersonèse à Podaligre, à titre de dot, en le mariant avec sa fille, qu'il avait guérie; où Séleucus fit cadeau d'un million à Érasistrate; où la ville de Venise éleva une statue à notre confrère Fabrice d'Aquapendente et lui fit une pension annuelle de mille pièces d'or; où enfin, pour ne pas chercher des exemples de munificence à l'étranger, nos rois de France honoraient de leur intimité l'homme qui les approchait pour les guérir.

Aujourd'hui, les successeurs des Fernel, des Sénac, des Fagon, des La Peyronnie, etc., briguent le déshonneur d'être gagés, comme la valetaille du palais, pour tâter chacun, par quartier, le pouls de la dynastie régnante. Aujourd'hui, un docteur subit les gémonies de l'affiche et va s'asseoir ensuite sur les bancs de la police correctionnelle, convaincu d'avoir leurré la foule imbécile; un autre s'établit dans cinq domiciles, pour faire *écouler* plus vite son rob et son élixir, à l'aide de cinq titres différents. Aujourd'hui, des tailleurs achètent un *fonds* de médecin qu'ils font valoir par un gérant, notre confrère... Aujourd'hui, l'officier de santé débite le cosmétique de Farina sur les tréteaux d'une place publique, et il étale effrontément aux yeux des badauds qui l'entourent, un diplôme paraphé par des professeurs de Faculté et légalisé par un préfet. — Aujourd'hui, notre misère est si profonde, si générale, qu'elle a nécessité une *Association de prévoyance* parmi les médecins de France. « Vous seriez étonné, a dit un secrétaire général de cette société, s'il m'était permis de vous

» révéler les noms honorablement connus, qui ont laissé
» après eux une femme et des enfants dans la détresse !
» Triste exemple des difficultés, des incertitudes et des dan-
» gers de notre profession ! »

Mon Dieu, que dirait M. Gibert, s'il était chargé de constater également la détresse dans laquelle souffrent, végè-
tent et meurent, sans secours et partant sans pitié, la plupart des médecins de campagne !... Parias de l'humanité,
ils ne possèdent guère que la richesse de Casaubon, *libros
et liberos ;* et encore, j'en ai connu qui furent contraints
à vendre leurs livres mêmes, derniers amis qui leur
restaient, pour déguiser cette dégradante période de la
misère, dont le plus philosophe ne peut s'empêcher de
rougir...

O vous qui nagez dans l'opulence, vous qui prodiguez
l'or pour satisfaire vos futiles désirs, heureux du siècle !
pensez-vous quelquefois qu'il est des malheureuses et honnêtes familles qui envient les miettes qui tombent de votre
table et qui ne les peuvent même pas ramasser ?

Pour vous prouver, mon ami, que je ne fais pas des
fleurs de rhétorique pour le plaisir de vous les offrir, avec
un sujet aussi grave, aussi triste, aussi désenchantant que
celui de notre position financière à tous, je vais, d'après des
calculs vérifiés par l'expérience, vous établir la balance de
nos recettes et de nos dépenses, et vous me direz ensuite
s'il n'y a pas imprudence aujourd'hui à embrasser notre profession, pour gagner sa vie.....

1° *Dépenses de premier établissement, à la campagne.*

Achat d'un cheval.	500 fr.
— de harnais.	200
— de livres.	500
— d'instruments	500
Petite pharmacie.	200
	1000 fr.

2° *Dépenses annuelles.*

Loyer de maison.	500 fr.
Nourriture, ferrage et usure du cheval. . . .	500
Livres supplémentaires, abonnement à un journal de médecine.	100
Entretien du médecin.	500
— de sa maison.	1200
Patente.	15
	2615

3° Intérêts des dépenses de premier établissement. 95

4° Intérêts de la somme de 20 000 fr., prix collectif d'une éducation de collége, d'un cours de médecine et d'un diplôme de docteur. 1000

Total 1095

Cette dernière somme de 1095 fr. et celle de 2615 fr. donnent pour dépense totale et annuelle. 3710 fr.

Somme que je pourrais encore augmenter du prix d'achat d'un mobilier et des intérêts dudit; mais elle est déjà assez considérable, car je n'ai connu qu'un seul médecin de campagne qui gagnât 5000 fr., année commune ; et en supposant que vous pourriez assez *travailler* pour gagner autant que lui, vous ne seriez guère qu'au pair avec vos dépenses!... Voyons donc si la pratique des villes vous permettra de confier à la *Caisse d'épargne* les économies d'un ouvrier, d'une cuisinière ?

1° *Dépenses de premier établissement.*

Supplément au mobilier.	2000
Trousse, forceps et lancetier	200
	2200 fr.

2° *Dépenses annuelles.*

Loyer d'un appartement . . . .   1500 fr.
Entretien du médecin.   500
   —   de sa maison.   2000
Frais de civilisation (1)   200
Patente.   80
                          Total. . .   4280

1° Intérêts des dépenses de premier établissement.   110
4° Intérêts de 20 000 fr., mise de fonds intellectuels.   1000
                          Total. . .   1110

Additionnons et nous aurons pour dépense
annuelle. . . . .   5390 fr.

Or, comme cette dépense excéderait celle de la campagne de la somme de 1680 fr., il me reste à vous apprendre
si vous pourrez espérer une recette proportionnelle. — Oui
mon ami, vous gagnerez cinq mille fr., vous en gagnerez
dix, vingt et jusqu'à cinquante mille, si vous avez plus de
savoir-faire que de savoir; — non, et moins à la ville
qu'à la campagne, vous pourrez suffire aux dépenses les
plus modestes, si votre savoir, au contraire, l'emporte sur
votre savoir-faire. — Quelques confrères, en m'entendant,
crieraient au scandale, stupéfaits par ma cynique assertion
qui déchire l'habit d'arlequin dont ils couvrent leur nudité;
mais un séjour de quelques mois dans une ville quelconque

____

(1) Dans cet article, je comprends une plus grande consommation de gants, le péage des ponts, les étrennes, l'éclairage d'une
cour et d'un escalier, le frotteur, le décrotteur, l'omnibus, le cabinet de lecture, etc., etc.

vous convaincra que ces confrères en vogue ne sont pas les plus dignes, et que Dieu fait peu de cas des richesses, par la manière dont il les distribue.....

Après la dépense, la recette. — La position médicale la plus humble représente une valeur réelle et payée d'au moins 25 000 fr.; ce capital doit représenter un intérêt de 1500 fr., s'il ne les rapporte pas, dit le docteur A. Latour, le médecin a mal placé ses fonds, il a fait une mauvaise affaire.

Les austères du Congrès médical ne permirent qu'une discussion très écourtée sur nos honoraires, et la commission, sous prétexte de dignité professionnelle, conclut au *statu quo*; et ce qui vous surprendra davantage, c'est qu'une conclusion aussi regrettable fut adoptée à une immense majorité...

Ce prétexte n'était que spécieux; d'après le savant secrétaire général du Congrès même, il n'y a aucune indignité à demander ce qui est bien légitimement dû; il y a indignité, au contraire, à accepter un prix humiliant.

Plusieurs associations médicales, celle du département de la Somme, entre autres, avaient arrêté : 1° que les médecins ont droit à une rémunération plus élevée, parce que toutes les choses propres à la vie ordinaire sont augmentées de prix; 2° que cette rémunération ne serait plus établie d'après le nombre de visites faites, mais en égard à la gravité de la maladie, à l'importance d'une opération, aux dangers courus par le médecin, à la position sociale et à la fortune des malades.

L'augmentation de la valeur de nos honoraires rendue proportionnelle à l'augmentation des choses de la vie, est incontestable, car il serait injuste et déraisonnable, d'après le docteur Rouband, que, seul, le médecin n'eût pas le droit d'équilibrer son budget et d'augmenter le salaire de son travail, alors que tous ses fournisseurs augmentent le leur.

Mais nous ne devons pas admettre, en ligne de compte, la nature plus ou moins grave de la maladie traitée ; le public n'est pas du métier pour l'apprécier et il n'est pas obligé de solder une note, de confiance, lui si positif, aujourd'hui.

Qu'on modifie le chiffre de nos honoraires selon l'état de chaque fortune, à la bonne heure ; c'est la réalisation de ce plébéisme : les riches doivent payer pour les pauvres.

Le payement immédiat de nos honoraires est une utopie qui n'entrera jamais dans les mœurs françaises, par la raison toute simple qu'il y a plus de petites bourses que de grosses et qu'à la campagne surtout, cette médecine *au comptant* serait impraticable, immorale, inhumaine...

Si le bienfait est ce qui vieillit le plus tôt (Aristote), il faut prévenir sa vieillesse, en réclamant nos honoraires, d'une année à une autre : la législation nous en fait presque un devoir, en permettant à un client de mauvaise foi d'invoquer la prescription.

Vous désirez, à ce propos, connaître le tarif de mes honoraires, le voici :

Visite de jour (dans ma localité)	1 50
— de nuit	3 »
— à heure fixe	3 »
— hors de ma localité, le kilomètre	1 »
Nuit passée près du malade	15 »
Consultation avec des confrères	20 »
Consultation orale, dans le cabinet	4 »
— écrite	8 »
Certificat judiciaire	10 »
Opération de petite chirurgie	2 à 5 »
Accouchement naturel	20 »
— laborieux	40 »
Vaccination	3 »

Les grandes opérations se payent suivant l'état de fortune du client.

Vous allez, sans doute, vous récrier de la modestie de mes prix ; d'autres sont encore plus modestes. — J'ai lu pour combien entrait la médecine dans le budget d'une bonne maison, du temps de Cratès de Thèbes : Cuisinier, *dix mines* (720 fr.) ; médecin, une drachme (1 fr.) ; flatteur, cinq talents (25 000 fr.) ; — Si le prix des flatteurs a baissé, nous sommes plus chers ; contentons-nous donc du *bien*, en espérant *mieux*...

Quelle est la cause de toutes les misères de notre profession ? J'en connais plusieurs. Des détails sont nécessaires.

Et d'abord, mon ami, le *tabes mesenterica* qui nous émacie, c'est la création et le maintien des officiers de santé. Tous les maux dont nous nous plaignons, depuis soixante ans, sortirent de cette boîte de Pandore ; car l'origine et le maintien de cette bâtarde institution sont dignes de sa nature. — D'une part, en effet, le licenciement de cette obscure nuée d'infirmiers dont Bonaparte faisait suivre *sa chair à canon*, lesquels, après avoir porté le tablier dans les ambulances, pour éviter de prendre un fusil comme réquisitionnaires, rentrèrent dans leurs foyers, sans ressources comme sans avenir, et se prévalurent, aux termes d'une absurde loi, de leurs certificats de services, pour s'arroger le titre d'officiers de santé ;—d'une autre part, les jurys départementaux, fabriques de fausse monnaie qui doivent multiplier à la longue le nombre des guérisseurs à un point aussi humiliant pour l'art qu'effrayant pour l'humanité...

Ce sont les lois du 19 ventôse qui décrétèrent des *demi*-médecins sans désigner les *demi*-malades qui seraient à la merci de leur *demi*-science ; et le public qui ne connaît pas cette hiérarchie, plus mythologique que celle des dieux et des *demi*-dieux, distribue indistinctement sa confiance, à vous qui consacrâtes à votre instruction la plus belle moitié de votre vie et une fortune presque suffisante pour vivre, et à tel vacher qui, pour deux cents francs et avec un certificat de criminelle complaisance, débita des âneries, pendant un quart d'heure, à des hommes d'honneur et de savoir qui n'ont point rougi de les entendre...

Dans les campagnes, ce Diafoirus improvisé se permet de *saigner*, de *purger*, de *clystériser* nos plus fidèles clients, parce que les paysans trouvent qu'il est moins *monsieur* que vous et moi : « J'étais un bourgeois, dit le médecin de Balzac, et pour eux, un bourgeois est un ennemi. »

Ainsi, aucun avantage réel ne distingue dans le monde les docteurs en médecine des officiers de santé. En dépit de la loi, ces derniers remplissent des fonctions publiques, et, par suite de cette honteuse anarchie que la loi même a semée dans nos rangs, nous possédons pour unique privilége, la responsabilité des bévues qu'ils commettent ; d'où je conclus, avec Richerand, que la création d'une seconde classe de médecins, sous le nom d'*officiers de santé*, doit inévitablement priver la médecine pratique de toute considération.

Un autre vice de notre organisation, c'est l'insuffisance des moyens répressifs, mis à la disposition des tribunaux, pour punir le charlatanisme et l'exercice illégal de la médecine. — Cinq francs d'amende !..... pas davantage pour avoir compromis l'existence d'un père de famille...

Voulez-vous un exemple, entre mille, des conséquences de cette impunité légale ? Eh bien ! on a calculé qu'un trop célèbre préconiseur de la *méthode végétale* avait payé huit à neuf ans de charlatanisme, la somme totale de six cents francs ; et moyennant cet abonnement de quelques centimes par jour au fisc pénal, son tilbury éclaboussait, sur les boulevards de Paris, la probité et le mérite scientifique à pied.

La médecine, dit Hippocrate, est de toutes les professions la plus noble ; et cependant, par l'ignorance de ceux qui l'exercent et de ceux qui la jugent à la légère,

elle est dès à présent relégnée au dernier rang. Un aussi
faux jugement me semble provenir principalement de ce
que la profession médicale seule n'est, dans les cités,
soumise à aucune autre peine qu'à celle de la déconsidération; or, la déconsidération ne blesse pas des gens qui
en vivent (1).

Un troisième vice de notre organisation, qui tend à nous
ravaler de plus en plus devant la considération publique,
c'est l'injuste obligation de payer la patente des *marchands
de chandelles*, et d'être taxé sur le pied d'un cantonnier
ou d'un garde-champêtre, toutes les fois que le ministère
public nous a requis, pour les corvées qui sont du ressort
de la médecine légale.— Singulière fortune que celle de
notre profession, a dit Réveillé-Parise : dans l'ancienne
Égypte, les rois étaient choisis parmi les médecins devenus
prêtres; ils furent esclaves chez les Romains; aujourd'hui,
ils sont patentés. Cela doit être, parce que jamais le *moi*
n'a eu une signification aussi matérielle, un son aussi
métallique qu'à notre époque.

Je dois encore vous signaler une troisième cause prédisposante de nos misères professionnelles; du centre de
l'industrie, elle s'irradiera bientôt dans nos campagnes;—
il s'agit des sociétés de secours mutuels, dont l'immense
majorité, d'après un rapport ministériel, ont atteint le but
principal de leur fondation : le *service complet* de leurs
malades, pour le présent et pour l'avenir.

Il eût été plus juste de dire le *service gratuit*, car « les
médecins sont complétement oubliés dans cette assurance
mutuelle, leurs services sont reçus à prix débattus et
réduits. Le jour même où les sociétés voudront les services
médicaux gratuitement, elles les obtiendront sans difficulté, tant on s'imagine que les positions officielles amènent
la clientèle lucrative. — Le remède unique est dans le res-

____

(1) LA LOI. Trad. de Littré, t. IV, p. 639.

pect professionnel, dans la garantie d'honneur que se doivent mutuellement les membres d'une confraternité libérale, pour ne pas se supplanter les uns les autres ; dans la nécessité qu'il y a de n'aborder cette profession qu'autant qu'on peut en supporter les charges, car alors on peut exiger avec dignité une rémunération suffisante et convenable. — Le médecin faisant contraste avec toute exploitation industrielle ou commerciale, ne peut et ne doit ni chercher ni provoquer l'exercice de son art ; il attend qu'on le demande, il est donc le seul qui impose des conditions, il est libre de ne pas en recevoir (1). »

Après ces nobles paroles, il faut se résigner à lire, dans un journal, l'annonce suivante : « *Un docteur en médecine désire devenir le pensionnaire d'une famille aux soins de laquelle il pourrait se livrer exclusivement.* » Ce qui veut dire qu'on peut aujourd'hui prendre ce médecin comme on prend un domestique. On le loge, on le nourrit, on le blanchit, et lui, en retour, vous soigne, malade ou non !...

Prévoyez-vous, mon ami, ce qui résulte de tous ces vices inutilement signalés de notre organisation et de cette déplorable indulgence que les jurys médicaux et les facultés mêmes apportent, pour prononcer l'indissoluble investiture de la santé publique ?

> *Fingit se medicum qui vis, idiota, sacerdos,*
> *Judeus, monachus, histrio, tonsor, anus, etc.*

Autre conséquence, le chiffre des médecins diplomés suit, d'une année à une autre, une progression effrayante

---

(1) *Journal des connaissances médicales*, 1858, p. 345. — Personne, plus souvent et mieux que son rédacteur ne se préoccupe de notre honorabilité et sait la rendre solidaire de nos intérêts mis en cause.

pour les malades. — D'après plusieurs calculs comparatifs entre la population et le nombre des médecins en France, un médecin n'avait, en 1829, que cent malades par an, ce qui lui donnait dix malades environ par mois et un malade tous les trois jours. — Dans l'espace de trente années, le nombre des médecins, relativement au chiffre de la population, s'est augmenté au point de ne donner aujourd'hui qu'un malade à chaque médecin, tous les cinq jours environ. On a même calculé, mon ami, que dans le cas où l'on ne recevrait aucun médecin pendant dix ans, il y en aurait encore assez pour le nombre des malades. — Mais vainement, on exigera de plus longues études et l'on soumettra les aspirants au doctorat, à des examens plus multipliés et plus sévères, on ne fera qu'accroître le nombre des officiers de santé. (Richerand.)

Maintenant, vous allez me demander ce qu'il faudrait faire pour chasser les *vendeurs du temple* et restituer celui-ci à son véritable culte. — Montesquieu vous répond : « Il y a des moyens pour réprimer les crimes, ce sont les » peines ; il y en a pour corriger les mœurs, ce sont les » exemples. » — Si, dans la réorganisation médicale, réclamée et promise depuis si long temps, la vindicte publique exigeait de tous les drogueurs non diplomés, sans égard pour le sexe comme pour le rang, cinq cents francs au lieu de cinq francs, et condamnait la récidive à quelques mois de détention, même à une peine infamante, vous les verriez détaler du parvis d'Épidaure, quoique Pline ait soutenu qu'il ne pouvait exister une loi qui pût sévir contre l'ignorance (1).

(1) Ce vœu, risqué dans ma première édition, en 1837, a trouvé un commencement de réalisation, dans un arrêt de la cour de cassation du 15 août 1860 ; le droit des médecins de se constituer parties civiles soit individuellement, soit collectivement, est aujourd'hui admis en jurisprudence.

La loi n'était pas aussi complétement désarmée qu'on l'avait cru.

Vous allez m'appeler, avec Horace, *laudator temporis acti*, si je vous fais remarquer, à propos du relâchement dans nos mœurs médicales, que le langage et le costume de nos prédécesseurs exerçaient une influence favorable sur l'esprit de leurs malades et que nous avons eu grandement tort de nous mondaniser ; c'est pourtant la vérité, mon ami. Du moment que nous avons rédigé nos formules en langue vulgaire, chacun a pu les lire et les commenter ; du moment que, pour complaire à un siècle cyniquement niveleur, nous avons quitté la robe, le rabat et la perruque, pour l'habit étriqué que portent nos clients, le prestige est tombé…

Quoi qu'il en soit, j'ose espérer que vous ne prendrez pas à la lettre cette apologie des perruques. Un costume uniforme, d'une dignité simple et séant à la gravité de notre ministère, c'est tout ce que je réclame à notre époque. Je ne pense pas formuler un vœu plus étrange ou plus ridicule que le prêtre qui réclamerait sa soutane et le magistrat sa toge.

Après ce coup d'œil panoptiquement jeté sur la condition présente des médecins en France, je vais essayer l'esquisse du médecin des villes et celle du médecin de campagne ; et, en les faisant entrer dans le même cadre, j'ai l'intention d'en faire un tableau de famille.

jusqu'à présent. — D'après M. Andral fils, l'exercice illégal de la médecine ne constitue qu'une simple contravention ; mais d'après cette interprétation toute neuve de la même loi, il en résulte que chaque fait constaté d'exercice illégal doit entraîner une condamnation distincte et spéciale ; or, l'amende de 1 à 16 francs et l'emprisonnement de un à cinq jours, multipliés par le nombre des contraventions constatées deviennent des pénalités sérieuses. — En voici un exemple : Un jugement du tribunal d'Auxerre, du 18 mai 1860, a prononcé contre un empirique sept amendes de 5 francs chacune pour sept contraventions. (Voir, à ce sujet, ma *Lettre au docteur Loreau, sur l'exercice illégale de la médecine et les moyens de le réprimer.)*

Pour peu que l'on considère le médecin dans ses rapports avec la société, on comprendra qu'aucune profession n'impose des devoirs plus rigoureux et plus multipliés. Son ministère a cela de spécial et d'honorable à la fois, qu'il exige toutes les qualités de l'esprit et du cœur. Dépositaire de la vie de ses semblables, il doit être versé dans la connaissance de tout ce qui peut conserver la santé et guérir les maladies. Comment, s'il n'est pas honnête homme, dans toute l'acception de ce mot, remplira-t-il la mission de confiance et de délicatesse à laquelle il est appelé ? Le médecin doit donc être homme de science et honnête homme (1).

Le professeur Cruveilhier aurait dû ajouter : et homme du temps où il vit comme du pays où il exerce. — Changez donc, par un coup de baguette, tel ou tel de nos rustiques confrères en *Gadesden*, et condamnez un délicat et fashionable confrère de la ville à pétrir la neige de nos montagnes, à marcher la nuit comme le jour, par tous les temps, avec des souliers ferrés et un bâton de bois blanc à la main ! — C'est pourquoi, mon ami, il faut absolument au praticien trois sortes de qualités, savoir : *Qualités morales, scientifiques, sociales.*

Les qualités morales furent enseignées par Hippocrate et récapitulées dans ce passage remarquable :

« Le médecin et la sagesse sont inséparables. — La médecine met en pratique tous les préceptes de la sagesse, le mépris de l'argent, la modération, la décence, la modestie, la probité, la douceur, l'affabilité, la gravité, la juste appréciation des choses de la vie, l'éloignement de toute crainte superstitieuse, le respect pour la divinité, vers laquelle la médecine ramène sans cesse. »

Stoll, Pichler, Gregori, Botal, etc., ont dignement com-

---

(1) Sur le devoir du médecin. — Discours prononcé à la séance publique de la Faculté de médecine de Paris, 1836.

menté cet évangile de la science. — Lisez-les et méditez-
les, pour que le germe, inné en votre âme, de toutes les
qualités qu'ils recommandent, puisse tous les jours de
votre carrière médicale se développer et produire ces fruits
savoureux de la sagesse, qui désaltèrent l'aride étude et
tempèrent l'acrimonie des dégoûts de notre profession.

L'ignorance est un crime, dit Buchan, lorsqu'il s'agit de
la vie et de la santé des hommes. — Le professeur Serres
a été encore plus explicite, dans son beau discours d'inau-
guration du congrès médical, en 1845 ; c'est un médecin
français qui parle : « Il n'est pas plus permis à un médecin d'être ignorant, qu'à un soldat d'être lâche. » Tous
les médecins doivent donc à la confiance publique une instruction solide et spéciale, sinon une expérience que l'on
obtient des années, et cette exquise aptitude, cette vatici-
nation galénique, ce coup d'œil qui pénètre dans le for de
notre organisme comme au travers d'une vitre, et qui distingue éminemment le médecin *né* du médecin *fait*.

Ensuite les localités où chacun de nous s'établit pour
exercer son art indiquent, par la divergence remarquée des
constitutions et des mœurs, la langue qu'il doit parler et
comprendre, comme la diète et la thérapeutique qu'il doit
modifier, préférer ou proscrire ; *non idem sentiunt, qui
aquam et qui vinum bibunt*. (Baglivi.)

Dans les villes, par exemple, l'affluence des médecins et
des malades, la facilité consécutive pour les uns et les autres de s'y rencontrer, de s'y observer et de se choisir, au-
torisent pratiquement la ci-devant division des *médecins* et
des *chirurgiens* ; mais une grave question est à résoudre :
les spécialités sont-elles une conséquence des localités ou
un besoin de la science? Je crois qu'elles sont l'un et
l'autre. — Paris possède un hôpital pour les derma-
toses, un hospice pour les femmes en couches, un autre
pour les affections syphilitiques, pour la vieillesse comme
pour l'enfance, pour les aliénés, une clinique ophthalmolo-

gique, etc., etc. ; sans compter une Faculté de médecine, des cours publics et particuliers, des collections, des musées, des bibliothèques, des sociétés savantes et des journaux qui fournissent à une pratique spéciale quelconque de quoi butiner amplement et commodément au bénéfice de son instruction.

D'une autre part, « ne savez-vous pas qu'une maladie à
» connaître et à traiter est un problème très compliqué ;
» que la multitude de ses données exige une puissance
» d'attention et d'induction, une pénétration d'esprit, une
» sagacité d'analyse, une force de raisonnement qu'il est
» impossible d'appliquer également à toutes les affections
» pathologiques? Or, de cette impossibilité bien démontrée
» se tire la preuve la plus formelle de la nécessité de fonder
» et de multiplier les spécialités (1). »

Dans nos campagnes, au contraire, l'isolement scientifique du médecin et le petit nombre des malades l'obligent à connaître et à pratiquer toutes les branches de la médecine et de la chirurgie.—Dans la même journée, mon ami, vous aurez l'occasion d'ausculter et de saigner, de réduire une luxation, de terminer un accouchement avec le forceps, d'avulser une molaire ; le lendemain, vous débriderez une hernie étranglée, vous prescrirez un traitement contre la gale, vous pratiquerez le cathétérisme, et chaque soir il faudra que vous prépariez des potions, des vésicatoires, des pilules, en l'absence d'un pharmacien, ou que vous improvisiez un bandage, un pessaire, un appareil contentif, etc.

Ce travail encyclopédique et dénué de méthode, cette omniscience de toutes les heures, réalisent l'adage : *qui trop embrasse, mal étreint*, en condamnant le médecin de campagne, malgré son bon vouloir, à suivre le progrès *d'un pas inégal* et à s'oublier, lui et son avenir, pour la trop exigeante humanité. — Quelle condition, quand l'amour

____

(1) Feuilleton de la *Gazette médicale de Paris*, 1853.

du bien ne l'a pas inspirée !... O mon ami, il en est temps encore, sondez profondément votre cœur avant de vous condamner à cette vie d'abnégation et de labeur, car l'horizon est étroit au fond de nos vallées !....

L'état de chirurgien de campagne, dit Balzac, dans son roman, est le dernier de tous ceux qu'un homme pense à prendre dans son pays.

« Il manquera toujours à la pratique civile la plus étendue, le rapprochement des tableaux et la facilité d'interroger les cadavres. » Cette remarque de Broussais s'applique surtout à la pratique du médecin de campagne.

La répugnance du paysan pour les autopsies tient à son respect pour les morts, sentiment commun à toutes les nations, même sauvages, et à l'attachement pour un des siens qu'il vient de perdre et dont il n'aime pas à voir les restes mutilés par notre scalpel. — Cette répugnance est respectable, mais elle nuit à la médecine des campagnes. — L'autopsie d'un préposé des douanes, que j'avais faite par ordre de ses chefs, m'attira une dénonciation au parquet du ministère public ; et pour revoir ceux de mes clients qui me croyaient ruiné par les amendes, incarcéré et même *destitué*, je fus obligé de donner signe de vie et d'indignation, par la voix d'un journal de mon département.

Haller, dans sa *Bibliothèque anatomique*, raconte une mésaventure presque semblable.

C'est ainsi que le cumul obligé de toutes les connaissances médico-chirurgicales, l'isolement, les courses qui absorbent les heures, et l'impossibilité des autopsies, raréfient les bons praticiens à la campagne ; sans compter que la foule des docteurs se presse de plus en plus, dans l'étroite enceinte des cités et livre vingt millions de Français à l'avide curée des officiers de santé. — Mais les villes sont inondées, le torrent continue à sourdre de nos écoles, et voilà qu'il est obligé de refluer jusqu'au fond des campagnes ; celles-ci devraient reconnaître ce bienfait (quoique forcé) puisqu'elles en profitent ; elles devraient leur accorder une préférence légitime sur les médicastres de ventôse et faire disparaître cette distinction si choquante de *grands* et de *petits* médecins, revêtus du même titre, aussi instruits et dont toute l'inégalité consiste dans la résidence.

On regarde, jusqu'à un certain point, la capacité des médecins comme en raison directe de la proximité des plus grandes villes, a dit le docteur Valat ; par contre, à mesure qu'un médecin est enfoncé plus avant dans la campagne, plus aussi il court grand risque de perdre de sa considération, et même de la confiance du monde. — Médecin de campagne !... n'est-ce pas tout ce qu'on peut dire de plus disgracieux à un praticien (1) ?

Le chapitre le plus sérieux dans l'histoire d'un médecin, est celui de son début. — Je ne connais pas, en effet, un moment plus solennel, plus perplexe, plus décisif, que celui pendant lequel nous sommes forcés de jouer notre avenir, contre la guérison d'une maladie que le hasard nous jette au nez, pour nous mettre à l'épreuve, en face du public. — De la sorte, d'après le docteur Thiaudière, des jeunes gens fort capables peuvent rester éternellement écartés d'une position qui aurait dû leur appartenir, et ils n'ont à reprocher qu'au hasard de les avoir conduits à débuter sur des affections mortelles. Incapable d'apprécier autrement un médecin, rarement on revient de la première impression qu'on s'est faite ; et, il faut bien l'avouer, le public ne possède pas d'autres éléments de conviction, il donne sa confiance à celui qui lui plaît davantage, il est libre ; l'homme de l'art ne pourrait être jugé convenablement que par ses pairs.

Dans son beau discours sur les devoirs professionnels du médecin, le docteur Foissac s'inquiète, avec d'autres

---

(1) *Mémoire concernant un service rural de santé*, etc., p. 64.

raisons éloquemment développées, de son confrère qui
débute : « J'ai toujours envisagé avec effroi, dit il, le
moment où le jeune médecin, quittant les bancs de l'école,
justement fier d'un titre acheté par tant de veilles et de
fatigues, est jeté tout à coup dans un monde où il ne rencontre ordinairement que des inconnus, des indifférents
ou même des jaloux. Il faut reconnaître d'ailleurs, que les
cours et les livres n'enseignent pas l'art de guérir ; ils ne
sont qu'une préparation développée et fécondée ensuite
par la pratique. Combien nos premiers pas dans la profession sont hésitants et difficiles ! »

Un médecin de plus, à la ville, n'est qu'un locataire de
plus dans une maison et dans une rue ; il n'y a que l'épicier,
le boulanger et le boucher qui le remarquent et s'en préoc-
cupent. — A la campagne, l'arrivée d'un médecin *fait du
bruit dans le pays*, c'est un événement, une grande nouvelle qui court tous les coins de feu, tous les cabarets, et
envahit, en quelques jours, tout un arrondissement. — A
la ville, un début est l'affaire de plusieurs années, et le
public ne s'assied dans notre antichambre qu'après avoir
porté sur notre compte un jugement favorable, mûri, motivé
sur des succès répétés et surtout durables. — A la campagne, la curiosité si naturelle aux gens retirés du monde
frappe à notre porte, le jour ou le lendemain de notre arrivée ; tous les boiteux et les paralytiques de l'Évangile, toute
la chronique cohorte des hydropisies, des ulcères et des
tumeurs blanches attendent le *nouveau médecin* et l'assail-
lent. — Il faut, dans une position aussi embarrassante, que
le *nouveau médecin* suive la tactique du débiteur qui, pour
éluder les importunes poursuites de son créancier, promet
de le payer, en réclamant un long terme ; il faut qu'il ali-
mente la patience publique par l'espoir ; *consoler c'est guérir*, disait J.-L. Petit ; jusqu'à ce que d'autres cas moins
récalcitrants ou moins obscurs embouchent la trompette de
la renommée, et fassent savoir, par exemple, qu'il a guéri

M. le maire d'un *chaud et froid* et la femme du juge de
paix de sa *migraine*. —A la ville, la clientèle s'améliore, le
médecin ne monte pas toujours au galetas, il s'arrête au
premier étage et il gagne d'autant plus qu'il se fatigue
moins. — A la campagne, la clientèle ne s'améliore pas, elle
s'agrandit ; si le médecin gagne plus, il se fatigue plus : c'est
tout simplement un surcroît de besogne que ses jambes
sont obligées de partager avec son bidet, et, comme le disait
Louis, secrétaire de l'ancienne Académie de chirurgie, il est
condamné à « mourir de faim ou de fatigue ».

A la ville, la clientèle est une survivance presque aussi
inaliénable qu'une rente sur l'État, si elle n'est pas un legs
particulier. — Certainement, disent les personnes qui sont
les mieux intentionnées pour vous, M.*** est un jeune médecin qui mérite de réussir, et après M.***, il sera le médecin
de la maison. En attendant, il peut compter sur notre empressement à le recommander à celles de nos connaissances
qui perdront leur docteur ou qui n'auront pas encore fait un
choix... — Il faut donc attendre ; le médecin qui débute
ne connaît aucune saignée qui lui répugne, et dans ce cas,
il se saigne lui-même, pécuniairement parlant.—A la campagne, la clientèle est une trouvaille. « Allez donc voir le
nouveau médecin, on dit qu'il est si *savant !* » Mais le
nouveau médecin n'est *savant* que parce qu'il est nouveau, et sa science, comme la rose du poëte, ne dure que
l'espace de quelques matins. — La première année est
celle où vous travaillerez le plus ; à la seconde, désertion
dans les rangs : vous ne guérissez pas *plus vite* que l'ancien,
et l'on y retourne ; enfin, comme l'a dit Lafontaine :

> Survint un troisième larron
> Qui saisit maître Aliboron.

Il ne vous restera qu'un moyen pour tenir à l'attache ce
public, véritable Aliboron ; mais, mon ami, il est extrême ;

ce moyen.... mariez-vous, *prenez une femme* ornée de vertus et d'un domaine où vous pourrez faire croître le blé et les légumes que vous devez manger.

Le début, dans une petite ville, intermédiaire des deux précédents, offre quelques nuances à noter.

Comme à la campagne, et plus qu'à la campagne peut-être, le médecin qui s'établit dans une petite ville, est exposés aux sottes conjectures d'un public myope, oisif et bavard, aux persécutions plus immédiates et mieux ourdies de l'ancien médecin et de sa coterie.—Tantôt on lui reproche le peu de succès avec lequel on prétend qu'il a subi ses examens, tantôt on *met sur le tapis* sa vie dissipée de la capitale ; on va jusqu'à ridiculiser son habit, ses démarches, ses manières (1). Son premier malade est comme le signal de son invasion sur les terres, où régnait, à la façon du roi d'Yvetot, son vieux et absolu confrère ; *inde iræ...* Alerte, mon jeune ami ! — Couvrez-vous du manteau de Pompée, et s'il peut vous abriter contre le redoublement d'orage qui doit éclater sur votre tète, si vous guérissez un ou deux malades, vous voilà co-propriétaire de toutes les petites prérogatives qui sont attachées au séjour et à la pratique d'une petite ville. — Ainsi vous aurez, de plus que votre confrère de la campagne, quelques jouissances d'amour-propre, des relations plus agréables, l'occasion de vous mettre en évidence ; et si vous êtes appelé en consultation dans les villages de la banlieue, vous serez le *grand médecin* qu'on est allé chercher à la ville ; votre clientèle aussi sera plus productive, car l'usage a admis que vous serez payé plus cher, quoique vos frais ne soient pas plus considérables qu'à la campagne.

(1) Je pense, avec Bacon, qu'il faut plus de force d'âme et de pouvoir réel sur ses passions et ses émotions, pour supporter avec douceur les petites misères, les froissements légers, les taquineries, les contretemps de la vie ordinaire, que pour opposer un héroïsme théâtral aux grandes et extraordinaires calamités.

La pratique des villes est assez commode, douce à mener avec l'aisance que procure une clientèle moins éparpillée, moins besoigneuse et plus intelligente ; tandis que la pratique des campagnes est une plus forte dépense de temps, de jambes et de paroles, une corvée non interrompue, mal rétribuée et plus mal comprise.

La pratique des villes est une spéculation hasardeuse ; car, à l'exception de cette petite catégorie de confrères que le hasard, l'intrigue ou le talent accablent d'honneurs et d'honoraires, tous les autres sont à peine connus dans leur quartier, vivent du jour au jour, et il y en a qui, après vingt ou trente ans d'exercice, ne laissent à une veuve et à des enfants qu'une trousse *innocente*, des dettes contractées chez le boulanger et les subventions de la caisse de prévoyance... La pratique des campagnes est un *gagne-petit* qui ne ruine ni n'enrichit celui qui sait boire à la coupe de cette modeste existence, comme les soldats de Sparte buvaient dans leurs casques, c'est-à-dire, sans en examiner le fond...

Dans les grandes villes, l'esprit de corps n'est pas réchauffé, comme vous pourriez le supposer, par le frottement des individualités médicales. — Comme tout le monde citadin, le médecin s'y enveloppe dans le froid manteau de l'indifférence ou de l'égoïsme, à peine voit-il et salue-t-il ceux de ses confrères qui habitent son quartier, sa rue ; — tandis qu'à la campagne, un dîner *à la fortune du pot* rapproche des confrères, aussi affairés que ceux de Paris et échelonnés à plusieurs lieues les uns des autres. — En arrivant à la ville, quelqu'un me conseilla de faire des visites ; mais comme mes visites ne me furent pas rendues, j'ai fini par croire que j'avais commis une balourdise..... Est-ce qu'à la ville, on ne connaît personne, on ne veut connaître personne, pas même son voisin de palier, par la raison qu'il serait trop long d'y connaître tout le monde ? — Alors, mon ami, ne visitez que vos parents, vos amis et les connaissances qui doivent s'intéresser à votre début et réclamer les prémices de votre pratique ; ces visites-là, je les compare à une graine que l'on ensemence dans le public, et qui tôt ou tard, en germant, devra produire des visites aurisonnantes, si vous avez eu assez de perspicacité pour confier vos prévenances à un terrain fécond et en plein rapport.

Dans une petite ville, il faut *voir* le sous-préfet, le maire, le juge de paix, le receveur d'enregistrement ; cette politesse flatte toujours, prévient favorablement, et vous pouvez plaire aux dames, point capital, car c'est par elles surtout qu'un médecin établit et maintient sa réputation, sa domination dans le monde. — Je n'ose pas vous inviter chemin faisant, à *monter* chez votre ancien confrère ; car si vraiment il n'y a pire jalousie que celle de notre profession, je place en première ligne la jalousie du petit médecin de la petite ville, *encre double et indélébile*, que rien ne peut effacer...

A la campagne, c'est avec le curé seulement que vous pouvez espérer des rapports utiles et même agréables, à la faveur desquels il vous transmettra, sur sa paroisse, des renseignements topographiques, des aperçus moraux, des détails domestiques qui vous serviront ; le plus souvent, il n'appartient qu'à lui d'avoir le secret de décider un malade à subir une opération ; il peut en votre absence surveiller vos prescriptions, les lire, les expliquer, correspondre avec vous, dans l'intérêt de votre client, et au besoin concourir avec vos efforts à la propagation de la vaccine et de toutes les mesures d'une hygiène locale, sagement entendue. — La plupart des curés de campagne, mes voisins, s'empressent de me rendre tous ces services ; j'aime à croire que la charité qui caractérise leur ministère est partout la même.

Avec les médecins de campagne, vous aurez plus facilement qu'avec ceux des grandes et des petites villes des rapports de bon voisinage. Je vous engage donc à les visi-

ter, persuadé qu'ils ne sont pas encore assez *civilisés* pour
ne pas vous rendre ce gage de confraternité, qu'il faut provoquer et entretenir entre tous les membres d'une même
famille, quel que soit le degré de notre parenté.

« Lorsque vous pratiquerez l'art divin d'Esculape, gardez-vous bien de vous éloigner de vos confrères ; interro-
gez-les sur les maladies qu'ils ont eu occasion de traiter,
afin qu'ils vous fassent part de leurs connaissances. » — Ce
précepte d'Hippocrate à son fils Thessalus et à Polybe, son
gendre, s'adresse encore au médecin de campagne, éloigné,
comme je vous l'ai déjà dit, des hôpitaux et de leurs cliniques, des cours, des académies, des journaux et des bibliothèques. Il y suppléera en recherchant le commerce de
ses confrères, dont il a deviné le zèle éclairé et le mérite
toujours modeste. — Il faut demander du feu à son voisin
quand on en manque, pour le lui rendre le lendemain s'il
vous en demande à son tour. (Voltaire.)

En faisant abstraction de l'utilité médicale qui doit résulter de vos rapports de confrère à confrère, il arrivera parfois à votre esprit, pauvre ermite, de s'ennuyer *des bois et
de leur vaste silence ;* l'écho du vallon, votre univers, ne
fera que répéter ce que vous lui direz, et cependant vous
voudrez une réponse sentie, des paroles à vos paroles, une
intelligence à la vôtre,.... Vous aimez la nature ; mais,
conformément à la fragilité de notre humaine espèce, vous
éprouverez pour elle des tiédeurs involontaires, momentanées,... Alors, oh ! alors, mon ami, vous aurez besoin de
chercher sur le sable de votre désert l'empreinte d'un pied
qui vous apprenne qu'un homme parlant votre langue, et
sentant avec votre âme les misères d'un commun ostra-
cisme, a passé là, vit près de vous et vous appelle peut-
être... Cherchez-le, et si vous le trouvez, vous pourrez
dire comme Ovide : *Nos duo, turba sumus ;* — car il y a
des amitiés médicales comme des amitiés littéraires, comme
des amitiés mondaines, etc.

La médecine a ses antipathies ; je vous citerai, par exemple, celle qui brouilla de tout temps les vieux et les jeunes praticiens.

> Chaque âge a ses humeurs, son goût et ses plaisirs,
> Et comme notre poil blanchissent nos désirs.

L'âge *blanchit* aussi nos façons de voir et de sentir ; c'est pourquoi les cheveux naturels et les perruques, le passé avec le présent, sont comme deux pôles opposés, deux électricités qui se repoussent. Lisez donc, dans un feuilleton de la *Gazette médicale de Paris* (1834), la piquante paraphrase de ces deux vers de Régnier, et quand vous aurez vu avec le lorgnon de Réveillé-Parise le beau et le laid côté des deux âges, vous serez satisfait d'apprendre « que les » vieux et les jeunes médecins ont des qualités et des dé- » fauts dont l'opposition et la pondération mutuelle existent » pour le plus grand bien de la science. »

Si vous devez honorer un vieux médecin, c'est surtout un vieux médecin de campagne, celui qui, peut-être, n'a pas encore rencontré, dans son coin de monde, un homme sachant apprécier son abnégation sublime. Vos égards rasséréneront le couchant de sa carrière... Déférez à ses opinions avec la permission de votre conscience médicale, et écoutez-le parler sans être prévenu défavorablement par le style gothique de son extérieur et par son langage du *temps passé* ; car le temps a ses secrets, et celui dont les cheveux ont blanchi dans le sein des mêmes travaux peut souvent expliquer un mystère que le temps n'a dévoilé qu'à lui. Payez donc à son âge le tribut de respect que vous réclamerez un jour pour vous.

Ces dernières paroles, mon ami, sont applicables spécialement au vieillard qui débuta et vécut, dans un pays indigent de toutes les ressources, et où plus d'une fois le *besoin, docteur en stratagème*, lui suggéra des moyens originaux, des idées vierges, des appareils simples autant qu'ingénieux. — C'est ordinairement dans la solitude que le génie se fait homme, y vit et y meurt, s'il ne prend pas la grande route des cités, pour se vendre à la renommée. — Tel vieux praticien dont vous aurez mérité la confiance par les attentions que je vous recommande, vous étalera tous les trésors de son expérience, avec la bonhomie de ces sauvages qui apportent au voyageur européen l'or dont ils ignorent la valeur.

« Que, de son côté, le vieux médecin, dit Hufeland, honore, dans son jeune confrère, la fraîcheur et la pureté du coup d'œil, les idées nouvelles sur la nature et sur l'art, l'avidité de savoir, l'amour ardent de la vérité, l'application, la bonne volonté et l'éducation systématique ; qu'il n'oublie point que lui-même a dû parcourir cette route, et que mille obstacles ont entravé ses premiers pas ; qu'il l'accueille avec bienveillance et paternellement, lui ouvre volontiers le trésor de son expérience, lui fasse cordialement remarquer ses fautes dans les heures d'intimité, les excuse et les couvre aux yeux du public. »

Je reviens à vous, mon ami. — Je suppose que vous avez débuté, et qu'à l'aide des indications précédentes, vous avez su déjouer les lourds préjugés de l'ignorance, les tracasseries, les jaloux cancans, la calomnie, en même temps que vous avez pu, par votre talent et par une conduite droite et patiente, satisfaire à toutes les exigences sociales de circonstance. — Votre premier pas est fait sur le sol mouvant du monde, et vous n'avez pas trébuché !... Maintenant il faut marcher à la conquête d'une clientèle.

Il suffit des procédés universitaires pour être docteur ; mais pour être célèbre, pour être seulement connu, il faut choisir et suivre une ou plusieurs recettes dans un livre encore inédit : l'*Art de prendre en médecine*, une recette à la mesure de votre capacité, à la convenance de votre moralité et au goût de votre public : telle qui vous élèvera sur

3*

le pinacle parisien peut vous compromettre à Lyon et vous ridiculiser à Beaune ou à Carpentras.

Je diviserai les recettes que je connais et que je veux soumettre à l'arbitrage de votre honneur et de votre bon sens, d'après la nomenclature suivante :

1° Paris, les grandes villes et la campagne ;

2° Spécialités médico-chirurgicales ;

3° Emplois qui suppléent ou favorisent la clientèle ;

4° Scènes burlesques, parades, prestidigitation, tours de gibecière, escroquerie, abus de confiance, tambour et paillasse.

En général, il faut qu'un médecin nourrisse une foi bien vive en son mérite, pour se fixer à Paris ; j'y ai connu plusieurs confrères très instruits qui moururent comme Gilbert, jeunes et fanés !... Ce cerveau, voûte sublime où tant de belles pensées se pressaient, cette intelligence noble et forte, cette raison poétique et aux ailes ardentes... tout cela, dit Haller, finit et meurt sous le poids de la pauvreté. — Et dans le même quartier, dans la même rue, des charlatans effrontés, sans autre art que celui des affiches bleues ou jaunes, des réclames et du plus dégoûtant scandale, s'enrichirent et *roulent carrosse* aujourd'hui.

C'est surtout à la perfide instigation des deux circonstances suivantes, qu'un médecin va ou reste à Paris.

Un étudiant arrive *interne* des hôpitaux. — Un professeur le charge de rédiger ses leçons de clinique, et lui permet de faire imprimer son nom à l'ombre du sien. Dans les rangs de sa salle, cette interne recrute quelques clients, qui le font appeler en ville, plus tard. — O rêve de Perrette ! une fois docteur, il compte sur le patronage du professeur qui, ne voyant plus en lui qu'un confrère, le traitera en confrère... Il compte sur le prosélytisme de quelques clients dérobés à l'administration des hôpitaux ; il compte aussi sur son instruction, sur l'auréole des articles qu'il a publiés dans quelques journaux ; il dit adieu à sa province, il renonce aux obscures joies de famille, il ose tourner le dos à un vieux père qui lui ouvre son cœur, ne pouvant plus lui ouvrir sa bourse; il se voit agrégé, professeur, médecin de l'empereur... Mais la cruche tombe et se casse, car il a rencontré des concurrents aussi jeunes que lui, plus instruits ou plus adroits.

L'amour-propre recrute ses victimes jusqu'au fond de la province. — Des praticiens de tout âge, très sensés et très estimables du reste, s'imaginent, une fois qu'ils sont chevaliers de la Légion d'honneur et membres de deux ou trois académies départementales, que leur génie est logé trop à l'étroit dans un chef-lieu d'arrondissement, et ils abandonnent une clientèle en espalier qui s'épanouissait à l'aise sous le soleil de leur pays, pour venir à Paris... Imprudentes phalènes, qui, pour voltiger trop près du *foyer des lumières*, y brûlent leurs ailes!

C'est le calcul qui régit le monde, disait Schiller, et jamais plus despotiquement qu'aujourd'hui, dois-je ajouter. Toutes les séductions sont à son service, pour retenir à Paris, autant de docteurs en industrie médicale. Joujoux du luxe, femmes délicieuses, aises du confort, équipage, loge aux théâtres et fauteuil à l'Académie... tout cela s'achète, mon ami, et ne peut s'acheter qu'à Paris, parce que cette ville offre aux médecins sans malades la facilité de rencontrer, sur une superficie de quelques kilomètres, la plus riche collection de bipèdes opulents, isolés, originaux, crédules et flâneurs qui soit en Europe.

Si un médecin se fixe dans une grande ville, il opte pour le chef-lieu de son département, parce qu'il y trouvera des connaissances toutes faites, des compatriotes toujours dévoués les uns aux autres, dès qu'ils ont quitté la mère patrie; des amis de collége, surtout. — Il ne veut pas s'exposer au vent impétueux de la capitale, qui éteint les petits feux du génie et rallume les grands, il veut encore moins s'*encroûter* à la campagne, et Bordeaux, Lyon, Toulouse, etc., obtiennent les faveurs du juste milieu.

Trois motifs peuvent déterminer un médecin à s'établir à la campagne. — Celui qui naquit et vécut dans les montagnes y revient presque toujours, en sortant de l'école. — Vous comprenez comme moi cet acclimatement de l'âme dans un certain lieu, qui fait que partout ailleurs elle est triste et languissante. Le mal du pays est un de ces mystères que l'on ne peut concevoir, si l'on n'est point né dans quelque coin de terre où les rameaux de l'antique foi et de l'esprit de famille ombragent encore le berceau.

Un autre qui, pendant son séjour à Paris, abusa de ses sens comme l'ouvrier abuse de l'eau-de-vie, vient à la campagne, plus pour sa santé que pour celle du public. — Un troisième, dont les parents sont épuisés par tous les frais de son instruction, est obligé de *se fixer dans sa famille*, par reconnaissance ou par mesure d'économie.

Je dois vous en prévenir, mon ami, cette détermination n'est qu'exceptionnellement heureuse : « Les braves gens qui nous ont vus naître nous voient toujours avec des lisières, et il est moins difficile d'être prophète que médecin en son pays (1). »

En parlant des villes, j'ai oublié de mentionner un grand avantage qu'elles offrent au praticien, sous le rapport des spécialités.

Ce n'est pas une invention moderne, mon ami ; j'invoque, à l'appui de mon dire, ce curieux passage d'Hérodote : « En Egypte, tout y est plein de médecins, les uns sont pour les yeux, les autres pour la tête ; ceux-ci pour les dents, ceux-là pour les maux de ventre et des parties voisines (*syphilographie*); d'autres enfin pour les maladies internes (2). »

En médecine, tel se livre à l'étude et au traitement des affections cutanées, c'est un dermatophile. Tel autre se condamne à respirer l'atmosphère mercurielle d'un hospice,

____

(1) Le docteur Herbeau, par Jules Sandeau, p. 135.
(2) Hérodote, liv. II, p. 152, t. Ier, édit. Charpentier.

pour gagner le monopole des *maladies secrètes* qui sont connues de tout le monde. — Celui-ci vit avec les fous, et les observe. — Celui-là se consacre aux maladies de la voix, de l'oreille, etc. ; chaque organe de notre humaine machine possède maintenant son médecin, j'en excepte le nez, pourtant ; avis aux amateurs. — Un cinquième imagine le plessimètre ; un sixième, le sphygmomètre ; un septième, le laryngoscope ; il y a enfin, les homœopathes, les électropathes, les magnétiseurs, les hydrosudopathes, etc., etc.

Les spécialités ne démembrent pas moins le domaine de la chirurgie.

Je vous citerai, entre autres, la lithotomie et la lithotritie, deux sœurs rivales, que l'Académie de médecine n'a pu concilier ; — l'orthopédie, avec ses lits à ressorts et ses torses en plâtre ; — l'antoplastie qui ente un bout de doigt, improvise un nez, arrondit un menton ; — l'odontotechnie qui nettoie, lime, polit, redresse, plombe, cautérise, avulse ou plante une dent, voire même un râtelier complet ; — l'obstétrique, laquelle, avec ses cours particuliers, ses atlas et ses forceps modifiés, s'entiche autant de ses *positions* qu'une vieille marquise de ses quartiers de noblesse ; — la mécanique chirurgicale qui tourne plus au bénéfice du coutelier qu'à celui de l'art ; car, loin de simplifier, et par conséquent, de perfectionner les plusieurs mille instruments ou appareils qui composent l'arsenal de ce dernier, tantôt elle vole un procédé à Celse, tantôt elle emprunte un instrument à Heister, pour le contrefaire maladroitement et le baptiser d'un faux nom. — La même manie fait que la plupart des opérateurs ajoutent une vis, tracent une rainure, allongent ou raccourcissent le manche d'un instrument, pour se l'approprier ensuite. — Enfin, mon ami, je pourrais vous mentionner l'ophthalmiatrie, la prothèse, l'art du pédicure, celui du bandagiste-herniaire, etc. ; mais

Le secret d'ennuyer est celui de tout dire.

Les emplois en médecine sont très recherchés, parce qu'ils suppléent ou appellent la clientèle, exemples :

Le médecin des hôpitaux remplit des devoirs pénibles et assujettissants, mais il thésaurise pour la pratique civile.

On pourrait donc paraphraser, au sujet des chirurgiens en chef, de la province comme de Paris, un mot bien connu sur les jésuites, en disant que la poignée de leur bistouri est dans leur hôpital et la pointe à trente lieues à la ronde.

Le médecin du dispensaire et des sociétés de bienfaisance remplit une fonction presque gratuite, en prescrivant de la limonade à des estomacs délabrés qui lui demandent du pain et de la viande ; mais, dans une grande ville, comme l'a fait remarquer le professeur Cruveilhier, la médecine des pauvres est devenue, pour le jeune médecin, un moyen de se faire connaître, un intermédiaire presque obligé pour arriver aux salons de l'opulence. — J'ai remarqué, d'ailleurs, que toute fonction gratuite jette son frai et engendre, tôt ou tard, une fonction bien payée.

Le médecin de collége oubliera plutôt les aphorismes d'Hippocrate que les deux vers suivants :

> Petit poisson deviendra gros
> Pourvu que Dieu lui prête vie.

En effet, l'écolier, comme le poisson, grandit, grossit ; il rentre dans l'océan du monde, se marie et peut rester un client du *vieux docteur*, si celui-ci a su traiter ses quelques paroxysmes de paresse, par la méthode expectante et par un régime plus tonique que celui du réfectoire.

Le médecin des corporations d'ouvriers, philanthrope, démocrate, donneur de poignées de main, modeste dans ses honoraires qu'il met à la portée de toutes les bourses, afin que toutes les bourses soient tributaires de la sienne.

Le médecin des sociétés secrètes prêche la philanthropie

dans les *loges* et les *ventes*, pour convertir les *frères* qui l'écoutent et en faire autant de clients.

Le médecin des nourrices prend la nature en flagrant délit de sophistication, s'il ne prend pas un écu dans la bourse de l'Amalthée consultante.

Le médecin des morts qui délivre les visas pour l'autre monde... *triste ministerium.*

Le médecin aux rapports près les tribunaux, ne vit, pour ainsi dire, que de sang et de poisons ; il fait des pendus et des noyés, sa compagnie presque journalière. — J'aimerais mieux être médecin des théâtres, quoique celui-ci gagne moins à légaliser une toux, une entorse, une migraine ou une crise de nerfs.—Quelle séduisante comparaison ! Il exerce son art au milieu de l'Olympe ; les dieux et les demi-dieux lui font boire du champagne, moderne ambroisie ; les nymphes, les sylphides et les amours lui disent : *Mon cher*, et cajolent ce simple mortel...

Il faut encore que vous sachiez, mon ami, que chaque grande ville a ses employés spéciaux en médecine. — Lyon, par exemple, donne des médecins ou plutôt des médecins se donnent aux pompiers, aux gardes municipaux, aux prud'hommes, aux employés de l'octroi, etc.; sous la condition tacite, qu'à leur tour pompiers, gardes municipaux, etc., leur concéderont le traitement de leurs familles et les rémunéreront avec le laisser-aller de la reconnaissance.

Dans les campagnes, l'écharpe municipale exerce plus d'influence sur l'esprit public que la toge de Rabelais, et les paysans viennent consulter M. le maire ou M. l'adjoint, parce qu'il faut ménager *les autorités :* on peut en avoir besoin.

Le médecin d'une fabrique et le médecin des douanes, outre les avantages d'un appointement fixe, peuvent distribuer, chemin faisant, des consultations et des coups de lancette, et il y a des médecins de campagne qui sollicitent aujourd'hui de l'administration des hospices, la permission exclusive de vacciner et de traiter gratuitement la nombreuse famille de saint Vincent de Paul, pour jouir de la faveur d'un *placard* à la porte de la mairie et d'une *annonce* au prône du dimanche.

Le médecin des eaux est un type à part ; il n'appartient ni à la ville ni à la campagne. — Il est chargé de procurer des eaux à ses malades et des malades à ses eaux. Moitié administrateur, moitié savant, il a plus à faire que Moïse au sein du désert : les Hébreux ne s'informaient pas si l'eau était plus ou moins carbonatée. Les petites brochures doivent se succéder entre les mains du médecin des eaux ; il s'agit de prouver que sa fontaine est une piscine et qu'elle l'emporte sur tous les philtres connus. Il faut une organisation privilégiée pour être en même temps physicien, botaniste, géologue, chimiste, voyageur, et quelquefois homme politique (1).

Voici la mise en scène d'une comédie médicale qu'on pourrait intituler : *Luxe et indigence*, comme celle de d'Épagny. — Choisissez une belle rue dans un beau quartier, — appartement au premier, — porte à deux battants, — plaque luisante, vestibules, banquettes rembourrées, calorifère. — Cabinet où le désordre des livres, des atlas, des papiers, des bronzes, des dorures, des draperies, amples et soyeuses, soit un effet de l'art. — Salon et boudoir qui se laissent voir comme la coquette Galatée. — Sur un fauteuil en cuir de Russie, attend un jeune homme, un beau et pâle jeune homme, autant que possible ; — ce qui fait espérer que la Fortune, femme qu'elle est, pourra le visiter ; mais trop souvent le tapissier, le brutal tapissier, la fait fuir... En conséquence, mon ami, je ne vous engage pas à jouer cette comédie, parce que vous risqueriez des décors trop coûteux.

Autre scène de la même comédie : faire son chemin à

---

(1) *Les Français peints par eux-mêmes.—Le Médecin.*

pied quand on a la renommée pour but, c'est vouloir arriver trop tard, ou plutôt n'arriver jamais ; prenez donc un
cabriolet, et gardez-le aussi longtemps que vous le permettront des fournisseurs débonnaires comme ceux de la capitale. — Dans les grandes villes de la province, le public ap-
préhenderait de payer le cabriolet des médecins comme la
vaisselle plate des restaurateurs, et les médecins vont à pied,
equitantes in arundine longâ.

Le cabinet du médecin de campagne peut recevoir un
ameublement non moins charlatanique. — Des livres aussi,
beaucoup de livres sur des rayons, sur vos chaises, sur
votre table, partout... — Le paysan ouvre de grands yeux,
et ne manque pas de dire, en vous quittant : Voilà un médecin bien *savant...* il a des livres autant que notre curé.

Si vous n'avez pas un squelette, procurez-vous au moins
une *tête de mort.* — Son effet est méphistophélique ; votre
malade comprendra cet *avis au lecteur*, et il vous écoutera
mieux.

A droite et à gauche de votre cheminée, des vers soli-
taires, des loupes et des fœtus qui nageront dans l'esprit de
vin et qui *chanteront vos louanges*, sans blesser votre modestie. — Les yeux ont des oreilles, dit lord Byron.

Lardez votre glace (si vous en avez une) avec des lettres,
des cartes de visites, des prospectus, des adresses quelconques ; ça dénote un homme connu de loin comme de près,
affairé, actif, etc.

Que votre diplôme, votre *cher* diplôme, se pavane avec
une légitime fierté dans un cadre ; — ce sera une lettre de
change payable à vue sur la confiance publique.

L'acier poli des instruments que vous emprisonnez dans
le maroquin, doit briller derrière les vitrines d'une armoire.
— Chez les paysans, tel qui possède des gouges, des scies
et un rabot, est charpentier ; et, d'après la même logique,
ils vous reconnaîtront pour un *chirurgien*, plutôt à l'aspect
de vos bistouris que sur la foi de vos paroles. — Le mur

qui séparait la médecine de la chirurgie subsiste dans les campagnes plus intact que celui qui sépare la Chine de la Tartarie, et ce sont ordinairement les officiers de santé qui s'arrogent le droit exclusif de *tailler* et de *couper*, en entretenant à notre préjudice ce gothique préjugé.

La presse, surtout la presse périodique est un moyen de publicité et de diffusion. Si un médecin parvient à fonder un journal des connaissances médicales, chirurgicales, médico-chirurgicales ou chirurgico-médicales, c'en est fait, dit L. Roux, il a posé les fondements d'une renommée sans bornes, c'est pour lui le levier d'Archimède, et la science ne saurait faire un pas sans sa permission ; les jeunes médecins recherchent son appui, les vieux le ménagent ; tous le craignent, il est capable de donner la fièvre même à la Faculté.

La plupart des grandes villes possèdent un journal de médecine ; mais, à la campagne, il est expressément défendu au praticien *de se faire imprimer, de s'amuser à des articles de journaux*, sous peine de perdre sa clientèle ou de n'en point obtenir.

Le médecin qui voit le plus de malades, dit-on, doit être le plus habile, par la raison que le pâtissier qui a la vogue des petits pâtés, est le pâtissier qui les fait le mieux ; le médecin qui écrit n'a pas le temps de courir les malades ; donc il n'a pas de malades, donc... vous devinez le reste.

Aussi, mon ami, pour se créer une clientèle, faut-il supposer qu'elle existe ; cette tactique réussit à la ville et à la campagne. Voici le signalement d'un confrère céléripède. — Sa chaussure est poudreuse ou crottée, suivant l'état hygrométrique de l'atmosphère ; du matin au soir, il court, il monte et descend..... essoufflé, son chapeau à la main, le front inondé de sueur et de sollicitudes. — S'il entre au théâtre, il consulte sa montre et dérange ses voisins de droite et de gauche, au milieu de la cavatine. — S'il dîne en ville, s'il assiste à une soirée, il se fait demander jusqu'à trois fois. — S'il fait une apparition au café, c'est pour se prélasser quelques minutes, humer un verre de houblon et pointer sur sa carte ses myriades de visites. — Il n'a pas le temps de lire, de manger, de dormir, et d'effectuer ses trop nombreuses rentrées.... Ceci est fort ! — Enfin, mon ami, s'il vous aborde, n'allez pas croire qu'il vous adressera un vulgaire bonjour. — Et les malades? — Vous lui répondrez peut-être qu'ils se portent bien... — Heureux confrère ! le public ne vous importune pas, tandis que moi je succombe, je dois mourir à la peine... Hier, figurez-vous, trente visites... cette nuit, trois accouchements; aujourd'hui... Mais je n'ai pas le temps de me plaindre, adieu ! — Vous le saluez, il est déjà dans la rue voisine; et le public qui ne connaît pas, comme vous, le fil qui met en mouvement les bras et les jambes de ce méprisable pantin, s'en rapporte à ce qu'il voit, et finit par dire : Ce médecin travaille beaucoup, donc... Je vous laisse encore deviner la conclusion.

Les saltimbanques attirent, amusent et exploitent la foule avec les *bagatelles de la porte.* — Des médecins s'occupent de botanique, de tableaux, de médailles, d'anatomie plastique, d'ornithologie, etc., au seul bénéfice de leur clientèle. — On cite leurs collections, dans le monde, on les visite et le *cicérone* ne manque jamais de glisser dans les interstices de la conversation, qu'il exerce l'art de guérir ainsi que l'art d'empailler ou de marcoter. — « Mais ce docteur est assez bien, disent les dames en le quittant, il s'exprime avec facilité, il doit être d'une complaisance rare... » — Ces mêmes médecins spéculent sur la sympathie si facile entre artistes-collecteurs, et ils savent acheter des clients avec un insecte, un as romain ou un oignon de tulipe...

J'en connais d'autres qui miment la piété, pour escroquer la confiance des dévots et la dorée clientèle des couvents, des pensionnats, des séminaires. — Ils marchent la tête humble et le regard oblique; ils prescrivent la confession avant la tisane. On dirait que c'est pour les tartufes de la Faculté que Lafontaine a écrit ces deux vers :

Dieu prodigue ses biens
A ceux qui font vœu d'être siens.

Dans les grandes villes, la parenté ou seulement l'homonymie peut plus ou moins vous produire. — Soyez fils, petits-fils, neveu ou cousin d'une illustration médicale, et pour avoir une part à sa réputation, sans clause codicillaire, il suffira de faire graver sur votre plaque et sur vos cartes : M***, *fils*, *neveu*, etc., en lettres les plus microscopiques. — Si vous ne portez que le nom du *grand homme*, vous pouvez encore prétendre aux bribes de sa clientèle, mais il faut provoquer le quiproquo des adresses, et pour cela habiter sa rue, son quartier.

Tout le monde a lu dans les journaux de la capitale, cette séduisante annonce : A céder de suite la clientèle d'un médecin qui exerce dans les environs de Paris (ou dans l'une des plus agréables villes de France), offrant un revenu net de 8 à 10 mille francs par an. » Prenez-y garde, mon ami, n'allez pas imiter le chien qui lâcha son dîner pour son ombre.

Selon moi, la plus prompte et la plus infaillible des recettes consiste dans le patronage d'un confrère qui vous passe, l'un après l'autre, ses nombreux clients et vous fait hériter de la confiance qu'il a inspirée, comme d'un immeuble. Malheureusement, cette recette doit se formuler comme celle du *cuisinier royal*, commençant par ses mots : *Pour faire un civet prenez un lièvre*, etc. — Il faut trouver un confrère qui se décide à vous dire : Mon ami, je suis vieux, je veux me reposer, je vous lègue mes malades ; ou bien, je suis assez riche, je veux faire votre fortune !....

Tel confrère singe l'érudition, parle grec et latin à ceux

qui comprennent à peine le français, *débite de graves maximes près du lit des malades, et les assourdit de ses scientifiques explications* (PINEL). C'est un frelon, selon Hippocrate, qui fait beaucoup de bruit et peu de besogne. — Un autre, blond Adonis de la Faculté, se parfume, se dandine en marchant, sourit, grasseye de jolis riens, complimente les dames et devient leur accoucheur. — Celui-ci, original, poëte, artiste, laisse croître au vent sa barbe et ses cheveux : habit râpé, ample et négligée cravate ; seul il se promène et aux anges il rêve ou à sa clientèle future. — Celui-là, caricature de M. Botte, parle haut, salue peu, jure, rudoie les malades, et les malades raffolent de sa *franchise*... Un quatrième lit tous les journaux qu'il peut lire, excepté ceux de médecine ; il s'annonce légitimiste, papiste, impérialiste, républicain, d'après le vent politique qui souffle ; ou bien, son opinion est assez élastique, pour se prêter à la mesure de celle de chacun de ses malades.

Un cinquième, stupide et dangereux Basile, dénigre ses confrère, persuadé *qu'il en restera toujours quelque chose.* « Comment, s'écrie-t-il, M.*** a osé vous saigner? Cette bévue m'étonne de sa part, car c'est un médecin que j'estime. » Le traître ! il étouffe une réputation en l'embrassant... Avec un public plus grossier, il se gêne moins et il crache un venin plus épais. A son dire, vous serez un jeune homme sans expérience, un écolier, etc., et plus tard une *mâchoire*, une *perruque*, une *croûte*, etc., etc. Quand vous perdrez un malade, vous l'aurez assassiné ; et s'il succombe entre ses mains, c'est parce que vous aurez mal entrepris le traitement ou bien qu'il aura été appelé trop tard.

Il y a, dans notre pauvre langue française, des mots condamnés à l'antipathie des oreilles, le mot *charlatanisme*, par exemple. — Mais le charlatanisme n'est qu'un commerce de drogues, d'après sa primitive signification ; et au figuré, mon ami, sachons encore distinguer le charlatanisme qui supplante le talent, sacrilège de l'art, que tout médecin, honnête homme et courageux, doit stigmatiser de son mépris et traîner au tribunal de la justice humaine, — et le charlatanisme orthodoxe que Ramazzini définit par ces mots : *Medici sagacis erit, si ad ingenium et mores œgrotantis se componat, ut œgri affectum lucretur.* Celui-ci donc, je l'approuve, je proclame son urgence, le front haut, pour qu'un médecin réussisse.

Cette espèce de profession de foi me conduit à vous parler des qualités sociales qu'exige, de notre part, la pratique des villes et des campagnes.

Pour réussir dans le monde, dit le docteur Fallot, il faut moins au médecin un mérite transcendant, un grand fonds de science, que de la souplesse dans l'esprit, de la flexibilité dans le caractère et du savoir-faire. — Un autre écrivain non moins autorisé, le docteur Montfalcon a encore écrit les lignes suivantes, empreintes d'un réalisme bien entendu : « Médecins modestes, sacrifiez votre santé et votre fortune pour devenir savants et habiles; séchez sur vos livres, pâlissez dans les hôpitaux ; méditez jour et nuit les points les plus difficiles de votre art; étudiez-le, comme Boerhaave, quatorze heures par jour pendant soixante ans; renoncez à tous les agréments de la vie, aux charmes de la société; faites une entière abnégation de vous-même, si vous dédaignez le savoir-faire, vous serez souvent oubliés, rarement appréciés, et vous n'arriverez jamais au niveau de ces jongleurs qui distribuent leur poison, en dépit des règles d'Hippocrate et du bons sens, contre lesquels vous tonnerez sans cesse et par qui vous serez toujours éclipsés. »

Sachez donc *faire*, mon ami, mais ne faites jamais à vos confrères et à vos clients ce que vous ne voudriez pas que l'on vous fît : ce précepte évangélique contient toute la déontologie médicale.

La médecine, comme l'amour, entre dans le cœur, par le chemin des yeux, et celui qui veut l'exercer avec succès doit, par son habitude extérieure et par ses manières, inspirer la considération, la confiance, la sympathie. — Les médecins généralement parlant, ne doivent viser qu'à la décence qui convient à leur rang, *ejus cultus mundus esto, vestis sit decora.* — Cependant le médecin des villes doit faire de plus grandes concessions à la toilette, vis-à-vis un public riche, soigné, élégant même. — Le noir est en vénération chez les paysans, et plus d'un médecin de campagne n'a pas de plus vieux et de plus fidèle ami, que l'habit de cette couleur qu'il acheta pour passer sa thèse. — C'est une économie pour lui de pouvoir s'affranchir des caprices de la mode, puisque dans la solitude, comme l'a dit M. de Sénancourt, on est moins l'homme de son siècle ; on redevient l'homme de tous les temps.

Autre économie, en ce qui regarde l'habitation et son ameublement; la maison du médecin de campagne doit être tenue sur un pied simple ; tandis qu'à la ville son confrère n'est prisé qu'autant qu'il fait attendre ses oracles, comme je vous l'ai déjà dit, dans un cabinet ou un salon somptueux.

Malgré Zimmermann, Baw et Bouvard, je crois à la vertu attractive d'un visage riant et d'une parole amie sur l'esprit de tout le monde, et surtout des malades, dont les organes, surexcités par la diète ou par toute autre cause, acquièrent une subtilité de perception à laquelle les médecins doivent prendre garde, à la campagne comme à la ville. Hippocrate, que vous me permettrez bien de citer plus souvent que tous ses cadets, dit à ce sujet : *Medicum urbanitatem sibi adjungere convenit, austeritas enim tum sanis, tum œgris, difficilem accessum prœbet.*

Heureux le médecin, lorsqu'on peut dire de lui, comme Voltaire de Silva :

Il sait l'art de guérir autant que l'art de plaire.

Le médecin des riches est exempt d'étudier une autre langue que la sienne ; tous ses clients parlent plus ou moins correctement le *français* et le comprennent ; mais ayant, comme le dit Fontenelle, plus souvent affaire à l'imagination de ses malades qu'à leur foie ou à leur poitrine, il ne pourra se rendre maître de cette imagination sans le secours d'une élocution propre à parer et à faire accepter la raison. A la campagne, son confrère doit jargonner le dialecte du canton qu'il habite, parce que la majorité des paysans n'entendent rien à la langue de leur nation, et avec ceux qui la savent, mais qui refusent de la parler, il faut absolument du patois, pour les apprivoiser et ne pas encourir le grave reproche *d'être fier*. — Vous ne savez pas, mon ami, que pour un Parisien transplanté dans nos campagnes, apprendre l'auvergnat ou le languedocien sous la dictée de sa cuisinière, n'est pas une étude facile et surtout agréable.

Le médecin des villes jouit du double avantage d'avoir tous ses malades sous sa main, et de marcher, en les visitant, sur un pavé généralement propre et uni, sur des trottoirs parquetés de bitume. — S'il est fatigué, un *omnibus* le transporte ; s'il a soif, il entre dans un café. — En compagnie de sa canne ou de son parapluie, vêtu d'un douillet paletot, il ne craint pas, durant l'hiver, d'être enseveli sous une avalanche, de rouler au fond d'un précipice, d'être sans abri contre un ouragan, de s'égarer par une nuit sans lune et sans réverbères, ainsi qu'il peut arriver à son confrère des campagnes...

Ce dernier doit marcher comme un facteur rural et monter à cheval aussi solidement qu'un postillon. — Je ne vous parle pas du provincial *char-à-bancs* qui peut se briser et vous verser dans un précipice ; car les routes impériales sont clairsemées dans les campagnes, et leurs chemins vicinaux si mal entretenus, que la douceur même d'un semblable véhicule ne lui est pas souvent accordée. — Ainsi, mon ami, il faudra vous résigner aux fatigues les plus rudes, aux insomnies, à l'irrégularité des repas, à l'intempérie des saisons, enfin à la privation de toutes les douceurs décrites d'une pratique citadine, si vous ne voulez pas, comme Montaigne, ajouter au compte de votre maison :

Item, 1 000 fr. pour mon humeur paresseuse.

Hippocrate a écrit dans son discours *De decenti ornatu :* « Ne vous amusez pas à parler longuement devant des gens peu instruits ; ne leur dites que les choses strictement nécessaires. » — Un précepte aussi général réclame un commentaire, et je dis, avec le docteur Thiaudière, que les visites des médecins de campagne doivent essentiellement différer de celles du médecin des villes.

En effet, celui-ci pouvant facilement revoir les malades tous les jours et même plusieurs fois par jour, n'a pas besoin d'apporter autant de temps et d'attention dans ses visites ; aussi les fait-il d'habitude très courtes et essaye-t-il successivement les moyens que l'art met à sa disposition, se réservant de les juger chaque jour et de changer ou modifier sa prescription suivant les différentes indications qui peuvent se présenter. Cette marche est bien la meilleure, mais elle ne peut être suivie que dans les villes. Celui-là, au contraire, que les distances et le système économique de ses clients obligent à faire de rares visites et à certains intervalles, doit au moins les faire plus longues, prévoir ce qui peut arriver en son absence, et faire des prescriptions conditionnelles dans le cas de justification de ses prévisions ; c'est à cette seule condition que son concours éclairé peut être utile dans de longues maladies. Il n'est pas trop assurément d'une heure par visite pour interroger le malade, établir son diagnostic, dire ce qu'on pense des suites probables de la maladie, prescrire, répondre à toutes les objections, et enfin exécuter les prescriptions, car c'est par là que doit finir tout praticien à la campagne.

Je dis plus, mon ami ; celui-ci doit converser familièrement avec les paysans et échanger d'une façon digne et cordiale, une *poignée de main* avec le père de famille qui l'aborde ou le quitte : au besoin même, il ne doit pas dédaigner la frugale hospitalité qui l'attend au terme d'une course longue et pénible. — Assis à la table *boiteuse* et près de l'âtre rustique, c'est pour sa philanthropie une favorable occasion d'instruire ces bonnes gens, groupés silencieusement autour de son escabelle. — Oh ! c'est alors que le ministère du médecin de campagne est sublime..... Apôtre de la civilisation, il leur épèle les devoirs réciproquement sacrés du père à l'enfant, du citoyen au pays, du cœur avec le doux lien des familles, de l'âme qui pense avec ses destinées ; — il ébranle d'une main prudente le tronc de certains préjugés relatifs à la santé, et quand il le juge suffisamment ébranlé, d'une main ferme il l'arrache ; — il signale les coutumes nuisibles, la superstition qui les encroûte... et si, du bon grain qu'il a semé dans le champ encore inculte de leur intelligence, poussent quelques épis que la société pourra récolter, voilà sa récompense.

Si les fonctions du médecin sont belles, a dit Vicq-d'Azir, c'est moins dans les palais et parmi les grandeurs où les motifs, soit apparents, soit réels de l'intérêt, ne laissent aucune prise à ceux de l'humanité, que dans les demeures étroites et malsaines du pauvre. Là, point de protecteur, point de cupidité, la renommée n'approche pas de ces asiles : les victimes de la misère, celles de la maladie et de la mort, entassées, confondues, y offrent un tableau déchirant et terrible ; c'est là qu'il est possible de faire le bien, que l'homme peut secourir l'homme, sans concours et sans témoins.

C'est là aussi, ajouterais-je, que nous pouvons pratiquer notre art divin, en conviant tous les jours, à la même consultation, la science et le cœur... et opérer des miracles.

Je me rappelle, à ce sujet, quelques lignes bien senties de Pierre Bernard : « La médecine charitable, dit-il, dans sa *Physiologie du malade*, aura fait un pas immense le jour où un médecin honnête homme et digne de la confiance publique aura le droit d'écrire au crayon, auprès du lit d'un malheureux : *Bon pour cent sous à dépenser chez le boulanger, chez le boucher, bon pour le terme du loyer échu, bon pour un mois de nourrice* et que la société fera honneur à la signature du médecin. »

Aristote malade fit mander un médecin, qui voulut lui administrer une potion, sans lui donner le pourquoi ; le philosophe fronça le sourcil et lui dit avec beaucoup de gravité : *Nunquid, bulbuco mederi te putas? rationem prius edissere, cur mihi necesse sit pharmacum bibere, si me vis tibi facilem et obsequentem habere.* — Comme ce philosophe, le paysan est curieux, questionneur même avec nous ; il veut savoir le nom et l'histoire de la maladie pour laquelle vous êtes consulté.—Hâtez-vous de lui répondre et de vous faire comprendre, car l'art de se rendre intelligible s'applique à tout, selon M. A. Petit ; et comme il est un des meilleurs moyens de persuasion, il doit être une des premières études du médecin.—S'agit-il d'une gastro-entérite, par exemple? dites-lui d'abord que c'est l'inflammation de la *poche de son estomac et du dedans de ses boyaux;* justifiez vos agents de guérison avec le même style, et n'omettez pas d'ajouter en terminant : Les médecins appellent cette maladie une *gastro-entérite.*

Ce dernier mot sera l'épice médicale, dont vous devrez assaisonner à point votre discours, afin que votre client le déguste avec l'intérêt qu'inspire tout ce qui est ou paraît exotique.

Autrement, si vous vous borniez à ce laconisme, permis à la ville, parce qu'il est compris par des garde-malades intelligentes : *saignées, sangsues, eau de gomme et diète;* à peine auriez-vous franchi le seuil d'une chaumière que tous les parents et toutes les commères répéteraient en chœur : *Ma foi, ce n'est pas grand'chose que ce médecin, il ne sait rien vous dire...* — Et, dans la même journée, vous recevriez l'invitation de ne revenir qu'après en avoir reçu l'avis, *parce que le malade va mieux;* en termes moins diplomatiques, parce que vous n'aurez pas su garder sa confiance, et qu'un confrère plus adroit et plus *parlant* vous aura remplacé.

S'il est nécessaire que les médecins discourent d'autant plus avec leurs clients que ceux-ci sont moins instruits, ils doivent aussi savoir les écouter ; et Montaigne a bien eu raison de dire que l'art de bien ouïr son voisin, dans un dialogue, est difficile.—Un homme de bien qui sympathisait avec toutes les misères, Gérando, s'est exprimé plus MÉDICALEMENT, « Savoir écouter celui qui souffre, dit-il, n'est-ce pas en partie le consoler déjà? n'y a-t-il pas dans la manière d'écouter quelque chose qui témoigne la bienveillance et qui sert à l'obtenir? » — Le médecin des villes endure le martyre de saint Laurent, quoique sa chaise ne soit pas un gril ; — mais il est cloué sur cette chaise par les égards dus à la position sociale de ses riches clients, tantôt pour supporter les sempiternelles doléances d'un hypochondriaque, tantôt pour écouter la vieille demoiselle qui l'entretient de ses nerfs et de son petit chien, tantôt, enfin, pour obéir à telle femme du monde, désœuvrée, vaporeuse, qui l'oblige à suivre son imagination, la seule malade, par-delà les espaces du sentiment les plus romanesques.

Il est permis au médecin de campagne de lever la séance avec son public, de l'interrompre et de résumer tant de redites insignifiantes, d'épisodes bavards et de scrupules ridicules ; mais quelle pénétration de sphinx ne lui faut-il pas pour saisir à la file de ces narrations, le mot pathognomonique, l'*aura* fugace de la maladie?..... — et les locutions d'aucune langue, et les tropes d'aucune rhétorique, comment les comprendre sans le vocabulaire de l'expérience? — L'un se plaint, par exemple, que le *crochet* de son estomac est dérangé (c'est une gastralgie, une gastrite ou une duodénite), l'autre accuse un sang *tourné en eau*, *caillé*, voire même *calciné* (rhumatisme, anémie, pléthore sanguine, efflorescences cutanées, etc.). Chez celui-ci, les vents sont *barrés*, chez celui-là, les *vivres manquent* (dispepsie), le nez *lui pisse* (hémorrhagie nasale) ou la tête lui *fend* (céphalalgie de toute nature). — Les femmes ne *voient* plus, ne *marquent* plus (aménorrhée, dysménorrhée), ou bien elles vous entretiennent de leurs *lunes* et de leur *bête qui roule*, qui se *dérange*, qui *remonte et les étouffe*, etc. (affections diverses de l'utérus).

L'art de guérir, comme vous voyez, se complète de plusieurs autres petits arts, bons à connaître et très utiles à exercer ; après *l'art d'écouter*, vient celui *d'attendre et de faire attendre*. — Hippocrate l'a dit : « La nature peut guérir ; *natura medicatrix*... — les plus grands praticiens ne sont que ses plus humbles et ses plus obéissants serviteurs : ils *attendent* qu'elle ait parlé, pour agir...

Attendre, — c'est aussi un privilège de l'âge, une affaire de tempérament ; il y a des écueils à éviter : les vieux médecins attendent trop et les jeunes pas assez... FESTINA LENTE.

Le médecin des villes griffonne le plus illisiblement possible une consultation ou une formule, parce qu'elle ne doit être déchiffrée que par un pharmacien ; et pour le public campagnard, il faut écrire en caractères d'enseigne ; car, à l'exception du magister, du curé, du percepteur et du juge de paix, il ne se rencontre guère dans chaque paroisse que deux ou trois *fortes têtes* qui savent lire, et seulement l'écriture des Didot. — Vous indiquerez non-seulement en toutes et grosses lettres, mais encore en termes les plus vulgairement significatifs, la cuisson et la dose d'une tisane, le lieu, le pansement et la durée d'un simple vésicatoire ; la quantité, la température et le cérémonial d'un bain ; et si vous prescrivez des pilules, le nombre et le mode de déglutition, car plus d'un malade les mâche ou les fait cuire, à l'instar des légumes dont elles ont la physionomie. Ce *modus dicendi scribendique* constitue sérieusement un art de formuler, aussi essentiel à connaître pour le médecin de campagne, que celui de Bouchardat.

D'un autre côté, quand je parcours la curieuse collection de mes autographes rustiques, j'avoue que l'habitude est un maître habile, car pour les lire et les comprendre, après un médecin de campagne, il ne faudrait rien moins qu'un professeur de l'école des Chartes. — Autre talent qu'il vous importera d'acquérir, mon ami ; avec lui, vous franchirez les distances, ce qui n'est pas à dédaigner par un mauvais temps.

Voici la très exacte copie d'une lettre qu'un officier municipal eut l'intention de m'écrire en français :

Mosu le medesin,

Si plé bonédé tafita siret poru nanfan qui la race qui le rantre quante volavivu qui n'a pu pu supure il a mon péril se brule qu le pié dedan du bulion envié si plé quéquongens por géri quil a ben gonflé quanta ma purge na pa fé van se bare su vot respect et male de tet.

Traduction littérale :

Monsieur le médecin,

S'il vous plaît, un bonnet de taffetas ciré pour un enfant qui a la râche, qui est rentrée quand vous l'avez vu, qui n'a plus pu suppurer. Il y a mon père, il ne s'est brûlé que le pied dans du bouillon ; envoyez, s'il vous plaît, quelque onguent pour le guérir, car il est bien enflé. Quant à ma purgation, elle n'a rien fait ; les vents se barrent, sur votre respect, et j'ai mal à la tête.

N. B. L'écriture de ce grimoire était digne du style. Eh bien ! mon ami, c'est d'après de semblables renseignements que vous serez obligé d'apprécier l'invasion, les prodrômes et la nature d'une affection grave et compliquée, d'ordonner ou de modifier son traitement !

A part ce spécimen cacographique, j'ai remarqué pourtant, comparaison faite de plusieurs lettres qui me furent adressées par un paysan et par un homme du monde, que si les premières outragent innocemment la grammaire, les secondes sont généralement plus distraites dans ce qu'elles ont observé et plus diffuses dans ce qu'elles racontent : ce qui fait qu'un médecin s'en rapporte encore plus aux unes qu'aux autres pour éclairer son opinion, son diagnostic, n'en déplaise à l'écriture anglaise, au papier glacé, au style et aux formules banalement complimenteuses des dernières.

Après cet à-compte des renseignements que je vous ai promis sur nos confrères, il me reste à vous signaler les influences de la médecine sur le physique et le moral de celui qui l'exerce, — influences peu étudiées jusqu'à présent et modifiées par le séjour des villes ou de la campagne.

Avant la thèse de Requin, il était permis d'affirmer que toutes les professions avaient leur hygiène écrite, hors la nôtre ; cependant l'étude et l'exercice de la médecine nous placent dans des conditions expresses, plutôt nuisibles que salutaires, et réclamaient une page dans l'histoire des influences sociales et scientifiques.

Les gens du monde s'imaginent, comme Asclépiade, que la plus précieuse prérogative du médecin consiste à pouvoir s'étudier en dedans comme en dehors, à surprendre les plus intimes secrets de son idiosyncrasie, à déjouer l'invasion de tous les maux qui le menacent, à se médicamenter avec plus de certitude et par conséquent plus de succès qu'il ne les médicamente eux-mêmes, et, imbus de cette trop poétique prévention, les uns lui disent : *Les médecins ne doivent jamais être malades ;* et ceux qui savent le latin : *Medice, cura teipsum.*

Mais les médecins sont hommes, et tout hygiénistes qu'ils sont, *la chair est faible,* et ils pèchent contre l'hygiène comme les gens du monde. — D'ailleurs, suivant Galien lui-même, on ne peut pas, dans tous les états, suivre une hygiène parfaite, mais l'hygiène la meilleure que chaque état comporte, leur vie, à eux (les médecins), est une vie affairée : force leur est d'en subir les influences nuisibles ; s'y soustraire est impossible (1).

Or, les influences nuisibles de notre condition, ennemis que nous suscite bien injustement le génie de la destruction et qui nous assiègent en dehors et en dedans, de près et de loin, la nuit comme le jour, sont les fatigues physiques, les peines morales, les miasmes et la contagion.

La vie d'étudiant avec ses nostalgiques tristesses, ses chances d'acclimatement, ses veilles, ses privations et les dangers auxquels exposent les piqûres du scalpel, les émanations putrides, est un souvenir d'hier, pour vous ; — souvenir sombre et mélancolique comme la misère et la mort que vous avez coudoyées pendant plusieurs années dans un hôpital. — Aujourd'hui, mon ami, voici venir les mécomptes, les épreuves et les tracasseries de votre début ; et en supposant que le public prenne un jour le chemin de votre cabinet, les noirs soucis de la vie réelle ne cesseront de vous tourmenter qu'après vous avoir livré, corps et âme, à une souveraine intraitable et capricieuse, qu'on nomme *la clientèle*. « La vie du médecin, dit le professeur Cruveilhier, est une vie de labeur, d'abnégation, de sacrifices. Esclave, vous êtes attaché à la glèbe du devoir le plus rigoureux, vous ne vous appartenez plus, vous appartenez à l'humanité souffrante. Pour vous, plus de doux loisirs, pas un jour que vous puissiez consacrer au repos, aux plaisirs, au bonheur des champs, aux lettres et aux arts que vous avez cultivés dans votre jeunesse et que vous aimez passionnément peut-être ! Vous rentrez épuisé de fatigue, on vient vous

____

(1) Galien, édit. de Bâle, t. IV, p. 232.

chercher encore, et vous ne pouvez pas, vous ne devez pas dire : A demain. Le sommeil des médecins est le seul qu'on ne respecte jamais ; malheur à lui s'il refuse son ministère ! il trahit son devoir (1). »

Toutes les maladies contagieuses et miasmatiques nous menacent, mon ami, et nous pouvons, comme tant d'autres confrères, accompagner dans la tombe le malade que nous espérions guérir ! — Portal fut atteint de la petite-vérole pour avoir reçu un soufflet de la main d'un varioleux. — Cullerier gagna la syphilis et perdit un œil, en ouvrant un bubon dont le pus avait jailli sur cet organe. — Ramazzini, Astruc, Fernel, Baudeloque et Swediaur rapportent plusieurs cas d'infection vénérienne, en constatant la grossesse et en facilitant l'accouchement chez des femmes infectées ; le doigt du médecin devait être plus ou moins excorié. — Le typhus, la syphilis, le choléra et l'angine gangréneuse (2) peuvent atteindre préférablement le médecin des villes ; — la gale, le favus, le charbon, la pustule maligne, la variole, la rougeole, la scarlatine, la suette et la dysenterie restent au médecin de campagne.

Fodéré nous a indiqué les précautions prophylactiques que nous devons observer pendant une épidémie quelconque : 1° vaquer à ses devoirs comme si on n'avait rien à craindre ; 2° éviter de toucher quoi que ce soit dans les rues ; 3° ne jamais s'asseoir dans les maisons où l'on va ; 4° ne rester auprès des malades que le temps nécessaire ; éviter de respirer leur haleine, et tremper tout de suite les mains dans l'eau froide, après leur avoir tâté le pouls ; 5° changer tout de suite de linge et d'habits dans le vestibule de sa maison au retour ; s'y laver derechef et s'y faire éponger avec de l'eau et du savon ; 6° éviter l'intempérance, ainsi

(1) Discours déjà cité, p. 16.
(2) Blache, Valleix, Gillette, etc., etc., sont morts au champ d'honneur professionnel, en traitant cette dernière maladie...

que l'abus de tous les plaisirs ; mais cependant prendre
autant que possible, avec hilarité, une nourriture substantielle, composée plutôt de viandes que de légumes, et
d'un bon vin vieux trempé de beaucoup d'eau, et quelques
tasses de café ; 7° enfin il est essentiel d'éviter de voir trop
de malades et de trop se fatiguer ; il est de nécessité absolue de chercher à réparer ses forces par le repos et le
sommeil ; l'état de veille trop prolongé augmente singulièrement l'activité des vaisseaux inhalants, et dispose, par
conséquent, à recevoir la contagion. — Hildenbrand (1), dans
les mêmes circonstances, nous conseille de ne pas porter
d'habits de laine ; vous en ferez ce que vous voudrez.

Quelles sont les maladies qui affligent spécialement le
médecin des villes ? — Je ne connais que l'asthme et ses
prématurées angoisses, qu'il gagne à monter, soir et matin,
plusieurs centaines de marches d'escalier et à travers le noir
et humide dédale de certaines vieilles maisons, les chutes,
les contusions, les fractures et quelquefois la mort. —
Ozanam, médecin distingué de Lyon, mourut aussi tragi-
quement. — Il est à remarquer que la phthisie pulmonaire
décime surtout les jeunes médecins de la ville ; constitutions
délabrées par l'étude ou par les galvaniques plaisirs de la
capitale qui ne demandaient, pour se relever, qu'un peu
de soleil, l'équitation, un régime lacté, le silence des passions et le bon air des montagnes.

Et les maladies du médecin de campagne ? — Si l'exercice le préserve de certaines maladies qui peuvent atteindre
son confrère de la ville, il en provoque d'autres, et je vous
citerai les phlegmasies de poitrine, le coryza, l'ophthalmie,
l'otite, les angines, les rhumatismes, la fluxion, les engelures et les fissures à l'anus.

Quant aux maladies nerveuses, peu, je dirai même point ;
parce que, selon le rêve du grand Frédéric, il vit plus en

(1) Du typhus contagieux, p. 273.

postillon qu'en homme de lettres. — Il en est deux cependant que je dois vous faire connaître.

La première atteint, au commencement de ses pédestres incursions, le médecin qui est obligé de marcher dans les neiges et sous la stridente impression des vents froids. C'est la boulimie, caprice spontanément impérieux de l'estomac qu'il faut satisfaire, au risque de tomber d'inanition, là où il vous tourmente et vous arrête.

Aliis longum iter, dit Houlier, *per frigora et nives, alioqui aut externum frigus, inde affecto stomaco boulimi causa est.*

Duret partage la même opinion : *Qui per Alpes iter faciunt, cibos devorant et perpetua quasi fame necessantur, ob frigus quo officitur stomachus.*

Si je vous cite textuellement ces deux auteurs, c'est qu'ils sont les seuls, je crois, qui aient signalé cette cause vraiment sporadique de la boulimie dans les campagnes du nord.

Le remède, vous le devinez, c'est une croûte de pain ou quelques gouttes d'une bonne et fortifiante liqueur, dont vous vous munirez, en quittant le logis.

Gui-Patin signala la seconde, en disant : *Quando ægroti ambulant, medici jacent.*

S'il entend que les médecins se reposent quand les malades se promènent, c'est pure malice de sa part ; — mais s'il veut dire que les médecins s'alitent, malades, pour ainsi parler, de la santé publique, ceci est vrai à l'égard du médecin de campagne. — En effet, étant habitué au mouvement et au grand air, celui-ci s'ennuie, languit et finit par souffrir, dans son cabinet, d'un mal que semble partager son cheval, oublié sur sa litière... Les soucis rongeurs, une vague inquiétude d'avenir, aggravent trop souvent ce *far niente*... — Dieu vous préserve, mon ami, de la dure et humiliante nécessité de dépendre de la santé publique, pour comprendre toutes les souffrances d'un spleen semblable!...

Ou bien, ce qui est l'inverse sans être plus sanitaire pour le médecin, il arrive des époques, heureusement rares pour l'humanité, où le fléau des épidémies sévit dans sa circonscription; où la constitution médicale de l'année dépendant soit d'une atmosphère insalubre, soit de la qualité viciée des eaux et des aliments, multiplie les maladies, au point de ne lui laisser ni paix ni trève. — Chaque maison devient un hôpital. — L'égoïsme le supplie et la richesse lui commande, pour qu'il ne les quitte pas; mais il n'écoute que la voix du devoir qui l'appelle auprès de vingt familles; pauvres et riches, il les visite avec la même sollicitude, il les console, il les soulage malgré la distance, l'orage et la nuit. Occupé continuellement des souffrances des autres, il oublie les siennes propres. « Mais hélas ! s'écrie Zimmer-» mann, combien de fois aussi sent-il toute l'horreur de » son état, quand il est requis d'aller, malgré les douleurs » qu'il éprouve lui-même, exercer des forces qu'il n'a pas?»

J'ai rencontré des confrères catarrheux, rhumatisants, fluxionnaires, un bandeau sur l'œil ou le bras en écharpe. Moi-même, mon ami, j'ai fait plusieurs lieues à pied, non-obstant une pluie continuelle et glaciale, endolori et sortant d'un bain tiédi par mon sang.

Mais il me semble, allez-vous me dire, qu'il eût été plus raisonnable de la part de toutes ces victimes inconsidérées de la pratique, de renvoyer leurs malades à un confrère du voisinage ?

A la ville, où dans chaque rue loge un médecin, votre avis est rigoureusement praticable; mais dans les campagnes, plusieurs lieues nous séparent quelquefois d'un confrère qui, lui-même, peut être indisposé ou absent. Calculez maintenant quel retard éprouverait votre malade de la rencontre de toutes ces circonstances, et pourriez-vous tranquillement reposer sur votre oreiller, en songeant qu'une seule peut le laisser mourir ?

Il faut donc, dans les campagnes, que le moins malade

secoure le plus malade. La fièvre redouble et l'inflammation augmente ; mais le sentiment d'un devoir accompli est un liniment capable d'adoucir toutes les douleurs. Et comme l'a dit saint Paul : *Gloria nostra est testimonium conscientiæ nostræ.*.

Lorsque la conscience, cette vieille à la voix cassée à force de crier, ne peut se faire entendre de quelques confrères à qui elle commande cette même abnégation, elle appelle à son aide la *clientèle*, et celle-ci n'a qu'à faire la moue, pour que le paresseux, le sibarite, le malade même se hâtent de partir : peu suffit pour déplaire à cette reine absolue et capricieuse, comme je vous l'ai déjà dit.

Dans les campagnes, elle s'attache à vous plutôt par une routinière habitude, que par l'impulsion d'un confiance éclairée ou d'une reconnaissance acquise. — Si donc, mon ami, le mal vous contraint un jour au repos et à la chaude température d'une chambre bien close, c'est tant pis pour vous ; car le paysan frappera à la porte d'un autre confrère, et, oublieux de votre ancien dévouement, il restera comme un chien en *laisse* à son dernier maître. Consolez-vous-en : la corde qui l'y retient est la dette des honoraires.

A la ville, au contraire, si vous être malade, ou vous pourrez faire visiter vos clients par un confrère qui attendra de vous un service réciproque, ou bien les clients prendront la peine de recueillir vos prescriptions jusqu'au pied de votre lit.

La vie est courte, disait Hippocrate, la vie du médecin surtout ! — Voltaire avait remarqué que, parmi les centenaires, il n'y en avait pas un seul qui eût appartenu à la Faculté ; et plus récemment, les calculs du professeur Casper ont établi que la moitié du nombre total des médecins praticiens périt avant d'avoir atteint la cinquantaine. — Cependant, mon ami, je dois vous faire observer que si la vie moyenne des médecins cloîtrés dans l'étroite enceinte des villes et celle des médecins qui chevauchent en plein champ avaient été établies séparément et sur une plus grande échelle, Lombard et Requin conviendraient avec moi que les médecins de campagne partagent la constitution robuste et par conséquent la longévité de leurs clients, parce que l'habitude endurcit aux fatigues, parce que le grand air, *pabulum vitæ*, tarit les agacements nerveux et corrobore les chairs pâles et molles qu'ils ont rapportées de la rue Saint-Jacques, parce qu'enfin la vie rurale et littéraire tout à la fois, cet équilibre sagement entretenu de la dynamique animale, cette bonne intelligence de l'esprit avec le corps garantit la santé de l'un et le bien-être de l'autre.

Savez-vous, mon ami, ce qui tue sourdement un médecin, avant son heure sonnée ? — Ce sont des peines morales, à lui seulement connues ; c'est une responsabilité surhumaine, un droit de vie ou de mort, qui l'empêchent de dormir sur l'oreiller le plus doux... c'est la fièvre de toutes les fièvres qu'il traite ; issue incertaine, d'où peut dépendre, avec la vie de son client, sa réputation et jusqu'à son avenir.... Autant de gouttes d'eau qui finissent par creuser son cœur comme elles creusent le rocher, parce qu'elles y tombent, incessantes et à la même place ; — et l'acide venin de l'ingratitude qui détrempe le pain qu'il mange, le pain qu'il a payé avec l'écu dont le public croit avoir acheté, lui aussi, sa vie ou sa santé ?... et les revers qu'on lui reproche, au lieu de l'en plaindre, comme le voulait le célèbre Jeauroi ?... et le regret, ombre de Banco, qui se dresse terrible et lui dit une fois dans sa vie au moins : Si tu avais pris la peine d'ouvrir tel livre de ta bibliothèque, ce père de famille qu'on pleure vivrait peut-être.... ? et ce retour mélancolique sur lui-même, en observant tant de maladies cruelles et redoutables, auxquelles la pauvre espèce humaine est sujette ; en contemplant surtout celles contre lesquelles l'art a toujours échoué, et qui, tôt ou tard, emportent leurs victimes par une invincible fatalité ! — Quand cette lugubre réflexion assiège la pensée, dit Requin, il y a réellement péril pour la santé ; tant sont étroits et intimes les liens qui unissent ce qu'on a distingué sous le nom de *physique* et de *moral!*

Avec tant de délétères dispositions d'esprit, il arrive inévitablement trois choses au praticien. — Il se croit atteint ou menacé du mal qui l'épouvante davantage ; ou il exagère son mal réel et le dénature, ce qui fit dire à Stoll : *Medicus seipsum et suos male sanat;* ou enfin, pour savourer ce tant fragile bonheur de la santé, il devient sensualiste ; l'étude et la vue des souffrances, en lui donnant le moyen de les éviter, lui rendent plus précieuse une jouissance quelconque. « C'est le médecin qui brûle lui-même son moka, c'est le médecin qui choisit lui-même ses perdreaux truffés chez Chevet, c'est lui qui a inventé la salade d'ananas, la plupart des raffinements culinaires dérivent de la médecine (1). »

L'influence des villes sur le médecin tend à l'effacer de plus en plus sur la liste des types scientifiques ; celle des campagnes le regarde faire et dire, même quand il parle latin ; elle respecte toutes ses traditions de la vieille école. —Dans les grandes villes, où tout s'agite, fourmille, tourbillonne, cabriole, il y a frottement, usure des aspérités de l'individualisme ; et quand un confrère y a gagné le poli dont il est susceptible, vous ne distinguerez plus le disciple d'Hippocrate d'un épicier en gros ou d'un avoué, qu'après avoir entendu le valet qui annonce à la porte d'un salon : *Monsieur le docteur***. — Dans les campagnes, au contraire, un médecin peut s'affranchir de tout vasselage envers la très haute et très puissante dame qu'on nomme *la mode.* — Comme un arbre qui croît en pleine liberté dans la prairie, au lieu de ramper sur l'espalier social, mutilé par la serpe, garotté, rabougri, son esprit pousse des jets vigoureux, insolites, et sa personne prend une physionomie *sui generis,* qui fait dire à tous ceux qui le rencon-

(1) *Les Français peints par eux-mêmes.*

trent : Voilà un médecin de campagne. « L'habitude de vivre avec des paysans, dit M. Bénassis, mon éloignement du monde m'ont réellement transformé, mon visage a changé d'expression : il s'est habitué au soleil, qui l'a ridé, durci. Mes amis de Paris ou les petites maîtresses dont j'étais le sigisbée, ne reconnaîtraient jamais en moi l'homme qui fut un moment à la mode, le sybarite accoutumé aux colifichets, au luxe, aux délicatesses de la ville (1). »

Je comprends l'influence des villes sur les déterminations du jeune médecin, lorsque, le sourire sur les lèvres et les bras nus, elles lui montrent la coupe des enivrants plaisirs dont il a déjà goûté : je comprends la même influence des villes sur les déterminations du médecin fait, rassis, raisonnable, lorsqu'elles promettent les chances aléatoires de la célébrité, les piles d'écus que son frère citadin étale complaisamment sur la cheminée ; lorsqu'aussi elles lui promettent de le dorloter et de lui prodiguer toutes les *gâteries* de notre moderne civilisation.

Mais, d'un autre côté, l'influence des campagnes n'est pas sans charmes, sans séduction, sans compensation. — l'amour pour la nature est le seul qui ne trompe pas les espérances humaines, a dit Balzac.

Depuis Théocrite et Virgile jusqu'à nos plus minces romanciers d'à présent, il n'y a pas un poëte ou prosateur qui n'ait payé son écot d'admiration aux bois ombreux, aux prairies diaprées, aux ruisseaux qui serpentent, à l'oiseau qui module, aux jattes de crème, à l'air pur, au ciel bleu et à la liberté des champs.

Vous me direz que ce sont autant de jolis mensonges que l'inexpérience des réalités rustiques fait pardonner aux heureux du siècle qui se bâtissent une ville à la campagne, et qu'un médecin ne peut pas partager des illusions pas-

(1) *Le Médecin de campagne*, par Balzac.

torales — enthousiasme de paille, — que le Mélibée parisien brûle au premier bec de gaz qu'il rencontre, en rentrant chez lui.

Mais je vous répondrai, mon ami, que vingt années de tête-à-tête avec la nature champêtre n'ont pu me blaser sur son compte, et, le restant de ma vie, je veux jouir des richesses qu'elle prodigue au médecin de village, pour le dédommager de ses privations sociales et de ses fatigues journalières.

A lui donc, à lui tout seul les dons non marcotés de Flore, la stalactite des grottes, le prisme chatoyant du minerai, les débris diluviens, les médailles verdies par le pinceau des siècles, les sveltes amphores de l'Étrurie, que déterre le soc des charrues; — à lui, les oripeaux du moyen âge, les ruines du féodal manoir; à lui, leurs chroniques touchantes ou terribles, les curieuses archives de la tradition, les chants populaires, les airs nationaux, les vieux proverbes, *sagesse des nations;* — à lui, les veillées de la grange et toutes les scènes de la vie rustique; à lui le calice toujours épanoui d'une âme villageoise, que l'invisible génie de l'observation frôle aussi délicatement qu'une phalène sur des tithymales; à lui une franche poignée de main, une larme sécrétée par le cœur, un juron dont l'énergique éloquence persuade, console ou remercie mieux que toutes les simagrées d'une sensibilité contrefaite; — à lui enfin, les sites pittoresques, l'aspect animé des travaux agricoles, les silencieuses forêts, les hautes montagnes, sur le sommet desquelles l'homme, plus près du ciel, aspire à grands flots la poésie... un couchant doré ou les voluptueuses fraîcheurs d'une matinée printanière. — C'est ce qui faisait dire à M. Bénassis, se promenant avec son ami Genestas : « Il se rencontre dans la vie, en plein air, de ces suavités champêtres et passagères, qui nous arrachent le souhait de l'apôtre, disant à Jésus-Christ sur la montagne : Dressons une tente et restons ici. »

Mais avant de dresser votre tente à la campagne ou de louer un appartement à la ville, il est urgent de faire connaissance avec le paysan et le citadin ; ce sera l'objet de ma seconde lettre.

LETTRE DEUXIÈME.

DU CITADIN ET DU PAYSAN.

> Aucun observateur au monde n'est mieux placé que le
> médecin pour bien connaître cette communauté des
> hommes dans la souffrance, leur égalité devant la mort
> et devant Dieu, contempler la puissance morale tou-
> jours aux prises avec la puissance animale, enfin con-
> fondre tous les hommes dans un même amour, car
> il voit souvent les grands de trop près pour mépriser
> les petits.
>
> RÉVEILLÉ-PARISE.

Si vous n'étiez pas initié comme moi aux mystères de
notre humaine structure, mon ami, je serais obligé de vous
décrire, en manière d'exorde, les organes respectifs, le
mode d'action réciproque et les phénomènes physiologiques
qui résultent des deux principales propriétés de son organisation physico-morale : la *sensibilité* et la *contractilité* ; —
il faudrait vous apprendre que le développement de ces deux
propriétés est le plus souvent en raison inverse l'une de l'autre, quoique le système musculaire soit sous l'influence aristocratique de l'innervation ; — il faudrait vous répéter, après
Galien, *sanitas est symetria*, c'est-à-dire que la santé, dans
son beau idéal, réside dans l'action consensuelle des forces
radicales de l'économie, dans une espèce d'accord parfait
organico-vital ; que si, tôt ou tard, l'un ou plusieurs systèmes ou *organes* prédominent chez l'homme, par une cause
originelle ou acquise, le *tempérament* se dessine, et qu'en-

fin si l'*organe* se vicie ou s'use et que les fonctions dont il est chargé se dérangent, il y a maladie : *morbus autem ametria.*

Les quatre tempéraments sont morts après les quatre éléments. — Mais il me semble que les physiologistes, en admettant autant de tempéraments que d'organisations individuelles (*quot capita tot temperies*) confondent, sous la même dénomination, l'espèce et les variétés, le fait et les relations. — Eh bien ! mon ami, puisqu'il n'y a qu'une dualité organique, *locomotion* et *innervation* ; une dualité sociale, l'homme qui pense et l'homme qui se meut, je vous propose de réduire cette confuse et innombrable famille de tempéraments à une autre dualité, qui sera comme la conséquence des deux autres : tempérament *nerveux* et tempérament *musculaire.*

Cette théorie des deux tempéraments, dont tous les autres ne sont que des modifications infinies était déjà celle d'Hippocrate, de Lavater, de Zimmermann, de Brown ; elle est aussi celle du baron Feuchtersleben, etc.

Ces deux *modifications* de l'individu, pour m'exprimer aussi exactement que le professeur Rostan, peuvent dépendre, vous le savez, de la prédominance native de certains appareils et d'une disposition héréditaire, aussi bien que s'acquérir par le temps, par l'éducation et par le genre de vie que chacun adopte.

Ces lois physiologiques, une fois remémorées, vont servir comme de prolégomènes à cette deuxième lettre, où je me propose d'étudier, avec vous, chaque type des tempéraments *nerveux* et *musculaire*, le citadin et le paysan, conformément à ce précepte d'Hippocrate : *Hominum insuper dieta perquirenda, qua maxime sapiantur : an bibuli sint et lurcones et otio dediti, aut exercitiis variis utentes et tolerantes laborum* (1).

(1) *De aere, locis et aquis.*

Le synthétisme donne surtout les *regulæ philosophandi*
en médecine comme en didactique ou en morale. — O génie
de Goldsmith, viens à mon aide, car la tâche que m'impose
l'amitié sera difficile !

Le citadin ou l'habitant des grandes villes est un être collectif, et dans cet être collectif, je distingue plusieurs catégories sociales que l'argent ou l'intelligence modifie en bien
ou en mal.

La première catégorie, la plus nombreuse et la plus digne
de l'attention du médecin, comprend le *prolétaire*, le manœuvre, l'ouvrier ; tous ces hommes qui remuent leurs
pieds, leur langue et leur dos, pendant cinq jours de la
semaine, et qui dépensent, le dimanche et le lundi, une
grande partie de leurs salaires chez le marchand de vin.
L'ouvrier qui a *femme et enfants* est le plus *rangé*, et il
partage avec sa couvée les plaisirs du dimanche. — Mais
l'ouvrier qui jouit des franchises du célibat, en abuse bien
vite !... Celui-ci se livre à la débauche la plus grossière,
débauche noire de tapes et jaune d'indigestion ; il s'abrutit
et finit par se vautrer dans les immondices de la lie popu-
lacière avec les vagabonds, les joueurs, les fraudeurs, les
escrocs, les recéleurs, les filles publiques et les libérés. —
Le nombre des ouvriers susceptibles d'être placés dans cette
classe vicieuse, selon M. Frégier (1), n'est pas moindre
d'un tiers du maximum de sa masse.

Et puis, que le travail cesse ou diminue, l'ouvrier vicieux, au lieu de reconnaître son inconduite et son imprévoyance, s'en prend au *gouvernement* ; il s'enivre de tabac
et d'eau-de-vie ; il erre dans les rues, bras nus et en cas-
quette ; se coalise, s'émeute et commence les révolutions...
O peuple des villes, sois donc sobre, travailleur et économe
comme le peuple des campagnes ! et, comme lui, tu ne

(1) *Des classes dangereuses de la population dans les grandes
villes, et des moyens de les rendre meilleures* ; par H.-A. Frégier.

convoiteras ni l'or qui corrompt, ni le plaisir qui tue , ni les honneurs qui pèsent ! et , mieux que lui , tu pourras être heureux (1) !

En effet, le salaire de l'ouvrier des villes est au moins de moitié en sus de celui du paysan , et sa dépense n'est pas évaluée au double. — Ses enfants ont des écoles gratuites, des salles d'asile, des ouvroirs ; lui-même, si cela lui plaît, peut s'instruire à tout âge et gratuitement, aux écoles d'adultes , aux cours et dans les bibliothèques publiques. Il a, pour se distraire, des spectacles en plein vent, des musées, des promenades et des jardins…. Veut-il se marier? des personnes pieuses font toutes les démarches et les frais de la cérémonie. Sa femme peut accoucher sans frais, et la bienfaisance publique prend soin de ses enfants comme des siens propres. —Est-il malade ? il peut entrer dans un hôpital ou recourir aux traitements à domicile d'un dispensaire. Son mal est-il incurable ? un *refuge* l'accueille pour le restant de sa vie. — Sa vieillesse est-elle un obstacle à ce qu'il gagne son pain ? il devient le pensionnaire d'un hospice. — Son fils est un insubordonné, un vagabond, un apprenti mauvais sujet? il y a, pour le corriger, des maisons disciplinaires. — Sa fille veut revenir à la vertu, que trop de mauvais exemples et de moyens de séduction lui auront fait quitter? une sainte maison l'abrite, la moralise et lui fournit du travail. —Fait-il quelques petites économies? une caisse d'épargne les reçoit et les fait produire; et si, au contraire, le salaire de son travail est au-dessous de ses besoins réels, à la suite d'une crise commerciale ou autre, les bureaux de bienfaisance, les chantiers publics, les souscriptions, les

(1) Je crois que Chaptal nous a indiqué le premier motif du respect des gens de la campagne pour *l'ordre de choses* ; « la propriété, dit-il, quelle qu'en soit l'étendue, en attachant au sol, fait qu'on aime le gouvernement qui la protège et qu'on respect la loi qui la garantit. »

loteries, etc., lui viennent en aide. — Meurt-il pauvre? on adopte ses orphelins, on les élève, on les établit.

Voilà bien des priviléges de position dont le paysan ne jouit guère, et cependant il ne se plaint pas!...

Avec cette lassante alternative d'excès et de privations dont je viens de vous parler, le peuple des villes se fatigue, souffre, s'use de bonne heure; son corps se gauchit, s'empâte ou maigrit, ses maladies sont plus nombreuses et plus malignes, sa réaction vitale est moindre, et sa vie, bien qu'elle gagne en moyenne, est toujours plus courte que celle du paysan.

Du reste, à la ville comme à la campagne, le peuple a bon cœur, et cette qualité fait oublier sa mauvaise tête...

2ᵉ *catégorie.* — Le *bourgeois*, le petit propriétaire, le petit rentier, l'employé, à commencer par le commis aux expéditions jusques et y compris le chef de division. — Amélioration physique et morale: je vous dirai même qu'à cette modeste série appartiennent les mœurs les plus irréprochables, la vie la plus régulière, et par conséquent la santé la meilleure.

3ᵉ *catégorie.* — J'accole les gens d'affaire, le commerçant en gros, le notaire et l'avoué, parce qu'ils peuvent disposer de tout, et qu'ils font ou défont la morale de la société. — Et quelle morale, mon ami! Voyez donc ces faces pâles, congestionnées, grippées... ces yeux cernés, ces bouches bavardes et sensuelles...! Tous ces hommes-là, pour me servir d'une expression bien significative, se *ratatinent* dans la fournaise des intérêts matériels; ils n'ont pas le temps d'être malades, la goutte seule les arrête (et encore faut-il qu'elle s'empare des deux pieds); un coup de sang les tue, pendant qu'ils dînent ou qu'ils revoient une addition.

4ᵉ *catégorie.* — Les fashionables, ces Theriakis que la gastrolâtrie et la courtisane plongent dans le coma de l'impuissance et de l'imbécillité; il y en a qui n'ont pas précisément des vices, ils ne font que tourner dans un cercle vicieux : ils se ruinent pour se désennuyer et s'ennuient, en se ruinant. — Les petites maîtresses qui vivent à l'orientale et demeurent cachées comme des plantes rares qui ne déploient leurs pétales roses et parfumés qu'à certaines heures. — Vie creuse et vernie comme un masque de carton, inanité de cœur et de cervelle. — Lassitude de vivre...

5ᵉ *et dernière catégorie*. — Les artistes, le médecin, l'avocat, le littérateur, tous ceux enfin que l'on peut définir, avec Bonald, *une intelligence servie par des organes*.

Le citadin et le laboureur, comme dit Aimé Martin, n'ont pas un sentiment commun ; ce sont deux nations qui se touchent sans se confondre, se méprisent sans se connaître. Le XIIᵉ siècle est resté debout dans les champs avec ses superstitions et ses habitudes grossières (1).

Le peuple de paysans qui entourent nos villes nous est presque aussi inconnu que l'indien Peau-Rouge au touriste qui se rend en poste de New-York à Boston. — Nous l'avons bien aperçu, en passant, courbé sur sa faucille ou sur ses sillons ; peut-être même nous sommes-nous arrêtés pour esquisser son toit de chaume doré par le soleil couchant ; mais quel citadin pénètre dans sa vie intérieure, apprend sa langue, comprend sa philosophie, écoute ses traditions (2) ?

Nous méritons d'autant plus ce reproche, mon ami, que l'étude des mœurs rurales est facile, pour tout observateur de bonne volonté.

Le paysan ressemble à la statue du festin de Pierre : il est immobile, comme elle, au milieu des générations qui passent, des mœurs qui se nuancent, de la mode qui voltige, des révolutions qui se culbutent. — Réveillez-vous, après une léthargie séculaire, vous le retrouverez dans la

(1) *Éducation des mères de famille.*
(2) Emile Souvestre, *Les derniers Paysans.*

même chaumière et sous la même bure, ou labourant le même champ, avec la même charrue. — Parlez-lui, même patois. — Fouillez dans son âme, mêmes passions, mêmes préjugés, même ignorance, et quelques travers de plus dont une ébauche civilisatrice lui aura fait cadeau. — Aujourd'hui donc, s'il est signandaire, s'il épèle le *grand Messager boiteux de Berne*, la *Complainte de Saint-Hubert* et l'affiche municipale, il connaît aussi la fève d'Arabie ; il fume (1) ou il prise ; il est accessible aux douceurs du *petit verre*, il hante la caverne des usuriers ; il est moins attaché à ses pratiques religieuses, moins confiant dans ses rapports sociaux, désireux de politique, et par-dessus tout, processif.

Voilà son contingent des progrès qui poussent les wagons, creusent les canaux, suspendent les ponts en fil de fer, éclairent au gaz, lancent les paquebots à vapeur et multiplient les banqueroutes.

Tel vous aurez observé le paysan dans nos montagnes du Bugey, tel vous le reconnaîtrez dans les landes de la Bretagne, au milieu des champs de la Beauce, sous les taillis de la Vendée ou dans les marais de la Saintonge. « Les « mœurs simples doivent être à peu près semblables dans « tous les pays, car le vrai n'a qu'une forme (2). »

Mais pour bien connaître les choses, a dit Larochefoucauld, il faut en connaître les détails ; et pour n'omettre

---

(1) Dans son *Hygiène de l'ouvrier*, le docteur Fonteret semble tolérer l'usage de cet intéressant poison, — le tabac, — comme un des besoins anormaux du peuple ; « peut-être, dit-il, combat-il l'influence malfaisante du brouillard et de l'humidité ? peut-être chasse-t-il l'ennui ? ou bien, agissant à la manière de l'opium, réussit-il à émousser en nous l'aiguillon des douleurs humaines ? » — Je ne partage pas cette tolérance. — Le paysan, comme l'ouvrier, fume avec excès ; le *brûle-gueule* est l'accessoire de son attirail de labeur ; c'est une habitude dispendieuse, stupéfiante et même délétère (le tabac à fumer contient 9 pour 100 de nicotine).

(2) Balzac, *le Médecin de campagne.*

aucun de ceux qui se rattachent essentiellement au physique et au moral de nos clients, permettez-moi, mon ami,
d'adopter, en l'absence d'une nomenclature mieux appelée,
celle des *six choses* dites *non naturelles.*

I. CIRCUMFUSA. Les hommes, d'après Jean-Jacques Rousseau, ne sont point faits pour être entassés en fourmilière,
— et tous les médecins, avant cette boutade misanthro-
pique, avaient remarqué, en effet, que l'homme des champs
jouit d'une santé plus stable et d'une existence plus longue
que celui des villes.

Franck déclare, par exemple, d'après sa propre expérience, qu'un pays est d'autant moins salubre, que le nombre des villes y est plus considérable et le goût des constructions plus répandu.

Hufeland, dans son *Art de prolonger la vie*, et le docteur Villermé, dans son beau Mémoire sur la mortalité en
France, sont pareillement unanimes sur la longévité du
paysan. « Aucuns départements, dit ce dernier observa-
» teur, n'offrent une moindre mortalité que ceux qui ren-
» ferment moins de villes, et où la population plus éparpillée
» s'occupe plus exclusivement de l'agriculture, mène une
» vie plus active et se plaît dans les pays montagneux. »

Au sujet des mêmes avantages prophylactiques que la
santé retire du séjour à la campagne, un autre écrivain de
notre époque va jusqu'à le proposer comme moyen curatif de haute vertu. « Quant à moi, dit-il, je ne balance
» pas à dire de la campagne, ce que Sydenham pensait de
» l'équitation, que si un médecin pouvait faire un secret de
» ce moyen de guérison, sa fortune et sa célébrité seraient
» bientôt immenses. » Mais où donc recruteraient leur clientèle, nos confrères de campagne, si pareil spécifique n'é-
tait pas une hyperbole parisienne? — Le séjour à la campagne peut contribuer puissamment à la cure de toutes les
affections nerveuses de la ville, et il est juste de dire que
des habitations rares, disséminées et par conséquent aérées;

que l'aspiration journalière d'un air pur, richement oxygéné, balsamique même, au moment des floraisons, justifient la presque inaltérable santé du paysan et même la prompte guérison de la plupart des maladies qui l'atteignent.

L'indigne !..... croiriez-vous qu'il neutralise souvent d'aussi sanitaires avantages, par la routinière habitude de construire sa demeure dans l'endroit le plus bas de son terrain, en l'appuyant contre ce terrain même, en l'obstruant d'arbres ou de broussailles parasites, sous prétexte de l'abriter contre les vents, et en perçant enfin, dans l'épaisseur des murs, de très petites fenêtres, pour mieux garantir le dedans des atteintes de l'hiver ?

Dans la plupart des villages, les maisons forment un cercle autour d'une mare verdâtre et puante ; dans toutes les cours, sont entassés des couches de paille, des résidus végétaux qu'on y fait pourrir ; et pourvu que ce fumier fournisse l'engrais nécessaire, peu importe qu'il en exhale des germes de maladies pour une partie des habitants (1).

Mais ce n'est pas tout, mon ami, entrez avec moi dans cette maison : qu'y voyons-nous ? — Des chambres trop exiguës et des planchers trop bas pour une famille ordinairement nombreuse ; des lits enfoncés sous des escaliers que l'air ne peut jamais balayer, des lits à deux et même à trois personnes ; il advient que si l'une d'elles est malade, son état s'aggrave et peut se communiquer, par contagion ou par infection ; ou bien encore, des lits réunis au nombre de quatre, de six et plus, dans une pièce où la lumière n'ose pas entrer, pour ainsi dire, au travers d'une lucarne barricadée par un châssis de papier. — Pendant l'hiver, qu'y verrions-nous ? — un poêle en fonte, chauffé à

(1) Ce croquis n'est pas inodore, mais il me remet en mémoire un mot de Pierre Bernard : Ah ! dit-il, dans un de ses feuilletons, si les maisons poussaient comme les plantes, elles auraient vite monté, grâce à l'engrais !

rouge, dix ou quinze individus des deux sexes, accroupis à l'entour, et toutes les sales guenilles du logis étalées sur des cordes et envahissant le restant d'espace qui se trouve entre toutes ces têtes et le plancher. — C'est là qu'une ou plusieurs familles se casernent pendant plusieurs mois de l'année, et je vous défie, par avance, de résister plus de cinq minutes au méphitisme de ce puant terrier.

Car le paysan n'ouvre jamais sa fenêtre, afin de renouveler la ration d'oxygène que tant de poumons se prêtent pour y respirer; il croit si fermement qu'une semblable ouverture n'a été inventée que pour l'éclairer, qu'il cloue ou colle hermétiquement son châssis.

Quand donc la raison et l'hygiène pourront-elles lui persuader que l'air est plus nécessaire à l'homme que le pain, puisqu'il est sa première et sa dernière nourriture? Il faut, en conséquence, que notre premier soin en entrant chez lui, quand il est malade, soit d'ouvrir porte et fenêtres, si le temps et la température le permettent. — J'ai brisé un jour l'unique vitre qui éclairait une espèce de chenil, tant j'eus peur d'être asphyxié, en attendant qu'on l'eût décollée. — Si je n'ai pu comprendre qu'un homme à mon image pût y vivre, je reconnus au moins, par mes yeux, à quoi tenait la singulière persistance de son mal; car, avant de le quitter, sa respiration prit de la liberté, sa fièvre diminua et quelques jours après, il était entièrement guéri.

O l'absurde préjugé! — Le paysan, l'homme qui dépense le plus d'air et auquel il doit le privilége de sa santé-modèle, redoute d'autant plus ce vivifiant fluide, qu'il est malade, c'est-à-dire, qu'il en éprouve un plus urgent besoin! — Ne faut-il pas de l'air pour vivre, demande le docteur Fonteret; ne faut-il pas de l'air pour conserver sa santé? et il n'en faudrait pas pour la rétablir (1)?..

_____

(1) *Hygiène physique et morale de l'ouvrier*, etc.

Dans les grandes villes, le riche choisit un appartement vaste, bien éclairé et aéré, un hôtel entre cour et jardin, et il achète une maison de campagne où, pendant chaque été, il fait provision d'oxygène pour la saison des raouts, des bals et des spectacles ; — mais le citadin qui, pour gagner son pain de tous les jours, s'emprisonne dans un atelier, dans un comptoir, dans un cabinet, ou que la pauvreté séquestre dans les puantes tanières d'une rue étroite, noire et humide, parce que les loyers y sont moins chers, oh ! celui-là ne dédaignerait pas, comme le paysan, cet air des vallées, tout chargé de mielleuses senteurs et qui coule dans la poitrine, comme un élixir céleste. — Il faut le voir tous les dimanches comme il s'échappe de sa ville de boue et de fumée, pour s'épanouir, se secouer et faire la roue devant quelques rayons de soleil, dont il est aussi amoureux que Diogène ; il faut voir toute une population sortir de ses alvéoles et venir bourdonner sur les boulevards, sur les quais et sur les places, lorsque le printemps commence à faire flamber les toits et que le ciel redevient bleu...

La médecine est l'art de préserver et de guérir, et sachez bien, mon ami, que celui qui se borne à courir de malade en malade, oublie la plus belle et la plus noble tâche de son ministère, celle de protéger la santé publique et privée, comme l'édile de Rome ancienne, celle de veiller à la salubrité des lieux et des eaux, de la nourriture et des vêtements de son client ; oui, c'est la plus noble tâche du médecin, parce qu'elle procède avec certitude et qu'aucun salaire ne la déflore... et cette tâche semble incomber, par un véritable privilège, à celui qui exerce son art, loin des grands centres de la civilisation.—C'est dans un sens aussi élevé que le docteur Trélat s'exprime, dans ses *Lettres sur la Picardie :* « Le médecin de campagne, dit-il, qui comprendrait et saurait vraiment honorer sa mission, deviendrait l'architecte et l'instituteur de ses malades,—

Il assainirait leurs demeures, allongerait leur existence et la rendrait plus heureuse ; il cultiverait leur esprit, leur cœur, multiplierait leurs impressions, développerait leurs sentiments et leur raison. »

M. Amédée Latour a dit que vouloir enseigner l'hygiène au peuple, c'est complétement perdre son temps ; que tous les livres populaires de cette science ne le feront pas bâtir plus sainement, le vêtir avec plus de propreté, le nourrir mieux, etc. ; et qu'il conviendrait de la lui imposer, de le forcer à s'en faire une loi, *salus populi suprema lex.* — Mon savant ami a trois fois raison, mais, avant qu'on inaugure une législation aussi humanitaire, il est encore utile que vous annotiez quelques conseils, sous la dictée de ma vieille expérience.

Il n'y a pas un gouvernement plus apathique que le nôtre en ce qui concerne la santé publique ; il crée des chaires d'hébreu et de chinois, il dote chacune de ses grandes villes de facultés où l'on enseigne tout, hors l'art de se bien porter ; et, à l'exception de Paris, où des commissions permanentes ou provisoires fonctionnent sous l'influence d'une commission centrale de salubrité, on ne trouve à Lyon, à Bordeaux, à Strasbourg et à Marseille, que des simulacres de conseils de salubrité, dont l'influence est nulle sur les habitants en ce qui concerne l'intérieur de leurs logements, qui ne peuvent pas intervenir constamment entre le propriétaire et le locataire, et qui ne s'émeuvent qu'à l'apparition d'un typhus ou d'une recrudescence cholérique : ce qui aurait fait dire à Guy-Patin que l'autorité locale commet une maladresse, en confiant la santé publique à ceux qui ne bénéficient qu'avec la maladie....

Quant aux petites villes, c'est pitié de les retrouver avec leurs pignons, leurs façades borgnes, leurs étages camards, leurs rues tortueuses, leurs escaliers tournants, enfin avec cette même physionomie du moyen âge, sale, ridée, anguleuse, grimacière, que les peintres ont la bonté d'appeler *pittoresque*.

Je crois vous l'avoir déjà dit, mon ami, le séjour des villes est moins salubre que celui des campagnes. — Agglomération d'individus dans des bâtiments trop étroits, hauteur disproportionnée des maisons, petitesse des cours, mauvais état des plombs, des gargouilles, des ruisseaux, du pavé, des puits, des puisards, des latrines : le trop peu d'air et de jour qu'on laisse pénétrer dans les pièces les plus habitées, comme la cuisine et les chambres à coucher, toujours reléguées ou sur une cour ou sur la rue la plus étroite ; voilà, je pense, des causes d'insalubrité assez nombreuses pour réveiller la sollicitude médico-municipale, en attendant que la civilisation, avec l'aide des années, nous en débarrasse radicalement. — Or, savez-vous comment cette bienfaisante magicienne procède à la régénération matérielle des villes ? — Des compagnies rasent d'une année à une autre, des pans entiers de la ville, et à la place, on voit des rues larges, dotées de trottoirs, de ruisseaux couverts, de bornes-fontaines, et flamboyantes de gaz ; des maisons plus belles, plus propres et plus saines ; un système d'alignement, de ventilation et d'égouts, disposé selon les accidents du terrain sur lequel chaque ville est assise.

Mais l'art de bâtir a gagné en économie et en élégance d'aucun style, ce qu'il a perdu de sa solidité et de son ci-devant confort ; c'est une fâcheuse influence que lui impose notre siècle d'argent et de chiffres. — Une maison à construire, dans une grande ville, est un problème que la spéculation donne à résoudre à un maçon, pour entasser le plus grand nombre de locataires sur un terrain donné et avec le moins de matériaux possible. — Or, cette maison dépassera d'autant plus l'élévation fixée par l'ordonnance de 1783, sa cour, ses corridors, ses escaliers et ses chambres seront d'autant plus étriqués et ses murs d'autant moins épais, que le terrain et les matériaux seront plus chers. —

Il est vrai que les locataires seront à l'étroit, exposés à gagner des rhumatismes ou à être ensevelis sous les décombres d'une bâtisse en plâtre, frêle et perméable à l'humidité du dehors... Bagatelle pour le propriétaire, il a fait un bon *placement*...

Voici, mon ami, les plus opportuns conseils que vous devez à vos clients de la ville, soit pour assainir les maisons qu'ils habitent, soit pour disposer plus sainement celles qu'ils se proposent de construire.

1° Les cours sont généralement trop exiguës ; il faut au moins mettre leur sol à l'abri de l'humidité par un pavé à chaux et à ciment, ou en les élevant assez pour éviter les puisards. — Lavage fréquent, mais pour cela, il faut introduire les eaux publiques, dans toutes les maisons de la ville et à tous les étages, ainsi qu'on le fait déjà à Paris et à Lyon.

2° Ventiler plus convenablement les caves, pour en prévenir l'humidité qui se communique aux cours de la maison par la capillarité.

3° Combattre l'invention des *sous-sols*, aussi malsaine pour ceux qui sont obligés de les habiter que pour les passants, lorsque ces caves servent de cuisine ou d'atelier de teinture.

4° Éviter, autant que possible, d'habiter le rez-de-chaussée ; et si l'on y est obligé, pourvoir à sa salubrité, en y pratiquant de larges ouvertures à l'air et à la lumière, de grandes surfaces, de la hauteur au-dessus du sol et dans les pièces habitées, contrairement à la combinaison de la plupart des boutiquiers qui se ménagent une *soupente* dans l'arrière-magasin.

5° Et à ce sujet, recommandez à l'humanité des propriétaires cette misérable classe de portiers que l'on relègue dans des chenils, comme des chiens de basse-cour.

6° Entre la trop étroite allée de nos pères et l'exorbitante porte-cochère, il y a telle moyenne largeur qu'il faut emprunter aux Anglais, parce qu'elle préserve tous les locataires d'un corps de logis, du puant et malsain voisinage d'une écurie. A Londres, des rues sont disposées pour loger laquais, chevaux et voitures...

7° Les escaliers doivent servir à la ventilation de tous les étages ; c'est le médecin des villes surtout qui est intéressé à propager la pente douce et facile, la disposition tout aérienne qu'on leur donne aujourd'hui, lui qui les monte et les descend aussi souvent que le porteur d'eau.

8° Les latrines sont les causes les plus graves de l'insalubrité des villes, mais tous les vices de construction ou d'entretien qu'on a reprochés jusqu'à présent à leurs fosses, tuyaux, cabinets et vidanges, disparaissent sensiblement, grâce à l'ordonnance sur les fosses d'aisances, aux cuvettes à l'anglaise, aux tuyaux en fonte qu'on substitue à ceux de poterie et aux fosses mobiles inodores. — Recommandez seulement que les fosses ne servent pas de réceptacle aux eaux ménagères, et indiquez aux propriétaires, comme le plus puissant mode de ventilation, de faire passer leurs tuyaux d'évent près des cheminées et surtout des cheminées de cuisine.

9° Les chambres d'habitation sont assez élevées pour la classe aisée et riche, mais pour les pauvres ouvriers, toujours la soupente, la mansarde.... *Delenda Carthago !*

10° Que les chambres soient échauffées par une cheminée, ce qui est la manière la plus salubre.

11° A l'aide d'un tuyau répondant à la cheminée et qui par sa mobilité peut se placer sur les fourneaux, comme l'a conseillé D'Arcet, une cuisine est à l'abri de toute émanation dangereuse, cause fréquente et pas assez remarquée des indispositions d'un domestique.

12° Habiter, autant que possible, sur une place, le long d'un quai ou du moins dans une rue droite, large et percée de manière à permettre au soleil de flâner dans toute sa longueur. — Après le choix du quartier, vient celui de l'étage. — Un second, un troisième, voire même un quatrième sont plus salutaires à la santé et à la bourse que le premier étage où le bon ton condamne les gens riches à avaler de la poussière en été, des miasmes boueux en hiver, et du bruit en tout temps.

Il faut convenir cependant, mon ami, que l'état sanitaire des grandes villes s'est notablement amélioré, si l'on vient à le comparer avec son passé. — Les épidémies étaient autrefois si fréquentes, que Félix Plater vit revenir sept fois la peste dans la même ville et dans l'espace de septante ans... c'est qu'autrefois les villes étaient sans pavé, sans air, sans eau ou dans l'eau... Depuis que Londres a pavé ses rues boueuses et fétides et que Hugh-Middleton a dérivé, pour le besoin de ses habitants, une rivière fournissant 150,000,000 de pintes d'eau pure par jour, on n'y observe plus ces fièvres tierces qui la désolaient annuellement. — Depuis que Paris a renfermé la Seine dans son lit, plus de scorbut, moins de fièvres et de scrofules. — Enfin, les établissements dangereux et insalubres, les abattoirs, les lieux de sépulture sont rejetés du sein de toutes les villes; l'air commence à circuler au-devant des maisons, dans les quartiers neufs, en ménageant, de distance en distance, des places vastes, des rues larges et alignées, des promenades nombreuses et bien plantées.

Si le bien-être commence à circuler dans toutes les artères de la ville, il y aura toujours ralentissement dans celles des campagnes, parce qu'elles sont trop éloignées du cœur social : les pulsations du progrès ne peuvent pas être isochrones. — Aujourd'hui, un simple ouvrier, s'il est *rangé*, se procure non-seulement les choses nécessaires à la vie, mais encore ces jouissances de luxe que pouvaient à peine se donner, il y a deux cents ans, les grands seigneurs. — Quelle différence de notre époque à celle où les bas et le linge étaient si rares, qu'un roi d'Angleterre demandait à l'un de ses hauts feudataires, une paire de bas de soie, afin de représenter dignement devant l'ambassadeur d'Espagne ! — Aujourd'hui, d'après des documents officiels, les intérêts matériels commencent à marcher d'accord avec les intérêts de l'humanité et grandissent avec eux, parce qu'on a compris que les profits s'en vont avec la santé et la vie des hommes. — Aujourd'hui, des réclamations se sont élevées de toutes parts contre cette soif immodérée du lucre qui conduisait les chefs d'un trop grand nombre de manufactures à soumettre les malheureux enfants des ateliers à un travail d'une durée qui excédait de beaucoup leurs forces, arrêtait leur développement organique et jetait dans leur jeune vie le germe de maladies prématurées ; le gouvernement a pris des mesures pour restreindre, comme en Angleterre, cette abominable exploitation de l'enfance, cet abus de la force contre la faiblesse et la misère. — Aujourd'hui, la santé de l'ouvrier adulte n'est plus autant compromise par les établissements insalubres ou dangereux, au sein desquels il doit travailler. — Ainsi, à la faveur de la cuisson et du desséchement des matières animales, d'après les procédés de Salmou et Payen, il n'y a plus de voirie, et les chantiers d'équarrissage, autrefois les plus infects et les plus désagréables des établissements, peuvent être tolérés au sein même d'une ville. — Ainsi et depuis quelques années seulement, on est parvenu à rendre tout à fait inodores la fonte du suif en branche, la préparation des cendres gravelées, les opérations du bleu de Prusse, l'affinage des métaux précieux, la fabrication du noir animal, les soufroirs, les ateliers de doreurs, etc., etc. — Avec toutes ces améliorations que je pourrais multiplier indéfiniment, la prolongation de la vie humaine a suivi une progression croissante qui donne environ neuf années, depuis les temps antérieurs à la révolution (1).

(1) Avant 1789, la vie moyenne, en France, était de 28 ans 3/4 ; — dans l'*Annuaire du bureau des longitudes* de 1858, les calculs de M. Mathieu la fixent à 37 ans 4/10.

Dans un demi-siècle, d'après lord Brougham, la vie en Angleterre a presque doublé, et à Genève, vers la fin du XVIIe siècle, la moitié des enfants qui y naissaient, n'existaient déjà plus après un an; aujourd'hui, à vingt-huit ans, la moitié des enfants y existent encore.

Je vous fais remarquer, en passant, qu'une longévité aussi progressive appartient à la population des villes, et qu'au contraire la moyenne jusqu'à présent plus élevée, dans les campagnes, commence à baisser dans certains départements, où le travail manufacturier a remplacé le travail agricole (1). — Pour 10 000 jeunes gens capables de supporter les fatigues du service militaire, d'après un parallèle établi par Charles Dupin, les dix départements les plus industrieux de la France présentent l'énorme somme de 9930 individus infirmes ou difformes, réformés comme tels; tandis que dix autres départements, principalement agricoles, n'en présentent pas 4030. — Nous rougirions de notre agriculture, ajoute le même économiste, si les troupeaux qu'elle élève pour ses exploitations présentaient proportionnellement un aussi grand nombre d'animaux impotents ou difformes ! — Aussi, la série des conseils qu'un médecin doit au campagnard n'est-elle pas moins longue et moins importante que celle que je viens d'énumérer en faveur de l'habitant des villes.

Premièrement, mon ami, conseillez à celui qui veut bâtir à la campagne, une exposition plus hygiénique, une façade moins borgne, un agencement plus spacieux et mieux distribué.

Entre les améliorations les plus urgentes à lui proposer,

---

(1) Nous pensons avec l'école chrétienne, a dit M. Royer, dans sa statistique agricole, que le travail seul, et surtout le travail manufacturier, ne suffit pas au bonheur des classes laborieuses, et que, plus ce travail est développé, quand certaines précautions nécessaires ont été négligées, plus il y a dans un pays de vices, de misères et de paupérisme.

dans la distribution générale de sa construction, je vous signale surtout l'éloignement des étables de l'appartement des gens, en interposant la remise, le fenil, la grange, etc. Cette distribution facile, nullement dispendieuse, assainira considérablement une habitation rurale.

Engagez-le à augmenter la hauteur des chambres qu'il habite, à exhausser l'aire du rez-de-chaussée au moins jusqu'au niveau du terrain adjacent, à creuser un fossé autour de sa maison, s'il est situé dans un bas-fond ; dites au vigneron qu'il doit ventiler son pressoir, y établir des courants pour dissiper le gaz acide carbonique qui se dégage du vin et peut l'asphyxier lui ou ses gens. — Prévenez-les tous du danger qu'il y a d'habiter une maison fraîchement bâtie : j'ai vu des familles nombreuses, intactes de toute diathèse, s'éteindre misérablement, à la suite de cette imprudence.

Il ne faut pas, avec Hésiode, réprouver les fumiers, à cause de la santé, préférable, dit-il, à la fertilité ; il ne faut pas même proposer au paysan de les séquestrer dans les champs, car le temps lui manquerait et il ne faut proposer que le possible. — Recommandez-lui seulement de ne pas les accumuler dans son étable, ainsi que cela se pratique dans certaines localités, et de les éloigner davantage de son habitation.

Les cimetières sont situés, malgré la loi, au centre des communes et autour de l'église, la seule place où les paysans s'assemblent les dimanches, avant et après les offices, pour y parler de leurs affaires et entendre les avis que l'autorité leur communique. — Si un jour, mon ami, vous devenez maire de votre village, comme M. Bénassis, qu'un des premiers actes de votre administration soit inspiré par la philanthropie et le respect dû aux lois ; que les morts ne soient plus troublés par les vivants et qu'à leur tour les vivants ne soient plus incommodés par les morts.

II. INGESTA. Le régime alimentaire est, sans contredit,

l'agent le plus efficacement modificateur de notre économie, après l'air que nous respirons. — Brillat-Savarin en inféra cet aphorisme : Dis-moi ce que tu manges, je te dirai ce que tu es.

C'est ainsi que l'habitant des champs, sustenté d'herbages sans apprêts, de laitage, de farineux insipides, a des humeurs douces, débonnaires, pour ainsi dire, comme les animaux herbivores. — Son chyle moins animalisé, son sang moins noir, donnent un fond de teint plus blanc ou plus clair, quoique hâlé du soleil, des cheveux plus blonds, des fonctions sensitives moins ardentes ou plus lentes ; aussi le villageois a la puberté plus tardive, des passions moins emportées que l'habitant des villes. — En sorte qu'on pourrait dire que le paysan et le pauvre sont les herbivores de la société, que les riches et les grands sont les carnassiers. Chacune de ces classes a ses mœurs comme sa nourriture (1).

Le bon estomac du paysan a mérité les honneurs du proverbe et il importe à son médecin d'en connaître les causes *efficientes* ou *déterminantes*, n'importe.

Un organe, vous le savez, se développe ou se fortifie par l'exercice ; — c'est pourquoi le campagnard que la pauvreté oblige à chymifier un pain noir et grossier, des légumes, des fruits verts, des viandes fumées, coriaces, mal cuites, s'habitue à cette corvée assimilatrice et y gagne une vigueur organique dont profite son *absorption interstitielle*, comme disait Hunter. — Au contraire, le citadin, qui hume l'osmazome et l'analeptique gelée, qui savoure les chairs noires, qui arrose chacun de ses confortables dîners d'un *merum* généreux et qui connaît la mousse pétillante de l'Aï, connaît, par cette raison même, l'inappétence, les régurgitations bilieuses du matin, les crudités, les indigestions et la gastrite. — Un tel régime favorise la paresse de son ventricule ;

____

(1) Virey, *Hygiène philosophique.*

*at imbecilles stomacho, quo in numero magna pars urba-
norum.* (CELSE.)

Le monotone et simple apprêt de sa nourriture, l'absence
des sauces surtout, n'incitent pas traîtreusement le paysan
à s'ingurgiter et n'incendient pas son estomac avec leurs
chaudes épices.

> Qui ne rirait de voir qu'avec un soin extrême
> L'homme ait inventé l'art de se tuer lui-même !
> A force de ragoûts et de mets succulents,
> Il creuse son tombeau sans cesse avec les dents,

Plus habiles que feu Carême (j'en demande pardon à ses
mânes), le travail, les *courses sur les bords de l'Eurotas*
suppléent à tous les condiments de la cuisine, et font qu'à
la campagne on savoure ce que tous les palais blasés de la
ville trouvent détestable.

Comme troisième cause de son bon estomac, le paysan
mange lentement et mastique avec plus de soin ce qu'il
mange que l'habitant des villes. — L'heure du repas est
pour lui celle du repos diurne, de la causerie, des rires
joyeux ; et *les morceaux caquetés se digèrent le mieux,*
disait madame de Sévigné. — Il ne boit pourtant à ses repas que de l'eau pure, du petit-lait, du lait de beurre, quelquefois du poiré, du cidre et de la petite bière. Il n'y a
que le vigneron qui consomme l'aigre piquette de son plant,
et qui, pour se dédommager de son régime, en fait d'amples libations à chacun de ses repas. Il prétend y gagner des
forces, tandis que son médecin croit, d'après l'expérience,
qu'il n'y gagne qu'un surcroît de maladies ignorées du
paysan des montagnes.

Enfin, mon ami, je vous citerai encore l'atrophie intellectuelle. « Qui n'a pas remarqué, et quelquefois avec
envie, l'excellent appétit, la digestion facile et rapide des
hommes robustes, surtout quand ils sentent peu et pensent
encore moins ? » (RÉVEILLÉ-PARISE.)

Vérité que chacun a pu vérifier. — Une nouvelle imprévue, triste ou gaie ; la tension trop vive de l'esprit distrait l'estomac au point de lui faire oublier l'heure même de ses réfections et de l'obliger au refus formel de son travail, par un sentiment de constriction spasmodique qui siége selon le trajet de l'œsophage. — Aussi l'hygiène recommande-t-elle à l'homme qui veut dîner et digérer son dîner, de laisser ses sollicitudes à la porte de la salle à manger.

Indépendamment de sa vigueur gastrique, dont je viens de vous énumérer les causes principales, le paysan doit jouir d'une assimilation relativement plus active que celle du citadin, parce que la nature du régime alimentaire n'est pas sans influence sur la quantité d'oxygène absorbée par le sang dans les poumons, comme l'a fait remarquer Pravaz, et que la diète animale du citadin détermine plus promptement la viciation d'une plus petite portion d'air qu'il peut respirer.

Platon a eu grandement tort, en se moquant d'Hérodicus, qui voulait prescrire aux ouvriers des règles diététiques. — Sans rationner de semblables clients avec la balance de Sanctorius, le médecin leur doit une foule de salutaires conseils, au sujet de leur manière de vivre.

La nourriture du peuple des villes est plus saine, plus réparatrice que celle du paysan, ce qui ne veut pas dire qu'elle soit exempte de toute observation. — En 1789, l'habitant de Paris consommait, par jour, 208 grammes de viande de boucherie ; il n'en avait plus que 135 grammes, par jour, en 1838 ; or, il est évident que cette diminution dans la consommation de la viande n'a d'influence vraiment funeste que pour le pauvre ouvrier, qui ne peut plus, faute d'argent, se nourrir de substances azotées, seules capables de lui procurer la force dont il a besoin pour soutenir sa famille !...

Le peuple des villes s'habitue, dès l'enfance, à boire

l'eau-de-vie à jeun, et le paysan qui le fréquente davantage, commence à contracter cette crapuleuse intempérance. Ce résultat est grave, dit E. Buret, et si la progression continue, l'eau-de-vie aura bientôt remplacé le vin dans le régime des classes inférieures (1).

Pour économiser du temps et du feu, le peuple des villes consomme trop chez le charcutier. — Les viandes salées, fumées et trop épicées, sont toutes incendiaires. — Il mange un pain sans reproche, mais il boit, et il boit trop d'un vin frelaté, tourné à l'aigre, détestable. — A coup sûr, la petite bière et le cidre lui conviendraient mieux.

Recommandez, au contraire, au paysan de mieux fabriquer son pain, en le pétrissant et en le faisant cuire plus longtemps ; cette manipulation est assez importante pour qu'elle fixe l'attention d'un médecin philanthrope. — Il doit toujours cribler son grain pour en séparer l'ivraie, car plusieurs maladies peuvent en résulter, dont vous pourriez ignorer la cause première. — Le pain moisi que le paysan mange et qu'il croit manger impunément, peut aussi lui causer des coliques violentes, des irritations intestinales et quelquefois l'empoisonner ; j'en connais des exemples. — Recommandez-lui également une cuisson plus convenable des légumes et la maturité des fruits qu'il mange : la saison des fruits est particulièrement dangereuse pour les enfants de la campagne.

Au lieu de consommer ses fruits crus, pommes, poires, prunes, raisins, etc., de qualité inférieure, l'habitant des campagnes pourrait suppléer à leur maturité, en les faisant cuire et dans la confection du *raisinet*, il peut en corriger l'acidité, plus économiquement qu'avec du sucre ou du miel, en y projetant du carbonate de chaux et en décautant le liquide, après une première ébullition.

La viande de porc est très usitée dans les campagnes,

(1) *De la misère en France et en Angleterre*, t. I, p. 470.

chair dense et qui nourrit bien les personnes qui peuvent la digérer. — Mais le paysan a tort de la conserver plus d'un an, et il devrait en vendre une partie, pour en acheter la même quantité, dans un autre temps (1).

Si le paysan abat une bête à cornes malade, il l'écorche, la dépèce et la sale quelquefois pour son usage, sans s'inquiéter de la maladie qui l'a fait périr. — Cet animal, cependant, atteint du charbon, peut le communiquer à tous ceux qui mangeront de sa chair, à celui qui l'a écorché, et même à l'ouvrier qui sera chargé de corroyer sa peau. Que d'accidents peut éviter un bon avis! — Je voudrais aussi que le paysan fît un usage plus fréquent de quelques graines de légumineuses, telles que les haricots, les fèves, les pois et les lentilles qui contiennent des matières azotées, dans la proportion de 25 à 30 pour 100; — des œufs, du miel, des châtaignes, des prunes et des poires ou pommes séchées au four, nourriture analeptique et qu'il peut se procurer sans frais.

Le paysan mange sa soupe quoique bouillante; *ça cuit la bile*, dit-il. — Une semblable habitude engendre les gaz qui le tourmentent, sans qu'il en sache la cause: peut gâter ses belles dents et débiliter, à la longue, son estomac.

Engagez, quand l'occasion s'en présentera, la ménagère trop parcimonieuse à saler davantage ses grossiers apprêts, pour en faciliter la digestion.

La boisson faite avec les baies de genévrier convient au paysan soumis aux influences d'un air humide et d'une mauvaise nourriture. — Provoquez son usage, en indiquant

---

(1) L'usage de la chair de porc présente un autre danger : la ladrerie peut échapper à l'examen des consommateurs ; or l'intérieur des hydatides est occupé par un animal en évolution, le *cysticerque*, qui continue à se développer dans les intestins de l'homme et devient rapidement un ténia ou ver solitaire.

sa fabrication facile, son bon marché ; en faisant des essais et surtout en les faisant goûter.

Et quand viendront les grandes chaleurs de l'été, invitez le moissonneur que vous rencontrerez, à mélanger un peu de vinaigre avec l'eau dont il se désaltère. — C'était le *posca* des Romains, et ce peuple n'était pas assez douillet pour adopter cette hygiénique précaution et y soumettre ses soldats, sans avoir constaté son à-propos. — Conseillez aussi une boisson agréable autant qu'elle est saine et que l'on fait, dans l'Amérique méridionale et au Brésil, en ajoutant à l'eau qu'on veut boire, un mélange de farine de maïs torréfié et de sucre.

L'addition d'une tasse de café noir à un litre d'eau constitue la boisson préférée de nos soldats, en campagne ; j'en use, pendant mes courses estivales et je m'en félicite beaucoup, parce qu'elle apaise la soif, prise en minime quantité, tempère les sueurs débilitantes, relève les forces, donne du cœur et de la gaieté.

A la ville, un ouvrier se permet, quand il a soif, le verre de tisane ou de limonade... — C'est peut-être parce que l'eau ne coûte rien, qu'on ne veut plus en boire ; car dans la vie toute factice qu'on y mène, on est venu à n'estimer les choses que d'après leur prix vénal, et peut-être, pour ce motif, le riche respirerait-il plus souvent l'air libre et s'exposerait-il plus volontiers aux rayons du soleil, s'il ne fallait pas partager l'air et le soleil avec le mendiant... Quelle sottise !...

Par exemple, il ne faudrait pas, sur la parole d'Aristote, recommander aux gens du peuple de manger peu et de travailler beaucoup, pour qu'ils se portent bien ; ou leur répéter, après Platon, qu'il est très nuisible à leur santé et à la sérénité de leur âme, de se rassasier deux fois par jour ; ils vous riraient au nez et ils auraient raison. — L'appétit, avec la nature des occupations, doit régler l'heure et le nombre de leurs repas. Je ne terminerai pas ce que j'avais à vous dire, au sujet de l'alimentation, du peuple des villes comme des campagnes, sans vous signaler, comme deux condiments indispensables, le sel et l'ail. —Le premier fait partie de nos tissus ; quant à l'ail, dit le docteur Naudet, il a une incontestable utilité pour l'ouvrier des champs : grâce à lui, un morceau de pain sec et dur est mangé avec plaisir et digéré à merveille (1).

III. GESTA. Il y a, dans les villes, des professions répugnantes et abjectes, les vidangeurs, les équarrisseurs, les cureurs d'égouts, etc. ; il y en a qui sont délétères, les blutteurs, les verriers, les liniers, les fabricants d'acides minéraux, etc. ; il y en a qui sont plus pénibles même que celle d'émietter la terre, tels sont les polisseurs de glaces, les paveurs, les frotteurs, les fondeurs, etc. ; et cependant les paysans sont les plus à plaindre... *Quibus in alieno fundo cum perpetuis laboribus et cum summâ egestate colluctandum est.* (RAMAZZINI.)

Pauvres gens, quel présent et point d'avenir !... Condamnés aux ci-devant redevances de la féodalité, serfs aujourd'hui de notre société, ils n'ont fait qu'échanger de *maître* et *seigneur*. — Que dis-je ? — ils ont perdu à cet échange, car cette dernière et hypocrite suzeraine dévore annuellement le fruit de leurs sueurs avec l'impôt, le fisc, le cens et les assurances, et, telle qu'une marâtre qui épouvante ses nourrissons, pour les empêcher de se plaindre, en les menaçant de l'ogre qui vaut mieux qu'elle, elle leur rappelle les horreurs de l'*ancien régime*. —C'est à peine si elle leur abandonne la dîme de leurs récoltes pour acheter un peu de sel et quelques aunes de serge ; c'est à peine si elle leur laisse du pain noir et du foin, pour que gens et bêtes puissent pâturer dans la même étable pendant l'hiver, et pouvoir l'année suivante, creuser pour elle de nouveaux sillons... Et maintenant, poëte, chante donc :

(1) Naudet. *Essai sur l'hygiène du laboureur*, p. 40.

O fortunatos nimium sua si bona norint
Agricolas ! ! ! . . . .

Il faut, en vérité, une profonde apathie, un bien-être instinctivement attaché aux labeurs en plein air, une bonne santé et beaucoup de résignation religieuse, pour que le paysan courbé sur sa glèbe, du matin jusqu'au soir de sa vie, ne s'avise pas de relever sa bêche et de se ruer sur le mauvais riche qui l'exploite, comme on l'a déjà vu, à certaines époques de l'histoire. — S'il faut en croire l'auteur déjà cité de l'*Hygiène philosophique,* « le même homme ne sort qu'à regret de son village et préfère son clocher aux dômes éclatants d'or des capitales. La misère même semble un nouveau titre de tendresse pour une patrie pauvre et malheureuse. L'Auvergnat, le Savoyard, y retournent porter le tribut de leurs laborieuses économies, et veulent s'endormir dans les mêmes tombeaux qui recèlent les ossements de leurs pères. »

Mais Tissot ne partage pas cette opinion par trop poétique, en se plaignant au contraire de l'expatriation des campagnards, qui va croissante, et dont le médecin de campagne aurait lieu de se plaindre aujourd'hui plus encore qu'à l'époque où fut écrit l'*Avis au peuple.*

« Le succès d'un seul (paysan expatrié) en détermine cent à aller courir les mêmes hasards, et peut-être nonante-huit échoueront. On est frappé du bien, l'on ignore le mal. Je suppose qu'il soit parti, il y a dix ans, cent personnes pour aller ce qu'on appelle chercher fortune ; au bout de six mois ils étaient tous oubliés, excepté de leurs parents ; qu'il en soit revenu un, cette année, avec quelques biens au-dessus de sa pacotille, tout le pays en est instruit et s'en occupe, une foule de jeunes gens sont séduits et partent, parce que personne ne pense que, de nonante-neuf qui étaient partis avec lui, la moitié a péri, une partie est misérable et le reste est de retour, sans avoir gagné autre chose que l'incapacité de s'occuper utilement dans son pays et dans sa vocation. »

Voilà une première cause de la désertion des campagnes, j'en ai trouvé une autre, non moins grave dans ses conséquences pour l'individu et pour l'équilibre social. — Les parents qui ont acquis quelque aisance, par leur travail et surtout par leur économie, trouvent que l'*état* est trop pénible, qu'on ne gagne pas assez, et ils envoient leurs enfants à la ville pour *faire leurs classes* ou apprendre un métier.

Ce mal social va croissant : nos campagnes manquent aujourd'hui de bras pour les cultiver, et les grandes villes, avec leur séduisante polarité, attirent dans leurs ateliers toute une génération crédule et vaniteuse, mais que la moindre baisse manufacturière oblige à descendre de sa mansarde dans la rue, pour y mendier ou se prostituer.— Comment pourrait-on détruire un abus qui menace de plus en plus l'équilibre de notre société ? — Cette question touche à l'organisation du travail ; question immense, radicale, et qui est encore celle de notre époque. Il faudra la méditer longtemps. Une loi ne saurait la résoudre ; mais ne pourrait-on pas en préparer la solution, en rendant le travail agricole plus facile, plus attrayant, plus productif, et, comme l'a dit Michel Chevallier, à l'ouverture de son cours d'économie politique, en demandant que les jeunes générations soient préparées, par l'enseignement qu'elles reçoivent, à l'existence qu'elles doivent mener?— En attendant, je vais tâcher de vous montrer le *bon côté* des campagnes, le chapitre des compensations.

Quelle admirable attention de la Providence, en effet, pour que les frères d'une même famille puissent oublier l'injuste inégalité de leurs conditions!..... Elle arrive à ses fins en établissant une pondération sagement calculée, entre les misères sociales et les avantages sanitaires, inhérents au même genre de vie.—Comparez, je vous en prie, pour en avoir la preuve, nos campagnards musculeux et carrés, *musculosi quadrati;* ces velues et larges poitrines, ces bras ciselés à la Farnèse, ce teint bruni par les ardeurs du soleil, avec les grêles habitants de la ville, figures de cire qu'on dirait échappées des salons de *Curtius.*—Cependant les uns et les autres appartiennent à la même race, au même pays, au même département. — Oui, mais les uns agitent leurs membres en plein air, et les autres, Albinos d'une civilisation trop efféminée, vivent le *cul sur selle*, ensevelis qu'ils sont, avant de mourir, dans ces sépulcres en plâtre qu'on appelle *maisons* ou *hôtels.*

Aussi, tous les médecins et les philosophes de l'antiquité sont-ils zélés partisans du travail manuel et de l'exercice du corps, dont ils firent une branche importante de l'art de guérir. — Le chancelier Bacon prétend que « l'exercice est une des meilleures provisions de santé. De là vient, ajoute-t-il, l'aisance à tout faire et à tout souffrir : c'est l'école de la souplesse et de la vigueur. »

Je m'arrête, mon ami, car je remplirais un volume à vous citer tout ce qu'on a écrit en faveur de la vie active, à commencer par Hippocrate jusqu'au colonel Amoros.

Cet exercice extra-normal d'un seul système, me direz-vous sans doute, doit inévitablement entraîner des désordres pathologiques, comme l'intempérie des pensées et les stases *humectantes* de la vie oisive et sédentaire, en rompant l'équilibre de nos rapports organiques ou le *consensus unus* entre la vie de relation et la vie sensoriale.

C'est par l'influence des travaux agricoles que le paysan acquiert ou complète son tempérament musculaire, lequel, malgré ses prérogatives physiologiques, ne le préserve pas plus des atteintes de la maladie que de celles de la mort. Seulement les affections spéciales de cette manière d'être sont moins nombreuses et plus guérissables que celles qui dépendent de son opposée. —C'est assez, ce me semble, pour que l'on préfère l'une à l'autre; car la santé est la condition *sine qua non* de tous les plaisirs, de toutes les joies de notre commune planète. *Non est vivere, sed valere vita*, dit Martial.

Un travail pénible et continu comme celui que nécessite la culture de la terre, doit user à la longue les forces du paysan.—Erreur encore, mon ami. — On ne peut guère s'imaginer, d'après Zimmermann, qu'un homme de lettres qui est assis toute la journée, lit, pense, combine, compose, décompose, approfondit, écrit, puisse épuiser ses forces, et même beaucoup plus promptement que ce paysan qui va labourer la terre, relève un fossé, essuie toutes les injures du temps, le froid, la chaleur, la pluie; rien n'est cependant plus vrai, quoique des yeux qui ne voient jamais au delà des sensations, ne le comprennent pas.

La variété des occupations, l'accoutumance, un sommeil sincèrement réparateur et certain rhythme de lenteur dans la locomotion, allégent et dissipent même, d'un jour à l'autre, les fatigues du paysan.

C'est une vérité que la différence de sa vieillesse d'avec celle du citadin va glorieusement confirmer.

Tous les hommes subissent l'injure des années; tous naissent pour mourir; cette loi serait trop dure si elle n'était pas générale.

Mais si les cheveux du paysan blanchissent, ils ornent son front et bravent les impostures du faux toupet; — si sa colonne vertébrale se courbe par le travail, elle ne plie pas, elle mendie rarement le secours d'un bâton; — si ses chairs se rident, elles conservent le rouge d'un pur occident; elles sont fermes, car le doigt des passions ne les a pas malaxées. — Malgré les ans, le paysan ne porte pas de lunettes; pour suppléer à des yeux presbytes; — ses dents ne sont pas en *pâte minérale*, et pour me servir d'une expression vulgaire mais expressive, *il casse la croûte* de son pain rassis, comme les petits-fils qui décorent sa longue table. — Son intelligence, telle qu'un lac situé solitairement au milieu d'un bois qui l'a protégé des grandes tempêtes, conserve sa limpide surface ; elle préside aux devoirs du père de famille ; elle n'abdique jamais, tant qu'elle habite son osseuse prison.

Le citadin est vieux à cinquante ans, le paysan est encore jeune à cet âge ; — et tandis que le premier, vieillard imbécile et podagre, se fait traîner dans un fauteuil, autour de sa chambre, par un valet qui rit de lui par derrière, le second, actif, dispos, matinal comme l'aube, réveille sa famille, dirige et distribue les travaux de chaque saison, de chaque journée, et quand il se repose, au terme de sa corvée octogénaire, son dernier sommeil est aussi paisible que tous les autres...

Les intempéries de chaque saison et les brusques changements de température auxquels est journellement exposé le paysan, comment les concilier, m'objecterez-vous encore, avec ce bien-être physique, cette belle santé, cette vieillesse qui fait envie ?—En invoquant l'habitude, mon ami, cette seconde nature, cette *plaque d'assurance* contre tous les maux physiques et contre les poisons mêmes.

Jean-Jacques Rousseau veut qu'on laisse un enfant s'ébattre librement sur un tapis, pour qu'il apprenne de lui-même à marcher, à regarder le ciel ; — la mère du paysan, qui n'a point de tapis, l'abandonne presque nu sur les dalles d'un rez-de-chaussée, sur la terre, sur la neige même, pour vaquer plus librement aux détails de son ménage, et non pour suivre l'avis d'un philosophe, qu'elle n'a pas l'honneur de connaître. — Quoi qu'il en soit, vous voyez qu'il a fait trop prompte connaissance avec le dur, le froid et l'humide, pour ne pas accepter presque impunément les mêmes impressions, quand il atteint sa robuste virilité.

Il est également habitué, dès son bas âge, avec l'insolation ; aussi, malgré ses siestes d'après-dîner, la tête nue, sur le sol et durant tout l'été, un paysan redoute moins un *coup de soleil* que tel bourgeois qui, se promenant, s'arrêterait pour le regarder.

Cependant cette spartiate éducation, qui durcit son épiderme et engourdit sa sensibilité, ne lui garantit pas toujours l'impunité de son insouciance ou de ses bravades trop multipliées ; ce qui fournit à son médecin l'opportunité de quelques recommandations pareilles à celles qui vont suivre :

Ne jamais boire frais et beaucoup, quand il est mouillé de sueur. — Cette habitude est le choléra qui décime la population des campagnes. — Il est bien étonnant, remarque Tissot, que les laboureurs se livrent si souvent à cette mauvaise coutume, dont ils connaissent le danger, même pour leurs bêtes.

Une simple moiteur défend au paysan de se reposer dans un endroit trop ombreux ou sur un point culminant, battu par les vents, quand il atteint le sommet d'une montagne ; dans ce dernier cas, il doit rechercher un abri, s'il s'arrête, et reprendre les vêtements qu'il aura pu quitter.

Qu'il prenne garde également de se coucher sur un pré humide ; car le poëte a eu raison de dire :

Frigidus... latet anguis in herba.

L'humidité qu'il endure, dehors comme chez lui, est d'autant plus dangereuse, qu'elle lui inspire une perfide sécurité. — Ses effets ne sont pas aussi instantanés que ceux d'un *chaud et froid*, mais qu'il sache une bonne fois qu'il a compte ouvert avec elle, et qu'il écherra une époque où il faudra lui payer *intérêt et capital*.

Quand arrivent les fenaisons, et sous prétexte que la rosée de la nuit attendrit la tige de l'herbe, le paysan choisit cette heure, prohibée à toutes les fatigues du corps comme à toutes les contentions de l'esprit, pour couper son foin, et cela pendant plusieurs jours. — Ce n'est pas une raison suffisante pour intervertir l'éternelle ordonnance des heures et se sevrer ainsi du sommeil, dont il a autant besoin que de nourriture.

Et si l'orage le surprend au milieu du champ qu'il cultive, il ne doit pas s'abriter sous un arbre isolé ou à forme conique et élevée, tel que le peuplier, le sapin ; la foudre le menace et l'y atteindra plutôt qu'en rase campagne ; il vaut donc mieux qu'il supporte la pluie ou qu'il regagne son toit mais sans courir. — C'est le cas, mon ami, de recommander à l'influence que vous pourrez obtenir sur l'esprit des autorités locales de votre banlieue, l'abolition des sonneries à l'approche d'un orage ou pendant sa durée ; car la foudre frappe les objets élevés et surtout la pointe des clochers ; la corde de chanvre attachée à la cloche conduit la décharge jusqu'à la main du sonneur, et produit des accidents dont il y a malheureusement trop d'exemples.

Le paysan, dans sa maison, doit se dépouiller de tous ses vêtements mouillés pour en revêtir d'autres ; un pédiluve tiède, avant de se chausser, préviendrait tous les rhumes qui, par sa négligence, dégénèrent en phthisie et le tuent trop souvent à la fleur de son âge.

IV. PERCEPTA. — Généralement parlant, le citadin, quelle que soit sa condition, est plus intelligent que le campagnard, parce qu'il est plus favorablement placé pour exercer et développer cette faculté précieuse de voir, de comparer, de comprendre les hommes et les choses ; c'est à la ville qu'on rencontre l'heureuse et molle espèce des flâneurs. — Le citadin raffole de tous les spectacles, école ouverte et autorisée de l'immoralité ; et, s'il ne peut pas acheter une contremarque, il s'arrête volontiers devant l'échoppe de Polichinelle. — Ingénieux dans ses moyens, facile dans ses reparties, heureux dans ses remarques, il s'impressionne, mais voilà tout… Son manque d'instruction et la variété des objets qui passent, repassent, papillotent devant ses yeux ou bourdonnent à ses oreilles, ne lui permettent pas de réfléchir pendant plus d'un quart d'heure. — La campagne lui plaît, mais il faut avoir dix mille livres de rente ou être insouciant promeneur comme Rousseau, pour avoir le loisir de contempler et d'admirer les magnificences de la nature autant qu'elles le méritent.

Quand la naissance ou la fortune place le citadin dans les hautes régions sociales qui développent le système nerveux au préjudice de tous les autres, il lui est accordé une perspicacité de prophète, une vue intérieure perçante, le don des pressentiments tristes et lointains, celui des rêves pendant lesquels on marche et l'on voit les yeux fermés, et il est d'autant plus près de l'énigme de la création, qu'il est éloigné du monde réel et du contact grossier de la matière.

Si, par un travail manuel et continu, la prédominance musculaire qu'acquiert le paysan, commande son intellect et refoule ses facultés mentales arrière leurs plus lointaines limites, je dois ajouter que l'air qui agit sur lui, mécaniquement par sa pression, physiquement par sa température et chimiquement par ses gaz ; que les localités qu'il habite, que la terre qu'il foule, modifient son impressionnabilité, mais seulement par la grossière et incomplète entremise de ses sens. — Son monde ambiant, quel est-il ? — des bois qu'il coupe, des étangs qu'il dessèche, des champs qu'il sillonne, des steppes qu'il défriche, des brouillards qui le suffoquent, un soleil qui le brûle, des pluies qui le transissent, un ciel de Tacite, *cœlum nebulis fœdum* et quelques beaux jours de printemps qui lui permettent de doubler sa corvée & de suer davantage. — Un rustre n'a pas le temps d'écouter l'alouette qui grisole ; il ne sent pas l'aubépine fleurie de sa haie ; il ne sait pas admirer *l'Aurore aux doigts de rose*, ou *Phébus allant se coucher dans le sein de Thétis*. — Des graminées qui épient, des vignes qui bourgeonnent, des prairies qui verdissent et lui promettent du foin, tel est le spectacle qui repose le plus voluptueusement sa vue. — Si parfois il contemple le ciel, c'est en l'absence de son almanach, et le livre où il étudie la nature telle qu'il la comprend, c'est le plan cadastral de sa commune.

Un jour, je me pris à dire à un pauvre charbonnier, dont la cabane était buchée sur l'un des gradins les plus culminants du Jura : Que vous êtes heureux, mon brave homme, d'habiter si haut ! quelle perspective !—Ah ! monsieur, me répondit-il, votre *perspective* ne nourrit pas. Si j'étais là-bas, dans le village, je pourrais semer du blé ; ici, voyez-vous, je n'ai que le lait de mes chèvres et ma cognée.

Ainsi raisonnait le coq de Lafontaine :

> Mais le moindre grain de mil
> Serait mieux mon affaire.

C'est donc à tort, mon ami, que Chateaubriand prétend d'une manière absolue qu'il y a dans l'homme un instinct qui le met en rapport avec les scènes de la nature ; car celui-ci ne voit, comme mon charbonnier, qu'au travers d'un prisme plus ou moins opaque, que lui objecte sa passion ou son intérêt dominant.—Du reste, je crois que le parallèle des sensations du citadin et du paysan peut mettre en saillie tout ce qui me reste à vous dire sur ce point très intéressant de physiologie médico-sociale.

Quelqu'un a dit, avant moi, que chacun avait, dans sa main, son âge, sa constitution, ses maladies, sa profession et jusqu'à sa qualité. —D'où je conclus qu'il faut attribuer l'invention des gants à un teinturier ayant fait fortune ou à une coquette qui avait à rougir d'une affection prurigineuse ; d'où je conclus, plus sérieusement parlant, que le toucher se modifie selon la position sociale de chaque citadin, tandis qu'il est toujours le même chez le paysan, c'est-à-dire le plus obtus de tous ses sens ; car la peau est d'autant moins impressionnable au contact extérieur qu'elle rencontre plus souvent d'autres corps, ou que ceux-ci lui offrent une plus rugueuse surface.

9

Sa main qui pousse ou attire de lourdes masses et manie de grossiers instruments ; — son pied qui foule un sol inégal, qui pétrit le limon ou la neige, et qu'emprisonne le cuir racorni d'une mauvaise chaussure, semblent se précautionner contre les atteintes de la douleur et de l'impression du froid, du chaud ou de l'humide, en prenant un épiderme plus épais et qui peut isoler les épanouissements nerveux et obstruer les hiatus absorbants de chacune de leurs surfaces.

J'ai rencontré, dans le cours de ma pratique rurale, des bras à saigner dont la peau fut assez coriace pour nécessiter, au lieu d'une lancette, la pointe d'un bistouri.

La figure du paysan se tanne au soleil et ses lèvres ignorent les gerçures. — Quant au reste de son corps, ce sont les grossiers vêtements que sa condition lui impose, remarque Isidore Bourdon, qui, par des frôlements perpétuels, fatiguent l'extrémité des nerfs par des impressions infructueuses pour l'esprit.

Avec la main, organe représentatif du toucher, l'aveugle lit, le médecin diagnostique et Gall dérobe les secrètes inclinations du cœur ; avec la main, un paysan économise marteau, pincette, truelle, tenaille, cuiller et une infinité d'autres instruments.

Enfin des pieds jusqu'à la tête, un double épiderme lui sert de fourrure contre les frimas, de parasol en été, et presque de manteau imperméable contre l'humidité. — Le paysan ne doit donc pas, comme l'a dit Montaigne, « faire valoir pour magnanimité et force de courage, des exemples qui tiennent volontiers plus de l'espessissure de la peau et de la dureté des os. »

Le palais rustique juge d'après la sensation, et le palais citadin d'après la mode. — Or, comme le premier n'est pas blasé par l'abus, soumis au respect humain et brûlé par les épices, sa sensation traduit exactement la nature intime des saveurs. — Il est raisonnable, impartial ; —

c'est lui qu'il faudrait consulter avant de composer un traité sur la *philosophie du goût*.

« Les animaux se repaissent, dit Brillat-Savarin, l'homme mange, l'homme d'esprit seul sait manger. »

Si, par homme d'esprit, mon illustre compatriote entendit, à l'exemple du gourmand vulgaire, celui qui peut engouffrer dans son clayer gastrique vingt-cinq douzaines de mollusques crus, sucer la puante charogne d'une venaison et se pâmer sur une rôtie d'excréments ; — si c'est un fait de *gastronomie transcendante* ou la preuve d'un *appétit éclairé*, comme disait Andrieux, ma foi, je m'incline, je ne suis qu'un grossier Béotien, car je ne reconnais à tous ces dégoûtants symptômes, que la *malacia* d'une civilisation malade.

Le paysan, plus d'accord avec la simple nature, préfère une soupe du pays, à toutes les savantes *garbures* ; une pomme de terre, blanche et farineuse, aux *dolpetes*, aux *plum* ou *bread-pudding* indigestes, et la poule bouillie d'Henri IV, aux filets mignons d'une poularde à la *chingara* : l'éréthisme de ses papilles relève sa vulgaire nourriture mieux que ne le feraient les *suprêmes* et les *veloutés*.

Justice soit rendue au palais citadin, il est dégustateur, c'est-à-dire qu'il a étudié la *vitigraphie* au fond d'un verre, science qui s'acquiert par de longues et dispendieuses comparaisons et que le paysan doit ignorer, lui qui ne boit ordinairement que l'eau de sa source ou le surêne de son crû.

Plaute a écrit, sans être médecin : *lumbi sedendo, oculi videndo dolent*. — Or, comme le paysan ne reste pas longtemps sur son escabelle, qu'il *dort son sommeil*, selon la belle expression de Bossuet, il en résulte pour lui des reins forts, mais surtout d'excellents yeux. — Pensez-vous qu'Homère et Milton eussent payé de leurs yeux une place au temple de mémoire, s'ils avaient greffé des espaliers, au lieu d'aligner des vers ?

Les couleurs primitives, dans leur éclatante naïveté, réjouissent la vue du paysan, tandis que celle du citadin préfère des nuances plus douces et plus tempérées.

Aussi, la chapelle du hameau ressemble-t-elle à une corbeille pleine des plus fraîches fleurs de la prairie, alors que la cloche du dimanche a réuni dans son enceinte toutes les villageoises bariolées de rouge, de vert, de bleu, de blanc et de jaune. — Aussi, dès qu'un paysan a réalisé une minime aisance, fait-il badigeonner la façade et les murs intérieurs de son réduit ; — les tuiles rouges et les contrevents verts à la Jean-Jacques, lui font assez envie ; mais ils ne sont tolérés qu'à M. le maire, car c'est la toilette d'une *maison bourgeoise.*

Dans le monde, deux goûts aussi disparates sont attribués à la mode ; mais la physiologie va nous en donner des raisons plus plausibles.

L'habitant des campagnes vit en plein air, ses regards s'étendent au loin sur de vastes plaines ou de hautes montagnes, et, en s'exerçant à franchir les distances, ils se fortifient, se développent et ne redoutent ni le grand jour, ni les plus vives couleurs ; — et il faut noter en même temps que sa vue se repose sur cette douce verdure, couleur des champs. — Ce genre de vie fait que la myopie est presque inconnue dans les campagnes.

Le citadin a la vue bornée par les murs de la chambre, dans laquelle ses parents le claquemurent pendant sa première enfance. — A cette époque, viennent les leçons de lecture, d'écriture ; puis les études de collège qui durent jusqu'à la dix-huitième année et qui le contraignent, pendant tout ce long temps, à regarder des livres et des papiers blancs. —Mais le voilà émancipé, jeune homme à la mode ; il lui faut absolument un lorgnon, et Rognetta avait connu plusieurs personnes amaurotiques, par l'usage d'un monocle à la lumière artificielle, au théâtre surtout. — La mode des verres oblongs est également nuisible, parce qu'ils réfractent peu avantageusement la lumière, et qu'ils rétrécissent la sphère visuelle. — Si enfin, pour tant de raisons qui conspirent contre ses yeux, le citadin devient photophobe, il use de verres coloriés, ce qui est encore un malheur, car, d'après Scarpa, ces verres augmentent la sensibilité et produisent, à la longue, la cécité.

L'ouvrier des villes se livrant moins à l'étude, a la vue moins fatiguée ; pourtant il clignote en mettant le nez à sa fenêtre, parce qu'il ne peut sortir, comme l'oiseau de Minerve, qu'à l'invitation du crépuscule, et qu'il n'a d'autre soleil que la blafarde lueur d'une rampe de théâtre ou d'un quinquet de café. — L'éclairage au gaz, adopté par toutes nos grandes villes aujourd'hui, n'est pas un *progrès*, ainsi que les médecins entendent ce mot ; — le trop comme le manque de lumière compromet les yeux, mais surtout les transitions brusques et réitérées tous les jours, qui résultent de ce mode d'éclairage. — J'ajoute, par occasion, que les poumons ne respirent pas en vain un air ainsi échauffé et chargé de gaz activement délétères.

De la validité d'un organe, dérivent la finesse et la rectitude de la sensation.

Le paysan bas-breton hêle du haut de la grève et sans instrument d'optique un navire qui pointe à plusieurs lieues en mer. — Le chasseur des Alpes ajuste et atteint du plomb mortel un chamois blotti presque imperceptiblement dans la neige, et dans nos campagnes, la grossière carabine du braconnier fait honte au fusil perfectionné de nos *gandins* modernes.

J'ai lu la physionomie du nez dans le *Musée des familles*. — Ne croyez-vous pas comme moi, mon ami, que le spirituel auteur de cet article aventure un singulier paradoxe, en disant : *tel nez, tel esprit ?* — Il nous arrive tous les jours de rencontrer de grands nez entés sur de petits esprits, et *vice versâ*. — Mais les nerfs étant presque à découvert dans les pertuis olfactifs, il est plus rationnel de dire que, plus le nez d'un homme est sensible, plus son tempérament l'est aussi. — La science de l'homme autorise cette opinion, émise par Cardan et J.-J. Rousseau. — D'où je conclus que le tempérament du citadin est plus impressionnable que celui du paysan, car le nez de ce dernier méprise toutes les odeurs, bonnes ou mauvaises. — L'air, ce modificateur en chef de sa constitution, peut-il cripter, dessécher, épaissir sa muqueuse nasale et obstruer la sensibilité des filets nerveux qui la tapissent ? — Cette apathie locale est-elle une conséquence d'un système nerveux peu développé ? — Est-ce enfin l'éloignement des flagrances du monde et la fade homogénéité des émanations rustiques qui atrophient l'organe, par leur inaction prolongée ! — La réponse à toutes ces questions m'entraînerait trop loin et je me borne à vous constater cette différence sensoriale qui fournira plus d'un utile renseignement à votre diagnostic.

Un jour, je fus appelé auprès d'une meunière atteinte d'une affection grave. — Le tic-tac de son moulin m'importuna, et dès ma première visite je le fis cesser, espérant favoriser le repos de ma malade ; mais elle se plaignit le lendemain d'une plus grande agitation, laquelle ne diminua qu'en rendant la liberté à la bruyante machine (1). — Les petites choses ramènent aux grandes. — Voilà pourquoi, me disais-je en retournant chez moi, les gens qui crient, les chevaux qui hennissent et piétinent, les *omnibus* qui roulent sur le pavé, composent un brouhaha qui se fond par la distance et endort par sa monotonie tel provincial qui s'écria d'abord, comme Boileau :

Est-ce donc pour veiller qu'on se couche à Paris !

(1) J'ai lu plus tard des réflexions de Baglivi qui justifient cette bizarrerie acoustique (lib. I, *De fibra motrice*, ch. X, p. 35). Barthez donne également une théorie des causes du sommeil, qui s'y rapporte. (*Éléments de la science de l'homme*, ch. XII.)

Un bruit intermittent ou explosif assourdit l'artilleur et le forgeron ; mais au centre d'un vacarme continu, le citadin acquiert seulement une dureté de l'ouïe que ne connaît pas le paysan.

C'est qu'à la campagne règne un long silence qui ne manque pas de solennité et ménage le tympan rustique.

De temps à autre l'aquilon siffle, le torrent grossi par les averses, mugit ; l'avalanche roule et le tonnerre gronde ; mais après l'orage le soleil sourit plus pur, et après la fonte des neiges, le calme redevient plus profond. — Le paysan perçoit et distingue des sons que vous n'entendrez pas, que vous ne pourrez pas comprendre. — Cette assertion ne s'accorderait guère avec les cas assez fréquents de surdité plus ou moins complète qui se rencontrent à la campagne, si je n'ajoutais pas que toutes ces infirmités dépendent d'une cause accidentelle, c'est-à-dire de l'oblitération du canal auditif par le cérumen qui s'y agglomère et s'y concrète.

Le paysan paraît insensible à cette combinaison artistique de divers sons que nous sommes convenus de décorer du nom de musique. — Le vacarme cuivreux des fanfares, les miaulements d'une romance en *mi bémol* et les gammes chromatiques d'une *prima donna* ne l'émeuvent aucunement. — Serait-il donc plus sauvage que les sauvages eux-mêmes, qu'un joueur de cornemuse jeta dans l'extase, à bord du bâtiment commandé par le capitaine Coock, ou que la flûte des missionnaires du Paraguay attira sur les bords du *grand fleuve?* — Je suis presque tenté de croire, au contraire, que le paysan est *dilettante* aussi sincère que gastronome entendu. — La mode ne séduit pas plus ses oreilles que son palais, et quand un motif intrinsèquement musical, une de ces rares inspirations du génie s'échappe de l'ellipse trop mesquine de la scène pour *nager* au grand air, elle trouve un écho jusqu'au fond des campagnes les plus reculées. — J'entends souvent des motifs d'opéras chantés par les gamins de mon village, et toutes les fois que la lointaine chanson des moissonneurs arrive à mes oreilles, je m'arrête, au milieu de mes incursions médicales, pour ne rien perdre de ces intonations monotones et mélancoliques, qui se marient si bien avec la physionomie d'un paysage alpestre. — Le paysan chante et ses fatigues s'allégent. — Un instinct de bien-être fut son professeur. — *Musicam natura ipsa videtur velut muneri nobis dedisse ad tolerandos facilius labores.* (QUINTILIEN.)

Si donc il paraît insensible à notre musique, c'est que son rhythme n'est pas d'accord avec son mode de sentir ; c'est peut-être aussi parce qu'une autre mélodie le préoccupe, le domine, sans qu'il puisse l'analyser, sans qu'il sache crier *bravo !* — « Le bruissement des prairies, dit Bernardin de Saint-Pierre, le gazouillement des bois, ont des charmes que je préfère aux plus brillants accords. »

Chacun donc entend à sa façon, car ces éoliennes harmonies de la nature qui faisaient vibrer toutes les fibres de l'écrivain, ne font que distraire le paysan et vont mourir incomprises à la porte d'un théâtre ou d'une salle de concert.

J'attribue l'habitude de parler bas, dans les villes, à la répugnance que chacun éprouve à être entendu par la foule qui le coudoie, l'entoure, le suit ; mais il est arrivé que le citadin parle d'autant plus bas, qu'il se pique d'avoir plus *d'usage.* — Encore un pas…, et dans le grand monde parisien, on sera forcé d'adopter un tube en caoutchouc, pour faire glisser un *bonjour* ou un *bonsoir* dans l'oreille de son voisin. — Le paysan parle haut, parce qu'il a contracté ce diapason avec ses bœufs et son cheval, et qu'il est forcé de se faire entendre à distance, au milieu des bois et des plaines.

Si les sens du toucher et de l'odorat sont obtus, si ceux de la vue, du goût et de l'ouïe sont subtils, déliés et pénétrants, chez le paysan, Haller nous apprend que les forces des corps extérieurs changent beaucoup de choses dans l'habitude de l'âme, par rapport aux espèces des sens : l'air, le régime de vie, les aliments, l'habitude, fortifient la solidité du jugement, la force de l'imagination, la fidélité de la mémoire, ou les diminuent (1).

Le citadin est moins favorablement partagé que le paysan, sous le rapport des *sensations de conscience*. — Je vous l'ai déjà dit, il n'a pas le temps de mûrir ses trop impatientes impressions, de les garder, de les comparer au besoin ; il juge faux, s'il n'est pas doué d'un esprit subtil et pénétrant, présent d'une organisation privilégiée ou résultat d'une éducation plus soignée et de l'habitude des affaires. — Quant à son imagination, j'en appelle, pour l'apprécier impartialement, aux chefs-d'œuvre de notre littérature contemporaine, aux rêves de plus en plus insensés du pauvre qui veut être riche, ou du riche qui veut être puissant ; aux hallucinations, aux fantaisies romanesques de toutes les femmes dorlotées par l'opulence ; j'en appelle surtout à la statistique de tous les établissements d'aliénés en France..... Chez le paysan, au contraire, jugement sain, quoique lent dans ses opérations, imagination sage, sans être poétique, mémoire exacte des lieux, des hommes et des choses. — Il y a tels illettrés qui s'en rapportent autant à cette dernière faculté qu'à un *teneur de livres*, pour leur petit négoce. « Une sage maturité, qui ne précipite rien ou rumine à loisir, inspire dans toutes les actions plus de constance et de fermeté. On tente moins et on achève plus, comme le bœuf qui trace péniblement un profond sillon. » Ce passage de Virey est l'analyse exacte de toutes ses opérations psychologiques.

PASSIONS. Un empereur chinois comparait les Tartares à ces fruits à dure écorce qui cachent une amande excellente à manger, et les Chinois à ces fruits mous, jolis à voir, qui recouvrent un noyau insipide ou amer ; et pour suivre

____

(1) *Éléments de physiologie*, p. 93, V, in-12.

cette comparaison, j'ajoute que les hommes, comme les fruits, fermentent et se gâtent par l'entassement, par le séjour des villes. — D'un autre côté, il y plus de professions, à la ville, qui développent de mauvaises passions que d'honnêtes et sages habitudes. — L'esprit séditieux, par exemple, appartient aux maçons et aux imprimeurs ; la plus sale débauche se remarque parmi les cordonniers ; la pédérastie est le partage des limonadiers, des coiffeurs et des garçons restaurateurs ; l'avarice distingue les chaudronniers ; la jalousie révolutionne tous les artistes ; l'orgueil bouffit toutes les dignités, tous les emplois lucratifs et honorables... Je ne connais pas au paysan une passion particulière.

C'est après avoir connu la ville et sa fange, ses visages qui grimacent sous un masque stéréotypé par un banal sourire, ses liaisons de vingt-quatre heures, sa politesse en paroles et son égoïsme en action, que l'on apprécie d'autant plus les mœurs âpres mais franches qui se rencontrent au village. — Au commencement, mon ami, cette rondeur dans les procédés chagrinera peut-être votre susceptibilité, et, comme une sensitive, vous replierez vos pétales, à l'approche d'une main trop rudement amie.

Je vous préviens même que le paysan vous tutoiera plus d'une fois, au milieu de ses trop naïves expansions ; ayez le bon esprit de ne pas vous en fâcher, si toutefois vous lui remontrez l'inconvenance de son style. — Dans le monde civilisé, le tutoiement est un signe de mépris, une insulte même, parce que c'est le dialecte de l'amitié ; mais le paysan qui n'est pas au courant de toutes nos idiosyncrasies grammaticales, conserve la valeur du singulier, comme le poëte, comme le républicain, comme le sauvage. — Quand donc il vous interpellera en ami, c'est qu'il vous aime, croyez-le bien.

Le plaisir et la douleur sont enfants de la même mère, la sensibilité ; mais cette faculté du système nerveux ne

prédomine pas chez l'habitant des campagnes. — Il ne
s'extasie jamais, il ne se pâme ni ne trépigne sous l'influence d'une volupté quelconque. — L'amour, ce maître
du monde, ne lui fait pas *tourner la tête*, parce qu'il ne
trouve pas dans son carquois des flèches assez acérées pour
percer le bouclier que lui oppose une vie sobre et laborieuse. — Et pour compléter la médisance, j'ose même
vous avouer qu'il ignore le comparatif et le superlatif, dont
le citadin, en revanche, fait une si grande consommation ;
qu'enfin il n'est pas à la hauteur des épithètes à la mode,
charmant, sublime, adorable, délicieux,

La douleur n'a pas plus de prise sur ce coriace client.
— Il faut plus d'une feuille de rose dans sa couche pour
troubler son sommeil ; il se coupe, se brûle, se disloque, se
déchire, sans verser une larme, sans pousser un soupir, et
quand le chirurgien lui coupe un membre, il se contente
de froncer le sourcil et de pousser quelques gros jurons
pour se soulager. — Les gens de campagne, dit Balzac, souffrent, se taisent et se couchent à la manière des animaux.

Mais au chapitre des passions, je ne puis plus méthodiquement vous initier à celles qui se partagent le cœur de
nos clients, qu'en empruntant la nomenclature si connue
des sept péchés capitaux.

ORGUEIL. — C'est le premier péché capital ou plutôt des
capitales. — Le Parisien dit : C'est un provincial ! et dans
les autres grandes et petites villes, le provincial se venge,
en disant à son tour : c'est un paysan !... — L'orgueil enfle
notre pauvre société comme la grenouille de la fable ; vous
verrez qu'il finira par la faire crever. — Malheur, trois fois
malheur à vous, médecin des villes, si, par imprudence, par
trop de franchise, par manque d'usage, vous blessez la *délicatesse* (j'allais dire l'amour-propre) de votre client !...
Chez le paysan, ce péché ne prend pas, c'est le fait d'un
monsieur. — Tel qui essaye un air de fierté et se costume
en bourgeois, rencontre un voisin qui lui dit : « T'as beau

faire, mon pauvre François, tu ne seras jamais qu'un *mauvais paysan* comme nous autres. » Mais il est licite, dans les campagnes, de se glorifier de l'obésité d'un porc, de la force d'un cheval comme de la sienne, d'un marché avantageusement conclu, d'une belle moisson, d'une famille *saine* de père en fils, tant sous le rapport physique que moral.

Le vautour de l'ambition ronge les entrailles du riche qui veut des titres, du petit employé qui veut être chef de bureau, du député qui convoite un *portefeuille*, de l'artiste qui soupire après une place dans le *salon carré*; autant de Prométhées que la fortune attache avec des chaînes dorées ou que la gloire retient avec une simple guirlande de laurier, et qui souffrent horriblement... sans se plaindre. — Le paysan ignore toutes ces tortures sociales (source de plusieurs maladies dont le médecin doit savoir le diagnostic); pourvu que son aîné *attrape un bon numéro* au tirage de la conscription; pourvu que la grêle respecte sa moisson, qu'il puisse arrondir son champ, payer ses dettes et gagner son procès, là se bornent tous ses désirs.

AVARICE. — L'habitant des villes est moins avare, moins parcimonieux que le paysan : le peuple prodigue sans souci du lendemain, et le riche dépense honorablement. — Est-il malade ? des visites, de nombreuses visites, des loochs, des sirops. — La misère du paysan excuse jusqu'à un certain point sa parcimonie, tant qu'elle ne compromet pas sa santé et celle des siens. — A cet égard, il s'intéresse plus à son bétail qu'à sa famille;

> J'aime Jeanne ma femme, eh bien, j'aimerais mieux
> La voir mourir que voir mourir mes bœufs.
>
> *Pierre Dupont.*

Ainsi, pour l'animal indisposé, il court au vétérinaire et il l'occupe jusqu'à concurrence de la valeur de sa peau; tan-

dis que pour sa compagne, pour celle qui partage ses soucis et ses travaux, il temporise, il calcul, *il craint la dépense*.—Quand elle est gravement malade, quelques consultations, une fiole, et deux ou trois visites du médecin,
c'est tout ce qu'il fait pour elle... — Il est donc vrai de
dire que, dans les campagnes, il vaut mieux être artiste vétérinaire que docteur en médecine...

Si le paysan est propriétaire, s'il a du *bien*, cet incident
peut attarder les soins que réclamera une maladie grave et
causer consécutivement sa mort, parce que ses enfants,
les *ayants-droit*, s'adresseront plutôt au ministère du notaire
qu'à celui du médecin, ils sont plus intéressés à ce qu'il
range *ses affaires* que sa santé (1).

Ordinairement, les paysans regrettent dans leurs enfants
morts, la perte d'une chose utile et qui faisait partie de leur
avoir : les regrets sont en raison de l'âge, et, une fois adulte,
un enfant devient un capital pour son père. — Il suffit d'a-
voir entendu l'expression de sa douleur pour s'en convaincre. « Je me ferais bien une *raison*, me répondit un père
que je voulais consoler de la mort de son fils aîné, si mon
garçon ne m'avait *coûté* que vos frais et ceux de M. le curé ;
mais, monsieur, l'an passé j'ai compté mille francs pour lui

(1) A la fin d'une longue et très pénible journée d'été, je revenais
chez moi, harassé, affamé, — mon cheval aussi.

Un cavalier m'atteint : — Monsieur le docteur ! vite, tournez
bride, mon père s'en va ! une *attaque!*...

— A votre service, mon ami, mais nous allons échanger de monture, car la mienne... à moins de la crever...

— Crevez-la, s'il le faut, je vous en prie !

— La payerez-vous ?

— Je cours chez le notaire...

Deux heures après, le tabellion désappointé échangeait avec moi
un salut silencieux... le père venait d'expirer et son fils sanglottait...

Comme j'étais dans le secret de sa douleur, je lui dis, bien bas, à
l'oreille, en partant : demi-heure plus tôt, j'aurais pu sauver votre...
domaine.

faire un homme (un remplaçant), et voilà ce qui *minera* ma santé !... »

Après notre traitement, le peuple des villes vient acquitter nos honoraires et les marchande rarement. — Le riche ne prend pas la peine de compter avec son docteur, il lui envoit une pile d'écus dont la longueur est proportionnée à celle de la maladie ; quelquefois même sa générosité va jusqu'aux billets de banque... (1). Nos rentrées ne s'effectuent pas de même avec le paysan ; et je dois vous le confesser, mon ami, c'est là un des plus positifs inconvénients de la pratique rurale.

« Ne souffrez jamais, nous recommande M. A. Petit, que la reconnaissance s'accumule en longues dettes. Ainsi que la mémoire, elle s'use par les années. Trop loin des moments qui la virent naître, elle n'est plus la dette du cœur ; vous n'avez plus le droit d'en parler sans offense, et l'on conserve bien rarement la confiance de ceux que l'on a fait rougir en leur rappelant un devoir. »

(1) Un GRAND médecin avait soigné un petit enfant. La mère reconnaissante arrive chez le sauveur du chérubin ; — « Mon Dieu, docteur, dit-elle, il y a des services qui ne se payent pas : — Je ne savais comment reconnaître vos soins... J'ai pensé que vous voudriez bien accepter ce porte-monnaie que j'ai brodé de ma main...

— Madame, répliqua notre confrère, la médecine n'est pas une affaire de sentiment... *Times is money*, et nos soins veulent être rémunérés en argent ; — les petits cadeaux peuvent entretenir l'amitié, — mais ils n'entretiennent pas nos maisons...

— Mais, docteur, dit la dame effarée et blessée, — parlez, — fixez un chiffre.

— Madame, ne vous récriez pas, — c'est deux mille francs...

Sur ce, la dame ouvre le porte-monnaie, en tire cinq billets de mille francs, en distrait deux qu'elle donne au médecin, remet les trois autres dans le porte-monnaie et se retire.

Histoire vraie, racontée par le FIGARO et dont le professeur Piorry a trouvé la morale : On s'expose, dit-il, à de graves erreurs de diagnostic, sans la *palpation*, la *percussion*, etc.

Ainsi donc, mon ami, comme, en définitive, nous devons être payés de nos peines, et nous montrer aussi jaloux des intérêts de notre famille que de notre propre dignité, il faut autant que possible faire intervenir tous les ans, à la ville comme à la campagne, nos réglements de compte, le meilleur remède contre l'ingratitude ou l'oubli des malades.

Andry prouve bien qu'il n'exerça pas son art dans les campagnes, en disant que, « la main du médecin doit être un « tronc où chacun met ce qu'il veut, sans qu'on le voie, sans « qu'on le sache ; » car s'il avait mis en pratique ce superbe précepte, je doute qu'il eût pu suffisamment gagner, au bout de chaque année, pour payer sa patente...

Le paysan liarde ou marchande avec son médecin, et il n'a pas honte de se faire plus pauvre qu'il n'est, pour surprendre la crédule humanité d'un débutant. — Il faut donc enregister, jour par jour, nos visites, nos voyages, nos pansements, etc., les apprécier d'après le tarif qu'on s'est proposé de suivre, et pouvoir ainsi lui fournir des mémoires lorsqu'il en exige, en datant tous les soins donnés (1), et sans faire mention du prix autrement que par les chiffres de la somme due en totalité. — De cette manière, mon ami, nos comptes ne ressemblent pas à ceux d'un fournisseur, et le paysan, toujours défiant, a la satisfaction de revoir, d'un coup d'œil, tous les faits sur lesquels repose notre demande.

____

(1) Il y a lieu d'espérer que la jurisprudence s'établira sur la prescription en matière d'honoraires, dans un sens conforme au droit évident du médecin. — Un arrêt de la cour impériale de Toulouse a repoussé la prescription, en 1858, par ce motif que des soins donnés dans le cours d'une maladie constituent un ensemble indissoluble, et que la prescription annuelle doit courir à partir de la dernière visite, et non de telle visite qui pourra remonter à plus d'une année. — Ce qui ne doit pas nous faire oublier de produire la réclamation de nos honoraires, avant une année révolue, à dater de notre dernière visite, pour échapper aux rigueurs de la loi.

L'éloignement du paysan, pour le médecin, est-il avoué par la nature ? — Nullement. — L'homme à l'état sauvage et les animaux mêmes vont à celui qui les soulage. — Est-ce donc une conséquence de ce septicisme déraisonnable qu'on reproche à Molière, à Rousseau, à Montaigne, etc. ? — Autre question que je me fis à mon début, et à laquelle je n'ai pu répondre qu'après avoir été chargé d'un service de santé par l'administration des douanes.

Les préposés de cette administration, recrutés généralement parmi les paysans de la frontière, se soucient peu des secours de notre art, tant qu'ils sont paysans, mais ils en mésusent dès qu'ils peuvent, moyennant une retenue de quelques centimes, disposer de la médecine et du médecin; d'où j'avais conclu que s'ils pouvaient également, à la faveur d'un abonnement médical, ne payer cinquante visites qu'au prix d'une seule, avant de porter le mousquet de l'administration, ils s'humaniseraient avec la Faculté, dont ils redoutent plutôt les mémoires à payer que les formules.

Hors de notre cabinet, en plein air, dans un salon, à l'église, au spectacle, partout, nous sommes mitraillés, pour ainsi dire, par les consultations; il faut une réplique bien cuirassée, pour s'en garantir : Docteur, demandait une cliente indiscrète au beau milieu d'un dîner, que faites-vous donc, quand vous êtes enrhumé? — Madame, je tousse.

J'ai juré, *un peu tard*, comme le corbeau, de ne faire l'aumône d'une consultation de rencontre, qu'au malheureux qui en a deux fois besoin — pour sa santé et pour sa bourse, — parce que le médecin qui se laisse duper, s'amoindrit...

LUXURE. — La débauche, dans nos grandes villes, est une lèpre contagieuse qui ruine, démoralise et abâtardit la population. — Le concubinage y marche la tête haute et parée. — La *Venus vulgivaga* tend sa toile, comme une sale et venimeuse araignée, à l'entrée d'une allée... Toutes les turpitudes racontées par Suétone se répètent dans l'intimité d'une *partie fine*, et il faudrait un Brantôme pour vous conter les intrigues des *honnestes dames* de notre époque. — Parmi le peuple, la prostitution clandestine est un supplément de salaire pour la plupart des ouvrières, des femmes de chambre et des domestiques ; — et au sujet des domestiques, — qui ne sait combien les *bonnes* d'enfants, et jusqu'aux nourrices, suscitent chez les jeunes garçons les premières étincelles d'une flamme qui ne doit que trop tôt les consumer ?

Il reste encore, au sein de nos campagnes, quelques vestiges de cette bonne innocence, qu'on nomma l'âge d'or. — La foi conjugale y est généralement respectée.

L'amour joue-t-il un méchant tour à la trop simple villageoise ? — Si le sacrement ne vient pas excuser sa précoce maternité, la perte de l'estime publique lui fera regretter toute sa vie celle de son innocence. — Son malheur est un crime, une *tache* sur elle et les siens, que les larmes du plus vrai repentir ne pourront pas laver.

Et ce qui prouve qu'en général, les filles de la campagne ne succombent, dans leur pays, que par trop d'ignorance ou de crédulité, c'est qu'au milieu du débordement des grandes villes, Parent-Duchâtelet n'a pu compter que 325 prostituées, appartenant à des pères cultivateurs, sur un total de 2504 nées dans les départements et établies à Paris.

Certes, je ne canonise pas le paysan ; un régime simple et rafraîchissant, une vie dure et laborieuse, l'absence des romans, des spectacles, et l'influence de la campagne (1) le protégent. — Cette continence ne contribue

(1) « Oui, dit Alph. Karr, les relations directes avec la nature, les jardins sont remplis d'enseignements salutaires, c'est un grand moyen de moralisation. »

pas moins hygiéniquement à l'entretien de sa santé, « et une preuve, dit à ce sujet l'auteur du *Pornographe*, que c'est la débauche des femmes qui contribue au dépérissement de la population, c'est que les hommes du dernier commun, ceux qui n'entrent point dans la scène de la corruption générale, sont entièrement robustes et jouissent d'un bon tempérament. »

Virey signale plus physiologiquement les avantages que les campagnes puisent à une source aussi pure.

« Les campagnards se pressent moins en toute chose ; ils se marient plus tard, parce qu'ils sont plus tardivement nubiles ; leurs enfants parcourent les lentes périodes de leur croissance, sans excitation anticipée qui sollicite la puberté par le libertinage : les membres ont tout le temps de se déployer largement, de se fortifier dans leurs dimensions naturelles ; le mouvement vital, régulier et tempéré, imprime aux fonctions matérielles une lourdeur atonique, etc. »

L'accroissement de la population est encore une prérogative de la moralité des campagnes, soit par l'effet d'une mortalité moins grande, soit par la fécondité féminine. — La plupart des femmes, en effet, font cadeau à leur mari d'une douzaine environ de frais marmots dont la Providence se charge, ainsi que des oiseaux du ciel — Ce n'est donc pas exclusivement le nord, mais toutes les campagnes, quelle que soit leur position géographique, qu'il faudrait appeler : *officina gentium* (1).

Je dois aussi vous faire remarquer que l'immoralité, plus grande à la ville qu'à la campagne, tient évidemment à des

______

(1) Le chiffre des enfants trouvés et naturels, à la campagne, reste bien au-dessous de celui que fournissent les villes ; les naissances, à Paris, s'élèvent, terme moyen, depuis dix ans, à 25 600 par année. Sur ce nombre d'enfants on compte 9140 enfants naturels, reconnus, non reconnus et abandonnés. Ainsi, un peu plus du tiers des enfants qui naissent à Paris, sont bâtards.

raisons de localité plutôt que de personnes ; immoralité endémique, et au milieu de laquelle un médecin est obligé de
respirer comme au milieu des miasmes d'un vaste hôpital.
— Ces raisons de localité sont nombreuses, je vais en citer
quelques-unes.

Aux grandes villes, il faut des spectacles ; car, d'après
la composition scénique de notre époque, il est permis de
conclure que tout ce qui gâte le goût corrompt le cœur, et
que la bêtise applaudie est de l'immoralité.

Aux grandes villes, il faut des prostituées comme qui dirait des égouts ; ce besoin a été compris par tous les écono-
mistes, et le gouvernement est forcé de tolérer ce que la pudeur publique réprouve (1).

Aux grandes villes, il faut des garnisons, avec tous les inconvénients d'un surcroît de population oisive et déjà gâtée.

Aux grandes villes, il faut un luxe de plus en plus ruineux
pour les maris et d'autant plus corrupteur de leurs femmes
et de leurs filles.

Et les tripots, les gargotes, les cafés, les estaminets qui
y fourmillent, et les vagabonds, les repris de justice tout ce
qu'on désigne enfin sous le nom de *gibier de police* qui s'y
cachent, et cette nuée de sauterelles, journaux démagogues
brochures ordurières, qui s'ébattent sur les grandes villes,
piquent le cœur d'une génération toute jeune et le font pourrir, avant sa maturité...

En faut-il davantage, mon ami, pour comprendre que
l'haleine de l'homme tue l'homme, au physique comme au
moral, et que si le séjour des campagnes nuit au culte des
idées, il doit favoriser les bonnes mœurs et aussi les
croyances religieuses qui en sont les compagnes insépara-

(1) « La prostitution existe et existera toujours dans les grandes
villes, parce que, comme la mendicité, comme le jeu, c'est une
industrie et une ressource contre la faim, on pourrait même dire
contre le déshonneur. » (Parent-Duchatelet, *De la prostitution dans
la ville de Paris*, etc., t. II, p. 528.)

bles ? — Le catholicisme, en effet, n'a guère conservé de puissance que dans nos campagnes, dans nos montagnes surtout ; point d'actions importantes, sans qu'il intervienne. — Bénédiction d'une maison neuve, d'une aire nouvelle, des champs auxquels le paysan demande sa moisson. — Le couteau ne se porte pas sur le pain de chaque jour, dit Émile Souvestre, sans y avoir tracé le signe de la rédemption. — A l'approche de la maladie, assistance du prêtre, cierges bénits au-devant de l'autel de la Vierge, messes dites pour le repos de l'âme de celui qu'il pleure ; et chaque dimanche il viendra prier sur sa tombe, et marquer de ses deux genoux une place qu'il a été trop pauvre pour marquer autrement.

Le médecin de campagne peut retirer de nombreux avantages de la piété de son client, et il ne se plaint que d'une chose, c'est qu'aux grandes fêtes, ni un éloignement de plusieurs lieues, ni la rigueur des saisons, ni le mauvais état des chemins, ni même les infirmités ne le dispensent d'assister aux offices divins ; il y gagne quelquefois une fluxion de poitrine et sa femme une suppression menstruelle. — J'ai entendu des confrères, prendre pour texte de leurs déclamations *à la Volney*, une maladie aussi imprudemment gagnée ; mais d'ici à ce que nos philosophes et nos politiques aient préparé au prolétaire un lit plus doux dans la vie réelle, il est bon que le pauvre conserve près de son grabat le prêtre qui l'encourage, l'adoucit et le console, en lui parlant d'un monde meilleur...

ENVIE. — L'aigre levain de l'envie fermente plus que jamais dans tous les rangs de notre société et la civilisation le qualifie avec toute la politesse qui la distingue, de *concurrence* ou d'*émulation*, suivant les cas. — Un industriel paraît réussir dans une entreprise nouvelle, dix autres s'établissent dans le même quartier, dans la même rue, et n'hésitent pas à risquer une faillite pour le plaisir de provoquer la sienne... voilà la concurrence. — Les grands artistes dédaignent ceux qui viennent après eux pour les décourager, et les petits artistes, ceux qui ont plus de barbe que de génie, ridiculisent ceux qu'ils ne peuvent égaler... voilà l'émulation. — L'ouvrier des villes supporte avec une patience qu'il ne prend plus la peine de dissimuler, celui qui fut ouvrier comme lui et qui est devenu son *maître*, par plus de travail et de conduite. — Le peuple des rues s'arrête et jette de grossières invectives à l'homme qui a le grand tort de pouvoir rouler en cabriolet. — Toutes les hiérarchies bureaucratiques se jalousent et chuchotent ; — tous les élus du pouvoir tâchent de s'élever plus haut, en montant sur les épaules de leurs voisins...

Ce fut un mauvais plaisant qui mit en circulation cet apophthegme : *Invidia medicorum pessima* ; la jalousie du paysan ne cède rien à la nôtre, pas même son droit d'aînesse ; Caïn n'était-il pas laboureur ? — L'adjoint donc porte envie au maire, le conseiller à l'adjoint, le simple administré à ce conseiller lui-même. — Que de dénonciations à la sous-préfecture, que de procès-verbaux à l'administration des eaux et forêts, que de citations à la justice de paix, rédigées en mauvaise orthographe, mais écrites avec une plume trempée dans le fiel par cette basse et turbulente passion ! — Je ne puis compter les disputes de porte à porte, de champ à champ, les batailles de cabaret, jalousie symptomatique d'un village avec un autre, les dégâts nocturnes, les poules et les chiens empoisonnés, les sorts jetés par secrets, les procès qui renaissent de leurs cendres et toutes les maladies couvées par l'*atrabilis*.

C'est à la perspicacité du médecin d'interroger ces circonstances commémoratives, pour apprendre souvent de l'une d'elles, le spécifique d'un mal qu'il ne pourrait pas guérir avec des purgatifs ou des fondants.

GOURMANDISE. — Je serais coupable de la plus noire ingratitude, mon ami, si, après avoir sucé les plus délicats principes de l'art de vivre, à la table même de l'illustre Brillat-

Savarin, je me permettais de renier publiquement la gastronomie... mais le grand professeur me dit un jour : « Puisque vous étudiez la médecine, je vous charge de démontrer une fois que les plaisirs de la table ne sont pas les ennemis de notre santé, comme le font croire ceux qui ne savent pas manger ; » et avant de publier un traité *ex professo* sur cet intéressant sujet, je m'indigne surtout contre ces vils gastrolâtres, qui abusent brutalement des deux éléments du plus grand bonheur possible, en entrant chez un restaurateur, estomac vide et BOURSE PLEINE.....

Les deux bouts de la population des grandes villes méritent un reproche bien dégradant : manger sans faim et boire sans soif. — Le riche s'indigère quand il veut et l'ouvrier quand il peut (1) ; tous deux s'enivrent, s'abrutissent et vont parfois rouler sous la table, avec les chiens et les chats de la maison. — Que doivent penser de nous ces animaux s'ils ont une âme ?..... — La classe moyenne se montre la plus sobre, comme elle est déjà la plus sage et la plus saine ; elle a conservé les traditions du pot-au-feu, les réunions de famille.

Le paysan boit, *à vide*, entre ses repas ; malsaine habitude qui agace l'estomac, l'irrite, le lasse et ne lui permet plus de digérer. — L'ouvrier qui boit aussi, sans soif, finit par manger sans appétit ; il ne mange presque plus, maigrit, pituite, etc.

Il y a, pour le paysan, des jours consacrés au culte bachique, telles sont les réjouissances à l'occasion d'un mariage, la célébration du dimanche et des fêtes chômées. C'est alors qu'il se dédommage largement des privations pythagori-

---

(1) « L'intempérance est un vice qui est commun à tous les ouvriers vicieux des villes, et il en est près de la moitié chez qui elle est portée jusqu'à l'abrutissement. » (Fréguier, *ouvrage déjà cité*.)

ciennes de son intérieur ! — Je n'ose pas vous décrire, mon ami, les nauséabondes orgies qui se prolongent plusieurs jours, au nom d'Hyménée, et qui sont heureusement rares pour la bourse des uns et l'estomac des autres : mais à l'issue de la messe paroissiale, si vous voulez suivre quelques-uns de vos clients jusqu'au cabaret, et si vous avez assez de patience pour les observer, durant une séance qui se prolonge souvent jusqu'à l'aube matinale du lundi, vous serez épouvanté, je vous assure, de la gloutonnerie de ces nouveaux Pantagruels.

Les gens de la campagne aiment passionnément la viande, soit par un goût instinctif, soit par le stimulus de la rareté, car quelques-uns seulement peuvent en acheter pour le repas du dimanche (1). — Mais il y en a, parmi eux, auxquels il faut au moins six jours d'exercice et de diète végétale, pour digérer ce qu'ils en prennent ce jour-là. Tel un serpent Boa, copieusement repu, reste au soleil pendant plusieurs mois... pour digérer aussi. — Or, de ce salmigondis de viandes mal apprêtées, d'aigre piquette, de bière, de *parfait amour* et de chicorée-moka, dont ils farcissent leurs estomacs, il résulte des maladies, l'ivrognerie et la ruine des familles.

La vigne, dit Anacharsis, porte trois sortes de raisins, le plaisir, l'ivrognerie et le repentir.

Celui qui s'enivrait, sous le règne de François Ier, était fouetté publiquement, à la troisième fois; et, en cas de récidive, on le bannissait après lui avoir coupé les oreilles.

<hr>

(1) Il résulte, d'un travail récent et très curieux sur la consommation de la viande en France, que la moyenne, qui n'était que de 17 kilogrammes par individu, en 1812, est de 54 kilogrammes aujourd'hui. Proportion gardée, la consommation est beaucoup plus forte dans les villes que dans les campagnes. — Paris, le *cerveau de la France*, ainsi qu'il aime à se qualifier lui-même, absorbe, par habitant, 10 kilogrammes de plus que nos villes les plus industrielles et les plus commerçantes.

Aujourd'hui, des sociétés de tempérance se multiplient en Angleterre et aux États-Unis, et je m'étonne avec raison que notre philanthropie ne profite pas du bon exemple, pour guérir notre classe ouvrière de ce vice abrutissant et ruineux.

COLÈRE. — Le paysan, moins susceptible que le citadin, n'est pas autant enclin à la colère, parce que cette passion, la plus funeste qui puisse dominer l'homme, sous le rapport de la morale publique, est presque toujours, dit Rostan, le résultat d'une blessure de l'amour-propre, d'un obstacle opposé à nos désirs.

La colère du peuple prélude brusquement par des reproches, des injures, des cris et des jurements, et elle s'apaise par une volée réciproque de coups de poings, ce qui vaut mieux qu'une querelle de bon ton, que suscite un sourire équivoque et qui finit par un coup d'épée.

Avec un *bourgeois*, la manifestation de son ire est plus circonspecte. — Dès qu'un paysan dérogera à l'habitude de vous saluer, tenez pour certain qu'il fomente en son cœur quelque doute défavorable, qu'il est mécontent de vous, et que cet avertissement vous soit profitable. — Porté trop loin, son emportement ne distinguerait plus l'homme par l'habit, et son bras vigoureux nivellerait toutes les conditions. — Chez le citadin, la vengeance, fille de la colère, lit et commente le Code pénal ; elle se cache derrière l'infâme guet-apens ; elle mime l'indifférence ou le pardon pour approcher sa victime ; elle spécule d'avance sur le prix du sang. — Chez le paysan, c'est un ouragan qui s'annonce à l'horizon et devant lequel vous pouvez fuir. — Dans les campagnes, peu de ces forfaitures horribles à entendre, de ces charcuteries humaines, de ces empoisonnements perfides qui attristent les colonnes du journalisme. Le paysan frappe sans mutiler ; il ne choisit ni l'heure ni l'instrument, et, son crime consommé, il s'épouvante d'un cadavre, il le fuit, il se repent sur les bancs d'une cour d'assises, et il ne rougit pas d'embrasser un prêtre, au pied de l'échafaud.

PARESSE. — Du moment que le pauvre, livré à de mauvaises passions, cesse de travailler, dit Frégier, il se pose comme ennemi de la société, parce qu'il en méconnaît la loi suprême, qui est le travail. — Or, cette classe oisive et vicieuse foisonne dans les grandes villes, elle y afflue du dehors, attirée par l'appât d'un gain facile ou illicite, elle grouille cyniquement dans les rues, dans les carrefours, le long des quais et sur les places publiques, elle étale au soleil ses crasseuses guenilles et sa mine patibulaire (1). Celui qui cesse de travailler parce qu'il est riche, est plutôt l'ennemi de son bien-être que de l'ordre public. — Nonchalamment étendu sur les coussins d'un divan, il bâille, il s'étire, il songe creux, il s'impatiente et vous dit : Docteur, je m'ennuie, donnez-moi donc un remède contre l'ennui ! — Ses locataires, honnêtes boutiquiers, ne s'ennuient pas et peuvent lui communiquer la recette qu'il nous demande.

Quant au paysan, mon ami, je dois vous déclarer, au risque d'une hérésie, qu'il ne connaît et ne commet que six péchés capitaux : la paresse ne peut habiter que dans l'âme d'un petit rentier ou dans le corps d'un lymphatique, et il n'est ni l'un ni l'autre. — Il faut qu'il laboure pour semer, qu'il sème pour récolter, qu'il récolte pour se vêtir et manger. — Du reste, le labou-

---

(1) Le gouvernement ne paraît pas comprendre combien il lui importerait de réprimer le vagabondage, dans lequel tant de parents pauvres ou vicieux laissent leurs enfants, dans les grandes villes. — Il moraliserait les masses, en établissant des maisons pénitentiaires pour ces apprentis filous qui deviennent plus tard de grands voleurs ; mais la police est tellement dénuée de formes légales sur ce point, qu'elle ne peut pas même, sur la prière des parents, désobstruer la voie publique et les avenues des théâtres, de cette fourmilière de gamins.

reur travaille d'autant plus que son terroir est difficile, ingrat, escarpé, et que le climat est inclément, variable, froid.

L'habitude fait que le travail devient, pour le paysan, un plaisir. — Malade, alité, son regret le plus tourmentant est de ne pouvoir suivre ses bœufs qu'il entend mugir au milieu de ses champs; durant l'hiver, et quand les neiges l'emprisonnent dans sa chaumière, il ne soupire qu'après l'époque des labours; son immobilité l'inquiète, l'attriste, et quelquefois même le rend malade. — Je vous en ai dit autant du médecin de campagne que la santé publique condamne aux arrêts, dans son cabinet.

Morphée n'est pas avare de ses pavots avec l'homme sobre et laborieux, qui se couche de bonne heure et se lève de bonne heure aussi.

ACTES INTELLECTUELS. — Les laboureurs sont plus gros que les poëtes, dit Alphonse Karr, mais en revanche il est à croire que la pensée du poëte est moins maigre que celle du laboureur. — Oui, je le crois; l'habitant des villes, l'homme dont l'encéphale s'exerce et se développe au détriment de tout le reste, peut puiser à pleines mains dans les trésors de son intelligence et se lancer dans les sphères encore inconnues du possible, avec le génie aux ailes de feu; il peut se frapper le front en disant avec André Chénier : Il y a *quelque chose* là!... — Mais ce *quelque chose*, à quoi peut-il servir? — L'esprit est une marchandise si commune aujourd'hui, qu'elle est au rabais chez tous les éditeurs; — l'instruction n'est plus qu'une espèce de *bahut gothique* qui embarrasse son propriétaire, et que l'université vendra toujours trop cher... Bref, il est plus difficile de gagner son pain avec ses idées qu'avec ses bras, et il en résulte un désenchantement profond, un penchant au suicide, des aberrations mentales; — Charenton est notre *temple de mémoire...*

D'un autre côté, vous prévoyez que l'esprit doit être

logé bien à l'étroit, sous une enveloppe musculaire aussi épaisse que celle du paysan. — Mais la marche de son intelligence, si elle reste bornée, est communément droite et sensée, il a plus de jugement et moins d'esprit. — C'est pourquoi l'imagination, cette *folle du logis*, n'amuse pas sa lourde et sérieuse raison avec des extravagances ; elle ne l'épouvante guère avec des appréhensions puériles, et elle ne la débauche jamais, au point de l'engager à quelques périlleuses escapades, dans le monde inconnu des utopies sociales ou politiques.

Le citadin est progressif ; il faut qu'il soit bien affairé pour qu'il ne lise pas les affiches qu'il rencontre ; il tâte de toutes les nouveautés, il se confie à tous les brevets d'invention, et il finit par en solliciter un à son tour, ne fût-ce que pour le dédommager de tous les coûteux essais qu'il a faits de l'industrialisme.

Le paysan fait ce qui a été fait, parce qu'il sait que c'est faisable, et il ne fait que ce qu'il voit faire : c'est la routine incarnée.

Parlez-lui d'un progrès quelconque, d'une méthode agronomique, par exemple, qui peut économiser ses sueurs, son terrain, et multiplier son produit. — Nos anciens, vous répondra-t-il, ne connaissaient pas toutes ces belles inventions qui sont dans vos livres, ce qui ne les a pas empêchés de manger du pain. — Que des sociétés d'agriculture, composées d'avocats et de quincailliers, distribuent gratuitement des grains pour encourager la culture de quelques herbes exotiques ; que des bourgeois, qui élèvent des pins de Riga sur leurs fenêtres et sèment de la luzerne dans un des compartiments de leurs parterres, écrivent des rapports dans le but d'éclairer des gens qui ne savent pas lire, ce sont là d'innocents plaisirs que l'on peut laisser à d'honnêtes agronomes de la ville ; mais si l'on veut faire adopter au paysan quelques nouveautés utiles, il faut des actions, non des paroles ; — que l'on exécute sous ses yeux, il regardera longtemps ; puis, si la chose est bonne et faisable pour lui, il l'imitera. — C'est ainsi qu'il faut prêcher le progrès dans les campagnes, par le silence et 'exemple.

La science pâlit, l'ambition s'agite, tandis que l'esprit des campagnes dort, comme dit Montaigne, sur le *doux et mol chevet de l'ignorance et de l'incuriosité*, par une conséquence du régime émollient et de l'existence dure et laborieuse de ceux qui les habitent. — Et pourtant, cette disposition mentale, ce bon sens robuste et modeste de la foule, que l'on appelle de l'*abrutissement*, a l'avantage de préserver de toutes ces ignobles monomanies, qui se cachent au fond de nos hospices et qui se multiplient en raison directe de notre tant fière perfectibilité sociale.

Il est incontestable, d'après Esquirol, que l'accroissement de la population, que les vices, que les excès inséparables de la civilisation, ont fait augmenter le nombre des insensés.

APPLICATA. L'antiquité, drapée dans sa toge ample et majestueuse, ignorait le danger qu'il y a de comprimer des membres et des viscères, d'entraver le jeu circulatoire ; et nous, génération policée, au courant des congestions cérébrales et des déviations de la colonne rachidienne, nous sommes assez barbares pour laminer la taille de nos femmes ; nous sommes assez inconséquents, avec notre science, pour nous emmaillotter ridiculement dans un habit étroit et rembourré ; nous sommes assez esclaves de la mode capricieuse, pour endurer les tortures d'un carcan, qu'elle nous impose sous le nom de *cravate !*...

L'ampleur et la légèreté des jupes dites *crinoline* occasionnent et multiplient, à notre époque, les accidents par le feu ; moins de dix secondes font d'une femme *encrinolinée* un flambeau humain... a dit le docteur Valtier ; — nos dames devraient par mesure de rigoureuse prudence, faire passer toutes leurs jupes dans une eau saturée d'alun avant

qu'on les empèse ; elles devraient... méditer ce distique
que n'aurait pas signé Dorat :

> A quoi bon cette ampleur de votre crinoline ?
> J'aime mieux ce qu'on voit que ce que l'on devine.

Quant au paysan, pauvre hère que la civilisation dédaigne, il jouit en retour de la précieuse liberté de tous ses
membres, dans des vêtements grossiers , mais largement
taillés et commodes (1). — En général, le citadin se sur-
charge le corps de trop d'habits. — Il veut, sans doute,
garantir sa peau des impressions bienfaisantes de l'air frais,
y concentrer la chaleur qui s'exhale sans cesse du corps,
et achever ainsi ce que les bains chauds, les boissons spiritueuses, le défaut d'exercice et une nourriture échauffante
ont si bien commencé. — Il ne s'aperçoit pas que plus on
tient le corps chaud, plus on affaiblit la peau, qui devient
tellement sensible aux influences extérieures , qu'il sera
obligé d'augmenter l'épaisseur et le nombre de ses vêtements, et, plus tard, de garder la chambre.

Comme aucun organe n'est plus flexible aux habitudes
que la peau , le paysan brave avec la même veste les rigueurs de l'hiver et les chaleurs de l'été ; — je vous dirai,
cependant, qu'il est plus soucieux de sa toilette aujour-
d'hui qu'autrefois : chaque dimanche, la *ratine* et le *ve-
lours-coton* supplantent la bure et la toile de ses aïeux. —
Ce jour-là, son fils chausse des bottes et suspend à son
gousset des breloques en cuivre doré ; tandis que sa fille,
sous prétexte de trouver un *bon parti*, obtient de sa
mère une robe *mérinos*, une collerette de tulle et un petit

<hr>

(1) Dans certains départements, celui de la Loire-Inférieure par
exemple, les hernies sont encore provoquées chez les vieillards par
l'étroitesse de leurs culottes, et la même cause doit nuire au libre
développement des cavités chez les enfants en bas âge.

fichu de barége, qui trahit plus coquettement les contours de sa taille.

Le paysan ne connaît pas la flanelle, le tricot et l'ouate, parce qu'il n'en éprouve pas le besoin. — Sa peau, plus épaisse que celle du citadin, ne redoute pas les répercussions et les vents coulis ; — l'exercice répartit mieux son calorique animal, que tous ces tissus imaginés pour le sybarite et le valétudinaire.

Ainsi, quand il travaille, il ne conserve sur son corps que les deux pièces d'habillement les plus rigoureusement recommandées par la pudeur publique, sa chemise et son pantalon ; et, le jour du repos venu, il s'affuble d'une veste, qui ne dépense que la quantité de drap voulue pour couvrir ses bras et ses reins ; il entoure son cou d'un mouchoir lâchement noué, et son gilet, en se croisant et en se boutonnant selon toute sa longueur, garantit sa poitrine mieux que ne le font les nôtres, dits à *schals*.

C'est encore à nous, mon ami, de lui insinuer familièrement les salutaires conseils que l'hygiène dicte tous les jours à notre expérience, sur la nature, la forme et la couleur même des vêtements qu'il doit adopter et sur les soins cosmétologiques si nécessaires à quiconque agit et transpire.

En hiver, les flocons d'une neige fine et congelée frappent les yeux, les irritent, et y déterminent de l'inflammation.— En pareil cas, Xénophon faisait porter à ses troupes un bandeau de crin ou de crêpe noir. Pringle, Monro, Sigwart, etc., conseillèrent également cette précaution qui amuserait nos troupiers d'à présent. — Pour le paysan, exposé au même inconvénient, il suffit d'un chapeau à larges bords, qui le garantira en même temps, de la pluie, du soleil et des grands vents.

La tête est le siége d'une transpiration abondante qui se coagule en écailles furfuracées, engendre des insectes et détermine des éruptions ; — il est donc essentiel, pour les paysans qui portent habituellement une longue chevelure, de se peigner et de se laver la tête plus souvent qu'ils ne le font. — J'en ai connu qui, à l'âge de trente ans, ignoraient encore les usages d'un peigne, tandis que tous les jours ils étrillaient leurs bestiaux!...

Tous les sept jours seulement, c'est-à-dire le dimanche, les paysans se décident à une dépense de cinq centimes, pour la toilette de leur menton ; or, durant ce long intervalle, la sueur y stagne, la poussière s'y attache, irrite l'épiderme et cause des prurigo, des efflorescences dartreuses, longues à guérir. — En vertu de leur humeur routinière, les paysans fixent encore leur pantalon et leur culotte en les serrant avec force au-dessus des hanches, avec une ceinture. Il n'y a que la *jeunesse* des campagnes qui ait adopté jusqu'à présent les commodes bretelles, comme un privilége exclusif de cet âge, et le vieillard qui aurait assez de bon sens pour les adopter serait ridicule, *il ferait le jeune homme !*

Vous rencontrerez encore dans les campagnes des culottes qui se fixent sous le genou par une boucle. — Tâchez, mon ami, de leur prouver que les varices, l'œdème et tous les accidents qui résultent de la compression des organes contenus dans l'abdomen tiennent à ces costumes surannés.

Mais ce qui doit surtout fixer votre sollicitude, c'est le vêtement des pieds, car rien n'agit plus défavorablement sur la santé publique des campagnes que l'humidité froide endurée par ces parties (1). — Les anciens y attachaient toute l'importance qu'il mérite ; Xénophon, Tite-Live, Mercurialis, Kryger, etc., s'en occupèrent spécialement et conseillèrent de graisser les pieds, pour les garantir des atteintes du froid comme de l'humidité.

(1) Looke était plus philosophe que médecin ; il conseille aux habitants de la campagne de faire porter à leurs enfants des *souliers percés* (sic), pour les accoutumer au froid et à l'humidité !

Il faut que le pied, chaussé à nu dans le soulier, dit le maréchal de Saxe en parlant de l'habillement des soldats, soit graissé avec du suif ou de la graisse. — L'expérience fait voir que tous les vieux soldats en usent ainsi, parce qu'avec cette précaution ils ne s'écorchent jamais les pieds et l'humidité ne les pénètre pas si aisément ; d'un autre côté, le cuir du soulier ne se racornit point et ne saurait les blesser.

Ces précautions peuvent être convenables à l'homme condamné à de longues marches, comme un fantassin ; — mais pour le paysan, qui stationne des jours entiers sur un terrain détrempé par les pluies ou fangeux par sa nature, il suffit pour qu'il conserve ses pieds propres, secs et chauds, d'adopter simplement l'usage des chaussettes gros-sières et par conséquent économiques, des souliers à se-melles de bois, et des sabots surtout.

La transpiration aux pieds est une fonction qu'il faut respecter, sous peine de détruire la bonne harmonie phy-siologique ; chez l'homme des champs ou l'ouvrier qui tra-vaille debout, elle peut déterminer, si elle est acide, l'usure de la peau, une odeur infecte, l'impossibilité de marcher, une véritable infirmité. — Pour rentrer dans les conditions normales de santé et de propreté, il suffit, d'après un pharmacien d'Aurillac, de faire pénétrer entre les orteils quelques gouttes du mélange suivant : oxyde rouge de plomb (1 partie), sous-acétate de plomb liquide (20).

Dans les villes, la propreté du corps est minutieuse chez les classes riches ou aisées ; et le peuple se contente de se jeter dans le courant d'un fleuve ou d'une rivière, plutôt pour se rafraîchir pendant les ardeurs de la canicule, que pour se décrasser : mais ce bain le décrasse et l'hygiène y trouve son compte. — On l'a dit très sagement et nous ne saurions trop le répéter au peuple : la propreté doit être le luxe de ceux qui n'en ont pas d'autre. — En vain nos dames demandent-elles aux essences et aux cosmétiques parfumés les lis et les roses qui font le charme d'un beau visage ; elles ne les trouveront que dans l'élément dont la nature s'est montrée si prodigue. — Qu'elles en fassent l'épreuve, et elles cesseront de jalouser cette fraîcheur que la fille des champs puise dans le ruisseau qui arrose son pré.

Une femme d'esprit a été plus heureuse que tous nos grands naturalistes, pour classifier l'espèce humaine : « Il y a, dit-elle, ceux qui se lavent les mains et ceux qui ne se les lavent pas. »

Le paysan ne se baigne ou ne se lave que lorsqu'il tombe dans l'eau. — Il serait curieux, dit le docteur Fonteret, d'étudier pourquoi les classes laborieuses ont perdu la coutume des bains, des soins de propreté, qui pourtant n'exigent que trois choses à la portée du plus pauvre : de la volonté, quelques minutes et de l'eau. — Aussi les éruptions cutanées sont-elles fréquentes dans les campagnes ; aussi les parties où se fait une transpiration abondante, celles qui sont pourvues de glandes sébacées, les pieds, les aisselles, les parties génitales du paysan, exhalent une odeur *sui generis* si nauséabonde, si pénétrante, qu'elle m'oblige souvent à aérer mon cabinet, après une consultation qui n'aura duré qu'un quart d'heure. — J'ai vu, mon ami, sur des corps qui avaient *mariné*, pendant septante ou quatre-vingts ans, dans la même sueur, une espèce de croûte plus ou moins épaisse, plus ou moins foncée, selon les saillies musculaires, qui produisait un effet de jaspe hideux à voir et à comprendre. — C'était le *patine* de la malpropreté.

La couleur de la peau ainsi dénaturée peut tromper le diagnostic d'un médecin qui n'est pas averti par cette expérience. — La nuance terreuse du *facies* peut faire croire à des lésions organiques, qu'une lotion savonneuse pourrait guérir.

Jamais vous n'obtiendrez du paysan qu'il se lave, qu'il se *lessive*, en état de santé. — Mais quand la nature ou l'état de la maladie dont vous le traiterez tolérera seulement l'usage de quelques lotions ou bains, prescrivez-les comme partie du traitement qui doit le guérir ; après l'ablution baptismale, il n'y a que cette seconde occasion offerte au médecin pour le décrasser. — Si les dents du paysan se conservent blanches et résistent à la carie, malgré son incurie à leur égard, il faut l'attribuer à sa sobriété, à la nature plutôt végétale qu'animale de son régime ; — ce sont là des dentifrices plus efficaces que ceux de *Désirabode* (1).

Les femmes, à la ville, s'habituent de très bonne heure aux lavages et aux ablutions commandées par leur sexe ; les femmes, à la campagne, les ignorent, et elles rougissent lorsqu'un médecin est obligé de les leur recommander. Le mélange des sueurs, des mucosités ou du sang menstruel leur cause souvent des prurits et des érosions cuisantes.

Ma remarque tend donc à vous rappeler la véritable cause de ces affections locales que vous pourriez croire syphilitiques et traiter comme telles, ce qui serait une grave erreur.

Excernenda. Sur le compte des sécrétions et des excrétions, j'ai disséminé, dans le cours de ma lettre, les quelques détails spéciaux que je devais vous en donner. Il importe à la santé du paysan comme de l'habitant des villes que ces deux importantes fonctions conservent un juste équilibre ; et à cause de la régularité de toutes les autres, c'est le paysan qui le maintient mieux. — Je vous ferai remarquer seulement, mon ami, que ce dernier transpire plus que le citadin, ce qui infirme l'aphorisme de Sanctorius : *Nimia animi quies magis prohibet transpirationem, quam nimia corporis.*

---

(1) Dans le voisinage des villes, nos femmes de la campagne commencent à connaître l'adresse du dentiste, qui leur échange une canine, voir même une molaire, contre un écu... c'est du mauvais bon marché. — Nous devons garantir nos clientes de ce vol *à la dent* qui ne leur offrira aucune garantie pour la mastication.

Si je faisais l'*échelle des femmes*, je placerais au premier échelon (celui qui est le plus près de la terre et le plus loin du ciel) la femme de l'ouvrier, parce que si elle n'est pas condamnée à une mutualité aussi abrutissante dans les fatigues de la vie que la paysanne, l'orage des passions et des crapuleuses passions gronde plus souvent dans une mansarde que sous le chaume ; son mari se *dérange*, il devient débauché, ivrogne, tapageur, fainéant. — Ses enfants très jeunes sont une *charge*, et, une fois grands, au lieu d'être sa ressource, sa consolation, comme les fils de la paysanne, ils deviennent de mauvais sujets qui la *pillent*, des vagabonds qu'elle est obligée de réclamer à la police correctionnelle ou des filles de joie qu'elle rougit de rencontrer dans la rue... Elle mange du *pain blanc*, c'est vrai, mais ce pain peut lui manquer, et quand elle ose se plaindre d'avoir faim, un *vaurien* de mari la *régale* de coups ; si la paysanne ne mange que du pain grossier, elle en trouve toujours *sur la planche*. — La femme est toujours dans la femme, malgré les dissidences de sa condition ; et pour celle-ci, il y a des comparaisons bien navrantes, quand elle regarde, accoudée sur sa lucarne, d'autres femmes rieuses et parées... Il y a des nuits *blanches* et des privations que l'amour-propre féminin n'avoue jamais. — La femme du peuple se *casse* de bonne heure, elle *s'étourdit* quelquefois en buvant de l'eau de-vie et meurt seule à l'hôpital. —Que dis-je, *seule!* ses enfants viennent... pour réclamer ses hardes.

Au second échelon, je placerais la paysanne, parce que son sexe imprime peu ou presque point de nuances constitutionnelles et sociales, entre sa condition et celle de son père ou de son mari. —J'ai vu dans certaines contrées des plus pauvres de la France, comme dans le Maroc, des femmes attelées à une charrue et la traîner à la place des bêtes de somme qu'on ne peut pas acheter.... Ne voilà-t-il pas des *Panathénées* ou des *Thermaphories* dignes du peuple qui s'intitule le plus galant de ses frères?

La paysanne doit seulement vaquer au détail du Gynécée, traire le troupeau, manier le râteau, glaner et détacher du cep la grappe mûrie. — Un cercle d'occupations aussi appropriées à la faiblesse native de sa constitution entretiendra sa santé, sans trop fatiguer son corps, et développera ses formes loin de les estropier. — Telle était à peu près son éducation physique, aux beaux siècles de la Grèce. « Ce n'est point pour apprendre aux femmes le métier de la guerre, dit Plutarque, qu'on les exerçait à Sparte comme les hommes, et qu'elles prenaient part aux jeux militaires, mais dans l'intention de les fortifier et d'avoir des enfants vigoureux et infatigables. »

Les plus beaux enfants naissent au sein des campagnes, par la même raison que les arbres en plein vent produisent des fruits moins hâtifs, mais plus gros, plus colorés et plus juteux que ceux qui languissent sous les vitres d'une serre énervante. — Que de fois j'ai admiré, pendant mes courses, un groupe de petits marmots qui s'ébattaient joyeusement sur le tapis des prés ! Que de vie, que de fraîcheur ! Mais le plus bel âge est aussi le plus court… Le paysan épie l'heure où sa fille, comme son fils, peut marcher, et il met un aiguillon dans sa petite main et il la fait piétiner pendant tout le jour, à la tête de son attelage qu'elle doit conduire.

Elle pleure, la pauvre enfant ! elle se plaint de sa lassitude ; un père négrier la traite de *fainéante*. — Elle plie sous le poids d'une charge trop lourde, c'est une *rosse*, dit-il, *qui ne gagnera jamais l'eau qu'elle boit ;* — et au lieu de paroles et de caresses allégeantes, il va jusqu'à maltraiter cette orpheline de la civilisation. — *Qui aime, châtie*, tel est le proverbe qui excuse, dans les campagnes, des parents aussi dénaturés, et que les animaux n'oseraient pas répéter, s'ils parlaient.…

La nature, a dit J.-J. Rousseau, veut que les enfants soient enfants avant d'être hommes. — Qu'arrive-t-il au paysan, en agissant contre d'aussi sages intentions?—L'âme de sa fille se dessèche en bouton ; son corps d'abord blanc et potelé, se hâle, se durcit vilainement : ses pieds s'élargissent, ses mains se crevassent, et tandis qu'à la ville, la puberté parachève complaisamment le chef-d'œuvre de la création, en arrondissant des formes qui séduisent, en peignant des joues que le soleil a respectées avec l'incarnat tendrement nuancé de la pudeur et du naissant désir, elle vient tard et comme à regret dire à la jeune villageoise : Je te condamne, dès aujourd'hui, non-seulement à travailler comme un homme, mais encore à souffrir toutes les souffrances d'une femme. — Cela dit, l'amour, sous la forme d'un épais garçon, se présente à ses parents et la demande en mariage, pour qu'elle lui fasse des enfants, qu'elle rapièce ses haillons et qu'elle bêche son coin de terre.

Les conditions de bon caractère, de santé, d'honneur de la famille, entrent généralement plus en ligne de compte que la question d'argent, à la campagne qu'à la ville. — Seulement le paysan est plus exigeant sous le rapport physique, et si la fille qu'il demande n'a *rien*, elle doit lui offrir une taille plus nourrie, des pommettes plus rouges, des reins plus forts, des épaules plus larges, enfin tous les attributs d'une femme qui doit payer en corvées une dot qu'elle ne fournit pas en espèces. — Au village, il faut aussi lui rendre cette justice, on veut se connaître avant que de se *prendre*, et rarement un père use d'autorité pour décider un mariage qui n'est pas dans le goût des *futurs*. — On se *fréquente* pendant des mois, des années, et si les *jeunes gens* sympathisent, se conviennent, ils se marient.

Dans cette nouvelle phase de sa vie, la paysanne sue pendant le jour et allaite pendant la nuit. — Or, comme cette double corvée, qui la prive du seul bonheur qui lui restait, je veux parler du sommeil, se prolonge jusqu'à l'âge dit de *retour*, elle maigrit, sa voix devient rauque, ce n'est plus qu'un homme masqué en femme... et quand l'âge l'oblige à garder le coin du feu, la voilà tisonnant, jasant, tournant son rouet et berçant ses petits-fils, jusqu'à ce qu'on dise, en jetant de l'eau bénite sur son cercueil : *Pauvre grand'mère ; elle a bien fait son temps!...*

Une vie si physiquement occupée distrait de bonne heure sa sensibilité et plonge ses sens de femme dans une espèce de torpeur anaphrodisiaque, elle est froide... loin du volcan érotique de la cité, qui embrase tant de cœurs de chair et de sang. — C'est un bienfait pour elle, mon ami ; car, ainsi que l'observe Réveillé-Parise, la nature nous rend les choses selon leur valeur ; aux légers plaisirs, les légères souffrances ; aux immenses bonheurs, des maux inouïs ; donc aimer, c'est la vie de l'ange ; aimer, c'est la vie de l'enfer.

L'amour-sentiment, chez la paysanne, se partage entre les dévotes séances de l'office dominical et les pures joies de la famille ; — l'amour-passion est pour elle le *dieu inconnu* ; elle ignore par conséquent les fureurs de la jalousie, le désespoir d'une amante délaissée et les remords d'une épouse coupable. Elle n'a pas besoin de souffler sur un réchaud pour dégager le gaz qui doit l'asphyxier...

Sa santé, surtout, éprouve les avantages d'une existence si calme au-dedans, si mouvante au-dehors ; — combien elle diffère de celle d'une dame vaporeuse, qui rit de sa sotte rougeur et de son *inexpérience* à laquelle elle doit d'être préservée des cancers utérins, de la leucorrhée, de la chlorose, de l'hystérie, des migraines, et de cette longue agonie qu'on nomme phthisie pulmonaire !

Et les deux époques, chez la femme, qui furent nommées *critiques*, à cause des dangers qu'elles font naître, des chances qui les accompagnent, des révolutions organiques qui les signalent, ne sont marquées chez la paysanne que par le moment où elle commence à faire des enfants et par celui où elle reconnaît qu'elle ne peut plus en faire.

Au troisième échelon, je ferais monter la femme *heu-*

reuse, parce que la fortune ne lui a pas permis, enfant, de folâtrer en plein air, et ne lui permet pas, devenue jeune personne, de se servir de ses pieds, innocents petits pieds, qui endurent le supplice des cors et des nodus dans une prison de satin : —de se servir de ses mains, parce qu'elle lui donne une femme de chambre qui la sert comme une garde-malade servirait une paralytique ; — de son temps, parce qu'elle lui fait contracter le défaut de toucher du piano, d'apprendre l'anglais ou l'italien ; — de son cœur, enfin, parce qu'après lui avoir défendu d'épouser celui qu'elle aime, cette impitoyable fortune l'expose, parée comme une esclave qu'on veut vendre, dans le caravensérail des peuples civilisés qu'on nomme un *salon*, jusqu'à ce qu'un individu vieux ou laid, n'importe (s'il a de l'or et de la naissance), la marchande en termes infiniment polis et l'achète paracte notarié. —Une fois mariée, c'est-à-dire, portant le nom de son propriétaire (ce qui est tout à fait dans l'ordre des choses), madame va dans le *monde*, où il n'est pas permis de rire de bon cœur sans être ridicule ; de manger autant qu'un jeune estomac exige, ce qui serait de mauvais ton, et de se promener à pied, ayant une voiture. — Elle se couche le matin, pour renaître le soir à l'aurore des bougies, habitudes des plus nuisibles à sa santé, à sa beauté même. — Mais les plaisirs du monde ne lui suffisent pas, à vingt ans il faut aimer ! — Si elle est *vertueuse*, son cœur doit mourir, vierge et martyr, sous un catafalque de velours et de dentelles... — si elle se donne un amant, il en résulte un duel, une séparation, du scandale et les remords ; — si elle demande conseil à son imagination, celle-ci devient une *meretrix* qui la livre à tous les héros de roman. — Cette femme incomprise flottera, dès ce moment, dans une région intermédiaire où Dieu ne descend pas et où les hommes ne montent guère ; ce qui me fait ajouter qu'elle doit être toujours seule, au milieu du raout le plus étouffant, et qu'elle doit furieusement s'ennuyer à table, au bal, au spectacle, partout. — Je n'ose pas lui parler des douceurs de la maternité, puisque son mari ne veut qu'un héritier... Souffre donc pendant neuf mois, pauvre et débile mère, et quand le forceps t'aura séparé de ton enfant, il faudra le céder aux grosses caresses d'une Normande, sa nourrice, et l'emprisonner ensuite dans un pensionnat ou dans un collége. — La femme *heureuse* est très souvent malade, toujours souffrante; mais *monsieur* a l'attention de faire demander de ses nouvelles, chaque matin.

Au quatrième et plus haut degré de mon échelle, je me permettrais d'élever la petite bourgeoise, l'épouse d'un honnête marchand en gros ou en détail; car décidément, mon ami, le bonheur est une violette qui croît dans la mousse et sous la ramée; il ne lui faut qu'un coin abrité, de l'ombre, une température moyenne et la rosée du ciel... — Dans le *monde*, l'égoïsme ne prend pas la peine de se baisser et de la cueillir; la brûlante passion le dessèche, *urit medullas;* les bourrasques de la politique et des affaires le battent, l'agitent, et finissent par le déraciner. — Parmi la plèbe, la misère le transit, les haillons le salissent; et la crapule, colimaçon immonde et gluant, se traîne sur ses trop délicats pétales et les étiole bien vite... Or, pour moi, le mot *bonheur* comprend la santé, des goûts simples, des mœurs pures, des croyances sincères et la réciprocité cordiale des affections. — Toutes ces conditions de bonheur, vous pourrez les voir passer, par un beau dimanche, réunies dans une même et vulgaire personnification, je veux dire dans la femme de votre tailleur ou de votre quincailler. — Sa toilette est *cossue*, sa figure est pleine, son rire franc, son air satisfait; et comment ne le serait-elle pas, entre le *modèle des époux* et des enfants *superbes* qu'elle aime autant qu'elle en est aimée? — Cette promenade en famille est une partie de plaisir que des oisifs payeraient bien cher... — Dans sa maison, *chez elle*, elle se livre à des occupations réglées, de son goût et selon ses forces ; elle fait ses trois repas, se couche toujours dans un *lit jumeau*, et se réveille chaque matin, gaie, alerte et se portant comme le *Pont-Neuf*. — Un jour vient qu'elle engage son *homme* à céder un *fonds bien achalandé* et à jouir, sans être plus distraits par les affaires, de cette routine de joies domestiques qui dément nos capucinades philosophiques et impose silence à nos passions boursouflées.

Voilà, mon ami, ce que je sais ou plutôt ce dont je me souviens aujourd'hui, sur le compte physiologique des clients qui vont devenir les vôtres. — C'est, je l'avoue, un renseignement mal digéré, écrit à la hâte, plutôt qu'une connaissance profondément mûrie et complétement donnée de leurs tempéraments ainsi que de leurs humeurs ; mais il me reste l'espoir d'y revenir dans le cours de notre correspondance, et mon impartialité me permet de vous dire que j'ai dessiné toutes les variétés du public citadin, à l'œil nu, sans verre concave ni convexe ; tant pis pour celles qui ne seront pas contentes du portraitiste, — il ne sait pas, il ne veut pas *flatter*. — D'un autre côté, je n'ai point fait des idylles sur le compte des paysans ; je les ai acceptés et je vous les donne pour ce qu'ils sont : — de pauvres gens, comme disait M. Benassis, ni entièrement bons, ni entièrement mauvais.

LETTRE TROISIÈME.

ERREURS ET PRÉJUGÉS
RELATIFS A LA SANTÉ DES VILLES ET DES CAMPAGNES.
CONDUITE DU MÉDECIN A LEUR ÉGARD.

> Si le peuple raisonnait, il serait facile de le
> désabuser ; mais ceux qui le connaissent
> doivent raisonner pour lui.
>
> TISSOT.

On se plaint que je me répète, disait un jour Voltaire, je me répéterai jusqu'à ce qu'on se corrige. — Telle est mon excuse, mon ami, si vous vous plaignez à votre tour, en apprenant que j'ai choisi pour sujet de ma troisième lettre et comme appendice à ma seconde, l'*histoire ancienne* des erreurs et des préjugés qui compromettent la santé du citadin et du paysan, aggravent la maladie et taquinent le médecin.

Car, avant de vous écrire, j'ai frotté selon le précepte phrénologique, la partie inférieure de mon coronal, pour en faire sortir mes souvenirs ; j'ai feuilleté Primerose, Brown, Zimmermann, Tissot, Richerand et Lebrun, pour me convaincre que la grande majorité des erreurs que signala Joubert, il y a plus de deux cents ans, narguent notre siècle des lumières, assises effrontément sur les vingt volumes qui les attaquent et donnant audience à la foule qui veut être trompée. — Le bon sens, d'après Ségur, est un trésor qui manque à tous les siècles, aux peuples les plus fameux, aux gouvernements les plus célèbres, comme aux plus grands hommes. — Il ne faut donc pas vous étonner si le paysan, être borné, insouciant et crédule, qui ne lit dans aucun livre et qui vit loin du contact social, croupit et barbote dans le plus épais bourbier de l'ignorance et de la superstition ; et c'est par cette raison que je m'occupe presque exclusivement de lui dans cette lettre. — Au surplus, le peuple des villes est soumis aux mêmes préjugés ; ils sont moins nombreux et moins récalcitrants aux remontrances de la raison, voilà toute la différence qui les distingue.

Je n'oublierai pas l'homme du monde, qui, voulant raisonner en médecine, déraisonne comme tous les autres.

C'est à nous, médecins, que s'adresse le conseil si sage de Tissot qui m'a servi d'épigraphe, car chacun de nos malades est entouré par une phalange de préjugés, qui veillent et défendent la porte de sa chambre, comme les avenues de son âme ; — cerbères embéguinés, — ils aboient à notre approche et ils nous mordent à l'improviste, si nous ne pouvons pas leur jeter le *gâteau de miel* qui nous permet, pendant qu'ils le mangent, d'aborder le malade, de nous en faire comprendre et de le guérir.

Nous avons à lutter, dit le docteur Max. Simon, contre l'ignorance qui ne sait pas voir, contre le préjugé qui croit voir ; contre la passion brutale qui ne veut pas voir. — Pensée aussi spirituellement exprimée que profonde et vraie...

Dans nos campagnes comme à la ville, je divise les erreurs et les préjugés, d'après la trilogie suivante :

L'exercice de la médecine,

La santé,

La maladie.

On dit que Diogène, remarquant la saleté de l'eau qui servait à des bains thermaux qu'il visitait, demanda où se lavaient ceux qui s'y lavaient, *qui hic lavantur, ubi lavantur ?* — Ne pourrait-on pas demander également au peuple des villes comme à celui des campagnes, quels sont les médecins qui les guérissent, après avoir vu et connu la plupart des guérisseurs auxquels ils se confient ?

« On signale, dit Tissot, une bande de voleurs qui s'introduit dans le pays ; il serait autant à souhaiter qu'on eût un rôle de tous les faux médecins de l'un et de l'autre sexe, et qu'on en publiât la description la plus exacte, accompagnée de la liste de leurs exploits sanglants. On inspirerait peut-être par là une frayeur salutaire au peuple, qui ne s'exposerait plus à être la victime innocente de ces bourreaux. » Mais il serait aussi difficile de compter les étoiles qui scintillent par une claire nuit d'été, que de dresser un catalogue complet de tous les pseudo-médecins qui exploitent la santé publique ; et en supposant qu'un vœu semblable pût se réaliser, il n'atteindrait pas le but qu'il se propose. — Aujourd'hui, l'indignation des honnêtes gens n'intimide plus la charlatanerie de bas étage ; le mépris ne la fait plus rougir, et tout le monde, au lieu de s'épouvanter de la peinture qu'un écrivain pourra lui en faire, s'éloignera de la vérité en la traitant de femme jalouse...

Voici premièrement l'ouroscope auquel chaque paysan apporte, de plusieurs lieues à la ronde, une fiole qui contient les destins pathologiques de sa femme ou de son enfant, sous la grossière apparence d'un liquide plus ou moins jaune, qu'on appelle *urine.* — Il habite obligatoirement un faubourg ou un hameau situé à une distance respectueuse de la police et des médecins. — Les comparses de la comédie qu'il va jouer sont sa femme ou sa servante, et le cabaretier du hameau. — Cela dit, je lève le rideau.

Quand le paysan arrive directement au domicile du *médecin aux urines*, puisqu'il faut l'appeler par son nom, celui-ci n'est jamais visible, et le consultant doit l'attendre dans une pièce contiguë au cabinet de *monsieur*. — Or, je vous le demande.

Que faire en un gîte, à moins que l'on ne *cause* ?

surtout en tête à tête avec une bavarde et sournoise commère, qui finit par insinuer sa main dans la large poche de son interlocuteur et lui vole son secret.

Notre homme à la fiole s'installe le plus souvent dans l'unique cabaret de l'endroit, pour *manger un morceau*, avant de remplir le but de sa commission. — Dans cette seconde hypothèse, le cabaretier donne l'adresse du médecin qu'on lui demande et questionne à son tour, à l'aide d'une seconde bouteille qui se vide en commun et qui inspire de l'expansion. — Le paysan va jusqu'à voter de la reconnaissance pour un *bon enfant*, qui prend un intérêt si touchant à l'entendre et à le régaler; qui daigne s'inquiéter avec tant de bonté, de l'âge, du sexe, des symptômes, des remèdes pris, des médecins consultés, etc.

On ne vieillit pas à table, et l'ambassadeur titubant se dirige un peu tard chez l'acteur qui l'attend; — c'est le second et dernier acte de la comédie.

Le *monsieur* le reçoit avec un laconisme grave et affecté, au milieu de ses livres et de ses bocaux pêle-mêle entassés : car il est bon que vous sachiez qu'il *fait la pharmacie*. — Après avoir demandé et reçu *la fiole*, il l'examine, l'agite, l'examine encore, la laisse reposer au soleil ou à l'ombre, et de nouveau l'examinant, il finit par apprendre au paysan ébahi, avec plus d'assurance qu'un aruspice — lisant dans le gésier d'une volaille l'issue d'un combat, — que la personne à qui appartient cette urine, est du sexe féminin, qu'elle est âgée de trente-deux ans; qu'elle a épousé en secondes noces le porteur de la fiole ; qu'elle habite le village de *** ; qu'elle a eu trois enfants, dont un est mort ; qu'elle a éprouvé des chagrins domestiques, et qu'enfin elle est menacée d'hydropisie ; — Mais tranquillisez-vous, ajoute-t-il, j'ai votre *affaire*, des herbages et ma poudre. — Et combien vos remèdes ? demande le mari, mettant avec anxiété la main sur sa bourse. — C'est un prix fixe, mon ami, dix francs pour les malheureux et vingt francs pour les bourgeois ; mais comme j'exerce mon art plutôt pour narguer la jalousie des médecins, dont je guéris tous les malades, que pour *gagner ma vie*, je ne vous demande rien pour ma consultation. — Quel brave homme ! dit le paysan à ses voisins, il ne m'a rien demandé pour sa peine !... Quant à ses drogues, ma foi, c'est du bon !... Dix francs, ni plus ni moins ; et encore, il m'a dit qu'il les faisait payer vingt francs aux autres !...

Le lendemain de son arrivée, le traitement commence, mais l'hydropisie semble empirer sous l'influence du cornet de vulnéraire et du paquet de magnésie, et quelques mois après cette consultation qui tenait du sortilége, l'enflure guérit sans paracentèse, par la naissance d'un quatrième enfant, sur le front duquel on aurait pu inscrire cette sentence de Tissot : « Quiconque ordonne des remèdes sans autre connaissance du mal que l'inspection de l'urine, est un fripon, et le malade qui les avale est une dupe. »

Histoire que je vous cite, de préférence à cent autres, parce que j'ai connu le fripon et la dupe (1).

Notre second concurrent, dans les campagnes surtout, est le *rhabilleur, renoueur* ou *rebouteur*, n'importe le nom. — Celui-ci est plus populaire que le médecin aux urines ; il est prodigue de poignées de mains, et il boit avant et après chacune de ses opérations avec la famille du patient,

---

(1) Si vous voulez vous initier à toutes les ruses de l'uromante, amusez-vous à lire le savant traité sur les urines par Forestus, et les observations très piquantes de Bernard de Palissy, sur les abus de la médecine.

qu'il *grise* quelquefois lui-même, pour l'*affaiblir* quand il le juge à propos.

Le rhabilleur est un paysan de bon âge : plus vieux ou plus jeune, il ne pourrait pas *travailler*, il ne serait pas assez *fort*. — Il n'*entend* rien aux maladies *du dedans*, c'est l'affaire des médecins, dit-il dédaigneusement. — Un os cassé ou *démis*, un *tendron* ou un *nerf foulé*, une côte *enfoncée*, le *crochet* de l'estomac *dérangé* ; telles sont ses hautes attributions.

On ne confie une montre, pour la raccommoder, qu'à celui qui a passé bien des années à étudier comment elle est faite et quelles sont les causes qui la font bien aller, et qui la dérangent ; et l'on confiera le soin de raccommoder la plus composée, la plus délicate et la plus précieuse des machines, à des gens qui n'ont pas la plus petite notion de sa structure, des causes de ses mouvements, et des instruments qui peuvent la rétablir ! (Tissot.)

Le rhabilleur a prévu cet argument du médecin de Lausanne ; son art ne s'apprend pas sur les bancs d'une école et avec des livres ; fi donc ! il le reçoit d'en haut, en ligne directe ou collatérale, il en hérite d'un père ou d'un oncle. Voilà pourquoi le plus *grand médecin*, selon la croyance des campagnards, ne peut pas être rhabilleur : il n'a pas le *don*... de les torturer, de les estropier, de les ensorceler enfin (1) !...

<hr>

(1) L'un de mes vénérés maîtres, le docteur Janson, ancien chirurgien en chef de l'Hôtel-Dieu de Lyon et professeur de clinique, vit aujourd'hui retiré dans sa campagne du Beaujolais. — Un jour, il voit entrer son fermier tout effaré : — Ah ! monsieur ! venez, s'il vous plaît, à notre aide ; mon fils vient de se casser le bras ! — Allons, mon ami, s'écrie le chirurgien en se levant comme un jeune homme, allons vite panser le pauvre garçon. — Oh ! je vous remercie bien, monsieur, reprend le paysan, mais ce n'est pas ce que je voulais. J'étais seulement venu vous prier de me prêter votre voiture pour le mener chez le rhabilleur !

Mais un paysan vous arrive, son bras est en écharpe, et déjà vous doutez du préjugé qui vous refuse le don de *rhabiller*. — Attendez donc, mon ami, écoutez-le parler. — Il a fait une chute, et il veut savoir de vous, nouveau médecin, s'il y a quelque chose cassée ou dérangée dans son bras. — Vous examinez attentivement le membre inculpé, vous lui faites opérer tous les mouvements articulaires qui lui sont propres, il n'y a point de crépitation ; et vous annoncez au consultant, pour calmer son inquiétude, qu'il n'y a ni fracture ni luxation. — Mais, monsieur le médecin, je ne puis pas remuer les doigts à mon aise? — N'importe, lui répondez-vous, cette gêne est une conséquence de l'engorgement ; il n'y a qu'une contusion, et quelques lotions d'eau blanche la guériront.

O malencontreuse franchise ! Remarquez donc, je vous en prie, l'air mécontent et incrédule de l'homme que vous pensiez consoler ? — En votre qualité de *nouveau médecin*, il espérait que vous auriez le *don*, ce qui aurait été d'un grand avantage pour vous et pour lui, car le rhabilleur est trop éloigné, et à mérite égal, vous auriez obtenu la préférence ; et voilà qu'un mot, un seul mot, compromet votre avenir et tue l'espérance publique ! *Vous n'avez point de mal !.....* avez-vous dit. — Allons, grommelle le paysan, celui-là n'en sait pas plus *long* que les autres, il n'a pas su deviner ma *cossure*, il faut faire le voyage. — Et il va au rhabilleur, qui s'étonne, en effet, qu'un médecin qui a fait *ses classes*, n'ait pas reconnu le *grand nerf* de la main *foulé* et l'os du coude *déboîté* ou *chevauché* ou *entresauté*.

Malgré l'engorgement inflammatoire, le bourreau saisit son bras, l'étreint, l'allonge, et fait *craquer* l'articulation huméro-cubitale, avec toute la puissance musculaire de ses larges mains. — Le patient pousse un cri d'angoisse et fait une grimace horrible. — Avez-vous entendu l'os rentrer ? demande l'opérateur. — Une seconde grimace lui répond oui, et le bras est ficelé de vive force. — Le malade imaginaire retourne chez lui, emportant un pot de *véritable graisse humaine* qui doit adoucir le grand nerf, et qui, de plus, est *souveraine* pour toutes les douleurs *rhumatissimales*.

Que devient le bras-martyr? — il enfle, il s'enflamme, mais le rhabilleur a dit au paysan : Souffrez et n'y touchez pas avant huit jours. Il souffre donc..... souvent il n'a pu résister à la douleur en dépit de son courage fanatique, et, l'appareil enlevé, le membre était frappé de gangrène, sphacelé. — J'ai vu quatre fois cette horrible terminaison. — Vous le croirez à peine, mon ami ! la confiance du paysan est si aveugle, que les assistants et les malades eux-mêmes n'ont jamais voulu comprendre ou avouer les effets de l'ignorance et de la barbarie, attribuant les escharres gangréneuses à du *sang meurtri qui s'en va par la peau...*

Un rhabilleur est la plus à craindre de toutes les bêtes qui rôdent dans nos campagnes, car si elle ne dévore pas leurs habitants, elle les estropie, — ce qui est plus malheureux, je crois, pour celui qui ne peut gagner son pain qu'à l'aide de tous ses membres.

Vient ensuite le colporteur d'orviétan, renard échappé des montagnes du Dauphiné, qui s'insinue, la balle sur le dos et la fourberie dans l'âme, là où il espère rencontrer des gens assez niais pour acheter ses herbes aromatiques qui guérissent les coliques et les indigestions ; ses noix muscades qui poussent les *affaires* des femmes, et son alcool, qu'il intitule : *eau de Cologne.* — Rencontre-t-il dans une chaumière quelque cas de phthisie, d'épilepsie ou de cancer ?—il propose son *secret*, et il l'échange contre l'écu, l'unique écu d'une pauvre famille, en promettant de doubler la somme, à sa seconde tournée, si le malade n'est pas guéri... de tous les maux, sans doute.

Et l'opérateur en plein air, qui s'installe sur la place, en face de l'église et à l'issue de la grand'messe, comme un oiseleur tend ses filets, à l'époque du passage. — Entendez le *tonton* de la grosse caisse et les sons aigus de la clarinette; voyez hommes et femmes, le nez au vent, s'approcher, se grouper autour de son cabriolet. — Pendant ce charivari qui fait suer son obèse épouse et gonfler comme une grenouille un vieux *gagiste* en habit de Polonais, le charlatan déroule une mauvaise trousse qui flamboie aux rayons du soleil; il montre les chapelets de molaires et de canines, dont l'origine humaine est au moins problématique; il feuillette des registres d'octroi que la perspective fait prendre pour des certificats; il fait sonner des sacs pleins de jetons de cuivre, et d'un geste aussi olympien que celui d'Éole apaisant les tempêtes, il impose silence à son orchestre.

C'est alors qu'après avoir salué franc-maçonniquement l'*honorable société*, avec son chapeau napoléonien, il débite dans son idiome barbaro-français ses titres pompeux de terre et de mer, ses courses lointaines, ses cures mirifiques... Il arrache, continue-t-il, les dents et les chicots quelconques *senza dolor*; il enlève la cataracte noire et *bianca*; il est inventeur d'*oun* élixir *ounique*, qui guérit *soubito* toutes les infirmités de l'*houmanité* des campagnes, telles que la gale, le *prourit*, la *coquelouche*, le *scorbout*, les *dolors roumatismales*, les *dourillons*, mais *sourtout* il fait crever les petits enfants qui ont des vers. — Comme il opère gratis sur la place publique, une ou deux mâchoires se présentent sous le crochet de sa clef de Garengeot, et même sous la pointe de son épée. — *Oun poco di mousica*, dit-il, pour dominer les cris du patient, et il montre après le ver qui *courroudoit* la dent et que son élixir *toue*. — Vous devinez que les deux opérés ne peuvent moins faire que d'acheter ce précieux liquide, dût-il ne leur épargner que des douleurs pareilles à celles qu'ils viennent d'endurer, et comme les moutons de Panurge, la foule s'ébranle, se culbute, tend les mains, car l'adroit compère annonce qu'*il* n'a plus *qu'oun poco* de flacons… La marchandise écoulée, il donne son adresse, l'heure de ses consultations. — Oh ! c'est surtout dans l'ombre protectrice de son cabaret, qu'il développe toutes les ressources de son talent ! Je remplirais ma lettre à vous les énumérer, et ce n'est point là mon but.

Au commencement de ma pratique, je demandais à des confrères, mes aînés, pourquoi ils toléraient une escroquerie aussi effrontée ? — Nous avons remarqué, me répondirent-ils, que les saltimbanques nous procuraient beaucoup de malades, après leur départ…

Je fis la même question aux maires : Il faut que tout le monde vive, disait l'un. — Je n'ai autorisé que le débit du *vulnéraire suisse*, répliquait un autre.

Les rois et les prêtres s'en vont, dit Émile Souvestre, mais les sorciers survivent. C'est que la foi en ceux qui peuvent nous affranchir du possible est encore moins le témoignage de notre ignorance que de nos rêves. — Cette réflexion philosophique trouve bien sa place, à la ville, dans le *demi-monde* des intelligences qui croit aux tables tournantes, aux medium, à toutes les fanstasmagories du spiritisme ; mais dans les campagnes, les sorciers exploitent la bêtise villageoise ; ils font plus que de survivre, ils vivent, et du produit de leurs oracles, ils achètent prés, terres et maisons. — Quand une maladie *traîne en longueur*, on va les *consulter*, leur faire *charmer* une plaie *qui ne veut pas se fermer*, leur faire toucher une *grosseur* que les médecins n'ont pu *dissiper*. — Le sorcier vend ses oracles : fort heureusement, disent les gens assez stupides pour y croire, car s'il avait de quoi vivre, il ne voudrait plus *s'en mêler !* — Les plus dévots ne veulent pas avoir *commercé avec le diable* (car le diable est le compère de tous les sorciers), et ils vont en *dévotion* à la chapelle d'un saint ou d'une *Notre-Dame* en renom. — Ces manifestations de la foi sont touchantes, mais je dois vous signaler un abus, un grave abus, celui de faire partager les fatigues d'un pèlerinage toujours trop long, fait à pied, par des malades dont le zèle peut tromper les forces et compromettre un restant de vie....

Je vous citerai encore les malades imaginaires qui sont à la piste de toutes les nouveautés pharmacologiques ; qui ne lisent un journal que pour l'article des annonces ; qui emplètent le sirop de Boubé, l'élixir anti-glaireux, et les pastilles de Calabre ; et qui, après avoir médité la brochure *gratis* qui dévoile le charlatanisme du corps médical (puisque toutes les maladies peuvent se guérir avec le *dépuratif* dont elle sert de passe-port), disent à leurs amis et connaissances, à leurs ouvriers, à leurs fermiers même : Prenez donc mon remède, *le rob régénérateur du sang !*

Heureusement, mon ami, que cette cinquième espèce de guérisseurs se recrute parmi les vieux officiers en retraite ou les *bourgeois* podagres, et qu'ils ne trouvent des prosélytes que parmi le petit nombre de ceux qui peuvent, comme eux, payer une rente viagère aux Giraudeau dit *de* Saint-Gervais, aux Chomonot dit *docteur* Charles Albert, etc. ; car ce sont autant de pécheurs endurcis et raisonneurs qui meurent dans l'impénitence finale (1).

Il y a enfin les dames charitables qui débitent des drogues qu'elles ne connaissent pas, à des corps qu'elles connaissent encore moins, pour le seul plaisir de les débiter ; — les curés qui confient la santé de leurs ouailles à un exemplaire de Buchan ou d'Audin-Rouvière ; — les com-

____

(1) Regnard, Machiavel, etc., moururent aussi de coliques produites par l'abus des pilules purgatives qu'ils s'administrèrent eux-mêmes. — Leibnitz mourut pour avoir voulu se délivrer trop promptement d'un accès de goutte. Il prit un remède qu'un jésuite lui avait donné à Vienne ; la goutte remonta, et le malade fut subitement suffoqué. — Avis aux goutteux qui donnent étourdiment leur confiance aux spécifiques prônés par les journaux !

mères qui opposent un *secret* à chacune de vos ordonnances ; — les pharmaciens qui donnent des consultations
et triplent le prix réel des remèdes qu'ils ordonnent ; — les
accoucheuses auxquelles on peut dire : *Ne sutor ultra
crepidam* — Quelle doit être la conduite du médecin, dans
toutes ces délicates circonstances ? c'est dans l'esprit de
ma lettre d'y répondre.

Dites à une dame, dont la charité commet un délit
prévu par le Code, qu'elle peut faire plus de mal que de
bien : — Allons donc, docteur, vous plaisantez ? ma médecine est si douce !... quelques vésicatoires, des purgatifs,
des bains de pieds, une ou deux sangsues et de bons bouillons. — Mais, madame, les vésicatoires et les purgatifs
peuvent... — Mon Dieu, que vous êtes jaloux ! Si encore
je faisais payer, comme vous, mes visites et mes remèdes !...
— Croyez-moi, mon ami, n'entreprenez pas la conversion
de madame... elle est femme et dévote, deux raisons d'en
douter. — Il vaut mieux, pour vous et pour l'humanité,
diriger plus sensément son louable penchant à la bienfaisance, en lui indiquant un de vos malades, pauvre honteux,
qui a besoin de cérat et de linge pour se faire panser ; car
vous serez écouté avec d'autant plus d'empressement,
qu'une semblable demande de votre part ressemblera à
une consultation, et vous ne vous exposerez pas, en lui
faisant sentir les torts d'une monomanie incurable, à perdre ses bonnes grâces ou sa protection.

Avec MM. les curés, rendons-leur cette justice, vous
pouvez espérer d'être compris et écouté. — Par exemple,
tenez-vous pour averti, les théologiens sont ergoteurs ; les
si et les *mais* pleuvront sur votre logique ; mais résistez
à l'orage ; usez de méthode et de simplicité dans vos raisonnements, et ils finiront par convenir avec vous que si
l'on pouvait être médecin, je ne dis pas avec un traité de
médecine, mais avec une bibliothèque, rien n'empêche-
rait d'être peintre, avec une palette, des pinceaux et des

couleurs, ou d'être poëte, à l'aide du dictionnaire de Richelet. — Exposez une *croûte*, ou publiez de la prose rimée, vous n'encourez que le ridicule ; médicamentez l'un de vos paroissiens et tuez-le, en suivant à la lettre votre *médecine domestique* ; vous ruinez des orphelins et une veuve, vous commettez une espèce d'homicide....

Mais les voisines qui prêtent leur seringue et leurs cancans, — mais les gardes-malades qui *s'entendent* à ne jamais vous entendre, qui modifient vos prescriptions ou les bannissent dans une armoire, comment, ô mon ami, aborderons-nous cette engeance féminine, bardée de bêtise, de présomption et d'imposture, comme d'un triple airain ? — Après avoir examiné votre malade, comme Celse nous le recommande (1), demandez-leur avec une politesse indulgente ce qu'il a *pris* en vous attendant. — Moi, dira l'une, je l'ai fait *suer* ; je ne connais que ça pour les *chaud et froid*. N'êtes-vous pas comme moi, monsieur le docteur? — Au moment où vous croirez pouvoir lui répondre, une voix nasillarde lui criera : — vous avez raison, commère ; mais ça n'aurait pas suffi certainement, si je ne lui avais pas fait avaler une *écuellée de verveine* toute bouillante, pour lui *fouetter* le sang.... Notre brave monsieur, que j'ai servi pendant trente-sept ans passés, ne donnait pas d'autre tisane... c'était là un fameux médecin !.... des cheveux, ma chère, blancs comme ces draps que vous voyez ; et avec ça, il n'aurait pas *donné le démenti* à un petit enfant... Une fois... — Chut, mon ami, prenez patience !... — A présent, c'est à vous de répondre à l'une, qu'elle a

(1) *Periti medici est non protinus ut venit apprehendere manu brachium, sed primum residere hilari vultu, percunctarique quemadmodum se habeat, et si quis ejus metus est, cum probabili sermone lenire, tum deinde ejus corpo manum admovere..... Medicus neque in tenebris, neque a capite ægri residere debet, sed illustri loco adversus eum, ut omnes notas ex vultu quoque cubantis perspiciat.*

bien agi en faisant suer le malade, si elle a eu la précaution de le couvrir, au moment du frisson, et à l'autre, que le pays est bien heureux de posséder une garde-malade qui a demeuré pendant trente-sept ans chez un *grand* médecin, parce qu'elle doit avoir de l'expérience, de bonnes recettes, et surtout parce que vous êtes sûr qu'elle respectera mieux les ordonnances d'un autre médecin que toutes ses voisines; enfin que la verveine est une bonne infusion, mais qu'à présent il vaut mieux l'échanger contre une tisane d'orge, de violette, etc., etc.

Après cet exorde insinuant qui vous gagnera la bienveillance de votre auditoire, indiquez le reste de votre traitement, afin que le malade ait le temps d'en éprouver les salutaires effets, pendant que ces Cerbères s'occuperont à manger ce *gâteau* de circonstance qui vous initie à la fabrication de tous les autres.

Mais que cette tolérance de votre part, vis-à-vis d'une imprudence commise et par conséquent irréparable, ne s'étende pas à celles qu'il vous sera permis de prévenir. — Les commères que vous aurez ménagées, dans l'intérêt de votre malade, se permettront la réplique; elles oseront comparer votre prescription avec d'autres recettes de leur façon; elles se donneront l'air de se concerter avec vous et même de vous contredire, pour gagner aux yeux de la foule un degré de plus d'importance. — Mais, monsieur le médecin, j'ai vu.. j'ai fait prendre... j'ai entendu... si au lieu de... nous commencions par... il faut vous apprendre que notre malade ne supporte pas les *médecines*, etc.

Ne vous fâchez pas, comme tel confrère; n'épousez pas l'avis de tout le monde, comme tel autre, ce sont deux extrêmes à éviter. — Un point très important, dit Marie de Saint-Ursin, est la fermeté que le médecin doit mettre dans l'énoncé de son opinion. L'hésitation, défaut ordinaire des ignorants qui ne savent rien, des timides qui doutent, des savants qui ont appris à ne plus croire légèrement, déconcerte le malade et renverse sa confiance, premier moyen de guérison. La fermeté d'opinion est tellement nécessaire que même en cas d'erreur subséquemment reconnue, il vaudrait mieux y persévérer en apparence, sauf à agir contrairement dans l'application du remède, que de sembler irrésolu ou de laisser apercevoir qu'on a pu se tromper. Le malade qui ne reconnaît plus l'infaillibilité de son médecin, est une dévote infidèle au saint qu'elle honorait ; dès lors, plus de miracle...

J'ai encore à vous prémunir contre les dangers de la médecine *tant mieux* et les immoralités de la médecine *tant pis*, en empruntant l'austère et noble langage d'un écrivain de mes amis. « Il est des médecins, et c'est peut-être l'effet de la bienveillance de leur nature, qui, déguisant la gravité des cas, l'urgence du danger, prédisent imperturbablement une issue favorable ; les démentis qu'ils reçoivent quelquefois des événements ne portent pas moins de préjudice à leur considération qu'à leur fortune. D'autres, par contre, ceux-ci par une fâcheuse disposition d'esprit, ce qui est un malheur, ceux-là par la suggestion d'un calcul, ce qui est mauvais, assombrissent toujours le tableau, exagèrent le péril et sèment autour d'eux les alarmes et les inquiétudes. Le malade succombe-t-il, le médecin est à couvert ; il rappelle avoir prévu, avoir prédit la catastrophe, la maladie était au-dessus des ressources de l'art, il n'en a pas fait mystère, mais que faire contre un mal sans remède ? Guérit-il, l'éclat du succès est d'autant plus brillant que la situation était plus sombre ; c'est au talent du médecin, à l'habileté de son traitement qu'il faut l'attribuer. Aussi c'est lui qui en retire l'honneur et le profit. Ce n'est pas ainsi qu'agit le médecin honnête et consciencieux. Tout en cachant au malade, pour ne pas aggraver sa situation par des émotions et des angoisses, les craintes qu'elle lui inspire, tout en ménageant la sensibilité de ceux qui lui sont unis par les liens du sang ou de l'amitié, il exprime son opinion avec loyauté et franchise, sans la moindre arrière-pensée d'intérêt personnel, n'excluant jamais de sa manifestation le langage de l'espérance, et y mettant la sage réserve d'un homme qui sait que l'avenir ne lui appartient pas et que fou ou téméraire est celui qui l'engage (1). »

Je juge des progrès réels de la médecine par le débit toujours faiblissant de la pharmacie; c'est que, plus un praticien est instruit, moins il est drogueur. — Mais où la science gagne, le commerce ne trouve pas son compte ; il faut payer un loyer, une patente, des garçons, pour vendre quoi? quelques sangsues, des boules de gomme, de l'eau de Sedlitz, du diapalme… C'est pourquoi, dans presque toutes les communes où il y a un marché, des pharmaciens font les épiciers ou des épiciers font les pharmaciens, et tous débitent ostensiblement des drogues sans ordonnance et sont dépositaires de remèdes secrets. — La scène change dans les villes, mais elle est encore plus scandaleuse. — Les pharmaciens se sont emparés du monopole des *maladies secrètes*; les uns s'entendent avec un compère diplômé, qui délivre des consultations gratuites à certaines heures, dans un cabinet attenant à la pharmacie, mais qui prescrit une consommation généralement copieuse de sirop dépuratif, de rob, de tisane et de pilules antisyphilitiques, que l'on paye vingt fois plus cher que ça ne vaut. — D'autres, plus audacieux, parce qu'ils sont persuadés que la police médicale ne veut pas prendre la peine de les inquiéter, tiennent en même temps leur cabinet de consultations et leur comptoir… — Ce n'est pas une confiance spéciale, dit le docteur Schneider, qui amène le malade dans l'officine; c'est une mesure d'économie, c'est le désir de trouver, en bloc, et à prix réduit, le conseil et

(1) F ALLOT, — *Aperçu de la médecine dans ses rapports avec les maladies internes*, p. 155.

le remède ; c'est encore, et trop souvent, l'espoir de ne mettre qu'une seule personne dans la confidence de son mal.

C'est surtout dans les campagnes que l'on rencontre des sages-femmes qui se cachent derrière Lucine, pour se faufiler dans le sanctuaire d'Esculape. — Si elles se bornaient à conseiller les premiers soins à donner au début d'une maladie, avant l'arrivée d'un homme de l'art, ce serait un service qu'elles rendraient à l'humanité, et celui-ci les en remercierait, loin de s'en fâcher ; mais leur gloriole, autant que l'avarice des malades, gâte ce qu'elles font en les obligeant à trop faire. — J'en ai connu qui se mêlaient de *rhabiller*, de guérir par *secret* ; d'autres qui phlébotomisaient intrépidement tous ceux qui les consultaient, vieux et jeunes, par la seule raison qu'une saignée est un remède à leur disposition, et qui coûte moins de temps et moins d'argent qu'une *médecine* qu'il faudrait acheter à la ville.

La plupart des communes rurales, aujourd'hui, possèdent des religieuses qui instruisent les enfants et font la *médecine des pauvres*, c'est-à-dire, qu'elles commencent à visiter les indigents et qu'elles finissent par *traiter* tout le monde. — L'exercice illégal de la médecine passe pour de la charité chrétienne ; les *sœurs* sont naturellement protégées par M. le curé, et comme elles se contentent de faire payer leurs fioles et leurs emplâtres, le médecin de la localité ne peut pas soutenir la pire de toutes les concurrences. — N'essayez pas, mon ami, de vous gendarmer contre un abus que l'on couvre du voile de la religion dans les campagnes ; contre des femmes, sexe faible et par conséquent entêté, contre des religieuses surtout !

Désir de nonne est cent fois pis encore.

Si ces *dames* ne sont pas admonestées par M. le curé, auquel d'abord il faudra vous adresser et vous plaindre, les *persécutions* du parquet ne les empêcheront jamais de *soulager leur prochain* et de *gagner le ciel*... Quant à vous, homme jaloux et intéressé, allez *gagner votre pain* où bon vous semblera !...

Tout le monde se mêle donc de médecine, prescrit ou critique : tel est le premier et capital préjugé, relatif à l'exercice de notre art, que Joubert a signalé dans une anecdote assez piquante pour que je vous la rapporte. Elle sera comme le corollaire de tout ce que je vous en ai dit.

« On dit que le duc de Ferrare, Alphonse d'Este, mit quelquefois en propos familiers de quel métier il y avait plus de gens ; l'un disait : de cordonniers ; un autre, de mariniers ; qui, de laboureurs ; qui, de chicaneurs. Gonelle, fameux bouffon, dit qu'il y avait plus de médecins que de toute autre sorte de gens, et gage contre le duc, son maître (qui rejetait cela bien loin), qu'il le prouverait dedans vingt-quatre heures. Le lendemain matin, Gonelle sort de son logis avec un grand bonnet de nuit et un couvre-chef qui lui bandait le menton, puis un chapeau par-dessus ; son manteau haussé sur ses épaules. En cet équipage, il prend la route du palais de Son Excellence, par la rue des Anges. — Le premier qu'il rencontre lui demande qu'est-ce qu'il a ; il répond : Une douleur enragée de dents. — Ah ! mon ami, dit l'autre, je sais la meilleure recette du monde contre ce mal-là, et la lui dit. Gonelle écrit son nom en ses tablettes, faisant semblant d'écrire la recette. A un pas de là, il en trouve deux ou trois ensemble, qui font semblable interrogation, et chacun lui donne un remède ; il écrit leurs noms, comme du premier ; et ainsi poursuivant son chemin tout bellement du long de cette rue, il ne rencontre personne qui ne lui enseignât quelques recettes différentes l'une de l'autre ; chacun lui disant que la sienne était bien éprouvée, certaine et infaillible : il écrit le nom de tous. Parvenu qu'il fut à la basse-cour du palais, le voila environné de gens (comme il était connu de tous) qui, après avoir entendu son mal, lui donnèrent force recettes, que chacun disait être des meilleures. Il les remercia, et écrivit leur nom aussi. — Quand il entre en la chambre du duc, son excellence lui crie de loin : Eh ! qu'as-tu, Gonelle ? il répond tout piteusement et marmiteux : Le mal de dents, le plus cruel qui fut jamais. A donc, Son Excellence lui dit : Eh ! Gonelle, je sais une chose qui te fera passer incontinent la douleur, encore que la dent fût gâtée. Brassavolo, mon médecin, n'en pratiqua jamais une meilleure. Fais ceci et cela, et incontinent tu seras guéri. — Soudain Gonelle, jetant bas sa coiffure et son attirail, s'écria : Et vous aussi, monseigneur, êtes médecin ?… Voyez-ci, combien j'en ai trouvé, depuis mon logis jusqu'au vôtre ; il y en a plus de deux cents, et je n'ai passé que par une rue ; je gage d'en trouver plus de dix mille, si je veux aller partout : trouvez-moi autant de personnes d'un autre métier ! »

Joubert ajoute : « Voilà bien rencontré, et à la vérité, car chacun se mêle de médecine, et il y a peu de gens qui ne pensent y savoir beaucoup, voire plus que les médecins (1). »

Le second préjugé, relatif à l'exercice de la médecine, consiste à loger le mérite et le savoir dans certaines qualités ou circonstances purement matérielles, telles sont par exemple , la popularité ou l'élégance des manières , une origine étrangère , de la richesse , des livres, etc., etc., ainsi que je vous l'ai appris dans ma première lettre ; mais les cheveux blancs captent, par excellence, des yeux qui voient sans raisonner.

Ce préjugé aussi vieux que le monde vivra autant que lui , et si je vous en parle, c'est afin que vous puissiez faire une ample provision de philosophie pour tous les

____

(1) *Erreurs populaires du fait de la médecine et du régime de santé*, par Laurent Joubert, 1 vol. in-12, liv. I, chap. IX.

désappointements qu'il vous ménage, tant que vous aurez le *malheur* d'être jeune.

On appelle communément *expérience*, la connaissance que l'on acquiert d'une chose par la seule intuition réitérée du même objet. — Selon ce principe, il ne faut qu'avoir beaucoup voyagé pour avoir la plus grande expérience du monde ; une vieille garde-malade vaudra le médecin le plus expérimenté. — Un médecin qui a vu le plus grand nombre possible de malades, sera pareillement le plus accompli. — Ces jugements inconsidérés ne viennent que de l'idée que la portion aveugle des hommes se fait de la vieillesse. — On suppose qu'un homme âgé a plus vu qu'un jeune homme, et l'on conclut ensuite qu'il a dû penser davantage, puisqu'il a plus vu. — Voilà pourquoi l'on honore inconsidérément des vieillards indignes de la moindre estime, et pourquoi les qualités les plus frappantes et les actions les plus brillantes perdent tout leur prix : *c'est un jeune homme,* dit-on.

Ce préjugé devient d'autant plus nuisible au jeune homme, qu'il reste toujours jeune vis à vis du vieillard. — J'ai souvent remarqué de ces faibles cervelles qui regardaient toujours un jeune homme de mérite comme un jeune homme, malgré son acquit et ses capacités, parce qu'elles l'avaient vu naître.

Il me semble entendre la nourrice d'un général d'armée, couvert de blessures : Il a pourtant crié et pleuré dans mes bras (1) !

Avec le public, mon ami, prouvez par des guérisons plutôt qu'avec des arguments, qu'aujourd'hui moins que jamais l'âge différencie les médecins, grâce à notre enseignement clinique ; et si, dans le cours de votre pratique, vous rencontrez quelque vieux confrère qui prétende soumettre

____

(1) Zimmermann, *Traité de l'expérience en général, et en particulier dans l'art de guérir.*

votre conscience à sa routine, ce serait le cas de lui répéter ce que disait un jeune soldat à un vieux capitaine : Le seul avantage que vous avez sur moi, c'est d'avoir usé plus de souliers. — Mais pourquoi la jeunesse ne serait-elle pas indulgente ? elle a pour elle l'avenir....

La santé du paysan est la plus compromise par les préjugés. — Le voilà venant de naître ; ses vagissements annoncent déjà sa souffrance ; toutes les commères du voisinage qui entourent le lit de douleur s'emparent de cette innocente victime, font le *signe de croix* et coupent le cordon ombilical. — L'une le masse, le frictionne avec du beurre, de l'huile, du vin, sans s'apercevoir qu'il grelote et qu'elle expose ses quelques minutes d'existence ; — l'autre s'empare d'une bande en toile grossière et l'emmaillotte sans commisération, des pieds jusqu'à la tête ; une troisième lui pince le nez qu'elle trouve trop gros ; une quatrième enfonce son index dans sa bouche et mutile sa langue, pour savoir s'il a le *filet*. — Mais c'est à la sage-femme que revient le privilége de lui pétrir la tête, comme si elle appartenait à une statue d'argile, si elle s'est allongée en traversant le passage étroit. — Qui assurerait, dit Richerand, que certains vices de l'entendement ne dépendent point, chez quelques individus, de cette manœuvre imprudente ? — Je pardonne cette pratique à l'ignorance des matrones ; mais une accoucheuse diplômée, formée à la lecture des Baudelocque et aux leçons d'un professeur habile, par quel inconcevable penchant redevient-elle esclave d'une manœuvre dont on lui a fait comprendre l'inutilité, le danger même ? — L'erreur est donc une maladie endémique dans les campagnes ?...

Rousseau s'est fait comprendre à la ville, et le supplice du maillot y est généralement aboli. — Au village, il subsiste et subsistera longtemps ; car les mères et les nourrices se débarrassent ainsi d'une surveillance incompatible avec leurs occupations, et à laquelle elles seraient obligées si

leurs nourrissons pouvaient s'ébattre en toute liberté. —
Il faut que l'ouvrage se fasse, disent-elles. — Mais, malheureuses, voyez comme il se défend, comme il pleure !...
— *Les enfants croissent, quand ils crient ;* voilà leur réponse. — O mon ami, plaidez la cause de tant de pauvres
petites créatures, et dussiez-vous n'humaniser qu'une marâtre sur mille, votre récompense sera belle encore. —
Sécher une seule larme, dit Byron, est une gloire plus
honnête que répandre des flots de sang.

Le terme de l'allaitement doit être fixé par la poussée des
premières dents de lait, ce qui arrive communément vers
la fin de la première année. — Dans les campagnes, une mère
trouve plus commode, plus économique et plus expéditif de
faire teter son enfant, plutôt que de l'habituer insensiblement
à une nourriture plus solide, plus convenable aux besoins
de sa croissance. — J'ai vu des enfants de trois et quatre ans,
aller aux champs où travaillait leur nourrice, pour déjeu-
ner ou dîner. — Des femmes qui s'épuisent, des enfants
qui languissent et deviennent rachitiques, voilà ce qui s'ensuit.

A voir l'indifférence et même l'éloignement des campagnes pour l'une des plus bienfaisantes conquêtes de l'esprit humain, la vaccine, ne dirait-on pas qu'elles attendent un arrêt de la cour impériale pour confirmer celui du
parlement qui *toléra* le perfectionnement de notre espèce ?
— Ce n'est pas à un médecin que je rappellerai toutes les
expériences authentiquement faites, tous les livres apolo-
gétiquement publiés, tous les efforts de chaque gouvernement pour propager cet excellent *antidote des fusées à la
congrève.* — Mais je vous apprendrai, mon ami, qu'aujourd'hui, comme il y a quarante ans, on ne voit dans
l'éruption de la petite vérole qu'une crise dépuratoire
qu'il faut respecter ; que l'inoculation est responsable de
toutes les maladies qui peuvent lui succéder, *post hoc, ergo
propter hoc ;* qu'enfin la varicelle est un argument en fa-

veur de son inutilité, parce qu'elle est considérée, en dépit de tous les pathologistes, comme une seconde édition de la variole.

Le paysan grandit et grossit, mais son bon sens végète dans une atrophique enfance, emmaillotté qu'il est par des préjugés héréditaires ; ce qui m'a fait dire souvent, que si nous pouvions obtenir la moitié de cette docilité qu'il voue si aveuglément et si obstinément à toutes les erreurs, il faudrait retourner l'échelle sociale pour que le paysan se trouvât placé à son sommet ; — mais à la campagne plus qu'à la ville :

> L'homme est de glace aux vérités ;
> Il est de feu pour le mensonge.

A cause de son ignorance, le paysan est superstitieux. Le vendredi, par exemple, est son jour néfaste ; le cri d'une innocente chouette perchée sur le chaume de sa demeure, ou les hurlements de son chien qui souffre ou qui a soif, lui annoncent un malheur dans sa famille ; s'il est malade, il a entendu son arrêt de mort, etc. — Autant que vous le pourrez, mon ami, protégez une âme aussi pusillanime contre la tyrannie de tels pressentiments.

Il croit fermement aux revenants, et je crois que les légendes populaires, aussi bien que l'incompréhensibilité relative des phénomènes météorologiques, entretiennent en lui toutes ces lubies du moyen âge, qui ne sont pas sans influence sur sa santé. — Je pourrais vous citer plus d'une maladie grave dont l'origine remonte à l'apparition d'un feu follet, au grignotement d'une souris, aux deux yeux d'un matou qui scintillaient dans l'ombre... C'est pendant les longues veillées d'hiver qu'il faut entendre chaque villageois racontant son *histoire*, à laquelle un silence profond, la lueur vacillante du foyer et les sourds gémissements de Borée prêtent un air de l'autre monde, qui galvanisent un auditoire, d'autant plus avide d'émotions sépulcrales, qu'il est plus peureux. — J'ai remarqué, et ma remarque concorde avec celle de plusieurs autres confrères, que beaucoup de dysménorrhées dépendent d'une terreur semblablement provoquée et entretenue par les ténèbres de la nuit, au milieu desquelles il faut marcher en quittant *la veillée*.

Le citadin ne craint pas les apparitions, mais il meurt de la peur de mourir, il devient de plus en plus *hypochondriaque*; le docteur Morel définit très justement cette vésanie régnante : « la prédominance du sentiment de personnalité ; la manifestation exagérée de l'instinct du *moi* qui veut tout asservir à sa conservation ou à son plaisir, etc. » Vous rencontrerez souvent dans les hautes régions sociales, ces lâches malades qui sont pour le médecin même un objet de mépris, qui transcrivent toutes les formules qu'ils peuvent trouver, et à l'un desquels Marc Herz disait un jour : Mon ami, c'est une faute d'impression qui vous tuera.

Ce frottement perpétuel de l'inquiétude sur le moral le mieux trempé finit par en effacer l'empreinte virile : « Peut-on s'imaginer un Thémistocle, un Régulus, regardant sa langue dans la glace et se tâtant le pouls ? »

L'habitant des campagnes s'occupe moins de la conservation de sa santé que le citadin, c'est pourquoi les maladies imaginaires n'ont pas souvent accès auprès de sa native insouciance.

Quand ce travers d'esprit le tourmente, il a recours aux remèdes de précaution, et chaque printemps, il prend le chemin de votre pharmacie mangeant bien et digérant mieux encore, pour vous demander une *purge*. — Mais, lui objectez-vous, vous n'avez pas l'air malade, votre langue n'est pas *chargée*, vos fonctions intestinales, d'après ce que je vois et ce que je viens d'entendre, se remplissent à merveille. — Il vous répond, avec une assurance déconcertante, qu'il connaît mieux que vous son *tempérament* et qu'il lui faut une *dose un peu forte*, parce qu'il est *dur à mener*. — Donnez-lui donc une *médecine*, mon ami, ne fût-ce qu'un gramme de magnésie ou de rhubarbe, qui ne compromettra pas sa santé ; car si vous refusez de le satisfaire, il ira chez un épicier qui lui vendra moins scrupuleusement quelque *chose de fort et à bon marché*, une copieuse prise de jalap, d'aloès, et même de la gomme-gutte ! — J'espère que vous serez content, lui dit l'industriel, c'est une *médecine de cheval*. — Tant mieux, répond le paysan, c'est ce qui me va...

Le lendemain, la *médecine de cheval* le *mène*, comme il dit très expressivement *par-dessus et par-dessous*, à sa grande satisfaction ; mais quelques jours après, il revient chez vous accompagné d'une gastro-entérite, et sans être converti pour cela. — Monsieur le médecin, vous dit-il, j'ai pris la *purge* que vous me défendiez ; elle m'a fait évacuer, sauf votre respect, toute la bile que j'avais dans mon corps, et cependant je me trouve plus mal ; *mes humeurs sont en mouvement*, et je viens vous prier de me donner une *médecine* un peu plus douce, pour m'en débarrasser, tandis que je suis en *train*. — Encore une fois, mon ami, prenez pitié de ce malheureux ; sauvez-le s'il en est temps, en lui administrant ce qui convient à l'inflammation qu'il a gagnée.

Savez-vous ce que disait Michel Montaigne à tous ces amateurs de *médecine* ? « Faites ordonner une purgation à votre cervelle, elle sera mieux appliquée qu'à votre estomac. »

Un autre vient encore, au printemps, pour réclamer de votre ministère un coup de lancette. — Éprouvez-vous des chaleurs passagères, des étourdissements, des maux de tête ? — Non, monsieur. — Votre pouls bat aussi souple, aussi régulier que le mien, et je ne crois pas que vous ayez besoin d'une saignée. — C'est égal, monsieur : j'ai eu le malheur de me laisser *tirer du sang* dans cette saison, et tous les ans, voyez-vous, c'est à recommencer ; autrement je retomberais malade. — Je ne dois pas vous saigner, consciencieusement….. — Ma foi, répond-il, c'est comme il vous plaira, mais il ne manque pas de *saigneurs*. — Et là-dessus, il vous salue d'un air mécontent et il fait appeler la sage-femme de son endroit , qui le phlébotomise *larga manu*, et qui ne manque pas de lui rappeler, l'année suivante, qu'il ne faut pas retarder *sa saignée du printemps*, pour éviter *un malheur*… et pour lui faire gagner cinquante centimes.

Si vous ne parvenez pas à le détourner d'une opération au moins inutile, d'un larcin de ses forces alors qu'il en éprouve le plus urgent besoin à l'époque du labour, il faut vous décider à le saigner, c'est-à-dire à le priver de quelques grammes de sang, pour lui en sauver un kilo et plus. — C'est assez, direz-vous. — Laissez couler, ça ne vaudrait pas la peine. —Cependant , votre pouls… — Ne l'écoutez pas, monsieur le médecin, je suis *sanguinaire* plus que vous ne le pensez. — Encore quelques gouttes donc et posez l'appareil, en l'avertissant, toutefois, qu'une saignée de *précaution* ne doit jamais être forte pour être profitable. « Il faut oser soutenir à quelques personnes qu'elles se portent bien, et qu'il serait absurde et dangereux de les médicamenter. » Je crois vous avoir prouvé par les détails qui précèdent que ce conseil de Vicq-d'Azyr ne réussirait pas à un médecin de campagne, qui parle à des hommes d'autant plus opiniâtres qu'ils le comprennent moins.

Un autre préjugé, relatif à la saignée, fait croire que la première sauve la vie, et en conséquence, le paysan diffère de s'y soumettre, tant qu'il n'est pas dans un état tellement grave, qu'elle devient inutile quand il s'y décide. « Si ce principe était vrai, remarque Tissot, il serait impossible que personne mourût de sa première maladie, ce qui arrive journellement. » Le nombre des paysans que ce préjugé laisse mourir, dans les campagnes, est incalculable ; on s'adresserait plus souvent et plus tôt au médecin, si l'on ne craignait pas qu'il ordonnât la saignée, *pour la première fois.*

Et puis, ne faut-il pas définitivement, avant de se soumettre à notre prescription, que l'habitant des campagnes feuillette et consulte son almanach, — ce livre qui jouit immémorialement de toute sa confiance, ce *compendium* de sa médecine, de son agriculture, de sa politique, de son économie domestique. — *Bon saigner, bon purger, bon ventouser*, ces six mots lui représentent tout l'art de guérir. — Aujourd'hui donc, si vous voulez le saigner et que l'astronome *Antoine Souci* ne le veuille que demain, tant pis pour vous et pour le malade, car vous obtiendrez difficilement la préférence, ou si vous l'obtenez et que le malade meure, votre réputation est livrée, pieds et poings liés, aux regrets des parents et à la représaille des *almanacophiles.* — « C'est ainsi, s'écrie le médecin de Lausanne, qu'un ignorant faiseur d'almanachs décide de la vie des hommes et en tranche impunément la trame. »

Plus je songe à l'indigne popularité d'un pareil livret, plus je désire que l'on puisse l'utiliser au profit de l'instruction rurale. — Il serait possible de répandre au sein de chaque ménage, par sa lecture, les éléments d'une hygiène spéciale, les principes de la morale et du droit des gens, l'histoire populaire des bienfaiteurs de l'humanité et des leçons familières d'agriculture. — Depuis le célèbre Rosen qui publia, dans les almanachs de Suède, son *Traité sur les maladies des enfants,* de nombreux essais ont été faits pour résoudre ce philanthropique problème, qui reste encore inconnu. — Le peuple est une espèce d'enfant qu'il faut amuser avec des estampes, des récits merveilleux, des batailles sanglantes, des monstres apocryphes; la morale l'effarouche, le sérieux lui donne des pandiculations, et l'utile ne l'intéresse pas, parce qu'il ne peut pas le comprendre.

Je puis plus facilement vous expliquer le fatalisme du paysan que celui des gens d'esprit. — Le fatalisme, on le voit partout, dans la littérature, dans l'histoire, et voilà qu'on nous l'amène encore de l'Inde, à la suite du panthéisme. — Le peuple est fataliste par ignorance simplement et non par vice de cœur ou par abus de raisonnement; il l'est comme tous les peuples incivilisés, comme les tribus sauvages. — Vous appelez le médecin, dit un philosophe de village à son voisin; mais avec toute sa *savance* il ne guérira pas vot'père, si la mort y est (1)! — Je sais bien que mon père a *fait son temps*, répond le voisin, et si je fais venir le médecin, c'est pour faire taire les mauvaises langues... — A la bonne heure; mais au moins ne dépensez pas vot' argent avec ses drogues!

Le paysan a aussi ses opinions médicales, son système à lui; il est browniste, mais browniste renforcé; il l'est, le fut et le sera toujours. — Je m'étonne qu'en médecine comme en religion, une théorie qui caresse autant les penchants populaires n'ait pas plus de sectateurs, et que le *Paracelse* de Berwick ne se partage pas le monde entier, avec Mahomet. — En conséquence de telles idées, le paysan a horreur de la diète, en temps de maladie; s'il mange, ce n'est pas par besoin, mais par précaution; il craint de mourir de faim et non de la fièvre. — Et savez-vous ce qu'il mange? tout ce qu'il ne devrait pas manger: du pain blanc et frais, des biscuits, des œufs, de la viande. Sa boisson est aussi délétère: du vin rouge ou des liqueurs.... La fièvre s'allume, les yeux brillent, le pouls s'accélère, bat plus fort. — C'est bon signe, dit le malade, je sens que mes forces reviennent. — Pendant ce temps-là, son médecin qui lui a recommandé la diète et à qui l'on a promis de la

(1) C'est autant que s'il disait: Si je dois vivre encore un mois, je vivrai bien sans boire ni sans manger: donc il n'est besoin de faire cette dépense. (JOUBERT.)

faire observer, s'étonne d'une exaspération si imprévue, du délire, des vomissements qui compliquent l'affection principale ; il s'inquiète avec raison : il prend quelquefois le change sur la véritable nature du mal, qu'il avait d'abord connue. — Dans un embarras semblable, qui se renouvellera avec la plupart des malades que vous serez appelé à traiter, ne vous amusez pas à questionner le malade ou sa famille ; car plus le danger sera visible, moins ils oseront vous avouer leur incorrigibilité, pour éviter vos justes reproches. — Vous ne pouvez pas tromper un médecin, devez-vous dire aux parents, et je parierais que le malade a bu un litre de vin au moins et qu'il a mangé une ou deux livres de viande. — Comme la dose des aliments n'a jamais été telle, ils saisissent cette occasion de s'excuser, et peut-être de vous mettre en défaut, en vous répondant qu'il n'a bu qu'un verre de *vin vieux*, parce qu'il se sentait *faible* ; qu'il n'a mangé que des biscuits ou la cuisse d'un poulet, etc. — Vous profiterez de cet aveu, et si votre malade guérit malgré lui et les siens, il osera se vanter de n'avoir pas écouté votre ordonnance. — Ce ne sont pas ses *fioles* qui m'ont *tiré d'affaire*, dira-t-il, mais la *bonne nourriture !*...

Comment espérer la guérison d'un malade, s'il ne se soumet pas au traitement et aux règles diététiques que lui impose impérieusement la nature du mal ? — Il n'y a pas plus de médecin sans médecine, que de médecine sans médecin. — Eh ! mon ami, c'est aussi ce que je dis tous les jours à mes malades récalcitrants : mais je parle dans le désert. — Outre la crainte chimérique de mourir de faim, quand ils sont alités par la fièvre, les gens de la campagne s'imaginent que si le médecin prêche autant pour les affamer, c'est pour les affaiblir, entretenir leur maladie et gagner davantage !!....

Il serait bien heureux pour le public, et le terme de ses jours serait en général bien plus long, si l'on pouvait lui persuader que les seules choses qui peuvent fortifier un malade, sont celles qui affaiblissent la maladie ; mais l'opiniâtreté est incurable à cet égard...

Alors, vos malades succombent ? — C'est qu'au contraire, mon ami, ils guérissent à une grande majorité. — Mais comme le vrai doit être vraisemblable, et qu'en conséquence vous auriez raison de douter du chiffre donné par mon journal (1), questionnez tous les médecins de campagne ; tous vous répondront avec Ramazzini : « Plus d'une fois j'ai admiré de quelle manière plusieurs paysans, atteints de maladie aiguë, avaient pu s'en guérir, je ne dirai pas sans remèdes, mais en suivant un régime copieux et succulent. »

Ceci vous surprend ; mais avec un peu de réflexion vous vous rappellerez que l'on peut d'autant plus s'affranchir des rigueurs diététiques que l'on se rapproche du nord, et que l'on a mené une vie plus sobre et plus réglée, en état de santé.

Il y a donc du vrai et même de l'approprié dans cet esprit brownien qui s'empare instinctivement du paysan ; car la misère et l'excès du travail le prédisposent à plus d'affections asthéniques que le citadin qui ne s'alite que par exubérance de bonne chère et d'oisiveté.

Cependant que toutes mes réflexions ne vous empêchent pas de lui recommander la diète. — « Il y a deux sortes de diète, dit Celse, l'une où le malade ne prend absolument rien, l'autre où il ne prend que ce qu'il convient ; tenez-vous pour satisfait, si vous obtenez cette dernière à la campagne. » S'il ne vous écoute qu'à demi, c'est qu'en vérité il ne doit être astreint qu'à une demi-obéissance, et si vous vous taisiez, il se contraindrait, à coup sûr, pour manger autant et plus qu'en santé même.

« Si le médecin est rigide et trop minutieux, eu égard au régime qu'il prescrit, il peut être assuré qu'on ne l'ob-

____

(1) Sur 100 malades, 93 guérisons, 7 morts.

servera pas strictement ; et s'il est sévère, on se gardera bien de lui dire en quoi on s'en est écarté « Je ne vous engage pas à régler votre conduite d'après cette opinion de Grégori ; décidez-vous, au contraire, à demander *plus* pour obtenir *moins* de vos malades, si vous exercez à la campagne.

Cette lutte journalière que le médecin de campagne doit soutenir contre tant de préjugés contraires à la diète, ne se renouvelle pas pour son confrère de la ville. — Ici, tout le monde, riche et pauvre, a le bon esprit d'obéir aux prescriptions du docteur, et si un malade manifeste quelques fantaisies, elles sont ordinairement soumises à l'approbation de la faculté.

J'arrive à l'énumération des préjugés généraux qui compliquent les maladies.

Hippocrate blâme avec raison cette forfanterie du paysan qui, à l'approche d'une maladie, l'engage à *se vaincre*, à *court-bouillonner* une fluxion de poitrine avec du vin chaud et aromatisé ; à se fatiguer davantage pour *étourdir* son mal.

Mais enfin, il est obligé de *se mettre au lit* ; c'est une belle occasion pour essayer sa recette, s'il en possède une, et ensuite toutes celles de son voisinage. « L'ignorant a toujours plus de penchant à se traiter lui-même, dit Buchan, c'est lui qui a le moins de confiance dans les médecins. » Et cependant, comme l'a judicieusement fait remarquer un grand penseur, Cormenin : « le médecin est le premier besoin du pauvre, c'est sa richesse, car la santé c'est la force des bras, et la force des bras c'est le gagne-pain du travailleur (1). »

Le mal s'aggrave, en dépit ou plutôt à cause de toutes ces tentatives de l'empirisme, au sujet duquel, je pourrais dire avec Boileau :

> Le rhume à son aspect se change en pleurésie,
> Et par lui la migraine est bientôt frénésie.

(1) *Entretiens du village*, p. 73.

Dans ce cas, la famille se décide à *faire venir* le médecin, et pour le choisir, les grands et les petits parents, la garde-malade et les voisins s'assemblent et délibèrent..... Que ne pouvez-vous, mon ami, à la faveur des ais mal joints de la porte, entendre les débats de ce congrès rustique.

Je suppose qu'en votre qualité de *nouveau médecin*, vous obtenez la majorité des suffrages, le bruit de votre prochaine arrivée court dans tout le village, et quand vous entrez dans la chambre du malade, vous êtes obligé d'écarter la foule curieuse et bavarde qui l'emplit et vicie le peu d'air qu'il est permis d'y respirer.

Où est le malade ? — telle est votre question en face d'un tas de couvertures que vous apercevez sur un lit. — Mais, monsieur le médecin, il est là-dessous ; on le fait *suer*....

Vous approchez, vous soulevez toutes ces nippes fumantes et nauséabondes, vous découvrez enfin une tête ruisselante de sueur et empourprée par les ardeurs de la fièvre, dont les yeux s'épouvantent de la lumière et accusent le délire. — Malheureux, dites-vous aux assistants, vous voulez donc la mort de cet homme, de votre voisin, de votre père ? Que vous a-t-il fait, pour que vous l'étouffiez ? — J'ai vu des cas, dit Tissot, dans lesquels les soins qu'on s'était donnés pour forcer cette sueur avaient procuré la mort du malade aussi évidemment que si on lui avait cassé la tête d'un coup de pistolet.

Plus d'une fois, mon ami, il vous arrivera, comme à moi, de rencontrer assez d'impudence sous une coiffe, pour vous soutenir que vous avez tort de *refroidir* le malade, de lui *faire prendre l'air*, quand les sueurs commencent à venir ; que ce n'est pas d'aujourd'hui que l'on fait *suer*; qu'il faut *réchauffer* le sang s'il se *caille*, etc.

Au lieu de rétorquer d'aussi absurdes propos, donnez de l'air à votre malade, rendez-lui la liberté de respirer, de se mouvoir ; faites essuyer sa tête ; qu'on le désaltère par votre ordre, et avant de le quitter, je vous assure que son amélioration sera suffisamment visible pour vous servir comme d'une réfutation victorieuse, aux yeux de tout le monde. Mais quand le témoignage du ressuscité complétera votre triomphe, soyez d'autant plus modeste et indulgent pour la routine vaincue; — car la roche Tarpéienne est près du Capitole...

Il est un adjuvant à toutes les couvertures pour faire suer le paysan, c'est l'administration de tout ce qu'on peut intituler *échauffant*, tel que le vin fortement aromatisé, la thériaque, le faltranc, les infusions de diverses plantes aromatiques, de mélisse, d'absinthe, par exemple.

Votre tâche n'est donc pas remplie et votre Lazare n'a qu'un pied hors de la tombe; car si vous ne gagnez pas assez de confiance et d'autorité, d'après le mieux existant, pour remplacer ces *échauffants* par des tisanes que vous jugerez plus convenables, les commères doubleront la dose en votre absence, puisque, selon elles, vous avez *fait prendre froid* au malade, et la rechute ainsi provoquée, leur servira de revanche; elles ne manqueront pas de murmurer à vos oreilles, que l'on ne gagne rien avec les *nouvelles méthodes*, et que si le malade vient à mourir, on ne pourra plus en accuser les *sueurs*, etc., etc.

Il vous reste un moyen, mon ami, pour prévenir cette rechute plus ou moins mortelle et dont le public vous rendrait responsable; — c'est d'avertir le malade et ses parents, au moment où le mieux sera établi par vos soins, que si, en votre absence, d'autres tisanes que les vôtres sont administrées, vous ne pouvez plus répondre de la guérison; et ne craignez pas, en cette circonstance comme dans toutes les semblables, de les épouvanter avec le nom de la mort...

C'est le mot, l'unique mot d'ordre qui puisse encore dans les campagnes faire respecter une prescription médicale.

En état de santé, ainsi que je vous l'ai dit dans ma précédente lettre, la malpropreté du paysan est une conséquence de son incurie ; — mais s'il tombe malade, la malpropreté s'érige en précepte ; *le linge blanc*, disent les commères, *empêche de suer et porte malheur* (par allusion sans doute à la dernière toilette que nécessite l'ensevelissement). En conséquence, la victime de ce sale préjugé croupit avec une stoïque confiance sur son grabat, jusqu'à la terminaison favorable ou non du mal qui l'y retient.

Si l'on attend la visite du médecin ou du curé, des serviettes propres sont étendues sur le chevet du lit et simulent cette partie des draps qui dépasse la couverture. — On dirait que ce préjugé conserve assez de honte de lui-même pour se cacher en présence de la civilisation.

Ne manquez pas de soulever ces serviettes hypocrites, et qu'en votre présence, le malade soit transporté sur un lit entièrement propre, ne fût-ce que sur de la paille fraîche. — Vous ne craignez pas de faire crever votre bœuf malade, en renouvelant sa litière, leur direz-vous ; comment osez-vous croire que la propreté est plus nécessaire à des bêtes qu'à des gens ? — Le bien-être instantané du malade justifiera votre réflexion, et quand le public connaîtra vos intentions à cet égard, il finira par *renouveler la litière* de ses malades, ne fût-ce que pour éviter un second *affront* de votre part.

« En général, dit avec raison le docteur Massé, on ne sait pas ôter la chemise d'un malade ; les bras, les coudes embarrassent, gênent le passage. Faites lever en l'air les deux bras, et vous retirerez la chemise aussi facilement que vous retireriez le fourreau d'un parapluie ; la chemise blanche se remet par la même manœuvre. »

Une autre source d'erreurs, est la condescendance aveugle avec laquelle le paysan consulte, écoute et suit jusqu'aux moindres caprices d'un malade. — Le choix du médecin est-il soumis au scrutin, le vote de l'électeur le plus intéressé en vaut quatre ; ceci est juste, quant au droit. — Au milieu des rêvasseries fébriles, prononce-t-il le nom d'un autre confrère, les parents s'empressent de l'appeler, et le pire de cette démarche inconsidérée, est d'entretenir les deux médecins dans une ignorance mutuelle de leurs visites et de leurs ordonnances, d'administrer clandestinement au malade des drogues aussi étonnées, pour ainsi dire, de se rencontrer dans le même estomac, que les deux Esculapes eux-mêmes dans la même chambre…

Si les moyens pécuniaires ne permettent pas cette double dépense, les parents prient le premier venu de suspendre ses visites parce que le malade *va mieux*, et son successeur, pour lequel vos antécédents sont un secret de famille, croit commencer un traitement qu'un troisième caprice, peut-être, l'empêchera de mener à bonne fin.

D'après la même subordination aux désirs du malade, le paysan lui donne à boire et à manger (à l'insu du médecin) tout ce qu'il demande… Il est admis d'ailleurs, au sein des campagnes, que *ce qui plaît à la bouche est bon à l'estomac.*

J'ai deux conseils à vous donner, dans cette circonstance : le premier est de ne pas refuser votre ministère au même malade qui reviendrait à vous, par un retour du sens commun ou après comparaison faite : quand le devoir du médecin parle, les petites comme les grandes passions doivent se taire ; le second est de former votre âme à cette abjecte jalousie d'état, dans le cas où vous surprendriez un confrère surnuméraire auprès de votre malade. — C'est une responsabilité partagée, et il faut vous en réjouir au lieu de donner au public un scandale qui déconsidère. — A la ville, les choses se passent plus convenablement, un malade ou sa famille propose franchement une *consultation,* et un médecin ne se permet guère de visiter le malade d'un confrère, sans lui avoir proposé de le voir en commun.

La consultation est le FAMEUX CHAPITRE de la déontologie, son cérémonial varie suivant les pays et les temps; vous devez connaître, à son sujet, plusieurs devoirs de bienséance réciproque, auxquels nous devons nous soumettre sous peine d'indignité; en même temps, je vous indiquerai certaines mesures de *préservation personnelle*, à l'encontre des piéges poliment tendus à l'inexpérience et à la droiture du confrère qui débute par les Simon Pimprenelle de notre époque.

Et d'abord, un malade peut-il être considéré comme la propriété du médecin traitant? — Le professeur Forget a répondu et il a qualité pour répondre : « la propriété repose purement et simplement sur la volonté du malade lui-même. Tant que celui-ci veut de son médecin, il y a forfait à chercher à supplanter ce dernier par des manœuvres directes ou indirectes; il y a forfait à prendre sa place, alors que le malade ignorant ou ingrat, aveugle ou inconstant, n'a pas de motifs légitimes pour répudier son médecin ordinaire (1). »

Nous ne devons donc rien dire et rien faire pour favoriser l'expulsion d'un confrère, près d'un malade; je dirai plus, nous devons nous y opposer même, dussions-nous ne pas espérer la réciprocité.

Avant d'accepter une substitution semblable, vous exigerez, — condition *sine qua non*, — que l'on congédiera et payera votre confrère; qu'on vous produira même sa quittance, et au besoin, vous préviendrez ce dernier et lui ferez agréer vos regrets.

Vous ne consentirez jamais à donner des conseils au domicile d'un malade, à l'insu de son médecin.

En délivrant une prescription, en son absence, recommandez expressément qu'on lui en donne connaissance.

Si la confiance vous fait défaut, retirez-vous, sans repro-

____

(1) *Des devoirs du médecin*, feuilleton de l'*Union médicale*.

che au malade et sans garder rancune au confrère qui vous aura succédé, avec loyauté ; — il y a délicatesse et fierté d'en agir ainsi.

Une consultation est de droit naturel pour un malade ; vous ne pouvez pas vous y refuser ; votre intérêt même vous en fait une obligation, dans tous les cas qui peuvent inquiéter ou votre réputation ou votre conscience.

« Dans les maladies graves, dit F. Hoffmann, il convient de faire appel à un second médecin, *quand même il serait d'une capacité inférieure* ; on évite, par ce moyen, d'être seul garant des événements. »

Ce conseil peut être utile, au point de vue professionnel, mais il ne me semble consciencieusement praticable, que dans le cas où votre client sera assez riche, pour *faire les frais* de votre responsabilité.

Toutes les fois que vous serez indécis, embarrassé, dans un cas grave, vous devez provoquer une consultation, c'est-à-dire invoquer les lumières d'un confrère ayant toute votre confiance ; en vous réservant de le choisir entre plusieurs qu'on pourrait vous proposer, ou de le désigner vous-même.

Ceci convenu, vous faites l'invitation par lettre ; — restez à la disposition de votre confrère, pour le jour et l'heure, si le malade peut attendre...

Si l'on vous propose un médecin qui n'est pas notoirement honorable, un habitué de la quatrième page, un homœopathe ou un magnétiseur, refusez cette promiscuité compromettante ou impossible.

Si l'on vous parle d'un médecin qui vous sera complétement inconnu ; — dans le doute, abstenez-vous...

Si vous êtes tenté de céder aux facilités du voisinage, votre démarche sera comme un pont jeté à la concurrence.

Si enfin, pour le plaisir de renouer des relations d'école, vous espérez retrouver un ami, dans un confrère ; oh ! défiez-vous de cet enfantillage du cœur ; vous introduiriez un loup *ravisseur* dans votre bergerie... EXPERTO CREDE ROBERTO.

Soyez militairement exact à l'heure fixée pour la consultation ;—pour aucun motif, vous ne pouvez pas faire perdre à un confrère le temps qu'il mettrait à vous attendre ; et ce manque d'égards serait d'autant plus répréhensible que celui-ci est plus affairé ou plus âgé que vous.

Dans le cas où vous pourriez prévoir une impossibilité, avertissez-le par lettre expresse.

Vous vous trouverez le premier au rendez-vous pour recevoir le confrère invité ; faites disposer d'avance une pièce, qui sera chauffée en hiver, et, par des paroles allégeantes, tâchez de fortifier le moral de votre client qui s'inquiétera en perspective de deux médecins...

Dans la chambre du malade, attention ! — Tous les yeux vous suivent, vous guettent... Toutes les oreilles sont dressées... et le *sujet*, quelle que soit l'apparente gravité de sa position, verra et entendra mieux peut-être qu'aucun des assistants ; je vous le répète, mon ami, tenez-vous en garde contre toutes les réflexions échangées à voix basse... on simule quelquefois le sommeil ou le délire, pour surprendre votre opinion.

Laissez au consultant le temps et la liberté d'interroger, d'ausculter, de mensurer, etc. ; et ne prenez la parole que pour fournir les renseignements qu'il pourra vous demander.

Le *grand médecin* se permettra peut-être des digressions un peu trop savantes, des hochements de tête improbateurs ; — pour tâter le pouls, il exhibera une superbe montre, et, la tête penchée comme celle du Bichat modelé par David, il suivra l'aiguille à secondes au milieu d'un silence profond et solennel ; — passez-lui cette mise en scène chronométrique, il faut *briller* n'importe comment, et *grandeur* oblige...

Après l'examen clinique, on s'installera dans la pièce

réservée où vous pourrez, loin des profanes, vous consulter et rédiger, en commun, le traitement ; — il s'agit d'une question de vie ou de mort, question grave entre toutes et qu'il faut traiter gravement, je veux dire autrement qu'on ne la traite.

Le *grand médecin* causera de bourse, de spectacles, de... tout, excepté du pauvre malade. — Midi déjà, vous dira-t-il, et je dois être à une heure... — mais, répondrez-vous, avant de nous séparer, que décidez-vous? — Moi, cher confrère, rien... c'est-à-dire pas autre chose que ce que vous avez déjà prescrit vous-même ; votre traitement m'a paru très sage, mais hélas! comme l'a dit un ancien : *contra vim mortis...* — Vous désespérez de mon malade? — (*Plus bas et lentement*) : Il s'en va, mon bon (*prenant son chapeau*), et moi aussi...

Cependant le protocole est rédigé à la hâte, *considérablement revu et corrigé ;* le bouillon blanc remplace la mauve et le sirop philantérique règne sur toutes les lignes, sans oublier l'adresse du pharmacien-préparateur. (*Historique.*)

La farce est jouée, mon ami ; tirons le rideau sur le malade qui va mourir, avec le viatique de l'espérance : notre *famosus consultator* glisse quelques pièces d'or dans son porte-monnaie, allume son cigare, en vous en offrant quelques-uns, des *vrais...* remonte dans son coupé qui roule, roule, roule... avant de se remiser sous les lambris capitonnés d'une fortune qui ne sera pas la mienne ni la vôtre...

Revenons à l'histoire des préjugés.

Il y a des remèdes qu'on adopte indistinctement, dans les campagnes, pour toutes les maladies, parce qu'ils monopolisent leur confiance ; — d'autres, que l'on refuse obstinément d'employer, alors même que le médecin démontre leur indispensable recours ; enfin ceux que propose et propage l'empirisme des commères et qui furent préférés de tout temps à ceux de la Faculté.

Un paysan ne peut pas s'assujettir plus de huit ou dix jours au même médicament, c'est-à-dire à la même apparence de ce médicament; vous irez au-devant de cette inconstance, en annonçant que vous allez *changer le remède* et que si le second ne produit pas l'effet que vous avez droit d'en attendre, vous en trouverez un troisième, un quatrième, etc. ; mais qu'il est prudent de commencer par celui de tous qui est le moins *fort*. — Vous pourrez dire aussi, pour obtenir un dernier effort de sa patience, que la maladie serait déjà guérie, si vous n'aviez pas été obligé d'en *déraciner le germe*, et de prévenir une rechute, etc.; sans toutes ces précautions oratoires, mon ami, vous perdrez le mérite d'une guérison commencée et qui ne demande que la persévérance de vos premiers moyens pour s'accomplir. « S'imaginer qu'un remède est inutile, dit Tissot, parce qu'il ne détruit pas la maladie au gré de notre impatience, et le rejeter pour en prendre un autre, c'est casser une montre, parce que l'aiguille emploie douze heures à faire le tour du cadran. » Le peuple des villes se résigne à la longueur du traitement qu'on lui prescrit, et son médecin se borne à lui dire, d'une semaine à une autre : — Comment allez-vous ? — Bien doucement. — Continuez vos remèdes.... — et il continue... parce qu'il n'est pas talonné, comme le paysan, par les travaux de chaque saison, de chaque journée.

Le grand coffre, dont parle Fontenelle, suffirait à peine pour y réunir, à votre intention, toutes les recettes *souveraines*, tous les secrets et toutes les amulettes qui se colportent de lit en lit, depuis le jour où le premier malade fut exposé sur la voie publique, pour y consulter tous les passants...

Telle fut cependant l'origine de notre art divin, tel il était encore, jusqu'à l'avénement d'Hippocrate.

Si j'écrivais à un homme du monde, je lui dirais : Défiez-vous de l'élixir anonyme que débitent les religieuses de votre localité, de *l'eau pour les yeux* de madame ***, de l'emplâtre que compose M. le curé***, etc., etc.. — Mais je me contente de prévenir un jeune médecin, que tous nos confrères tombent dans un défaut contraire, en réprouvant non pas sans raison mais sans un examen suffisant, tout ce que l'on désigne sous le nom de *remèdes de bonnes femmes* ; ce qui est un tort pour la science et une injustice pour certaines substances, ainsi que je me plairai à vous le prouver, en vous parlant, dans une autre lettre, en faveur de la thérapeutique indigène.

Il en est des vérités en médecine, comme des préceptes de la morale, dit M. A. Petit, qui semblent perdre le droit de nous toucher, en passant par une bouche impure. — On dédaigne peut-être trop les formules populaires ; quoique éloignées de leur source, les vérités qu'elles renferment n'en sont pas moins précieuses : les bonnes femmes n'inventent point, et les remèdes qui portent leurs noms ont souvent une origine sacrée. — Le médecin prudent doit les écouter, et, comme l'antiquaire savant, il trouvera quelquefois un bronze précieux sous la rouille épaisse qui le cache.

Examinons d'abord les médicaments qui sympathisent avec l'esprit de chacun de nos clients et tâchons d'en deviner le pourquoi : *sublatâ causâ, tollitur effectus.*

Il faut qu'un médecin s'applique particulièrement à restreindre ceux-ci, dans les bornes qui leur furent assignées par une expérience célaire, de crainte que le public en abuse, soit en exagérant leur dose, soit en prolongeant ou en généralisant trop leur emploi.

La saignée et les sangsues sont encore à la mode dans les villes, et cet hommage aux mânes de Broussais n'est pas autre chose qu'un instinct ; le citadin a besoin d'émissions sanguines, mais il reste à son médecin d'en déterminer l'à-propos. — Le paysan se résigne difficilement à une première saignée, et encore exige-t-il qu'elle soit petite, ignorant le mode de régénération et la somme de ce fluide qui lui est dévolue. — Mais si cette première saignée lui est favorable, il deviendra plus *broussiste* que Broussais lui-même. — Une bonne saignée, pensera-t-il, peut lui en économiser plusieurs autres, et plus on lui *tirera* du sang, plus vite aussi reviendra sa santé, puisque c'est le sang qui lui *fait la guerre*.

A la suite de la moindre peur, il faut uriner d'abord et se faire saigner après. — Autre aphorisme qui fait loi, dans les campagnes : *risum teneatis...*

Je suppose que vous perscriviez des sangsues à un paysan. — Monsieur le médecin, j'aimerais mieux une saignée. — Pourquoi ? — C'est plus vite fait, voyez-vous. — N'en croyez rien, mon ami : la vraie raison est qu'une saignée ne lui coûtera qu'un franc, tandis que douze sangsues en valent aujourd'hui quatre, et ce qui prouve que j'ai deviné juste, c'est que, dans un autre cas où vous opinerez pour la saignée, il préférera une application de sangsues, parce qu'il en a quelques-unes dans un bocal, qui doivent sucer, jusqu'à la mort de la dernière, lui, sa famille et tout son village. — Le pire de cette déplorable économie est d'encourager l'usage des sangsues pour tous les maux, à l'instar des hôpitaux militaires. — Dans toutes les phlegmasies de poitrine, par exemple, si fréquentes dans les campagnes, une, deux, au plus trois sangsues sont appliquées aux bras, aux jambes ou sur le point pleurétique, pour singer les manœuvres de notre art, dans une circonstance à peu près semblable. — Le mal augmente, comme vous le pensez, sous l'influence d'un traitement aussi aveuglément dirigé, et la fausse sécurité qu'il inspire ne s'enfuit qu'à votre aspect, et alors que vous vous écriez douloureusement, en abordant un moribond : — Mais vous m'appelez trop tard... — Que de désappointements semblables vous arriveront !

Une autre raison plaide en faveur des sangsues : le paysan croit que cet annélide ne *pompe* que le *mauvais sang* dans la plupart de ses maladies, *inde...*

Stoll m'a paru vivre en bon confrère avec Brown, dans nos campagnes. — Toute maladie qui ne se manifeste pas aux yeux du paysan par ces symptômes de l'inflammation, rougeur et chaleur, est réputée venir des humeurs ou de la faiblesse ; — le traitement est *tricéphale* : on le commence par la *bonne nourriture* ; on le continue par les vésicatoires, et on le termine dignement par une ou deux *purges !* — Chaque maison possède une certaine provision de *mouches cantharides*, que l'on étend sur un cataplasme de levain, pour improviser un épispastique, dans l'occasion. — *Un vésicatoire*, disent les commères, *ne fait jamais de mal ; au contraire, il attire nos humeurs à la peau.* — Elles considèrent l'exsudation purulente comme une humeur renfermée *en dedans* et qui engendre la maladie... tandis qu'un vésicatoire a la propriété, selon cette croyance, d'expulser l'*humeur peccante* au travers des pores, de même, un purgatif la *pousse par le bas...* — Ne voilà-t-il pas un système de vidange admirablement combiné !...

Plutarque se moque d'une manière très sensée, je dirais même très médicale, de cet abus systématique des évacuants : « Si une ville de Grèce trop remplie d'habitants faisait venir pour s'en débarrasser des Scythes ou des Arabes, ne passerait-elle pas avec raison pour imprudente et ridicule ? n'est-ce pas là l'illusion de ceux qui, dans l'intention de se débarrasser le corps, y font entrer toutes sortes de drogues purgatives, au lieu d'employer la diète ? »

Vous n'ignorez pas, mon ami, combien il est difficile de juger les maladies de l'enfance. La population des campagnes tranche sans scrupule ce nœud gordien du diagnostic, en les attribuant presque toutes à la présence des vers. — Ce système est à la fois commode et économique, s'il n'est pas plus raisonnable que les nôtres, car dix centimes de *semen-contra* ou de *mousse de Corse* dispensent d'aller au médecin.

Un autre médicament favorablement vu par le paysan, et

dont il abuserait s'il n'était pas aussi cher, c'est le quinquina. — *Le quina*, dit-il, *ça donne des forces.* — Mais
pour couper la fièvre d'une façon moins coûteuse, il lui
préfère aujourd'hui la quinine, dont il exagère épouvanta-
blement la dose. — Si vous lui reprochez une pareille imprudence, il répond qu'un peu de poudre, qui ressemble
à la farine, ne doit pas être un remède aussi *fort* que vous
voulez bien le lui faire croire. — C'est en partie pour prévenir les nombreux accidents gastriques, consécutifs à
l'abus si dangereux de cette apparente *farine*, que j'ai tâché d'obtenir au chlorure de sodium la préférence sur tous
les autres fébrifuges, de la part des médecins de campagne (1).

A la ville et parmi la classe riche, désœuvrée et valétudinaire, les eaux minérales sont en faveur, parce qu'on
veut guérir ou s'amuser, ou plutôt guérir en s'amusant, ce
qui est le comble de l'art et de la philosophie.—Docteur,
il me semble que les *eaux* me seraient favorables ? — Madame a raison ; elle a besoin d'air, de soleil, de mouvements, d'émotions agréables… — Mais où aller ?—Madame,
le célèbre Tronchin laissait ce choix à ses belles clientes…
L'année suivante, autre consultation. — Docteur, je me
suis bien trouvée des eaux de Vichy, vous me conseillerez
d'y retourner ? — Il est difficile, dans cette circonstance et
dans cent autres semblables, de résister aux paroles insi-
nuantes, aux câlineries d'une femme du monde, si elle est
jolie surtout ; et je vous déclare, mon ami, que pour es-
quiver une complaisance qui serait moins compatible avec
notre gravité hippocratique, il faut de l'habileté et de la
pénétration. — Avec son médecin, disait à ce sujet un
homme d'esprit, une femme adroite est, dans sa chambre,
comme un ministre sûr de sa majorité ; — elle se fait or-

____

(1) *Mémoire sur la propriété fébrifuge du chlorure de sodium,*
présenté à l'Académie des sciences, le 4 mai 1835.

donner à son gré le repos, la distraction, la campagne ou la ville, les eaux ou le cheval, selon son bon plaisir et ses intérêts.

Au nombre des médicaments disgraciés dans l'esprit rural, je vous mentionnerai principalement l'émétique, le mercure et l'opium. — Une aussi aveugle prévention ne doit nullement influencer vos prescriptions, si la nature du mal est assez exigeante pour ne pas accepter leurs succédanés mêmes. — Dispensez-vous seulement de les nommer par leurs noms, en recourant à quelques-unes de ces providentielles circonlocutions que nous prête la langue médicale. — C'est ainsi que vous pourrez administrer, sans opposition, le *tartre stibié*, le *tartrate antimonié de potasse*, à tel qui répugne à prendre un *émétique*...

D'où naît la crainte que l'émétique, le seul mot *émétique* inspire aux gens de la campagne ? — La tradition aurait-elle transmis et conservé parmi eux les invectives de Guy-Patin et le fameux arrêt du parlement de Paris ? — Non, mon ami : l'émétique passe pour empoisonner celui qui ne peut pas le *rendre* ; voilà pourquoi ils l'appréhendent, tant que le médecin ne parviendra pas à les désabuser.

Et le mercure ? — Encore un poison *qui court dans les membres* et tourmente le malade jusqu'à ce qu'il en meure. — Ce métal médicamenteux a soulevé, comme l'antimoine, bien des dissidences au sein du corps médical, lesquelles sont loin d'être terminées : ne soyons donc pas étonnés si le paysan juge, comme le sage Fernel, un agent aussi énergique, et qui requiert de la part du praticien qui l'administre une longue et toute spéciale expérience.

Quand vous administrerez ce métal, vous pourrez le dissimuler aisément, à la faveur de ses nombreuses préparations, desquelles le paysan ne connaît que le populaire *onguent gris*.

Cette répugnance du paysan pour le mercure, dont il ne connaît que la vertu antisyphilitique, certifie d'ailleurs sa moralité, car on redoute d'autant moins, au sein des villes, les pilules de Beloste et la liqueur de van Swieten, que l'on a été plus souvent obligé d'y recourir, pendant une jeunesse orageuse...

L'opium, encore une *médecine* réprouvée, *qui peut endormir tout de bon ;* et quoique la Fontaine se soit écrié, au sujet du bûcheron :

En est-il un plus pauvre en la machine ronde ?

celui-ci n'appelle guère la mort que pour l'aider à *recharger son bois.* — Ce n'est point à ces trois agents les plus précieux de la matière médicale (*émétique, mercure, opium*) que les campagnes devraient refuser leur confiance, mais à cette foule de drogueurs qui s'en emparent, les dosent et les administrent assez intempestivement, pour les convertir en véritables poisons.

D'autres remèdes ne déplaisent aux gens de campagne que par leur mode d'administration, tels sont les lavements, les cautères, etc.

Vous conseillez un lavement à une paysanne. — Ah ! monsieur le médecin, je vous en prie, ordonnez quelque autre chose à prendre par *en haut,* parce que je ne puis pas me décider..... — Mais à la ville, la plupart des dames..... c'est un soin de propreté... — A la bonne heure, monsieur, elles en ont l'habitude ; mais nous autres... ça ferait causer !... — Ceci n'est pas de la pudeur, mais de la niaiserie ; tâchez donc de lui faire comprendre, avec Tissot, qu'un lavement soulage ordinairement plus que si l'on buvait quatre ou cinq fois la même quantité de liquide.

Le cautère est un bon remède pour faire sortir les humeurs, dit le paysan, mais j'aime mieux un *visicatoire,* parce que je ne serais pas obligé de *l'entretenir* pendant le reste de ma vie. — C'est la théorie exagérée de la

répercussion. — D'ailleurs, la pensée d'un cautère ina-
movible fait croire qu'il faut être atteint d'une maladie
désespérée, pour s'y soumettre. — Elles en jugent bien
différemment, ces coquettes qui se soumettent à cette
sentine pyogénique, pour entretenir la fraîcheur de leur
teint... Archigène lui-même n'aurait pas poussé le fana-
tisme jusque-là !

Les sinapismes épouvantent le paysan, et si vous n'avez
pas la précaution de combattre le préjugé qui les fait voir
comme un moyen *in extremis*, ou il refusera de *mettre
la moutarde*, *parce qu'il n'est pas à l'agonie*, ou bien la
frayeur causée par votre ordonnance pourra, sans que
vous puissiez le soupçonner, aggraver son mal, lui donner
la fièvre. — A la ville, au contraire, le même remède
jouit d'une grande popularité ; les commères et les gardes-
malades ne manquent jamais d'*appliquer la moutarde*,
en attendant le médecin.

Un moyen d'adoucir la maladie, dit Montaigne, est souvent d'en adoucir le nom. — Dans les campagnes, le
médecin doit conserver le mot technique aux *humeurs
froides* (scrofules) au *mal caduc* (épilepsie), et à toutes
les maladies qui peuvent affecter l'organe pulmonaire.

La peste n'est pas plus redoutée que ces dernières maladies ; toutes, sans exception, sont réputées héréditaires
et incurables. — Des parents vous demandent le nom de
la maladie de leur enfant : — C'est une fluxion de poitrine,
direz-vous. — Vous vous trompez, répondront-ils aigre-
ment, notre enfant n'est pas *attaqué de la poitrine*... Il
n'y a jamais eu de *poitrinaires*, dans la famille. — Vous
voudrez leur donner des explications, mais ils s'opiniâtreront
à vous protester que leur enfant n'est pas *attaqué*. J'approuve ce système de complète dénégation, car s'ils vous
permettaient de prononcer le mot, le seul mot, *poitrine*,
devant un tiers..... plus d'avenir pour leurs filles à
marier ! le public dirait : *C'est une famille de poitrinaires*.

A cause de ce préjugé, le paysan qui vous consulte confond son estomac avec sa poitrine, et il vous induira en de graves erreurs, si vous n'adoptez, comme une investigation probatoire, de lui faire placer la main sur la partie malade, *loco dolenti*, avant de lui apprendre la position respective de ces deux organes.

Un malheureux phthisique est rejeté loin de ses semblables, comme un lépreux du XII° siècle, et sans ce respect humain qu'inspire une époque moins barbare, sa famille qui le tolère dans son sein, avec une répugnance mal dissimulée, le reléguerait dans une fissure de rocher ou au fond d'un bois, pour y *cracher ses poumons*… Après sa mort, ses hardes sont brûlées, les murs de sa chambre sont blanchis à la chaux, et le rabot ratisse scrupuleusement son plancher, parce que les commères prétendent qu'il suffit de marcher à pieds nus sur l'ex-crachat d'un *poitrinaire*, pour *attraper son mal*. — Locuste ne connaissait pas un poison si subtil !

Il suffit, sans doute, de vous signaler un préjugé qui éteint l'esprit social, rompt les liens de famille, compromet l'avenir d'un malade qui peut guérir, et va jusqu'à empoisonner impitoyablement les derniers jours escomptés à celui qui doit mourir, pour que vous mitigiez adroitement vos expressions sur le compte de toutes les maladies qui sont ou passent pour être héréditaires. — Tâchez de faire comprendre aux habitants des campagnes que le contact médiat ou immédiat d'un tuberculeux n'est pas plus à craindre que celui d'un homme atteint d'un mal de dent.

Voici quelques préjugés généraux, relatifs à la pratique chirurgicale.

Celle de toutes les erreurs qu'il importe le plus au médecin de campagne de combattre, pour le salut du malade comme dans son intérêt professionnel, c'est de croire que la médecine et la chirurgie ne peuvent pas loger sous le même chapeau ; qu'un docteur, par conséquent, ne connaît et ne pent traiter que les maladies *du dedans*, et qu'à l'officier de santé qui accompagne sa signature du titre modeste de *chirurgien*, il est dévolu d'instrumenter toux ceux qui s'exposent au tranchant de son audacieux bistouri.

Je ne connais qu'une seule voie de répression à cet abus qui compromet aussi capitalement la santé publique, c'est une répression légale...

D'après l'art. 29 de la loi du 19 ventôse an XI, « les officiers de santé ne peuvent pratiquer les grandes opérations chirurgicales que sous la surveillance et l'inspection d'un docteur, dans les lieux où celui-ci sera établi. »

Que pour le traitement d'une fièvre, où la nature médicatrice peut réparer les erreurs du demi-médecin, vous tolériez que celui-ci dépasse les attributions mal déterminées de son titre, l'imprévoyance de notre législation vous y condamne ; mais le domaine de la chirurgie a des limites telles, qu'aucun ne peut les franchir à votre insu, dans votre banlieue, et comme la nature ne peut rien vis-à-vis d'une aponévrose ou d'un nerf coupé qui paralyse un membre, vis-à-vis d'une artère ouverte ; — si l'un de vos clients meurt du supplice de Fualdès, vous êtes complice de son assassin, parce que vous avez été assez lâche pour assister peut-être à la consommation d'un tel crime. — Que de remords réveillerait une telle conviction, si elle pouvait entrer dans l'âme de tous nos confrères de la campagne ! et que dès ce jour, ô mon ami, elle veille aux abords de la vôtre, pour la défendre contre toute pusillanimité médicale !...

Un second préjugé s'oppose généralement à toute proposition d'opérer que fait un médecin de campagne, quand il reconnaît l'indispensable urgence de recourir au fer ou au feu. — Non, non, s'écrie une paysanne dont les entrailles maternelles cèdent à l'instinct d'une fausse sensibilité ; non, je ne veux pas que mon enfant souffre, j'aime mieux le voir mourir !...

De quel nom faut-il qualifier une mère qui maintient cet arrêt de mort qu'elle a prononcé, ainsi que je l'ai vu souvent? Brutus livra ses deux enfants à la hache des licteurs, mais le manteau du consul empêcha de voir ce que dut souffrir le cœur du père, en immolant toutes ses affections sur l'autel de la patrie...

Adressez la même proposition à l'adulte, au paysan, si dur et si stoïque? — même répugnance à se laisser *faire une opération*; mais il montrera un courage surnaturel, sous notre instrument, si toutefois il s'y décide. — Je ne crains pas le mal, vous répondra-t-il, mais que deviendrai-je, si vous me coupez un bras ou une jambe? je ne pourrai plus continuer mon *train*, alors ma femme, mes pauvres enfants.... Ma foi, il arrivera ce qu'il plaira au bon Dieu! si je dois guérir, je guérirai avec tous mes membres; sinon... eh bien! j'aime mieux *partir!* — J'ai connu plusieurs paysans qui, pour avoir résisté aux horribles sollicitations d'un officier de santé, vrai cannibale, coupeur de bras et de jambes, conservèrent leurs membres, qui étaient leur seule fortune. — Après une seule guérison de cette désespérante apparence, on comprend la répugnance d'un client qui n'a pas d'autres alternatives que la misère ou la mort, on comprend même son espoir d'en *réchapper*, comme son voisin.

Quand un malade succombera, malgré vos soins, à la suite d'une affection grave et occulte, d'un cancer au pylore, je suppose, il n'y aura guère que les parents et les voisins qui s'occuperont de votre insuccès, et plus ou moins de circonstances s'offriront à leur esprit pour le justifier; mais si, après une amputation ou le débridement d'une hernie, pratiquée tardivement, une diarrhée colliquative ou la gangrène enlèvent ce même client, votre position devient plus difficile; tout le public, à plusieurs lieues à la ronde, qui est au courant de votre *opération* (événement qui fait bruit dans les campagnes), s'imagine que toutes les fois qu'après avoir décidé un malade à souffrir autant, son médecin ne peut pas le guérir par une compensation presque obligatoire, c'est qu'il n'est pas aussi *adroit* que M.*** ; qu'il est ou trop jeune ou trop vieux ; qu'il n'a pas *la main aux outils ;* qu'il s'est trop pressé ou qu'il a trop attendu, etc., et il finit par ce refrain qui brise l'âme d'un jeune praticien : *Le malade avait bien raison de se défendre; sans l'opération, il serait encore plein de vie...*

Une telle injustice ne vous déterminera pas à dire, comme d'autres confrères indignes de ce nom : Ma foi, cette opération est trop grave et ses chances trop incertaines, pour que j'ose la proposer ; si le malade s'y résigne et qu'il tourne mal, je compromettrai ma réputation.

Une troisième erreur du paysan, relative aux mêmes opérations chirurgicales, est d'apprécier leur difficulté et par suite leur mérite, d'après le sang répandu, la longueur d'une estafilade et l'étendue des lambeaux dénudés ou disséqués.

C'est ainsi qu'une amputation de cuisse, que l'ablation du sein et que l'extirpation d'une loupe volumineuse, sont des boucheries tellement appréciées, qu'une seule d'elles suffira à votre réputation de *grand chirurgien ;* tandis que la kératotomie ou l'encanthis seront des bagatelles d'oculiste : — Il n'y a pas eu quatre gouttes de sang, dit le spectateur désappointé ; et ça ne pouvait pas être autrement, un outil pas plus gros qu'une aiguille à tricoter !...

C'est vraiment chose déplorable, qu'outre le peu de gloire qui vous reviendra pour l'une de ces délicates opérations, votre client prétendra faire concorder vos honoraires avec la minime estime qu'il a conservée de sa guérison.

Si le paysan repousse la main armée d'un fer salutaire, il conserve foi, espérance et amour, pour tous les emplâtres, baumes, onguents et vulnéraires. — Il vous souvient du liniment oléagineux du Samaritain, et du dictame tant vanté par le divin Homère. « Comment, s'écrie le professeur Richerand, se persuader que depuis tant de siècles, les hommes se trompent encore sur la manière de remédier aux moindres accidents, aux coupures, aux blessures les plus légères ? Comment l'expérience ne leur a-t-elle point appris que dans une blessure qui est encore saignante, il suffit de nettoyer la plaie, d'en rapprocher les bords et de les maintenir en contact ? » — Cette expérience spéciale des pansements supposerait au moins quelques essais de la part d'un paysan, mais il s'y refuse, et aujourd'hui comme il y a cent ans, s'il se fait une blessure, vous le voyez boire un verre d'*eau d'arquebuse*, tandis que sa femme lui apprête l'un des mille et un onguents qui composent la pharmacopée populaire, tels, par exemple, qu'un mélange de cire, de jaunes d'œufs et d'essence de térébenthine, dont elle badigeonne sa *coupure*. — L'inflammation vient la compliquer, la douleur s'en mêle, le membre se tuméfie, rougit, et le paysan vient nous demander un autre onguent qui puisse le guérir *plus vite*. — Lui répondre qu'il suffit pour la guérison de sa plaie, de la garantir de l'air et de la faire propre, de condamner le membre au repos et d'observer un certain régime, serait à ses yeux la preuve de notre ignorance ; il vaut donc mieux, puisque c'est encore un préjugé récalcitrant, accompagner tous nos conseils, pour qu'ils soient écoutés, d'une fiole (*aqua fontis*) innocemment coloriée ; — je suppose toutefois que cette plaie n'est pas entretenue par une diathèse ou un virus.

En présence de tant de misères qui compliquent la maladie dans nos campagnes, le dénûment, l'insalubrité locale, le défaut d'air et d'espace, l'encombrement, l'insuffisance des vêtements, du chauffage, de l'alimentation, des soins médicaux, etc., plusieurs médecins ont éloquemment plaidé, pour l'organisation des secours hospitaliers, dans chaque département et même dans chaque canton ; mais la question des finances a été jusqu'à présent un obstacle plus sérieux que ne l'imaginait leur philanthropie, et la répugnance du paysan pour *l'hôpital* est incroyable mais malheureusement trop réelle. — « La chaumière délabrée, son réduit obscur et malsain, son grabat, son foyer, ont pour lui des liens secrets de vif et profond attachement ; puis sa pauvre femme, ses pâles et chétifs enfants entourent sa couche et savent le consoler. Il n'est pas jusqu'à ses voisins de village, jusqu'aux arbres qui l'entourent, au bruit prochain ou lointain des travaux agricoles, au je ne sais quoi qu'il respire, du ciel qu'il voit, de l'eau qui coule, du moulin qui bat dans le lointain, qui ne le fixent en quelque sorte au sol qui l'a vu naître, où il souffre et où il veut mourir s'il est possible, la charrue à la main, sous le soleil ; — alors il prend patience, il se résigne, et dans ses actions, le *fiat voluntas tua, domine,* brille sans faste comme sans ostentation » (1).

L'homme riche est exempt de toutes les grossières erreurs que je viens de vous signaler ; son éducation l'en préserve, et si quelquefois il fait *l'esprit fort,* s'il déclare que la médecine est un art conjectural, il faut convenir que son scepticisme ne peut pas supporter l'épreuve d'une colique, qu'il use de procédés envers son médecin, qu'il s'y attache, et qu'il va jusqu'à lui témoigner une reconnaissance aussi sincère que délicate.

Après les *esprits forts,* il y a les *esprits faibles.* — Dieu vous préserve, mon ami, de tous les lecteurs de livres de médecine ; ils s'imaginent être prédisposés à chacune des maladies dont ils viennent de lire l'histoire. — De si loin qu'il vous aperçoit, celui-ci vous tend les bras, votre main serre la sienne, homme naïf ! il s'agit de tâter son pouls… — Celui-là vous darde une langue… de couleuvre en colère ; je l'ai trouvée *saburrale,* ce matin, vous demande-t-il ? — Un troisième d'un cynisme puant, fera une description trop

---

(1) Reveillé-Parise, *De l'assistance publique et médicale dans les campagnes,* p. 15.

pittoresque de ses résidus, en déjeunant avec vous , etc...

Chez l'homme riche et malade, il y a trop d'exigence et d'égoïsme, ce qui l'empêche de comprendre le moindre retard dans nos visites : le monde, pour lui, commence au chevet et finit au pied de son lit. — Avec l'ouvrier, une maladie doit être courte, pour faire valoir celui qui l'a traité ; avec le riche, au contraire, plus le mal traîne en longueur, plus il tourne au profit d'une réputation médicale. — La *célébrité* d'un confrère fait oublier ses torts et pardonner ses plus grosses bévues. — Sur dix visites que vous ferez dans la même journée, vous devrez en consacrer six ou huit à distraire votre malade (s'il est riche), en lui parlant politique, affaires, selon son goût ou son humeur ; il suffit de tâter son pouls, pour conserver à vos apparitions une physionomie *sui generis*. — Ne parlez jamais de renouveler l'air de sa chambre, en ouvrant les fenêtres, car il est aussi aérophobe que le paysan, et il est moins excusable, étant plus instruit. — Pour corriger une atmosphère corrompue par les sueurs et la matière des déjections, la garde-malade se contente de faire quelques aspersions d'eau de Cologne ou de brûler du sucre.

L'existence du citadin, je parle toujours de celui qui vit dans les hautes régions sociales, n'est qu'une erreur relative, non-seulement à sa santé, mais encore à sa longévité ; erreur de tous les jours, ou plutôt de tous les soirs, et qui serait bien capable de l'effrayer, s'il pouvait sérieusement y réfléchir. — Vous allez en juger, mon ami, par la très pittoresque peinture qu'un journal en a faite. — Vous connaissez, dit-il, de réputation du moins, ces sortes de bains nommés *bains russes*, où l'on passe à travers tous les agréments du massage, des glaces du pôle nord à la chaleur des tropiques ? Ces bains sont l'image des plaisirs du monde, et le détail d'une soirée parisienne suffira pour vous en convaincre. — Après avoir mal dîné sur les sept heures (votre cuisinière craint toujours de vous charger

l'estomac quand vous devez aller au bal), vous digérez plus
mal encore entre les mains d'un coiffeur et d'un valet de
chambre, et vous vous habillez en raison inverse des exigences de la température. Cette opération terminée à dix
heures, vous quittez (première épreuve du bain russe) votre
chambre bien chaude pour une voiture parfaitement glacée. Vous y passez dix minutes, un quart d'heure, une
demi-heure, suivant la longueur de la distance, l'état de
vos chevaux et l'humeur de votre cocher. Vous arrivez,
froid comme un marbre, au rendez-vous du plaisir, et vous
repassez alors (second bain russe) des rigueurs de l'hiver
aux douceurs de l'été. Bientôt la chaleur augmente ainsi
que la foule, et le massage se complique avec un bain de
vapeur. Ballotté du salon à la chambre à coucher, de la
chambre à coucher au cabinet, pressé, coudoyé, foulé,
étouffé de plus en plus, vous passez trois ou quatre heures
à percher sur l'orteil, à regarder et à écouter par-dessus
l'épaule de quelque géant, à recevoir et à rendre des
coups de pieds et des éclaboussures de sorbets, à écraser
votre chapeau et le chapeau de votre voisin, à rougir
comme une écrevisse dans l'eau bouillante, et à respirer
comme un damné dans l'enfer..... Alors il est d'usage que
quelque dame se trouve mal, et l'on vous prie d'entr'ouvrir la fenêtre qui est derrière vous. — Ceci constitue votre
troisième bain russe, et vous procure naturellement un
gros rhume de cerveau. — La fenêtre refermée, d'ailleurs,
vous vous dédommagez en retombant dans la fournaise,
et vous recommencez à cuire de plus belle, c'est le mot,
jusqu'à ce que votre femme et votre fille vous donnent le
signal du départ. — Quatrième bain russe, en attendant
votre manteau dans l'antichambre, en attendant votre voiture au bas de l'escalier, en attendant le réveil de votre
portier et de vos domestiques, misérables qui dorment
profondément et chaudement, loin des plaisirs mondains
inventés pour vous seuls !..... Bref, vous vous couchez

au moment où le bruit du matin ne permet plus de fermer l'œil, et le lendemain vous avez le choix entre une courbature, un rhumatisme, une fluxion de poitrine... ou de nouveaux plaisirs.

Mais la plus grave erreur relative à la santé publique, dans les villes, est imputable aux autorités locales, qui ne font rien pour atténuer les ravages de la syphilis, ravages si épouvantables aujourd'hui, que l'administration militaire a été dans l'obligation de s'en plaindre et d'avouer qu'ils décimaient les garnisons. — Il y a deux cents ans environ, aux temps que nous appelons barbares, un roi de France, jaloux de la santé publique, parce qu'il avait prévu sans doute qu'elle était la force et la richesse des États, ordonna « qu'il doit être enquis et informé contre toutes les femmes vérolées, andables et infectées de la dite maladie de grosse galle de Naples, et toutes celles qui auront infecté aucunes personnes, soit en b... ou ailleurs, seront constituées prisonnières, et leur procès criminel fait et parfait comme à meurtrières et homicides ; et celles qui seront trouvées aux dits b... jurés, malades de telles maladies, seront à présumer ainsi criminelles, vu qu'elles se sont exposées à congression depuis la connaissance qu'elles ont de leur dite maladie contagieuse (1). » Et de nos jours, mon ami, la sollicitude gouvernementale semble plus se préoccuper des bêtes que des hommes : si une épizootie se manifeste quelque part, on publie des instructions, on nomme des commissions, on organise des secours, etc. ; et les citoyens d'une grande cité, exposés à la contagion du plus subtil et du plus délétère des virus (2), n'ob-

(1) *Dicrarchiæ Henrici regis christianissimi, progymnasmata.* In-18, par Raoul Spifame.

(2) De toutes les maladies qui peuvent affecter l'espèce humaine par voie de contagion, et qui portent à la société les plus grands préjudices, il n'en est pas de plus grave, de plus dangereuse et de plus à redouter que la syphilis. Sous ce rapport, je ne crains pas

tiennent que des précautions vraiment dérisoires, pour ne pas leur infliger une autre qualification. On compte à Lyon, par exemple, douze cents prostituées; il n'y en a pas trois cents qui soient inscrites sur les registres de la police, c'est-à-dire qui s'assujettissent à sa surveillance, et cette surveillance, unique garantie de leur état sanitaire, n'est pas autre chose que la visite d'un médecin, faite seulement tous les quinze jours. Cette visite ne peut être ni une garantie ni même une précaution, parce qu'une prostituée peut, ce jour-là même, être infectée d'emblée et infecter, dans l'intervalle d'une visite à une autre, des centaines d'individus. — Aussi, dans les grandes villes, les vénériens se multiplient, abondent, et ceux qui sont dans l'indigence ou seulement dans l'impossibilité de vaquer au travail qui les fait vivre, manquent à la fois de pain et de remèdes. — A Lyon, seulement, tous ces malheureux vénériens peuvent se faire traiter gratuitement et sans être obligés de quitter leur famille, pour l'hôpital, en se présentant aux consultations du DISPENSAIRE SPÉCIAL que j'ai fondé, dans cette ville, en 1840.

Des nombreuses raisons que j'ai fait valoir, dans une publication (1), pour différencier les bienfaits d'un hôpital et ceux d'un dispensaire, il s'ensuit que toutes les villes devraient posséder l'un et l'autre, étant destinés au traitement de la même maladie et non des mêmes malades. — C'est aux médecins de la ville, obligés de venir en aide à ceux que les ulcères et la misère rongent dans un galetas, qu'il appartient de gémir sur tant de calamités, et de faire entendre des réclamations qui s'accordent avec les prin-

d'être démenti en disant que les désastres qu'elle procure, l'emportent sur les ravages qu'ont exercés toutes les pestes qui, de temps en temps, sont venues porter la terreur dans la société.

(Parent-Duchatelet, ouvr. cité, t. II, p. 57.)

(1) *Dispensaire spécial pour le traitement des vénériens indigents de la ville de Lyon; son but et ses moyens.* Lyon, 1840.

cipes de la civilisation, l'intérêt des mœurs et des familles, le cri de la société et les alarmes des mères. — Mais c'est aux conseils municipaux, puisque le gouvernement ne veut pas prendre l'initiative des mesures qui intéressent la santé publique, de répondre à toutes ces graves interpellations, parce qu'ils pourraient, en vertu des lois du 24 août 1790 et du 22 juin 1791, exécuter ce que leur impose la responsabilité attachée au devoir de veiller, je ne dis pas seulement à la conservation des mœurs, mais encore à la sûreté et à la *salubrité* publiques.

L'homœopathie a provoqué, par sa manière commode et simple, en apparence, de médicamenter, un abus de plus dans la pratique médicale. — On rencontre aujourd'hui, dans le monde, des fanatiques de la doctrine hanemahnienne, qui exercent ostensiblement l'art de guérir, avec un manuel et une bonbonnière de globules. — Cette nouvelle variété de médicastres peut obtenir des dupes, à la ville, mais ils ne réussissent pas, dans les campagnes, à capter la crédulité d'un public qui se laisse prendre plutôt par les yeux que par l'imagination.

La mode est comme le germe, l'*aura seminalis* de certaines maladies qui ne sévissent d'une manière contagieuse que parmi les gens comme il faut. — Vous savez que les courtisans de Louis XIV voulaient être atteints de la fistule à l'anus et s'en faire opérer, pour complaire à cette royale incommodité. — Tout dernièrement, à Paris, les maladies de l'utérus étaient en faveur, ce qui me paraît moins explicable, puisque les dames ne pouvaient y gagner que les répugnantes épreuves du *speculum* et la cantérisation.

Mais je crois en avoir assez dit pour vous apprendre à reconnaître les préjugés qu'il faut ménager et caresser même, pour les soumettre momentanément au joug de la raison médicale et du sens commun ; et ceux, au contraire, que vous devez attaquer courageusement, à cause de l'instante gravité de leurs conséquences. *Ex humano respectu ne reticeat utilia.* (Stoll.)

Quels sont les moyens les plus efficaces pour diminuer les préjugés médicaux ? — En réponse à la même question, Zimmermann a écrit un très long chapitre qui n'y répond guère, et Tissot dans sa monographie sur les charlatans, dit : « Après avoir montré le mal, je souhaiterais indiquer des remèdes sûrs, mais cela est difficile. »

Nos opinions diffèrent, en ce que j'attribue la difficulté non pas tant à l'indication qu'à l'exécution des moyens généraux et locaux que je vais vous désigner, modifiés d'après les mœurs de notre époque.

Les moyens généraux consisteraient, d'après l'échantillon que vous en ont donné cette lettre et les précédentes, à supprimer les officiers de santé et à punir indistinctement toute espèce de médecine illégalement exercée.

Il faudrait au pays une organisation médicale moins absurde ; — des lois pénales et plus sévères et plus efficaces ; des magistrats assez philanthropes pour surveiller leur entière et prompte exécution, et des médecins assez indépendants pour dénoncer à l'autorité tous les délits d'une nature aussi grave qui se commettraient sous leurs yeux.

Il faudrait le *consensus unus* de tous ces moyens ; qu'on me l'assure, et avec quelques années, je garantis l'extinction du charlatanisme, aussi possible que celle de la mendicité...

Les moyens locaux prêteraient leur secours à cette régénération morale ; — parmi ceux-ci, j'aurais foi à des hôpitaux cantonaux, à chacun desquels serait attaché le médecin du pays le plus capable de guérir le corps et de réformer l'esprit.

Car le célèbre praticien de Lausanne comprenait bien le peuple, celui des campagnes surtout, pour dire que l'appât du bon marché le ramènera beaucoup plus sûrement que l'aversion du crime. — Et n'est-ce pas un crime de se suicider par avarice ou par ignorance volontaire ?

Je vous rappellerai, comme autres moyens locaux, la rédaction de nos formules en langue latine, pour prévenir toutes les sottes contrefaçons que suggèrent celles que le peuple peut lire et qu'il croit comprendre :

Un peu de vérité fait l'erreur du vulgaire ;

les almanachs qui feraient autant de bien qu'ils font de mal, s'ils étaient rédigés conformément aux besoins et à l'intelligence des masses, et enfin le concours du curé de campagne, si les déraisonnables antipathies que manifestent pour *la soutane* un trop grand nombre de nos confrères ne s'y opposaient. — J'ose espérer, mon ami, qu'une génération plus instruite, plus en progrès, comprendra tous les avantages que notre pratique peut retirer de la charité et de l'influence ecclésiastiques, et qu'elle en fera profiter nos campagnards, qui meurent plutôt, comme l'a dit Zimmermann, parce que leurs préjugés rendent inutiles tous les secours, que par la grandeur et le danger de leurs maladies.

P. S. Je viens de lire cette lettre à l'un de mes voisins, grand *preneur* de sirop de Boubé, et s'étant reconnu, il m'a dit, d'un air moitié sérieux, moitié goguenard : les gens du monde vous liront, sans se corriger, et le peuple vous lira, sans vous comprendre; le peuple... c'est un puits sans fond, mon cher ; vous y jetez une pierre, et vous ne l'y entendez pas tomber !

Je n'en crois rien, lui ai-je répondu, la vérité doit jouir au moins des bénéfices de la calomnie ; il faut la dire et la redire, *il en restera toujours quelque chose...*

LETTRE QUATRIÈME.

MÉDECINE DES VILLES ET DES CAMPAGNES. — MALADIES INTERNES ET THÉRAPEUTIQUE.

Considerare morbos oportet qualiter et quibus, quas formas habeant, in qua loca versi sint....

HIPPOCRATE.

Il y a plus de deux mille ans, mon ami, qu'un conseil si pratiquement philosophique nous fut donné, et j'ai d'autant plus raison de m'étonner de notre indocilité ou de notre apathie à le suivre, qu'il est impossible de devenir bon médecin, s'il ne règle nos premiers pas dans la carrière.... C'est donc à votre début qu'il importe de vous rappeler que les localités exercent une influence telle sur l'homme, qu'elles modifient sa santé et ses maladies, qu'elles réclament par conséquent des ressources thérapeutiques mises à la disposition de notre art, et qui ne doivent pas être pour le paysan ce qu'elles sont pour l'habitant des villes.

En effet, l'un est atteint d'une maladie que ne connaît pas l'autre ; — elle est grave pour le premier, elle ne l'est pas pour le second : — elle exige de celui-ci une médication active, tandis qu'elle guérit chez celui-là, par l'unique secours de la nature ; — ou enfin, si notre art doit intervenir pour tous deux, il doit marcher par deux voies différentes pour arriver au même but.

Voilà ce que l'expérience apprend à la plupart des mé-

decins obligés d'exercer successivement et même simultanément à la ville et à la campagne.

« Il en est d'une forte santé comme d'une longue pros-
périté : on est d'autant plus blessé du malheur de la perdre
qu'on en a joui plus longtemps. — L'homme chez lequel
la partie animale prédomine, par conséquent sain et robuste,
met une confiance sans bornes dans la force de sa constitution ; il en a le sentiment exagéré, accoutumé qu'il est à
se regarder comme l'enfant gâté de la nature. — Mais à
peine est-il frappé par la maladie, on le voit s'étonner,
s'indigner de ce qu'elle ait osé l'atteindre, la force morale
manque tout à fait ; voilà l'origine de l'ancien proverbe :
« Aussi sot qu'un athlète malade. » (Reveillé-Parise.)
Voilà l'histoire du paysan : dès qu'il tombe malade et qu'il
est forcé de s'aliter, il s'attriste par les souvenirs du passé.
— Moi qui étais si robuste, dit-il, moi qui ne savais pas ce
que c'est que de *maladier!* — Et si le mal persiste, il se
désespère et ajoute : Ah ! je vois bien que l'on a raison de
dire qu'une première maladie emporte les gens robustes.
Mes forces s'en vont, *je mange mes chairs*, je suis un
homme de moins. — *Ad lectum, ad lethum*, disait aussi
Juste Lipse ; mais celui-ci eut malheureusement raison...

« De quoi, demande Lamartine, dans son *Conseiller du
peuple*, l'homme de travail souffre-t-il le plus dans sa vie
de douleur? c'est de la maladie, qui le prive du travail
même et qui le laisse sans remède, sans linge, sans feu,
sans médecin et souvent sans pain, au milieu de sa femme
et de ses petits enfants criant misère. »

C'est avec un pareil malade qui compte les jours et les
heures, que le médecin doit apporter la plus grande réserve
dans son pronostic.

Plus habitué que le paysan à la souffrance et au repos
du lit, le citadin capitule d'autant plus aisément avec ses
maux, qu'il n'a pas besoin de son temps, s'il est riche, ou
qu'il peut se réfugier dans une salle d'hôpital, s'il est pau-

vre. — Platon (*de Republ.*, dial. 3) nous donne à ce sujet
d'excellents conseils. « Si un ouvrier est malade, dit-il, le
médecin doit le guérir par les vomitifs, par les purgatifs,
par le fer ou par le feu. S'il veut lui prescrire un régime
exact et sévère, lui couvrir la tête de paquets de médicaments, et employer tous les autres remèdes de cette nature,
l'ouvrier a soin de lui faire observer qu'il n'a pas le loisir
d'être malade ; qu'il ne peut passer sa vie à essayer un
fatras de médicaments et négliger ainsi son travail. —
Après cette observation, il dit adieu au médecin et repre-
nant son premier train de vie, il se remet à l'ouvrage. S'il
n'entre en convalescence et si son corps ne peut soutenir
la maladie, la mort le délivre de tous les maux. »

En général, les maladies qui atteignent le paysan sont
simples de leur nature, régulières dans leur marche, rarement compliquées d'épiphénomènes et réveillent plus lentement les sympathies. — Ce sont des empâtements, des
congestions ou des inflammations locales. Les désordres
bilieux ou ataxiques, par suite d'irritation gastro-intestinale, les caprices du système nerveux, les troubles de la
circulation, sont autant de mauvais génies qui restent en
garnison à la ville, comme pour châtier ceux qui l'habitent,
en raison de la vie oisive ou déréglée qu'ils y mènent.

L'homme le plus cultivé, dit Virey, s'use en cela même,
par les frottements multipliés qu'il éprouve.

Ainsi s'expliquent, comment, si l'artisan et le paysan se
livrent à de grandes fatigues physiques, tendant à diminuer
leurs ressources vitales, le premier présente des éventua-
lités de maladie ou de mort plus grandes, en se trouvant
plus souvent sous le coup de diathèses et de cachexies. —
Il n'est pas seulement menacé, comme le cultivateur, de
manquer de force de réaction, lorsqu'il se sera alité ; mais
son affection aiguë augmentera de gravité en se greffant
sur un vice organique des liquides et des solides, d'où une
moins rare transformation de l'état aigu en l'état chroni-

que, d'où un plus grand enchevêtrement des diverses manifestations morbides (1).

Ramazzini attribue les maladies spéciales du paysan à deux causes principalement prédisposantes : — l'air et la mauvaise nourriture ; — et cependant, mon ami, j'ai vanté la pureté de l'air qu'il respire et la frugalité de son régime alimentaire.

Oui, l'air de la campagne est pur, c'est *l'air vierge* de Bordeu ; mais il ne peut garantir celui qui l'aspire des imprudences qu'il commet. — Oui, la nourriture la plus simple est aussi la plus saine ; mais une galette sans levain, du laitage aigri et du lard rance, des légumes gelés et des fruits verts ne sont plus sains, quoique aliments simples ou préparés simplement.

Le paysan conserve quelquefois pour sa famille toutes les denrées qu'il ne peut vendre au marché, par défaut de maturité ou autre, tandis que, pour son bétail, il surveille scrupuleusement la qualité du fourrage qu'il lui fait consommer et celle de l'eau dont il l'abreuve.

Vraiment, si je poursuivais une antithèse si humiliante pour la raison humaine, ce sublime apanage du *roi de la création*, vous finiriez par convenir avec moi que les maladies qui déciment les campagnes diminueraient au moins de moitié, si le paysan daignait seulement partager ses précautions sanitaires, entre lui et son bœuf, entre sa femme et sa chèvre, entre ses enfants et ses moutons...

D'après Ramazzini, la lenteur et la plasticité du sang déterminent durant l'hiver et au commencement du printemps, les diverses phlegmasies de poitrine, les maux de gorge et les fluxions, dans les campagnes. — Il me paraît plus simple d'attribuer toutes ces maladies, soit à l'usage des poêles en hiver, soit aux premiers travaux du printemps.

(1) *Les Paysans français*, p. 345.

En effet, je vous ai montré le paysan près d'un poêle en fonte, chauffé à rouge pendant au moins cinq mois de l'année. — Les relations de voisinage, et surtout le besoin d'air, l'obligent parfois de sortir de cette *marmite de Papin*, à s'exposer brusquement à l'atmosphère glacée du dehors et à rentrer avec la fièvre, la céphalalgie, la dyspnée et un *point de côté*. — Le paysan est surpris d'avoir *attrapé un chaud et froid*, *sans avoir bu l'eau de telle fontaine*, et le médecin, de ce qu'un pareil accident ne se renouvelle pas autant de fois qu'une pareille imprudence.

Quand les premiers rayons d'un soleil printanier ont fondu la neige qui recouvrait la plaine ou le bas de la vallée, le laboureur se hâte, alerte et joyeux, de reprendre le manche de sa charrue. — Mais les loisirs de l'hiver l'ont énervé autant que les délices d'une autre Capoue : il est faible, il transpire par le moindre effort, et la brise qui a frôlé la cime encore neigeuse des montagnes vient refroidir sa moiteur, dès qu'il se repose ou qu'il s'arrête. — Et les soirées encore piquantes qui le surprennent rentrant chez lui, suant et à demi vêtu ? — ces circonstances ne suffisent-elles pas pour compromettre sa santé, sans recourir à des modifications au moins problématiques de son système vasculaire ?

Le progrès des sciences naturelles ne permet plus, d'une autre part, que nous partagions l'antipathie d'Hippocrate et de Galien pour les jardins, les terres cultivées et les prés, à cause des gaz nuisibles (*pravos halitus*) qui s'exhalent, jour et nuit, des arbres et des végétaux qui les tapissent.

Conformément au plan adopté par tous les pathologistes, je devrais, après cet aperçu des causes générales, passer à celui des symptômes qui nuancent les maladies ; mais il importe que je fasse précéder cette petite revue étiologique, par d'autres considérations, desquelles vous pourrez déduire, comme moi, les modifications thérapeutiques réclamées par chacune des deux constitutions que nous allons étudier.

La première règle de cette thérapeutique comparée est de ne point saigner aussi abondamment le paysan que le citadin, dans toutes les maladies inflammatoires. — Baillou et Vieusseux en donnent de très péremptoires raisons : « Malgré une grande force musculaire, dit ce dernier praticien, un homme de la campagne ne devra être saigné que deux ou trois fois, dans le même cas où un homme de la ville devra l'être cinq ou six. »

Je vais plus loin, mon ami, car je réduis généralement à une seule mais copieuse saignée, les deux ou trois prescrites par le médecin de Genève, pour maîtriser une affection aiguë du paysan.

Si, au commencement de ma pratique rurale, je faisais une saignée *larga manu*, à tel paysan jeune, d'apparence pléthorique et atteint d'une fièvre inflammatoire ou d'une congestion cérébrale, et si un commissionnaire venait m'annoncer le lendemain que le malade allait assez bien pour me dispenser de le revoir, j'attribuais à l'avarice ou à l'inconstance le motif d'un tel message, et, au risque de ne pas être *payé*, j'entreprenais un second voyage pour éclaircir un fait duquel pouvait dépendre la vie d'un homme.... Ce n'a été qu'après une conviction fréquemment éprouvée de ces miracles locaux, que je me suis habitué à me tranquilliser sur l'avenir d'autres affections aussi graves, après un coup de lancette et quelques jours de repos.

La saignée, dans les phlegmasies, a pour effet, d'après M. Beau, d'affaiblir le malade en diminuant les globules et d'augmenter l'état phlogistique en accroissant la fibrine ; le vulgaire a dit avant lui : la saignée *enlève le bon sang*, et ni l'un ni l'autre n'ont raison d'incriminer la saignée, si, avec le *bon sang*, elle *enlève* la maladie...

Le même savant a prétendu que la saignée ne peut que soulager comme simple moyen de déplétion, mais qu'elle ne peut pas guérir ; — je n'ai pas le temps et l'art de dogmatiser, mais je vous affirme qu'avec ma lancette sagement tenue, j'ai plus sauvé de malheureux voués à une mort imminente, qu'avec les drogues pharmaceutiques.

Même réserve de notre part pour les purgatifs, vomitifs, éméto-cathartiques, etc., et cependant, à leur égard, comme pour les émissions sanguines générales, l'apparence d'une complexion robuste trompe également le paysan qui a foi en son *fort tempérament*, et le praticien qui, faute d'une expérience spéciale, s'imagine, en le voyant et en l'entendant, qu'il peut mieux supporter l'action de semblables remèdes que l'habitant des villes.

Les toniques agissent différemment sur le paysan et sur l'habitant des villes. — Chez le premier, ils reconfortent à propos un organisme débilité par des fatigues excessives et par des privations de toutes sortes : la majorité de ses maladies présente un caractère asthénique (1). — Chez le second, leur effet est neutralisé par l'habitude ou même devient nuisible; car vouloir remédier à des désordres pathologiques en recourant aux agents de même nature qui les ont provoqués, c'est boire du vin pour se désenivrer, selon le ridicule précepte de l'école de Salerne.

C'est d'après la première idée que l'auteur de l'*Hygiène philosophique* a écrit : « La diète, les rafraîchissants, le repos d'esprit, sont d'abord requis pour les maladies des villes; souvent il ne faudrait au paysan que de bons aliments, du vin, l'interruption des fatigues du corps, pour restaurer ses forces épuisées ou son estomac délabré. »

Les révulsifs ou les dérivatifs constituent une seule et même médication, également salutaire, mais inégalement énergique pour le paysan et pour l'habitant des villes.

Ainsi une *mouche de Milan* produit une prompte et douloureuse vésication sur l'épiderme de tel citadin qui avale

---

(1) Je guérissais mes paysans de leurs maladies, dit le médecin de Balzac, maladies si faciles à guérir ; il ne s'agit jamais, en effet, que de leur rendre des forces par une nourriture substantielle.

presque inutilement un éméto-cathartique, et il m'a fallu recourir très souvent à l'ammoniaque et à l'eau bouillante pour rubéfier le cuir d'un rustre, tandis que sa muqueuse gastro-intestinale pouvait s'irriter sous l'influence de quelques grammes de sulfate de soude.

Tissot prétend que les montagnards qui ne vivent presque que de lait ont les fibres si peu sensibles qu'il faut, pour les purger, des doses qui tueraient tous les paysans de la plaine. — Je suis tenté de croire que l'auteur de l'*Avis au peuple*, n'ayant pas eu le loisir de constater l'effet des *médecines* qu'il prescrivait, s'en rapporta, pour parler ainsi, à des malades qui avaient la prétention, en Suisse comme en France, d'être *durs à mener*, et qui ne tiennent pas compte à un purgatif, de trois ou quatre évacuations bien suffisantes.

D'où je conclus que le médecin de campagne doit insister d'autant plus sur l'emploi des dérivatifs ou révulsifs externes, qu'il doit être sobre sur le compte de la même médication intérieurement administrée. — L'effet des révulsifs cutanés, s'il est plus lent et plus difficile à obtenir, est plus constant, plus accessible à l'observation et provoque moins à l'abus ; enfin il peut être un adjuvant des antiphlogistiques, sur le compte desquels je vous ai recommandé la même retenue que pour les dérivatifs internes. — Le médecin de campagne a l'avantage de régler sa thérapeutique d'après la connaissance facile à faire d'un seul type de constitution, tandis que la thérapeutique des villes exige, pour ainsi dire, autant de médications qu'il y a de professions. — En voulez-vous un exemple entre cent ? — Dans les maladies des équarrisseurs, des tanneurs et des corroyeurs, Ramazzini ne veut pas que l'on pratique la saignée, et il ajoute que les boissons sudorifiques et les frictions sont très convenables à ces ouvriers. — Quand vous serez auprès d'un malade, dit Hippocrate, il faut lui demander ce qu'il sent, quelle en est la cause, depuis combien de jours, etc. — A toutes ces questions, le médecin des villes doit donc en ajouter une qu'il oublie trop souvent ou à laquelle il ne donne pas assez d'attention : — Quelle est votre profession ?

Les bornes trop circonscrites d'une lettre me dispensent de toute nomenclature nosologique et de ces redites descriptives dont surabondent nos Traités, pour vous indiquer sommairement leur étiologie spéciale, la valeur relative de leurs symptômes, leurs anomalies, les préjugés inhérents à chacune, et les traitements dont l'opportunité doit mériter votre préférence. *Differre nempe pro natura locorum genera medicinæ ; et aliud opus esse Romæ, aliud in Egypto, aliud in Gallia.* (Celse.)

Je vais donc vous parler des maladies par rang d'organes, et je commence par celles de l'encéphale.

L'homme qui fatigue le plus le cerveau, foyer de toutes les lignes nerveuses, l'homme qui se voue à certaines conditions qui poussent le sang du cœur à la tête, le citadin est prédisposé à toutes les maladies de cet organe, depuis la plus légère céphalalgie jusqu'à l'apoplexie foudroyante. — Chez les dames, la migraine est endémique ; mais tranquillisez-vous, mon ami, sur le sort de la plus intéressante partie de notre espèce, par la pensée qu'il y a deux variétés de migraines : l'une est véritable, heureusement elle est la plus rare ; l'autre sert de prétexte à une humeur fantasque ou boudeuse, quelquefois même à une intrigue..... — La migraine est bonne personne, dit Balzac, elle ne donne jamais de démenti.

Les gens du monde confondent toutes les douleurs de tête sous le nom de *migraine*, et comme ils savent que cette névralgie est à peu près incurable, ils se résignent à les souffrir ou ils s'exposent à les empirer ; — le traitement si simple du maréchal ferrant réussirait à les guérir peut-être, comme il avait réussi au célèbre Linné, car la plupart de ces maux de tête viennent de l'estomac.

Quelques cas d'inflammations de cet organe ou de ses membranes se manifestent durant les plus fortes chaleurs de l'été, avec lesquelles coïncident nécessairement les travaux les plus pénibles du paysan. — Mais ce n'est qu'un *mal de tête*, dit-il ; et quand le médecin est appelé, c'est qu'il y a coma, délire, etc. — Combien d'hommes robustes j'ai vus succomber à ce prétendu *mal de tête*, qu'une saignée ou qu'un simple pédiluve aurait pu guérir en temps voulu. (*Occasio præceps !...*)

Peu d'apoplexies, et encore sont-elles plus accessibles aux ressources de notre art à la campagne qu'à la ville. — Chez le paysan, ce n'est qu'une congestion incomplète et momentanée ; — chez le citadin, c'est l'abondance et la plasticité du sang qui font stagner ce fluide, là où le sollicite perpétuellement le ferment d'un cerveau fiévreux. — Les émissions sanguines sont urgentes dans l'un et l'autre cas ; mais une saignée *débarrasse la tête* du paysan et restitue à sa circulation sa régularité normale, tandis qu'il faut concerter saignées et sangsues, ventouses, glace, sinapismes, laxatifs, pour combattre un *mollimen* hémorrhagique qui succède à une indigestion ou à une rétrocession goutteuse, qu'entretiennent la mauvaise qualité du sang, un embonpoint excessif, etc.

Un apoplectique, dans nos campagnes, est souvent la victime des secours intempestifs ou contre-indiqués que lui prodiguent les voisines et voisins que le cri d'alarme a rassemblés autour de lui. — Les uns l'obligent d'avaler toutes les liqueurs de ménage qui se rencontrent sous leurs mains, d'où il résulte que les organes servant à la déglutition étant plus ou moins paralysés, le liquide filtre dans les voies aériennes, augmente les difficultés de la respiration, et par suite les embarras du cerveau. — Les autres le secouent et le frottent de toutes leurs forces, ce qui est une autre erreur ; car, comme l'a observé Tissot, tout ce qui calme la circulation contribue à rappeler plus tôt le sentiment et le mouvement volontaire.

Toutes les affections de nature nerveuse, si fugaces, si protéiformes (1), sont autant de cadeaux de la civilisation. Méad les attribue à deux causes : trop de repos du corps et trop d'agitation d'esprit.

C'est dans le monde que vous pourrez étudier les douleurs morales, les troubles plus ou moins profonds du cœur qui se traduisent ensuite par des paralysies, des langueurs, des palpitations, des obstructions ; les asthénies qui succèdent au régime surexcitant des émotions politiques, et la nombreuse famille des névroses, *maladies de ceux qui ont besoin d'en avoir une*, d'après Alexandre Dumas (2), mais auquel donnent un solennel démenti ceux qui, par état, sont appelés à voir et à traiter l'apoplexie et la colique nerveuses, l'asthme convulsif, la chorée, la catalepsie, les convulsions, l'épilepsie, le *spleen* naturalisé français, l'hystérie, les monomanies les plus bizarres, la démence, et tant d'autres qui échappent à ma mémoire.

Barthez et Pinel ont essayé, dans leurs écrits, de faire apprécier la solidarité de telle forme de maladie avec telle phase de la civilisation ; rien ne serait plus fécond en indications pour le praticien, et cependant on néglige cette belle et intéressante étude des *circumfusa* sociaux. — Dans une leçon d'ouverture de son cours de clinique, à l'Hôtel-Dieu de Lyon, le professeur Devay disait, il y a deux ans : «Tout

(1) Il y aurait un beau volume à écrire sur les maladies *sans nom*, disait un jour le docteur Cerise, nous en rencontrons tous les jours, à chaque rue, à chaque maison, à chaque étage. — Il n'y a que les professeurs de clinique qui se donnent les airs de n'en jamais rencontrer ; c'est que ces doctes et recommandables personnages se croient tenus de paraître savoir *tout ce qui concerne leur état*.

(2) « Lorsque vous entendez sortir de la bouche d'une femme ces mots : J'ai affreusement mal aux nerfs, vous pouvez incontinent les traduire par ceux-ci : Madame a de 25 à 80 000 francs à dépenser par an, sa loge à l'Opéra, ne marche jamais, et ne se lève jamais qu'à midi. » — Ceci n'est vrai que pour les petites maîtresses, et ne peut pas justifier une définition.

le monde est frappé, et les médecins le sont plus que tout
autre, de la multiplicité de nos jours des affections des
centres nerveux. On dirait une espèce d'*oïdium* qui altère
la pulpe de la substance cérébrale et flétrit l'organe de la
pensée... Nous retrouvons une plus grande proportion de
ces maladies dans les professions livrées aux graves préoccupations des intérêts matériels, dans celles où la fixité de
la fortune est le plus souvent atteinte. Nous les rencontrons
dans ces situations vertigineuses, au milieu desquelles
l'homme, entraîné par le succès même, n'a qu'un but et
qu'un désir : s'enrichir. » — Plus loin, il ajoutait : « Une
époque où les désirs sont exorbitants, où l'imagination est
échauffée par les prodiges que réalise le travail de l'homme
sur la surface du globe, où les fluctuations de l'existence
vont en sens contraires, où les illusions sont rapidement
détruites, où la vie de famille s'amoindrit, cette époque
doit être propice aux altérations organiques et fonctionnel-
les des centres nerveux, il y a vraiment là une relation de
cause à effet. — Joignez-y la mollesse de la discipline
paternelle, les délicatesses dont le jeune âge est entouré,
l'abus du tabac à fumer, et la démonstration sera complète. »

Dans ce même discours, le docteur Devay parle aussi
de cette maladie contemporaine qui a pris rang dans la
science, sous le nom d'*alcoolisme chronique*, et qui a tant
d'analogie, par ses symptômes et ses résultats, avec le ramollissement cérébral.

A côté des observateurs attentifs et sérieux de la vie
morbide, — Michelet, dans son très curieux livre sur
l'amour, s'imagine que les maladies du xixe siècle, ce
sont les maladies de la matrice ! ! — Notre charmant fan-
taisiste ne pourra pas propager cette erreur dans la pratique médicale : ces maladies apparaissent plus fréquentes,
parce que nos moyens d'investigation perfectionnés nous
les font reconnaître mieux et plus souvent. Il y a plus :
l'hystérie qu'il met en cause, pour expliquer sa théorie,

ne serait plus, comme on l'a pensé longtemps, connexe de la plupart des lésions utérines ; mais seulement un retentissement de quelques perturbations du système nerveux chez la femme, causées par la jalousie et autres émotions tristes. — *Ne sutor ultra crepidam...*

C'est dans le monde que votre diagnostic s'exercera à reconnaître ces femmes qui sont du *mauvais côté* de quarante et à qui l'ulcère des désirs illicites mange le foie.... ces langoureuses et chlorotiques filles que la canicule des passions mûrit hâtivement et qui réclament la thérapeutique du poëte La Monnoye :

> Ainsi que les épis, quand les filles jaunissent,
> C'est le vrai temps de la moisson ;

ces *Ivonnes* qui passent pour romanesques, parce qu'elles ont été surprises, l'œil humide et levé au ciel, au milieu de tous les enivrements d'une fête qu'elles viennent de partager. — Pauvres jeunes femmes, dont le cœur recèle une de ces douleurs qui prophétisent un germe de mort, douleurs innominées qui ne viennent pas de l'âme, mais des nerfs ; douleurs que ni vous ni moi ne pouvons calmer, et qui firent dire à Shakespeare : Vous voyez cette rose brillante : un ver rongeur la dévore ; elle ne s'épanouit que pour mourir....

C'est enfin dans le *grand* monde, qui vous paraîtra quelquefois bien petit, que se cachent ces caducités précoces, débiles et frileuses qui ne sentent plus que pour souffrir, châtiment de tant d'existences dissipées dans la foule. *Spasmes, maux de nerfs, hypochondrie,* voilà l'honnête sobriquet qu'il est convenu de leur donner....

Je vous ai déjà mentionné l'amour du pays comme la passion distinctive du montagnard et qui lui fait regretter son chalet, véritable nid de paille et de mousse où se cachent toutes ses affections ; — malheureusement cette passion poussée trop loin peut dégénérer en maladie grave et parfois mortelle, *et dulces moriens reminiscitur Argos...*

La nostalgie des lieux est la plus supportable, puisqu'à la rigueur, à Paris même, on retrouve une montagne dans la butte Montmartre. — Je n'ai point oublié que, pendant mes premiers mois de séjour dans cette ville, je visitais tous les jours un arbre qui me donnait des nouvelles de mon pays du *Bugey :* c'était un sapin rabougri qui semblait souffrir autant que moi, depuis qu'on l'avait transplanté dans le jardin du Luxembourg. — Mais la nostalgie des personnes, oh! celle-là ne peut pas être trompée, et l'on en meurt! — Cette femme n'a qu'un fils qu'elle a élevé ; il est sa vie, son bonheur, son soutien ; mais il a grandi, l'émigration le lui enlève ; — dès lors, un sentiment triste se répand sur son âme ; — elle maigrit, la consomption la travaille, et le malheureux enfant est arrivé trop tard pour la guérir; il n'est plus qu'un bâton inutile qui ne peut plus trouver la main qu'il devait appuyer. — Avec des nostalgiques, mon ami, vous n'obtiendrez que des réponses vagues, insignifiantes et évasives, qui ne vous indiqueront rien, soit pour la cause soit pour le siége de la maladie : la cause est bien loin et le siége est bien vaste, il est dans l'innervation tout entière. — Si vous avez la bonne idée de consulter les voisins, ceux-ci ne manqueront pas de vous apprendre que le mari ou l'enfant de votre malade n'est pas *au pays*, que *le temps lui en dure*, que ça lui donne une *maladie de langueur* et que la médecine *n'y fera rien*, etc. — Bonnes gens, qu'ils se trompent! — Mais si la médecine n'y peut rien, le médecin peut beaucoup, car en prenant la peine d'écrire à la personne absente, comme je l'ai fait plusieurs fois, pour lui apprendre que sa mère ou que sa femme est malade, dangereusement malade.... elle reviendra, je vous l'assure, et sa présence fera le reste.

À la ville, les fous ; — à la campagne, les idiots. — Ce qui fait croire que les campagnes fournissent plus de fous

et d'idiots que la ville, c'est qu'ils y jouissent de leur
liberté : on les voit errer et mendier d'un village à un
autre, sous la sauvegarde de la pitié et du respect public,
dont le Valais, par exemple, honore ses crétins.

Si la moelle épinière est soumise à des affections qui lui
sont communes avec la masse encéphalique dont elle n'est
que le prolongement, elle souffre surtout des excès ona-
niques ; or, la jeunesse des campagnes en est préservée
par son éducation dure, sobre et occupée, par le retard de
sa puberté et par l'éloignement des colléges, où, comme
l'a dit quelqu'un, un enfant ressemble à un fruit gâté qui
peut faire pourrir tous ceux qui le touchent dans le même
panier.

Au premier rang des maladies spéciales du paysan, j'aurais dû placer toutes les phlegmasies de poitrine (*pneumonie*, *pleurésie*, *pleuro-pneumonie*), dont je résume
l'étiologie par ces deux mots, *chaud et froid*.

La plupart des préjugés qui compliquent la nature déjà
grave de ces affections vous ont été signalés ; leurs symptômes vous sont connus, et j'aborde de suite leur thérapeutique si controversée et sur le compte de laquelle j'ose
vous promettre des données presque nouvelles, grâce à
la prévention avec laquelle nos confrères de la campagne
accueillent un progrès qui dérange leurs habitudes routi-
nières.

Depuis Hippocrate jusqu'au professeur Grisolle, que
d'opinions furent émises sur la nature des inflammations
pulmonaires, et partant, que de traitements aventurés,
discutés, prônés, oubliés enfin !... Avouons que quelques
uns méritèrent un semblable sort, ne fût-ce que celui de
Vanhelmont, du sang de bouquetin et le priape d'un tau-
reau !!...

Un jour, j'ai voulu compter tous les médecins qui rêvè-
rent la nature d'un mal aujourd'hui si connu ; j'en ai
compté jusqu'à quarante-quatre, et certes, mon érudition

n'est pas telle que je puisse clore la liste en toute assurance.

La méthode contro-stimulante est la plus ancienne de toutes, car elle doit être attribuée au vieillard de Cos, d'après l'histoire du 84e malade, du VIIe livre des épidémies ; elle rencontra des partisans d'un siècle à un autre, et depuis les travaux de Rasori, de Borda, de Peschier, etc., elle se concilie de plus en plus l'attention et la confiance de tous les véritables praticiens.

Ce fut une guérison vraiment inespérée de pneumonie aiguë, par le tartre stibié à hautes doses, je vous en fais l'humble aveu, qui dissipa ma prévention sur le compte du rasorisme : et depuis 1831 jusqu'à ce jour, j'ai suivi une méthode qui n'effarouche, comme disait Bordeu, que ceux qui ne voient pas des malades, *qui ægrotos non vident*. J'ai obtenu par elle des résultats assez heureux pour compter dix guérisons sur douze malades, quelles que soient les circonstances ou complications défavorables qui aient pu se rencontrer.

Mais la constitution et le caractère de nos campagnes exigèrent successivement de ma part quelques modifications posologiques et morales que je dois vous communiquer.

Chez la plupart des malades généralement sanguins et vigoureusement constitués, je débute par la saignée du bras, et chez d'autres plus âgés ou plus faibles, application de sangues sur le point douloureux ou à l'épigastre.

Une cuillerée à bouche d'une potion contro-stimulante, par une ou deux heures : et dans l'intervalle, eau miellée, souvent et à petites doses.

Au déclin de la maladie, dérivatifs, soins diététiques appropriés.

Si les vomissements seuls ou accompagnés de déjections alvines fatiguent trop le malade, quelques gouttes de laudanum ajoutées à la potion les font disparaître. — Le plus souvent, le vomissement apparaît seul au début de la potion, mais il cesse ordinairement par l'habitude qu'en contracte l'estomac, et sa coïncidence ne contrarie jamais la résolution de la maladie ni le malade.

Si encore l'usage de la même potion provoque une éruption miliaire et blanchâtre sur la muqueuse de la bouche, suspendez-la ; car elle a produit une dérivation suffisante quoique inattendue.

La quantité moyenne de tartre stibié, pour mon traitement ainsi mitigé, est d'un gramme environ. J'en ai administré à deux malades, pour dominer l'opiniâtreté phlegmasique, plus de 3 grammes dans l'espace de quatre jours, ce qui ne vous étonnera plus, en apprenant que Rasori, Tommasini, etc., en administraient autant à chacun de leurs malades, dans une seule journée....

Je dois vous prévenir, mon ami, que les vomissements ou seulement une trop vive surexcitation cutanée, effets physiologiques du tartre stibié à hautes doses, inquiéteront votre malade ou ses parents, et que fiole et médecin seront congédiés, si vous ne recourez pas à un dilemme qui justifie l'un ou l'autre résultat, tel que celui-ci : ou vous avez de la bile ou vous n'en avez pas ; dans le premier cas, ma *médecine* la fera évacuer, et dans le second, elle provoquera une sueur générale, qui doit vous guérir.

Trois grands avantages recommandent à votre préférence la médication que je viens de vous exposer.

1° En guérissant le paysan, sans appauvrir son système sanguin, ainsi qu'il arrivera, si vous commettez l'imprudence de *juguler* la maladie et le malade par des saignées répétées coup sur coup, sur la parole du maître. — Que de laboureurs j'ai vus languir misérablement pendant des années entières et se plaindre même de n'avoir pu récupérer leur primitive vigueur, après une pleurésie *militairement* guérie !

2° La guérison est prompte : onze jours pour la durée

moyenne de la maladie ainsi traitée ; la tolérance s'établit dans les premières vingt-quatre heures, et la diaphorèse en est l'indice. . — Or, vous savez qu'un paysan est avare de son temps ; qu'il vous demande avec une incessante et légitime inquiétude, combien de jours il doit garder le lit, car sa femme et ses enfants ont besoin de ses bras.....

3° Enfin, comme la guérison est franche, la convalescence est nulle ou presque nulle ; il peut donc reprendre son travail presque en sortant de son lit.

Au sujet des affections pulmonaires, catarrhales ou non, il est un moyen aussi simple qu'efficace, pour favoriser l'expectoration ou la rappeler, quand une imprudence l'a supprimée ; c'est l'aspiration de l'eau chaude, recommandée par Boerrhaave, van Swieten, Monro, etc., oubliée ou méprisée par le praticien vulgaire qui s'imagine que hors de la boutique d'un apothicaire il n'y a point de salut !...

Quand les phlegmes sont trop visqueux, adhérents aux tuyaux bronchiques, les mêmes auteurs conseillent d'ajouter à l'eau chaude un peu de vinaigre pour communiquer à la vapeur qui s'en dégage une qualité plus innocemment incisive que le *sous-hydrosulfate d'antimoine*.

« Quand le mal est très pressant, dit Tissot, on emploie, au lieu d'eau, le vinaigre pur, et souvent cette vapeur a sauvé des malades qui paraissaient au bord du tombeau ; mais il faut qu'elle soit continuée pendant plusieurs heures. »

Avec les phlegmasies de poitrine, rangeons toutes les angines et les rhumes, comme maladies de la même famille et de la même fréquence, puisqu'elles dérivent presque toutes de la même cause, du *chaud et froid*.

Le paysan redoute une esquinancie légère et méprise un rhume, bien qu'il soit invétéré ; c'est qu'il craint d'être étouffé par la première maladie et qu'il ne croit pas devoir jamais mourir de la seconde. — Les rhumes tuent plus de gens que la peste, répondit un médecin célèbre, à quelqu'un qui disait comme l'on dit encore aujourd'hui : *ce n'est qu'un rhume....*

S'agit-il d'improviser un bain sudorifique, dans ces cas si nombreux de refroidissement, à la campagne ? — Je place le malade dans une baignoire, un tonneau, ou un cuveau vides, à côté de lui, une lampe allumée, et je recouvre la baignoire d'une épaisse couverture. — Voici un autre procédé qu'on peut également improviser : Je roule le malade nu dans une couverture de laine, ou encore je place, entre les jambes écartées, un morceau de chaux, bien plié dans un linge humide et déposé dans une terrine.

Il est avéré, aujourd'hui, que le nombre des phthisiques, à la ville et à la campagne, est dans le rapport de 89 à 144. — Quelle épouvantable disproportion ! — Les circonstances qui multiplient cette maladie, à la ville, sont l'abus des plaisirs, la misère, la vie sédentaire, l'absence d'exercices musculaires, la position courbée, l'air impur des ateliers, l'inhalation de certaines vapeurs minérales ou végétales (*tonneliers, sommeliers-encaveurs, peintres, repasseuses, émailleurs, ferblantiers, faiseurs de ressorts, forgerons, taillandiers, chapeliers, doreurs, essayeurs-orfévres*), et enfin un air chargé de poudres grossières ou impalpables, ou de corps légers, élastiques et filamenteux (*faiseurs d'aiguilles de montres, polisseurs d'acier, tailleurs de silex, de grès ou de cristaux, plumassiers, couverturiers, chapeliers*).

Eh bien ! mon ami, toutes ces circonstances ne peuvent pas encore justifier le choix des victimes que cet insatiable fléau dévore dans les classes élevées de la société. — Pourquoi attaques-tu exclusivement la jeunesse et la beauté ? lui demande le docteur Harison ; pourquoi frappes-tu l'homme au printemps de la vie, plutôt que le vieillard qui s'éteint ? — Par quelle infernale subtilité as-tu défié jusqu'ici toutes les ressources de l'art et de l'expérience, et ne leur permets-tu de t'apercevoir que lorsque déjà, sûr de ta victime, aucun pouvoir ne pouvait te l'arracher?... Ange exterminateur, de qui tiens-tu ta terrible mission?... qui t'a dit : Va, et frappe la fleur de la vie, le charme et la grâce même?...

Sur dix cas de phthisie pulmonaire à la campagne, sept proviennent d'un *rhume négligé*, et quand un paysan perd ses forces et son restant de courage, il vient vous demander *quelque* chose pour sa *tousse*. — Hélas ! que pouvons-nous donc prescrire à cette poitrine râleuse et pantelante, où la mort a déjà fait élection de domicile?... Rien, absolument rien; pas même la médecine telle que l'entendait Pétrone : *Medicina nihil aliud est quam animi consolatio.* Est-il possible, en effet, d'annoncer à un homme qui marche et qui vous parle, sa fin prochaine, inévitable, et de l'en consoler immédiatement?

Cependant des frictions avec la pommade stibiée sur toute la poitrine, jusqu'à l'ulcération des pustules, ou bien un séton pratiqué dans l'épaisseur des muscles pectoraux, m'ont procuré quelques guérisons de phthisie probablement confirmée, et qui justifient le sublime précepte de Mirabeau, que devraient connaître et suivre tous les médecins : « *Il ne faut jamais abandonner un homme tant qu'il respire.* »

Quelques procédés physiques ou chimiques commencent à diminuer l'insalubrité des professions que je vous ai dénombrées; le fourneau d'appel, par exemple, corrige l'air plus ou moins impur des ateliers.

L'asthme est fréquent dans les campagnes, j'entends celui qui résulte d'une hépatisation partielle des poumons ou d'une adhérence pleurétique, à la suite d'une ou de plusieurs inflammations du tissu pulmonaire ou de ses enveloppes, incomplétement guéries, négligées, passées à l'état chronique. — Je sais bien, vous dira un paysan, que mon *oppression* me laissera vivre *mon temps;* mais elle m'empêche quelquefois de travailler et de dormir, et je voudrais un soulagement.—Oui, son mal est incurable, et toutes les recettes fastueuses d'Oribase, de Willis, de Sylvius, de Jean Floyer et de tant d'autres drogueurs ne peuvent rien contre cette affection organique.—La vie sédentaire, en ralentissant les mouvements respiratoires, peut soulager ; mais un paysan peut-il se condamner au repos, tant qu'il n'est pas paralysé de ses deux jambes ? — Quelques sangsues à l'anus pourront détourner momentanément le *raptus* sanguin qu'attire sur les poumons une dyspnée qu'il faut vous résigner à ne pouvoir guérir.

L'homme des champs, dont le cœur est à l'abri des hautes passions, donne des pulsations placidement isochrones et ne connaît pas les anévrysmes (1), les indurations et les hypertrophies précordiales, maladies d'un préfet admis à la retraite, d'un spéculateur ruiné, d'un vaudevilliste sifflé...

Une maladie du foie qui paraît plus répandue aujourd'hui, parce qu'elle a été plus chimiquement étudiée, c'est le diabète sucré ou *glycosurie* ; son symptôme le plus intéressant, vous le savez déjà, se tire de l'examen des urines. Pour constater, dans ces urines, la présence du sucre, je vous recommande le procédé de M. Mialhe ; ce n'est, à la vérité qu'une analyse quantitative approximative, mais elle suffit dans la pratique et mérite qu'on la préfère aux autres par sa grande simplicité.

Je vous citerai encore, comme une entité pathologique qui n'existait pas il y a vingt ans, et qui coexiste également avec des altérations de l'urine, la néphrite albumineuse ou maladie de Bright. Quelle en est la cause ? On peut soup-

---

(1) Je me trompe, mon ami, il y a une espèce d'anévrysme qui peut atteindre le paysan quand il se sert de la bêche, c'est l'anévrysme dans le membre inférieur et du côté du pied qui appuie sur cet instrument. Le moyen de le prévenir consiste à se servir tantôt d'un pied, tantôt de l'autre.

çonner, sans jugement téméraire, que la syphilis n'y es
pas étrangère. — Pour déceler la présence de l'albumine
dans les urines, il faut l'acide nitrique, puis l'action de la
chaleur.

Quant aux maladies du système glandulaire, je vous
signalerai surtout le bronchocèle, parce qu'il est une conséquence assez fréquente de certaines conditions locales
qui lui font revêtir un caractère d'endémicité.

Cela est tellement vrai, que, malgré les nombreuses
et importantes discussions que son étiologie a soulevées et
soulève encore, cette affection se manifeste préférablement
dans tel village que dans tel autre de son voisinage ; que
les animaux domestiques sont soumis eux-mêmes à l'agent
morbigène (1), et qu'enfin je me suis contenté, instruit
par la réussite, à prescrire aux jeunes filles qui en éprou-
vaient les premières atteintes, d'émigrer de deux localités,
pour obtenir la résolution de cette hypertrophie de la
glande thyroïde qui ne dépendait pas d'un retard ou d'une
difficulté menstruelle.

L'iode m'a réussi presque constamment ; mais il présente au médecin de campagne l'inconvénient commun
à tous les agents énergiques : un malade peut en abuser
en son absence. — Pour prévenir cette imprudence, j'ai
adopté le traitement institué et éprouvé par Fabre (de Mey-
ronnes). — Quelques centigrammes d'iode pur entre
deux morceaux d'ouate, forme cravate, qu'on porte la
nuit comme le jour ; frictions gingivales, avec une pincée
de sucre finement trituré avec un peu d'iode.

Un mal inconnu au paysan et si commun dans les villes

---

(1) Dans un mémoire intitulé *Recherches pathologiques sur le
bronchocèle*, et présenté il y a trente ans à la Société médicale
d'émulation de Toulouse, j'ai rapporté l'observation de plusieurs
chiens atteints et guéris du goître par les préparations iodurées. Je
ne sache pas qu'un autre médecin, en France, ait signalé avant moi
cette rareté pathologique.

qu'on n'en parle pas au médecin, c'est la *pituite*. — Chaque matin, un homme qui prétend se bien porter, se réveille avec des nausées, des anxiétés épigastriques, le pharynx obstrué, la bouche pâteuse, et rejette par flots, dans sa cuvette, des phlegmes visqueux, filants, plus ou moins amers. — Il est puni par où il a péché : cet homme-là use et abuse de son ventre. — La même cause nous explique un plus grand nombre de gastrites, de dyspepsies et d'inflammations intestinales à la ville qu'à la campagne.

Il y a aussi, dans les villes, une foule de personnes qui, habituées à se bien nourrir, éprouvent une sorte de *trop-plein* qui ralentit les fonctions digestives. — Si elles ne se hâtent pas de se soumettre à une diète modérée et à des exercices soutenus, ce qui n'était d'abord qu'un malaise pour elles, se transformera, plus tard, en maladie sérieuse (1).

La dysenterie est une des maladies qu'il importe le plus au médecin de campagne de connaître. Elle se renouvelle annuellement ; elle est souvent épidémique ; sa thérapeutique est obstruée par un amas de moyens empiriques qui lui sont généralement contraires et qu'il est de son devoir de détruire dans la croyance publique.

Distinguez bien d'abord la dysenterie (excrétion sanguine) *flux de sang*, comme l'appelle le paysan, de la diarrhée, qui n'est définitivement qu'un symptôme commun à plusieurs affections du canal intestinal.

La dysenterie, dans les campagnes, dépend de trois causes : écarts de régime, variations atmosphériques, usage des fruits verts.

Quand cette maladie prend un caractère épidémique, elle demande, à son début, bien de la réserve, j'oserais même vous dire des *tâtonnements* de la part d'un praticien qui, pour agir sûrement, doit connaître non-seulement la

____

(1) F. Devay, *Hygiène des familles*, t. I, p. 382.

cause locale, mais encore ce que l'on nomme le *génie* épidémique. — La plupart de nos confrères, malheureusement trop paresseux pour réfléchir avant d'agir, ou trop confiants en leur routine, administrent leur *remède*, et, d'accord avec l'épidémie, ils travaillent à dépeupler les campagnes.

Zimmermann, Tissot, Pringle et Monro, qui ont tracé le plus pertinemment l'histoire de cette maladie, conseillent les évacuants et les purgatifs.

« En général, dit le premier de ces auteurs, mes principaux médicaments furent, au commencement de la maladie, l'ipéca, le sel de tartre avec beaucoup d'eau d'orge, et le tamarin; à la fin de la maladie, ce fut la rhubarbe qui me servit le plus avantageusement. »

Les praticiens d'aujourd'hui sont plus circonspects dans l'emploi de semblables moyens, et ils ont raison; car un flux sanguinolent dénote une inflammation plus ou moins aiguë et étendue, qui demande premièrement des sangsues à l'anus, des bains de siége, des fomentations émollientes, une diète sévère, des lavements laudanisés et amylacés. — Hérédia, médecin espagnol, qui a écrit une intéressante monographie sur cette maladie, appelle l'amidon : *morda-citatum strenuus contemptor.*

Je ne veux pas dire, pour cela, que le traitement des anciens ne puisse convenir dans certains cas particuliers, surtout à la fin de la maladie ou lorsqu'elle affecte une marche chronique.

Le préservatif et même le curatif par excellence, dans la plupart des dysenteries, ce sont les fruits bien mûrs et surtout les raisins. — Cette opinion de Tissot, de Zimmermann, etc., est diamétralement opposée à ce préjugé des campagnes, qui fait regarder toute espèce de fruits comme la cause de toute espèce de dysenterie.

« Toutes les fois, dit l'observateur de Lausanne, que j'ai vu des dysenteries, j'ai mangé moins de viandes et beaucoup de fruits, je n'en ai jamais eu la plus légère attaque, et plusieurs médecins suivent la même méthode avec le même succès. — J'ai vu onze malades dans une maison ; neuf furent dociles, ils mangèrent des fruits, et guérirent. La grand'mère et un enfant qu'elle aimait mieux que les autres, périrent. Elle conduisit d'abord l'enfant à sa mode, avec du vin brûlé, de l'huile, quelques aromates et point de fruits : il mourut ; elle se conduisit de la même façon, et eut le même sort. »

Je pourrais vous multiplier des faits semblables, indéfiniment. — Prêchons donc par notre exemple, mon ami ; mangeons du fruit au temps d'une épidémie, et quand le paysan sera convaincu par ses yeux que nous y échappons *quand même*, il pourra se décider peut-être... mieux qu'en le raisonnant.

Attachez-vous, surtout, quand vous aurez la confiance du malade, à le dégoûter de tous les prétendus astringents que les commères sont disposées à lui administrer clandestinement, tels que les œufs durs, le vin rouge, les sorbes, la bouillie épaisse, le fromage en *fondue*, etc. Il vaudrait mieux que votre malade se pendît une émeraude sur le ventre, ainsi que l'a conseillé le vénérable Averrhoès.

Avec la diarrhée et la dysenterie, il faut vous mentionner la colique, symptôme précurseur de ces deux affections, comme de quelques autres qui siégent dans la cavité abdominale.

Dans les campagnes, les vingt-deux espèces de coliques, selon Sauvages, se récapitulent en une seule, au *mal de ventre*, qui a ses remèdes, et Dieu sait quels remèdes !...

Chez le paysan, la colique survient à la suite des gaz qui le ballonnent ; du froid subit des pieds, quand il est trempé de sueur ; d'une *médecine trop forte* qu'il s'est administrée, et de la rétention trop prolongée des matières fécales.

Hippocrate, Galien, Valésius, etc., louent et conseillent la compression, pour guérir certaines coliques et même les accès d'hystérie; ce dont le praticien de Padoue dit avoir éprouvé les meilleurs effets, en ajoutant que *la nature nous apprend ce remède*. — Cette remarque nous rappelle, en effet, que notre premier et instinctif mouvement, dans le cas de tranchée, est de nous comprimer l'abdomen. — D'ailleurs ne conseille-t-on pas aujourd'hui ce même moyen mécanique, dans la péritonite, l'ascite, etc.? Je le crois donc digne de fixer l'attention d'un médecin de campagne.

Plusieurs fois, j'ai été appelé auprès de malades qui n'accusaient qu'un *mal de ventre*, tandis qu'ils étaient atteints d'une hernie engouée ou étranglée. — Croyez, mon ami, que le mal est grave, et qu'il mérite une attention minutieuse de votre part, chaque fois qu'un *mal de ventre* obligera le paysan à réclamer vos secours.

Dans la plupart des maladies, un paysan en tue un autre, en le faisant suer; — dans celle-ci, il se suicide en chassant les *vents*, auxquels il attribue toute espèce de coliques, avec des liqueurs spiritueuses, telles que l'extrait d'absinthe, l'eau-de-vie, l'eau d'arquebuse, l'anisette, l'eau de noix ou de mélisse, etc.

Une autre affection abdominale bien connue à la ville, et dont la prolongation, les irrégularités, la suppression peuvent déterminer les plus graves désordres, ce sont les flux hémorrhoïdaux, que le paysan n'a pas l'honneur de connaître. — Sa manière de vivre lui mérite cette exemption; car en activant les actions organiques extérieures et en appelant les liquides à la périphérie, elle constitue des dérivatifs spéciaux, dans tous les cas semblables de congestion interne.

Dans les cas les plus ordinaires, l'usage de l'huile de lin fraîche est un palliatif éprouvé; quand il y a bourrelet volumineux, étranglé ou compliqué de cachexie, il est permis d'essayer l'écraseur linéaire : il m'a réussi deux fois.

Du reste, mon ami, vous prévoyez que la régularité de ses mœurs le préserve de toutes ces honteuses lèpres du libertinage, et dont on n'ose plus s'excuser, comme le cardinal *Cascia*, qui vint un jour trouver le pape Benoît XIII, et lui dit qu'il avait gagné le *mal français*, pour s'être essuyé les mains avec une serviette dont s'était servie, avant lui, une personne vérolée.

Ce qui entretient et propage l'infection syphilitique dans les grandes villes, est la prostitution, et surtout la prostitution presque affranchie de toute police médicale. — Je passe sous silence les symptômes et le traitement d'un mal aussi malheureusement connu; mais j'appellerai toute votre attention sur les formes protéiques qu'il emprunte, sur sa guérison plus souvent apparente que véritable, et sur ses tendances à compliquer les autres maladies sans offrir son caractère spécial. — Pour ces trois raisons, le virus syphilitique modifie toute la médecine des villes et augmente les difficultés de sa pratique.

Ne voit-on pas tous les jours, dit le docteur Troncin (1), une jeune femme unie avec un homme dans la force de l'âge, lequel a gagné à une époque plus ou moins éloignée une syphilis dont il a été mal guéri, chez qui cependant l'examen le plus minutieux ne pourra rien faire découvrir, parce qu'il dominera le mal par l'énergie de ses forces vitales; ne voit-on pas cette jeune femme en éprouver bientôt une influence extraordinaire? D'abord elle maigrira un peu; son teint sera pâle, deviendra légèrement jaunâtre, quelquefois plombé; elle sera affectée de flueurs blanches en plus ou moins grande quantité : si elle était dans l'habitude d'en avoir, elle en sera accablée; elle éprouvera des maux d'estomac, des lassitudes, des défaillances; ses diges-

____

(1) *De l'extinction de la maladie vénérienne, etc.*, par J.-P. Troncin. Paris, 1834.

tions pourront être un peu laborieuses ; ses yeux se cerneront ; elle cessera de prendre de l'embonpoint, quoique l'appétit le plus souvent ne soit pas dérangé ; souvent des boutons d'un caractère presque insignifiant se manifesteront sur diverses parties du corps, spécialement à la figure, ainsi que des démangeaisons, des échauffements plus ou moins incommodes aux parties génitales, quelquefois enfin des symptômes réels. Quoique les fonctions paraissent se faire avec assez de régularité, il survient cependant tôt ou tard un dégoût, une lassitude, une inquiétude, un malaise général, vague et indéfinissable. Chez quelques-unes, ces souffrances, légères d'abord, se changent bientôt en douleurs qui, sans avoir particulièrement le caractère vénérien, se confondent avec celles qu'on nomme *rhumatismales* : le tempérament s'affaiblit considérablement ; et si enfin dans un tel état de choses il se manifeste une épidémie, c'est toujours d'abord sur ces personnes qu'elle sévit avec le plus de violence et chez lesquelles les désorganisations sont le plus fortes. Mais s'il n'y a pas d'épidémie et qu'on se trouve atteint d'une maladie quelconque, supposez une inflammation organique, soit de la poitrine, soit du bas-ventre, alors malheur au malade si le médecin ne sait pas reconnaître cette complication, souvent difficile à découvrir !

Si j'en avais le temps, mon ami, je vous tracerais un aussi déplorable tableau de l'homme sain qui cohabite avec une femme infectée, sans apparence de symptômes extérieurs, et de tant d'innocentes victimes qui apportent en naissant le honteux stigmate du péché de leurs parents, souffrent sans remède, parce que le médecin de la maison n'ose pas soupçonner une syphilis dégénérée, et finissent par mourir rachitiques, teigneux, scrofuleux ou bossus….. Et moi j'ose soupçonner qu'à la ville, sur dix pères de famille, il y en a quatre qui pourraient se reprocher d'avoir ainsi empoisonné leurs femmes et leurs enfants, tout ce

qu'ils ont de plus cher au monde, parce qu'ils croient avoir
été bien *guéris* (1)... Un jour vient qu'ils se plaignent de
douleurs considérées comme *goutteuses*, *rhumatismales* ou
nerveuses (elles les simulent admirablement), et qui, après
avoir été infructueusement traitées par les moyens ordinaires, cesseront comme par enchantement à un traitement
antisyphilitique.

Les chirurgiens militaires, ou ceux-là qui se livrent spécialement au traitement des *maladies secrètes*, voient partout et dans tout un principe, un levain, une régénéres-
cence syphilitique. — Mais, dit le consultant, je n'ai pas
éprouvé le mal en question. — Ils font la réponse du loup
à l'agneau :

> Si ce n'est toi,
> C'est donc quelqu'un des tiens.

D'un autre côté, le vulgaire des praticiens tombe dans
l'excès opposé, en ne songeant jamais à l'existence ou à la
complication d'un virus aussi répandu dans les grandes
villes.

Une maladie des plus opiniâtres et de plus en plus répandue chez les femmes riches comme pauvres, à la ville, est
la leucorrhée. — Son étiologie est des plus complexes ; je
la crois un peu cousine de loin ou de près de la syphilis ;
mais ce qu'il vous importe le plus de savoir est son mode
de guérison, en appliquant des tampons de charpie imbibés
d'un mélange (glycérine, 100 grammes ; tannin, 10 à 20) sur
les parois vaginales. — Ce traitement n'est pas douloureux

---

(1) La transmissibilité des accidents secondaires de la syphilis a
été trop tard reconnue, après une très vive et intéressante discussion,
par l'Académie de médecine. — C'est Ricord qui avait fait passer
cette théorie léthifère, de ses livres dans sa pratique et celle de ses
élèves, pendant trente ans ; — que de malheurs elle a dû causer à la
science, à l'humanité, à la morale et même à la loi !...

ni gênant, et dix pansements me suffisent en moyenne pour tarir un écoulement.

L'ascite termine la plupart des lésions organiques que le paysan laisse cheminer à l'état de chronicité. — La paracentèse n'est qu'un palliatif, et vous devez, sans crainte d'aventurer votre pronostic, l'annoncer comme tel aux parents de votre hydropique ; autrement, votre opération sera réputée mal faite, à l'apparition d'une nouvelle *enflure*.

Mais voici le tour des maladies de tissus, maladies plus nombreuses et plus fréquentes à la campagne qu'à la ville.

L'érysipèle, chez le paysan, dépend ou de la transpiration arrêtée, ou de l'état saburral de ses voies digestives. — C'est au médecin de déterminer s'il faut recourir plutôt aux diaphorétiques qu'aux évacuants, ou *vice versâ*. — Le tartre émétique en lavage remplit fidèlement cette dernière indication.

J'ai vu un ptyalisme très grave compliquer un érysipèle de la face chez une femme à laquelle j'avais confié quelques grammes d'onguent napolitain, et qui s'en barbouilla tout le visage, pour se débarrasser plus vite, comme le prétendent les gens de la campagne, de la maladie et du médecin.

La fréquence des ulcères aux extrémités inférieures, parmi les artisans de la ville de Paris, et probablement de toutes les autres grandes villes, a été remarquée par tous les praticiens ; et, pour en découvrir la cause primitive, Parent-Duchatelet a fait de longues recherches statistiques qui n'apprennent rien, sinon que trois mille cent soixante-treize personnes atteintes d'ulcères atoniques et variqueux ont été reçues dans l'espace de onze années par le Bureau central, et que ces personnes, de tout âge et de toute profession, appartenaient à la classe ouvrière.

Je n'admets pratiquement que cinq espèces de dartres. La malpropreté, la mauvaise nourriture et les intempéries de chaque saison expliquent leur fréquence dans les campagnes. — Plusieurs observations m'ont appris que l'homme peut les gagner par le contact avec les animaux de l'espèce bovine ou gallinacée qui en sont atteints.

Les dartres furfuracées et squameuses sont les plus communes.

De tous les topiques, celui dont j'ai eu lieu de me louer le plus souvent est un glycérolé avec l'iodure de soufre. — Les lotions chlorurées, les laxatifs ou purgatifs légers, les sucs dépuratifs indigènes, des vêtements propres, une nourriture fraîche et herbacée; voilà, pour compléter, un traitement qui s'accordera avec la nature dominante de ces affections cutanées.

Dans l'espace de sept années j'ai eu l'occasion de traiter cinq lépreux (*lepra vulgaris*); ce qui me fait croire que cette éruption du *moyen âge* n'est pas aussi rare dans les campagnes que veulent bien le dire la plupart de nos auteurs.

Les causes de la lèpre sont très obscures; cependant je pense, comme Willan, que son développement est dû principalement à l'impression du froid et de l'humidité.

Aucun de mes lépreux n'a pu guérir, parce qu'ils se soumirent pendant trois mois au plus à un traitement qui exigerait des années, pour triompher d'une éruption ancienne, invétérée, disséminée sur tous les membres.

Les quatre espèces de teigne que l'on confond au village sous la dénomination générique et vulgaire de *râche* ou de *rogne*, y sont tellement répandues parmi les enfants du premier et du second âge, que ceux qui n'en sont pas infectés passent pour être de *mauvaise venue*. — C'est pourquoi les mères et les nourrices, au lieu de recourir à quelque voie de guérison, se glorifient d'un mal qui dénonce plutôt leur saleté et la mauvaise qualité de leur lait, qu'il ne prouve en faveur de la constitution de leur progéniture.

Dans ce dernier cas, l'incurie des parents assurerait la propagation des *pediculi*, si déjà un barbare préjugé ne leur défendait pas d'en délivrer ces pauvres petits teigneux qui se lamentent, se grattent jour et nuit, excorient l'éruption, l'entretiennent ou l'aggravent.

Les poux sont la santé des enfants, parce qu'ils sucent la mauvaise humeur. — Telle est la croyance des bonnes femmes, telle sera leur réplique, quand vous leur proposerez, pour la destruction de ces insectes parasites, une pincée de staphisaigre ou de persil pulvérisé. — Le tabac ou l'onguent mercuriel, proposés dans le même but, peuvent occasionner des accidents.

On consulte le médecin dans les cas d'alopécie seulement ou lorsque l'opiniâtre chronicité du mal brave les influences physiologiques de la puberté ; ce qui compromet *le sort* d'un enfant qui veut s'engager dans la domesticité ou embrasser une profession. — Si mon garçon restait à la maison, nous prendrions bien patience, car *un bonnet cache tout*, me disait un paysan venu pour me consulter.

Tout le monde rougit d'avoir la gale et la cache. — A la ville cette éruption est rare, individuelle, récente à traiter, tandis que, dans les campagnes, un individu la communique à toute sa famille, et celle-ci à tout son *endroit*, ainsi que je l'ai constaté plusieurs fois. — L'habitude de coucher pêle-mêle sur le même grabat, et la communauté des instruments aratoires et des hardes, expliquent la rapidité de cette contagion. — Ce n'est donc qu'avec crainte et tremblement qu'un médecin de campagne, prévenu d'un fait aussi calamiteux, tâte le pouls, pratique une saignée, ouvre un abcès, percute un thorax, accepte une siége, ouvre ou ferme une porte... Mais c'est la poignée de main, l'inévitable poignée de main qu'il appréhende, si la peau d'un gant ne le protége pas contre les piéges prurigineux de la popularité...

Maladie légère de sa nature, la gale devient grave à la campagne, par la négligence du malade et par l'imprudence de ses moyens de guérison. — Qu'en résulte-t-il ? — Qu'après plusieurs essais infructueux, il s'abandonne *à la volonté de Dieu*, ou une démangeaison de plus en plus intolérable le contraint à recourir à de nouveaux remèdes et aux secours plus éclairés de notre art. — Avec la précaution de désinfecter ses hardes, en les exposant à la chaleur d'un four, et de lui en faire changer le plus souvent possible pendant ce traitement définitif, il guérit sûrement ; mais une seconde éruption fait croire au paysan qu'il n'a pas été mieux guéri par la *médecine* que par ses remèdes, et cette erreur de sa part le condamne *à ne plus rien faire* : sa gale devient constitutionnelle...

M. Beau a préconisé les lotions faites, *pendant la nuit*, avec l'essence de térébenthine, médicament peu cher, pénétrant partout par sa fluidité et tuant les œufs en même temps que l'acarus. — Ces lotions m'ont réussi, mais avec les précautions suivantes : faire précéder ces lotions par un lavage avec l'eau de savon ou un bain de son prolongé, si la gale se complique de la moindre inflammation exanthémateuse. — Dans tous les cas, j'atténue très avantageusement l'essence, en la mélangeant avec la glycérine, partie égale. — Terminer le traitement par un bain de propreté, et mettre les vêtements portés auparavant, dans un four chaud, pour détruire l'acarus et ses œufs.

Les lupus et les carcinomes se montrent plus souvent sur le visage du paysan que sur celui du citadin, soit à cause de l'habitude contractée par le premier d'excorier avec ses ongles, avec des épingles ou avec le banal rasoir du barbier, la moindre efflorescence ; soit à cause d'une nourriture âcre, des viandes salées ou fumées par exemple ; soit encore, d'après Ratier, parce qu'il habite l'étable de ses bestiaux pendant l'hiver.

La malpropreté, selon M. A. Petit, produit les ulcères et les tumeurs chancreuses aux lèvres des vieillards.

Ajoutons que l'usage du tabac à priser et la négligence de se moucher engendrent une espèce d'égout presque per-

manent sur la lèvre supérieure, qui porte l'ignoble dénomination de *roupie*, et qui peut, seule ou adjointe à toutes
les circonstances précédentes, provoquer ou envenimer les
boutons qui se manifestent dans le voisinage du nez, et leur
donner un caractère cancéreux.

L'intempérance, l'abus du coït, les corsets baleinés
et les passions *rentrées*, permettent à cette affreuse maladie de pénétrer plus avant chez le citadin, et de lui
ronger l'estomac, le foie, les intestins, les ovaires et la
matrice.

Toutes les fois que la nature cancéreuse de l'excroissance
ulcérée ou non est évidente (ce que le paysan appelle le
mauvais mal), je n'hésite pas à l'enlever avec l'instrument,
et quelquefois à cautériser la plaie avec le fer rouge, au
lieu de la recouvrir avec les diverses pâtes de frère Côme,
de Dupuytren et de Canquoin. Ce n'est pas que je doute de
la propriété corrosive de toutes ces préparations, mais
elles agissent toutes trop lentement, au gré d'un malade
qu'on ne peut pas raisonner, et qui n'est pas capable d'en
surveiller l'action progressive en mon absence.

Le charbon et la gangrène par le seigle ergoté sont endémi-
ques dans les campagnes ; mais je n'ai jamais eu l'occasion
d'observer l'un et l'autre de ces deux terribles accidents,
qui se manifestent plus fréquemment dans certaines pro-
vinces que dans la nôtre : tels sont le Languedoc, la Bour-
gogne, etc. — Nos montagnards pourtant cultivent et par
conséquent mangent autant de seigle que ceux des deux
pays que je viens de vous citer, parce que cette graminée
s'accommode à la maigre nature de leur sol, et brave, plus
que toutes les autres, les rigueurs d'une température froide
et variable.

Mais les furoncles, au contraire, sont fréquents, très
fréquents. — Je les attribue à l'humidité que le paysan espère braver impunément, et à ces prétendus *maux de ventre*,
qui ordinairement décèlent une vieille inflammation du

tube intestinal. — Un furonculeux ne s'adresse à la Faculté que dans le cas où ses *boutons* se régénèrent depuis long-temps, et le condamnent à un repos dont le terme est indéfini.

L'opiniâtreté d'une semblable éruption dépend quelquefois du moyen empirique qu'on lui oppose, et qui consiste à purger et repurger avec la fameuse médecine *Leroy* ou autre. — Or, je vous donne à prévoir, mon ami, l'effet de tous ces brandons incendiaires, dans un cas de gastro-entérite, dont le furoncle ne sera que la conséquence.

Tous les cas d'ophthalmie pour lesquels vous serez consulté seront passés à l'état chronique, c'est-à-dire que dans ce cas, comme dans presque tous les autres, votre tour arrivera après celui des commères ou des religieuses de votre localité, et qu'il vous faudra combattre le mal, compliqué de toutes les bévues de l'ignorance ou d'une charité mal éclairée.

Sous le nom d'*ophthalmie*, je comprends toutes les inflammations de la conjonctive et de ses tissus sous-jacents. — Trois variétés principales se rencontrent dans les campagnes : ophthalmie scrofuleuse, traumatique et sénile.

L'ophthalmie est-elle franchement aiguë, émissions sanguines, tartre émétique en lavage, pédiluves sinapisés, régime frais ; un léger bandeau sur l'organe malade pour le garantir de la lumière seulement. — Est-elle, au contraire, chronique ou sénile, — c'est le cas de vous recommander mon collyre (1).

L'otite et la surdité du paysan sont dues, comme je vous l'ai déjà dit, à l'accumulation et à la concrétion du cérumen dans ses oreilles. — Cette opinion n'est pas la sienne,

(1)   Solution de nitrate d'argent. . . ⎫ aā 20 centigr.
      Laudanum liquide de Sydenham. ⎭
      Eau distillée . . . . 30 gram.

car il attribue son *mal d'oreilles* à une *bête* (puce, moucheron ou autre) qui s'y est introduite et y vit. Une semblable erreur naît des bourdonnements qui accompagnent l'obturation du conduit auditif externe, lesquels, en le fermant aux bruits du dehors, rendent l'organe plus sensible aux mouvements nés de la vie.

Un paysan vint un jour me consulter, et m'avoua qu'il était allé *voir* un autre médecin ; mais, ajouta-t-il, il n'a pas connu mon mal, car il m'a soutenu que ce n'était pas une *bête* que j'avais dans les oreilles, mais de la *cire !*... Et la preuve, c'est qu'il a ôté cette *cire*, et que ma *bête*, continue à bourdonner comme auparavant. — Cette confidence *m'illumina*, comme aurait dit Bossuet, et la visite de ses oreilles m'ayant appris en effet que mon confrère s'était contenté d'enlever la couche la plus superficielle du cérumen, et que ce qu'il en restait était presque rebelle à l'instrument, je lui répondis que j'avais vu sa *bête*, et que nous parviendrions à la détruire, moyennant sa patience. Ce qui fut promis. Et je commençai des injections d'eau tiède. Quelle est cette eau ? me demanda-t-il. — Si je lui avais avoué que c'était bonnement de l'eau, le prestige s'envolait et sa patience avec. — C'est une eau bien *forte*, mon ami, car j'espère qu'elle fera fondre et tomber en morceaux votre *bête*, sans faire souffrir ni endommager vos oreilles... Mais je vous le répète, il faut lui donner le temps d'agir, il faut de la patience... — La tête fut appuyée sur une table, pour que chaque oreille pût garder les injections jusqu'à l'entier ramollissement du cérumen. — J'annonçai ensuite que la *bête* était morte, décomposée même, et je procédai au complet curage de chaque conduit auditif. — O puissance d'une foi vive ! mon homme reconnut si distinctement les pattes, les ailes et le tronc de l'insecte chimérique, dans les fragments du cérumen, qu'il voulut les conserver. — A présent, lui dis-je, vous êtes guéri ; mais rappelez-vous que cette espèce de *bête* aime la *cire* et

s'en nourrit ; il faut donc vous nettoyer les oreilles de temps
en temps. Voilà mon secret pour vous en préserver...

Quelques mois après, je fis la rencontre de mon opéré.
— Je suis comme en paradis, monsieur le médecin ; plus
de bête... mais aussi j'ai suivi votre conseil ; je me *cure*
les oreilles, et j'ai voulu même que tout *mon monde* en fît
autant. — J'ai guéri d'une manière aussi radicale bien
d'autres otites nées de la malpropreté.

Et cette manière de raisonner et de guérir est du charlatanisme, tel que je l'entends, tel que vous devez l'entendre...

Les maladies des tissus musculaires, fibreux et synoviaux,
semblent se partager le genre humain, d'après le *plan cadastral* que leur en offre la civilisation. — Si le campagnard,
à cause du genre de vie auquel il est condamné, éprouve
particuliérement les douleurs rhumatismales :

> La goutte, d'autre part, va tout droit se loger
> Chez un prélat qu'elle condamne
> A jamais du lit ne bouger.

C'est encore à la transpiration supprimée, aux atteintes
plus ou moins prolongées du froid et de l'humide, qu'il
faut attribuer la fréquence des rhumatismes dans les campagnes.

Affection protéique, quant à ses symptômes, son siége et
sa marche, il n'y a pas longtemps que notre art peut en
triompher. — Hippocrate n'en dit rien, et le temporisateur
Pinel formule plutôt des consolations qu'un traitement pour
les rhumatisants de son époque.

L'espèce de rhumatisme la plus commune chez le paysan, est celle qui affecte spécialement les tissus musculaires
et fibreux.

Le *lumbago* atteint préférablement le vigneron courbé
vers la terre, exposé aux alternatives de froid, de chaud et
de pluie.

La liste est longue des recettes plus ou moins absurdes que l'on imagina pour guérir un mal si longtemps inguérissable, à commencer par la prétendue *graisse humaine*, marchandise toujours en vogue dans les campagnes et chèrement vendue par le bourreau, jusqu'à l'infusion de fiente de cheval que le bon Willis osa conseiller dans ses écrits.

Si votre malade est jeune, vigoureux, sanguin, que votre traitement, quelle que soit sa nature, soit précédé par quelques émissions sanguines.

Les opiacés, soit à l'intérieur, soit par la méthode hypodermique, pallient la douleur, sans en détruire la cause, et comme tels, ils ne méritent pas de votre part une confiance exclusive, systématique.

Les révulsifs ou dérivatifs externes, tels que vésicatoires, liniment ammoniacal, etc., sur le plan musculaire endolori, ajoutent le plus souvent une douleur de plus à celle qui existe, et c'est la première qui dominera la seconde chez le paysan.

Quand les voies digestives sont saines (ce qui existe ordinairement), que le rhumatisme affecte plusieurs articulations, ou que seulement il manifeste une trop grande mobilité, je vous recommande le looch térébenthiné, la décoction de feuilles de frêne ou le tartre stibié à hautes doses, tel que je l'ai formulé pour le traitement des inflammations pulmonaires, et j'ose vous annoncer sa guérison, d'après ma pratique, si la douleur est récente.

Je dois avertir, dit Tissot, qu'il y a encore des douleurs de rhumatisme qui ne veulent aucune application, et que presque tous les remèdes irritent ; on doit alors se contenter de garantir la partie des impressions de l'air, par quelques flanelles ou quelques peaux d'animaux avec le poil.

Vous rencontrerez les douleurs de cette indocile espèce chez nos vieux soldats laboureurs.

Dans la même case nosologique, il y a d'autres douleurs qui nivellent toutes les conditions sociales : je veux parler des névralgies qui atteignent le laboureur, malgré sa cuirasse épidermique, et le citadin malingre, pâle, hypochondriaque.

Il suffit de vous avertir que chez le premier les causes de ces cruelles douleurs sont le froid et l'humide, les contusions, les piqûres, les déchirures d'un trajet nerveux, auxquels l'expose journellement la rudesse de ses travaux.

Le citadin est plus exposé que l'habitant des campagnes à tous les maux de dents, à l'odontalgie principalement, soit à cause de son appartement, espèce de ruche percée de vingt à trente alvéoles à courants d'air, soit à cause d'une nourriture trop animalisée et trop sucrée, soit à cause du transport des vices rhumatismal, syphilitique, etc. — Aussi ses dents se carient de bonne heure, et le dentiste, sous prétexte de lui *nettoyer la bouche*, lime, emporte l'émail, et prépare une place à ses *râteliers*. — L'art du dentiste, considéré comme partie industrielle, occasionne annuellement une dépense qu'on peut à peu près évaluer à 5 millions 253 000 francs, d'après les calculs statistiques de M. Maury. Vous y croirez, si vous voulez, c'est un dentiste qui les donne.

Un paysan vient vous prier de lui *arracher* une dent. — Il n'y a point de carie, et vous plaidez la cause de son maxillaire, assez à plaindre d'être névralgique ; il vous répond qu'il n'a pas fait une ou deux lieues pour souffrir de la même dent. — Mais elle est saine, votre dent. La douleur est purement nerveuse, on peut l'apaiser avec... — Avec votre baume d'acier (1), monsieur le médecin ; car si elle

(1) *Baume d'acier.* Il n'est pas ici question du fameux onguent de nitrate de fer, que l'on appelait encore *baume d'aiguilles*. — Pour un paysan d'humeur facétieuse, le *baume d'acier* est la clef de Garengeot.

pouvait guérir, j'ai assez fait, allez ! — Peut-être trop fait. — Enfin, monsieur, ce n'est pas votre dent, et je veux qu'elle tombe...

N'allez pas croire, mon ami, que tous nos confrères soient aussi scrupuleux que je le suis et que je vous conseille de l'être ; à la campagne, les praticiens arrachent trop tôt une dent, parce qu'ils n'ont ni le temps, ni la main, ni les outils pour faire autre chose ; tandis qu'à la ville, les *buccalistes* l'arrachent trop tard. — Une dent pour ces messieurs est une cliente, car, avant de s'en séparer, ils la liment, la plombent et la cautérisent, c'est-à-dire qu'ils lui font payer son tribut à l'art et à l'industrie... Pauvres mâchoires !

Quand la carie d'une dent est commençante ou que ce qu'il en reste mérite d'être conservé, je la cautérise avec l'acide nitrique, avec précaution.

Ce procédé est d'une application plus générale, plus facile, plus économique (puisqu'il faut tout dire) que le recours au métal fusible de d'Arcet, dans les mêmes circonstances.

Une névralgie faciale est un *coup d'air*. — La chaleur, c'est tout ce qu'on lui oppose. — Le mal insiste, redouble ; il est horrible pour qui l'a connu, et l'on finit par implorer le secours de la médecine. — Si la douleur est intermittente, recourez avec confiance au sulfate de quinine ; autrement... Eh bien ! autrement, je ne sais vraiment que vous conseiller, avec une thérapeutique et si riche et si pauvre. Cependant, frappez à la porte de plusieurs traitements, sans vous déconcerter, car il y a chance de guérison tant que la texture du névrilème n'est pas altérée, compromise.

Les injections hypodermiques dans le traitement des névralgies sont entrées dans le domaine de la pratique usuelle depuis les travaux de MM. Lafargue, Wood, en Angleterre, Behier puis Hérard, à Paris. J'ai obtenu de nombreuses et promptes guérisons de névralgies, de pleurodynies et de rhumatismes avec la solution de sulfate d'atropine (0^{gr},30, pour 30 grammes d'eau distillée, qui doit être toujours injectée au niveau du point douloureux, avec la seringue Pravaz.

Dans tous les cas de sciatique, l'huile essentielle de térébenthine à l'intérieur a été préconisée par le docteur Martinet. — Ce traitement n'est pas nouveau, Musgrave et Harric l'avaient employé. — N'importe, il y a plus de mérite à sauver d'un indigne oubli tel remède qui guérit qu'à en inventer cent autres qui ne guérissent pas. — Je pourrais donc vous citer à l'appui un grand nombre de névralgies du nerf sciatique qui cédèrent sous mes yeux au looch térébenthiné ; ma cure la plus remarquable fut celle d'un vieux meunier qu'une semblable douleur tourmentait depuis dix-huit ans.

Elles sont bien nommées *fièvres larvées*, celles qui se masquent avec les symptômes de toutes les autres maladies ; heureusement pour le praticien qu'un seul, qui leur est pathognomonique, les trahit à son observation. — Quelle que soit donc la manifestation sémiologique d'une fièvre semblable, elle ne résistera guère au sulfate de quinine, et c'est précisément d'après cette même qualité antipériodique que toutes les préparations de quinquina réussissent avec les fièvres essentiellement intermittentes. — Vous les observerez plus souvent à la ville qu'à la campagne.

Je vous dirai le contraire au sujet de la phlébite, par la raison qu'elle est un accident consécutif au mode opératoire de nos sages-femmes. — Soit par excès de prudence, soit parce que leur lancette n'est pas suffisamment affilée, tranchante, elles incisent incomplétement la veine ; le sang suinte goutte à goutte ; elles reviennent à la charge, elles la picotent deux, trois, quatre fois et plus. — Une seconde raison d'irriter la tunique veineuse, c'est un instrument oxydé, malpropre. — Le traitement indiqué par les auteurs convient.

Parmi les maladies générales, il y en a qui affectent plus souvent le paysan que l'habitant de la ville, et réciproquement.

C'est une *échauffaison*. — Sous cette dénomination, le paysan généralise et confond les maladies les plus disparates ; il est presque aussi prompt et imperturbable dans son diagnostic, je ne dirai pas qu'Arétée, mais que tel confrère de ma connaissance (dont l'espèce n'est pas rare) qui s'exclame en voyant un malade : — C'est la fièvre, ce sont les nerfs, c'est le sang, c'est la bile !!!....

Bref, il existe un état pathologique, prodrome de la plupart des phlegmasies, fréquent dans les campagnes, qui peut justifier ces noms : *échauffaison, échauffement*. Ses symptômes sont les suivants, d'après Pinel.

« L'échauffement est cet état de toute 'habitude du corps marqué, soit par la sécheresse de la peau, soit par des sueurs avec rougeur du visage, quelquefois aussi accompagné de saignement de nez dans la jeunesse, ou d'hémorrhoïdes chez les adultes et les vieillards ; soif plus ou moins vive, picotement à la peau, constipation ; ardeur des reins, urine rouge et fétide ; insomnie ou sommeil agité, sorte de propension aux jouissances vénériennes, irritation générale subordonnée à la nature des causes et aux dispositions du sujet. L'échauffement peut être passager ou durable, réunir plus ou moins des symptômes précédents, et même s'accompagner de beaucoup d'autres. »

En devinant la cause de cette indisposition chez le paysan jeune, ardent à l'œuvre et bravant les chaleurs de la canicule, le traitement est plus facile à prescrire qu'à faire accomplir. — Mais *on ne s'arrête pas pour si peu de chose* dans les campagnes, et l'on attend bravement une fièvre inflammatoire, pour consulter un médecin.

J'ai songé souvent à la grande quantité d'enfants strumeux qu'on observe dans les campagnes comme dans les villes, et je l'attribue à ces deux causes occasionnelles : — habitation froide et humide et alimentation grossière chez le pauvre, — syphilis ancienne et dégénérée chez le riche.

C'est ainsi, dans le premier cas, qu'un berceau est exposé à des courants d'air et abandonné sur le sol humide d'un rez-de-chaussée, tandis que le petit marmot qu'il contient croupit une demi-journée au moins et toutes les nuits dans des langes imprégnés d'urine et de matière fécale, et pour l'empêcher de pleurer, une mère mercenaire et pauvrement alimentée supplée au peu de lait que sécrètent ses flasques mamelles, en l'indigérant à toute heure avec une bouillie épaisse, mal cuite, souvent aigrie.

C'est ordinairement la grand'mère qui garde la maison, et qui se charge d'empiffrer ce malheureux enfant jusqu'à ce qu'il donne signe de suffocation.

Je sais bien, dit Zimmermann, que la bouillie fait la nourriture de millions d'enfants; mais cela n'empêche pas qu'elle n'en ait fait périr un très grand nombre.

Vandermonde pensait aussi que la bouillie est la plus mauvaise nourriture qu'on puisse donner aux enfants. « Ce mélange indigeste du lait et de la farine qui n'a pas fermenté ne forme dans l'estomac qu'un mixte qui n'éprouve d'autre changement que celui qui le ramène à son âcreté originaire. »

La bouillie telle que je l'ai vu préparer est un aliment indigeste, générateur des obstructions. — Mais il est inutile de dire à une mère qu'un peu de pain émié dans du lait, dans de l'eau seulement, serait préférable pour nourrir son enfant; car, ainsi que l'a dit le médecin allemand que je me plais à vous citer, il serait plus aisé de transporter les Alpes dans les vastes plaines de l'Asie que de désabuser une femme écervelée.

Circonstance également remarquable pour la science et consolante pour la société ! Presque toute une génération devient scrofuleuse et en guérit sous la seule influence des causes hygiéniques. — L'enfant des campagnes, en grandissant, sort et s'ébat au grand air, se livre à tous les mouvements du corps qui fortifient et font prédominer insensiblement son système musculaire, activent et régularisent la circulation de tous ses fluides. — A vingt ans, voyez-le : sa constitution n'est plus reconnaissable, si le génie malfaisant des strumes n'a pas laissé des *coutures* indélébiles sur son cou ou sur son visage.

La même influence hygiénique manque aux grandes villes : voyez aussi leur génération rachitique, rabougrie, à tel point que le gouvernement s'est vu forcé, depuis plusieurs années, de diminuer le *cens* de la taille des jeunes gens appelés par la conscription, afin de pouvoir compléter le contingent militaire prescrit par la loi ; et dans certaines grandes villes, il y a des quartiers où l'on arrive à peine au nombre d'hommes exigé pour le recrutement. — Voyez ces jeunes gens et ces jeunes filles au teint pâle ou maladivement rosé ; le nez un peu large, un peu gros, la lèvre supérieure comme gonflée ; ils traînent une vie languissante et sont presque toujours malades. — C'est ainsi que, sans connaissance de cause, l'épaule et la colonne vertébrale, chez les demoiselles surtout, se dévient, se courbent, se déforment ; et ceux qui ne voient dans cette déviation qu'un ramollissement osseux, et qui veulent y remédier au moyen de procédés mécaniques, se trompent grandement, s'ils n'adjoignent à leur traitement des médicaments appropriés et capables de détruire la cause première.

De concert avec les moyens d'une hygiène bien entendue que je range en première ligne pour le traitement des scrofules, puisque eux seuls réussissent à les guérir, vous devez recourir aux diverses préparations de l'iode, et complémentairement à la tisane de feuilles de noyer longtemps prolongée. — De tous les remèdes préconisés en pareil cas, c'est définitivement celui qui mérite notre préférence, d'après le succès qu'en ont obtenus les praticiens les plus dignes de confiance, Coindet (de Genève), Magendie, Baup, Lugol, Négrier, etc., etc.

De tous les préjugés relatifs à la cure des scrofules, celui qui fait d'autant plus de mal, qu'il est sanctionné par la pratique routinière du médecin même, c'est de recourir aux exutoires. — « Je ne crois pas, en effet, que jamais les milliers de vésicatoires et de cautères, dit à ce propos le docteur Jolly, qui ont déjà été employés contre les scrofules, aient guéri un seul tubercule pulmonaire ou sous-cutané ; mais ce qui ne peut être douteux pour quiconque a pris soin d'observer les effets de ce remède, c'est que très souvent le développement des tumeurs scrofuleuses en a été la conséquence presque immédiate chez les sujets qui n'étaient que prédisposés à cette maladie, et l'on concevra facilement de tels effets, en se rappelant que les tuberculisations scrofuleuses ne supposent pas seulement une condition organique générale, un état spécifique des liquides, mais encore le concours de causes accidentelles d'irritation, soit directe, soit sympathique, sans lesquelles elle ne peut s'accomplir. Or, il n'est peut-être aucune cause plus capable que le vésicatoire de donner lieu à cette irritation (1).

Si l'on croyait le paysan, le scorbut serait aussi commun aujourd'hui que du vivant de Boerhaave, le beau temps des acrimonies.

Selon lui, toute inflammation du tissu gingival, une épulie, des aphthes, une stomatite, ne sont que le *scorbut* ; tandis qu'en réalité cette affection est très rare chez l'homme qui respire un air pur et vit de végétaux. — Ce n'est donc qu'une erreur, mon ami, que je dois vous signaler, afin que vous puissiez prévenir la thérapeutique incendiaire qu'elle lui inspire, et qui seule suffit pour enflammer la muqueuse buccale, dans le cas surtout où celle-ci y est

____

(1) *Dictionnaire de méd. et de chirurg.*, art. SCROFULES.

prédisposée. — Selon cette chimérique appréhension du scorbut, le paysan mâche des aulx, des oignons, du cochléaria, du raifort, de la roquette, des bourgeons de sapin, etc., et se gargarise ensuite avec un petit verre d'eau-de-vie, auquel il accorde la permission de prendre le chemin de son estomac.

Dans les villes vous observerez tour à tour les fièvres inflammatoire, hectique, bilieuse, muqueuse, ataxique et adynamique ; mais de toutes les fièvres, l'espèce la plus répandue dans les campagnes, et de laquelle, par conséquent, il importe que je vous entretienne, est celle qu'on y désigne sous le nom de *fièvre tremblante*.

Elle règne endémiquement au retour de chaque printemps et de chaque automne, dans les localités basses et marécageuses ; mais c'est surtout au lever et au coucher du soleil que l'influence d'une atmosphère fébrigène sévit, et le paysan qu'elle investit au milieu de ses champs, avant et après l'évolution solaire, est le premier holocauste offert à sa recrudescence.

Celse a dit que la fièvre quarte ne tue jamais ; mais elle peut, en prolongeant ses accès, compromettre la constitution la plus robuste, et quelquefois un fébricitant âgé ou débilité par la chronicité du mal succombe pendant un accès de froid.

Et le remède tue si ce n'est pas la fièvre, ainsi que l'a prouvé l'abus déjà signalé du quinquina, du sulfate de quinine et d'une infinité de recettes populaires plus ou moins dangereuses, qui peuvent, en *coupant* la fièvre, *couper* également le fil d'une existence.

Ce fut donc pour remédier autant aux remèdes qu'à la maladie même, que j'ai publié mes recherches expérimentales et raisonnées sur la propriété fébrifuge du chlorure de sodium (liqueur *Labarraque*).

Voici la partie thérapeutique de mon travail, afin que vous puissiez en faire profiter vos malades.

Avant tout, je combats les complications bilieuses qui se présentent par l'ipéca ou les sels neutres.

Quand la fièvre me paraît réduite à son état de simplicité originelle, ou pour m'exprimer plus catégoriquement, à un *empoisonnement miasmatique*, j'administre la potion chlorurée suivante :

Chlorure d'oxyde de sodium (liqueur de Labarraque).   30 gram.
Eau de cannelle . . . .   90 gram.
Sirop simple. . . . .   60 gram.

Trois ou quatre cuillerées à bouche par jour, et, à dater de la disparition des accès, une cuillerée le matin avant de s'exposer à l'air extérieur, et une seconde à l'heure du dernier accès, pendant une quinzaine de jours environ.

Pour les fébricitants au teint de paille, aux membres œdématiés, à l'habitude délabrée par la persistance des accès et les progrès occultes de l'*empoisonnement*, je substitue à ma première potion et pendant la même quinzaine, la mixture qui suit :

Chlorure de sodium . . . . . .   30 grammes.
Thériaque vieille. . . . }
Extrait de genièvre. . . }   aā   60 grammes.

À prendre chaque matin, à jeun, gros comme une aveline. Le bon état de l'estomac autorise un régime alimentaire généreux et fortifiant, pendant que dure cette médication désinfectante.

La propreté des vêtements et des habitations, l'exercice en plein air, par un temps sec et serein, après le lever et avant le coucher du soleil, l'abstinence des plaisirs vénériens, la chaleur des pieds et l'usage d'un gilet de flanelle, sont autant de recommandations à faire et faciles à observer, pour quiconque veut guérir et même se garantir.

Le chlorure d'oxyde de sodium jouit d'une propriété fébrifuge aussi prompte et aussi certaine que le quinquina et tous ses composés, dans le cas des fièvres intermittentes. — Mais le chlorure mérite la préférence : 1° Parce que le quinquina et ses composés, donnés à la dose formulée par le médecin, déterminent quelquefois des phlegmasies gastro-intestinales, des splénites, des œdèmes, des leuco-phlegmasies ; tandis que le chlorure permet que l'on dépasse même sa dose, sans accident consécutif, ainsi que le peuple le fait en l'absence du médecin, à l'égard de tous les fébrifuges, pensant, comme il dit, *couper* plus promptement la fièvre ; 2° parce que toutes les préparations de quinquina sont chères, tandis que le chlorure de sodium ne l'est pas ; 3° parce qu'en considération de l'innocuité et du bon marché, cette dernière substance peut s'administrer non-seulement comme moyen curatif, mais encore comme un sûr préservatif, quand la fièvre intermittente règne endémiquement ; 4° enfin, parce que dans les cas où il existe des symptômes d'irritation gastrique, on peut administrer le chlorure de sodium *quand même*, ce qu'on ne pourrait pas faire avec le quinquina, le sulfate de quinine, etc.

Je regrette, au sujet des maladies épidémiques, de ne pouvoir entrer avec vous que dans le champ des généralités.

Le fait est certain, mon ami, les maladies de cette déplorable nature sont plus fréquemment observées dans les campagnes qu'à la ville, pour les raisons suivantes : 1° Privations plus multipliées, auxquelles les condamnent la misère locale et des récoltes manquées ; 2° mauvaise qualité des aliments en général ; 3° altérations chimico-physiques de l'atmosphère qui, si elles y sont plus rares qu'au sein des cités étroites et des populations trop agglomérées, y atteignent plus immédiatement le paysan que le citadin, claquemuré dans son atelier ou dans son cabinet ; 4° les intempéries de chaque saison, que la vie pastorale et agricole oblige à endurer ; 5° les effluves et les gaz qui se dégagent à la surface des eaux stagnantes et marécageuses

6° la plupart des graminées, froment, orge, seigle, avoine ; des légumineux, tels que fèves, haricots, pois, lentilles, et plusieurs fruits dont se sustentent les habitants des campagnes, tels que pommes, poires, châtaignes, cerises, framboises, mûres, etc., recèlent des vers parasites qui les rongent et altèrent plus ou moins leurs qualités alibiles.

Elles y sont aussi plus meurtrières, selon la remarque de MM. Combes, par suite de la négligence des moyens dont dispose l'hygiène publique et privée, de l'indifférence des esprits après leur disparition, quelquefois aussi à cause des appréhensions exagérées qu'elles suscitent. — Les secours n'arrivent pas à la campagne avec la même promptitude que dans les villes ; ils sont toujours plus chers et moins répétés.

D'après les mêmes auteurs, les épizooties deviennent redoutables à l'habitant des campagnes ; — elles le plongent souvent dans la misère, cette source multiple de toutes sortes d'affections ; elles augmentent l'insalubrité, elles provoquent le développement du charbon, de certaines dartres et de la morve (1).

Le fait d'une population plus espacée est le seul qui soit favorable, à la campagne, en temps d'épidémie.

Les maladies qu'engendre la misère et qui peuvent revêtir un caractère épidémique, sont diverses espèces de coliques, les hydropisies, la dysenterie, les fièvres continues et rémittentes, du genre adynamique et ataxique.

La fièvre typhoïde est la plus à craindre, parce qu'elle pénètre dans la maison du pauvre, en atteint presque tous les individus, tandis qu'elle entre beaucoup plus rarement dans celle du riche. — Or, sous le nom de pauvre, j'entends aussi l'ouvrier des grandes villes, sans travail, triste, et condamné à une alimentation insuffisante et même insalubre. — Cette maladie est endémique dans certaines cam-

(1) MM. Combes, *Les Paysans français*, p. 343.

pagnes, telles que celles de la haute Auvergne, qui réunissent éminemment toutes les causes d'insalubrité publique que j'ai eu l'occasion de vous signaler.

Les localités basses, trop boisées, marécageuses, sont le berceau des fièvres intermittentes, pourprées, pétéchiales et de la suette. — Plus tard, toutes ces maladies peuvent s'irradier à une très grande distance.

Chaque saison a son cortége de maladies également épidémiques. — Au printemps, les fièvres d'accès, les esquinancies, les exanthèmes; — à l'été, les phlegmasies de poitrine, les congestions; — à l'automne, les affections bilieuses et périodiques, le choléra-morbus; — à l'hiver, les catarrhes, les fièvres adynamiques ou ataxiques, l'ictère, l'apoplexie. — Il vous restera, mon ami, à étudier celles qui prédominent ou par leur fréquence ou par leur gravité, d'après les circonstances atmosphériques et topographiques de votre banlieue médicale.

Il y a telle intempérie prolongée qui ne compromet pas la santé générale, et des épidémies graves surgissent parfois durant une saison salubre et régulière.

Quel est le praticien, instruit par une longue expérience, qui n'a pas eu l'occasion de vérifier plus ou moins ces caprices d'une *constitution médicale*, signalés par Sarconne, et qui préalablement firent dire à Bacon, tout le premier, qu'il faut chercher les causes d'une épidémie, moins dans l'état présent de l'air que dans celui qui l'a précédé. « *Non possunt præsentes morbi cognosci, nisi ex præterita temporum constitutione, nec futuro divinari, nisi ex præsentium consideratione.* » (Sydenham.)

Tels sont les agents spéciaux du monde extérieur à l'influence desquels un médecin doit attribuer les épidémies qui désolent les villes et les campagnes. Il y a aussi des névroses épidémiques qui dérivent d'une seule mais forte émotion, politique ou religieuse ; cette secousse électrique se communique difficilement à la population très disséminée et trop indifférente des campagnes. — J'en dirai autant du caractère épidémique que la chorée, l'épilepsie, les monomanies homicides ou suicides revêtirent à diverses époques de l'histoire, par le vertige invincible de l'imitation.

La doctrine des constitutions pèche en trop de circonstances, pour qu'un praticien s'en occupe et s'y confie trop exclusivement. — L'expérience nous autorise à biffer bien des pages dictées par une inspiration trop préconçue à Hippocrate, Sarconne, Huxham, Raymond, Malouin, Coste, et à d'autres respectables auteurs.

C'est à l'époque d'une épidémie régnante qu'un médecin, et surtout un médecin de campagne, doit savoir multiplier son activité physique et morale, et combiner les ressources matérielles de son art avec les précautions de l'hygiène et les paroles encourageantes d'une philosophie mise à la portée de toutes les intelligences.

Ma revue des principales maladies a été, j'ose le croire, libre de toute divagation systématique, rapide mais substantielle, et je vous ai indiqué préférablement les traitements qui furent sanctionnés par mon expérience. — A quoi servirait de vous transcrire, comme tant d'auteurs qui se copient, la liste banale des drogues qui furent avalées durant la même maladie ? — à embrouiller votre jugement. — Car, selon Condillac, la source de nos erreurs est due à l'habitude où nous sommes de raisonner sur les choses dont nous n'avons pas d'idées, ou dont nous avons des idées mal déterminées.

Il me reste donc à vous rappeler, à l'exemple de Tissot et selon les progrès de la science, ce qu'un médecin doit entendre et prétendre, quand il dit à son malade : Il faut vous mettre au régime.

Guérir par le régime, était, pour Hippocrate, la première et la meilleure manière de guérir ; — Asclépiade aussi en faisait presque toute sa thérapeutique ; — « la plus facile et la plus naturelle, » d'après le sage Huxham, — dont les effets sont durables ; tandis que ceux des médicaments ne tardent pas à se dissiper (Sprengel).

Le mot *régime* a plus de valeur à la ville qu'à la campagne ; — il faut en féliciter le citadin, plus impressionnable, plus agacé ou plus pléthorique, et qui éprouve un besoin d'autant plus urgent de silence, d'obscurité, de tisanes délayantes et de diète. — Le pauvre des villes est condamné à l'abstinence trop routinièrement sévère de l'hôpital, ce qu'il faut blâmer, car le pauvre des villes, comme le paysan, n'attend pour guérir le plus souvent que de bons bouillons et quelques toniques. — L'ouvrier qui, par son aisance, peut se faire traiter à domicile, est plus docile et moins avare que celui des campagnes ; il ne se remet au travail qu'avec votre permission, et il fera toutes les dépenses prescrites de flanelle, de bains et de régime. — L'influence des gardes-malades est soumise au degré d'éducation et d'instruction de leur public, aussi est-elle nulle ou presque nulle sur nos clients riches et lettrés, qui se soumettent le plus exemplairement aux oracles de Cos, et qui mourraient de faim, si la maladie les épargne, et si nous n'avions pas la précaution de leur prescrire une alimentation progressive, une fois qu'ils sont en convalescence.

A l'approche des maladies aiguës, que le paysan confond toutes sous le nom de *fièvre*, il faudrait, selon l'*Avis au peuple*, renoncer à tout travail violent, se condamner à la diète, boire abondamment de la tisane et prendre des lavements ! — Mais je le demande à tous ceux de nos confrères qui exercent à la campagne, combien d'entre leurs clients veulent faire précisément cet opposé de ce qu'ils font, sur la foi d'un livre ou sur la parole d'un médecin, en supposant qu'ils lisent l'un ou qu'ils consultent l'autre ?

Mais dès qu'un paysan est alité, n'importe la nature de sa maladie, il faut, dans son intérêt autant que dans celui de ses parents qui couchent entassés dans la même chambre, que ceux-ci déménagent, dussent-ils dormir sur le fenil ou dans une étable.

Si le lit du malade est trop enfoncé sous un escalier ou dans une *alcôve*, pour que l'air puisse y circuler, il faut le changer de place.

Les progrès de la chimie nous enseignent aujourd'hui l'inutilité du vinaigre, que le peuple brûle sur une pelle rouge et que Tissot lui a recommandé pour corriger la putridité de l'air. — Dans ce dernier cas, il n'y a que les chlorures qui puissent désinfecter.

Vous ordonnerez à ce propos qu'on renouvelle l'air de la chambre, en ouvrant porte et fenêtres, une fois par jour en hiver et plusieurs fois en été ; qu'on balaye et qu'on arrose son plancher ; que ni eau sale, ni excréments, ni urine n'y séjournent.—La température sera douce et invariable.

Dans toutes les maladies aiguës, comme pour la dysenterie, les fruits crus, en été, et cuits, en hiver, rafraîchissent, désaltèrent, tempèrent l'*acrimonie* des fluides, entretiennent la liberté du ventre et trompent un appétit imaginaire.

Un malade doit boire tiède, souvent et peu à la fois : un demi-verre par demi-heure environ. — Dans les campagnes, on le force, quoique très échauffé, à boire coup sur coup plusieurs écuellées d'une tisane toujours trop chargée en principes médicamenteux et trop chaude. — Le malade s'en dégoûte ; il y renonce et il a raison. — Il importe donc, mon ami, que vous inspectiez la tisane que vous aurez prescrite, pour la préserver de ces deux défauts.

Tous les jours, autant qu'un malade en aura la force, il doit se lever, ne fût-ce que pendant une demi-heure. — Le séjour hors du lit favorise l'écoulement des urines, dissipe les pesanteurs céphalalgiques, récrée et distrait le moral. — Tous les trois jours au moins, renouvellement du linge qui s'applique sur la peau du malade.

La convalescence du paysan n'est pas une maladie, comme l'avait remarqué Bordeu. — Sitôt que la fièvre l'a quitté, que la douleur faiblit, il se lève impatiemment et il retourne au milieu de ses champs. — Un rayon de soleil, ce *regard d'amour que le ciel jette sur la terre* (Alphonse Karr), réchauffe et ranime celui qui la cultive, — le grand air balaye ses bronches, dilate ses poumons, et l'exercice, en titillant son appétit, a réparé les dommages de la maladie ; alors que le citadin, entré en convalescence en même temps que lui, commence à peine à se lever, à se faire rouler dans son fauteuil, s'il est riche, ou se traîne encore sur les dalles de l'hôpital, jusqu'à ce qu'on l'oblige, pâle et délabré par la diète et les tisanes, à remonter dans son grenier, pour céder son lit à un autre.

Tout est plaisir aux convalescents. — Les fonctions les plus indifférentes de la vie sont une source de jouissances ineffables pour l'homme qui a failli mourir. — Tous ses sens vibrent délicieusement au moindre contact du monde extérieur. — La chaleur du soleil lui paraît plus douce qu'un manteau d'hermine ; la lumière réjouit ses yeux comme une caresse ; le parfum des fleurs l'enivre, les bruits de la nature arrivent à son oreille comme une suave mélodie, et le pain lui semble bon.

Un convalescent doit manger peu, mais souvent. — Sa nourriture sera mâchée scrupuleusement. « *Optimum vero medicamentum est opportunè cibus datus.* » (Celse.)

La constitution du paysan sain et malade se refuse à supporter une longue diète, et l'on a vu souvent certaines affections, même aiguës, s'amender et disparaître sous l'influence d'une alimentation réparatrice. — C'est à l'expérience de l'homme de l'art à se décider selon les cas ; c'est à lui à examiner si, pour arriver à ses fins, il convient d'ordonner la diète, ou de recourir, comme dit Rousseau, à la cave ou au boucher. (*Les paysans français*, p. 349.)

En général l'eau rougie, et même le vin pur, doivent

être tolérés plutôt au paysan qu'à l'habitant de la ville. Souvent même un médecin de campagne est obligé de prescrire l'un ou l'autre.

Conseillez d'autant plus au convalescent de se promener, qu'il fait moins d'exercice en état de santé : la promenade à pied, par une riante et tiède matinée d'été, est généralement salutaire et agréable. — Le mouvement qu'elle commande surtout aux extrémités inférieures, est un avantage pour tous les cas où le médecin désire produire une dérivation sur ces parties ou régulariser la menstruation. — Les chemins en plaine sont de précepte pour un client encore affaibli par le mal qui vient de le quitter ; le rivage de la mer, un terrain parfumé de plantes alpestres, aromatiques, sont à préférer par celui dont les chairs sont lâches et humides, qui a des ulcères à dessécher, des plaies à cicatriser. — En supposant que les forces et plus souvent son courage lui refusent les avantages d'un exercice à pied, il lui reste deux ressources. La première fut celle de J.-J. Rousseau : « Quand je serai moribond, faites-moi porter sous un chêne, et je vous réponds que je guérirai. » Il peut donc s'asseoir devant sa maison, dans un jardin, ou sur une promenade publique. — J'estime plus les bains d'air que les bains d'eau. — La seconde ressource est celle de l'équitation ou de la voiture, et il n'est pas nécessaire aujourd'hui d'avoir vingt ou quarante mille francs de rente pour en profiter : les cabriolets de place et les *omnibus* ne remplacent-ils pas les *lecti pensiles* que le célèbre Asclépiade recommandait tous les jours aux riches fainéants de son époque ?

C'est à sa sortie de l'hôpital que l'ouvrier, dans les villes, est digne de toute la compassion publique. Que peut-il faire en effet, faible, exténué, encore souffrant, incomplétement vêtu, manquant d'un travail qui manquerait à ses mains débiles, et ne pouvant pas, comme le désirait Rousseau, *recourir à la cave et au boucher*, pharmacies du convalescent? — Une pensée éminemment populaire a touché le cœur de notre souverain, et nous posséderons bientôt des maisons de convalescence pour les *petits* de la GRANDE NATION...

Nonobstant il y aura toujours, pour l'ouvrier des villes, de moindres chances de guérison, et par conséquent de vie. — Chaque année, il meurt, en France, 800 000 personnes, soit en moyenne, 1 décès sur 47 habitants ; ce dernier chiffre s'élève à 51 pour la population rurale et il descend à 43 pour les villes de plus de 20 000 âmes.

Je n'ai jamais assisté aux dernières minutes d'un client, sans être profondément ému, intéressé... — L'ouvrier de la ville ne meurt pas comme le paysan, et le riche ne quitte pas la vie comme le pauvre, cela doit être. — Le docteur Johnson disait au célèbre Garrick : » Prends garde, Davie ! prends garde ! tu te pares, tu te frises, tu augmentes la somme de tes jouissances : ton lit de mort n'en sera que plus terrible. »

Le vieux paysan arrive à la fin de sa corvée, avec une sérénité vraiment surhumaine ; il est las, que voulez-vous, il a besoin de se reposer... et si le flambeau de la foi lui permet d'entrevoir une vie meilleure, il s'endort, sans regret du présent et sans remords du passé, *entre les mains du bon Dieu!*

L'homme heureux a ses paroxysmes : la mousse de sa vanité monte, s'échappe de sa petite coquille, et peut quelquefois éclabousser notre dignité de médecin; — il faut oser lui répéter ce que Sénèque disait déjà aux parvenus, ses contemporains : « *Morieris, homo, non quia ægrotas, sed quia vivis...* »

Nous n'avons qu'une indication à remplir avec ce client, le *narcotiser*... afin qu'il puisse lâcher, en dormant, sa vie ou plutôt son or, sa couronne ducale et ses plaisirs !

———

22

LETTRE CINQUIÈME.

PHARMACOLOGIE DES VILLES ET DES CAMPAGNES.

« *Sic ergo compendiaria curatione, id hominum genus regendum existimo, alioquin ob prolixam et variam supellectilem, sensim tabescit rusticana gens, ægrescitque medendo...* »

RAMAZZINI.

Quand je suis sorti de l'université, disait Gregory, je connaissais vingt remèdes au moins pour chaque maladie ; maintenant que j'ai vécu, il y a plus de vingt maladies pour lesquelles je ne connais pas un remède. — J'ai fait cette décevante expérience, mon ami, vous la ferez aussi. — Oh ! combien la matière médicale, telle que nous l'étudions dans la plupart de nos traités, diffère de ce mode simple et éclectique avec lequel nous devrions médicamenter nos malades !... Nous ne vivons plus au temps, j'en conviens, où Jean Damascène, Nicolas de Salerne et Banderan prétendaient communiquer toutes les vertus à leurs recettes, en y donnant rendez-vous à toutes les drogues et à *d'autres singeries, qui avaient plus le visage,* selon Montaigne, *d'un enchantement magicien que de science solide ;* mais ce que l'on a fait pour perfectionner cette branche si importante de l'art de guérir ne m'empêche pas d'affirmer qu'il nous reste encore plus à faire.

« Tant qu'on fera usage des remèdes composés de la pharmacopée galénique, disait le savant Fourcroy ; tant que la routine continuera à dicter aux médecins les formules

compliquées d'un plus ou moins grand nombre de médicaments, on ne pourra jamais rien savoir d'exact sur leurs
véritables propriétés. L'ancienne école de Cos employait des
remèdes simples ; elle ne se servait point de ces mélanges
informes qui surchargent nos dispensaires ; elle ne mêlait
point dans les mêmes décoctions une douzaine de plantes
qui ne peuvent que les rendre épaisses, visqueuses et dé-
goûtantes ; elle ne connaissait point les apozèmes compliqués, les tisanes royales. Ces indications multipliées qui
font la base de l'art de formuler, n'existaient pas pour elle ;
simple comme la nature dans ses opérations, elle ne présentait aux malades qu'un seul remède, et elle ne les administrait que l'un après l'autre, lorsque les circonstances
exigeaient qu'on en changeât la nature. Si l'on ne renonce à
ce luxe dangereux, introduit par l'ignorance et la superstition, si l'on tient toujours au mélange d'une base médicamenteuse, d'un adjuvant ou auxiliaire, d'un ou de plusieurs
correctifs, mélange dont on a fait un art que je ne dois pas
craindre de présenter comme illusoire et dangereux, la
science restera dans l'état où elle est. »

La prédiction s'est accomplie ; plus d'un demi-siècle
s'est écoulé, et le professeur Rostan est encore obligé de
dire à ses contemporains : « Lorsqu'il vous est si difficile
d'apprécier l'effet d'une seule substance ou d'une seule
circonstance sur l'organisme, comment pouvez-vous penser
agir avec certitude, lorsque vous en prescrivez un grand
nombre, et surtout si vous les employez simultanément ?
De plus, ces substances exercent sur l'organisme une influence identique, elles s'entr'aident ; ou bien elles exercent une influence différente ou contraire, elles se nuisent.
Dans le premier cas, quelle nécessité y a-t-il d'en ordonner
plusieurs, et dans le second, à quoi bon administrer ce
composé (1) ? » Au lieu donc de ce sage, mais trop impuis-

____

(1) *Cours de médecine clinique*, par M. L. Rostan.

sant dilemme, il faudrait un autre Hercule pour balayer l'écurie de nos Augias polypharmaques, après avoir brisé avec sa massue ces plusieurs centaines de bocaux à galbanum, qui ne renferment que de l'érudition en substance pour le formuliste, de l'argent pour celui qui fait métier de la vendre, et des nausées au moins inutiles pour la portion malade de l'humanité.

Cependant je dois ajouter que si, en thèse générale, je vous recommande la simplicité des prescriptions, je respecte le petit nombre des combinaisons dont l'expérience a sanctionné les propriétés. — Ainsi, les purgatifs agissent avec plus d'énergie, combinés avec les toniques ; l'acide sulfurique augmente l'action du quinquina ; la magnésie empêche le calomel de provoquer les vomissements, etc., etc.

La polypharmacie est d'autant plus préjudiciable à la science, qu'elle est sporadique parmi nos confrères les plus sensés ! — Dans le monde, vous entendrez dire : M. ***
est un *excellent* praticien, il possède sa matière médicale sur le bout du doigt... Et si vous suivez cet *excellent* praticien à la visite de vingt malades, il vous récitera vingt formules nationales et étrangères, toutes plus doctement compliquées les unes que les autres. — C'est au sujet de ces Purgons, race impérissable, que le spirituel Bordeu disait un jour, qu'il y avait souvent dans la tête de certains médecins plus de drogues que dans un cabinet d'histoire naturelle.

Depuis que l'eau de gomme du Val-de-Grâce a perdu sa fraîcheur, notre public médical n'ose plus en abreuver ses malades ; on dirait même qu'il fait amende honorable à Galien, en expérimentant et en formulant avec une ardeur qui va croissante les substances des trois règnes, connues ou inconnues, qui lui tombent sous la main. — Cette réaction d'apothicairerie a donné le jour à plusieurs journaux formulaires.

Le mal n'est pas de lire ces journaux exclusivement voués

à la thérapeutique, mais de les lire sans en lire d'autres, ainsi qu'en agissent des praticiens de campagne qui ne peuvent dépenser que 10 ou 20 francs pour *suivre la science*, et qui s'imaginent très sérieusement la suivre et vous le prouver, quand ils vous demandent, en vous rencontrant, si vous connaissez l'*hydro-ferrocyanate de quinine* ou l'*anthracokali*...

C'est ainsi, mon ami, qu'à part une ou deux bonnes formules qu'ils propagent dans le cours de l'an, ces codex périodiques prêchent l'empirisme et y convertissent leurs abonnés. — Ou ce qui est pis encore, toutes les *cures radicales* qu'on imprime sur la recommandation des deux lettres D. M., finissent par lasser la confiance la plus robuste, après plus ou moins de mécomptes.

On nommait un jour à Barthez un médecin qui ne croyait pas non plus à la médecine. « Il a grandement raison, répondit-il, s'il s'agit de la sienne. »

J'ai succombé, comme d'autres lecteurs sincèrement progressifs, à la coupable tentation de confier la vie d'un homme à ces spécifiques d'un jour... «*Ideò observavi nihil esse infelicius illis medicis, qui ex libris describunt medicamenta.* » (Thomas Brown.)

Mais il en est des médicaments comme des hommes, c'est-à-dire qu'il faut recourir à la grande épreuve du temps pour admettre les uns dans sa pharmacie comme les autres dans son intimité ; et quand vous entendrez crier au miracle, pensez à la créosote ! *Quantùm mutatus ab illo...*

Je doute fort que les malades aient autant gagné que les droguistes avec cette puante importation de la Prusse, parce que le mal n'est stationnaire qu'en apparence, et en s'occupant à le combattre avec un remède que je suppose inutile seulement, il sonne une heure où celui qui aurait pu le guérir ne peut plus rien.

C'est surtout quand il s'agit de médicaments nouveaux que le précepte de Descartes : « Ne recevez jamais une chose pour vraie, que vous ne la connaissiez évidemment être vraie, » doit être scrupuleusement observé.

J'espère donc, mon ami, que vous vous *hâterez lentement* à donner votre confiance aux nouveautés pharmaceutiques, de peur qu'elles ne se métamorphosent en un bâton avec lequel, disait Fouquet, vous frapperiez en aveugle tantôt la maladie et tantôt le malade ; — j'espère aussi que vous partagerez un jour ma conviction, qu'il faut revoir, corriger et diminuer, au lieu d'augmenter, notre officiel *Codex medicamentarius :* l'intérêt vital de la science l'exige, et ce fut l'immuable pensée de tous les princes de la pratique, ainsi que l'attestent les écrits du vieillard de Cos, de Celse, de Sydenham, de Boerhaave, de Stoll, de Tissot, de Baglivi, de Pinel, de Bichat, de Schwilgué, etc. — C'est Bacon, qui fut surnommé le *docteur admirable*, qui a dit, malgré son faible pour l'alchimie de son époque :

Medicamentorum varietas ignorantiæ filia est.

Jusqu'au XIIe siècle, tous les médecins ordonnaient et préparaient leurs remèdes. — L'histoire nous a transmis le trait du médecin d'Alexandre ; elle nous montre Galien broyant sa thériaque dans son officine de la voie Sacrée, et Fernel roulant ses pilules. — Aujourd'hui, cet usage ne subsiste obligatoirement que parmi les médecins de campagne, éloignés des pharmacies de la ville. — Je vais vous en faire comprendre les divers motifs. Deux lieues de distance nécessitent quatre et même cinq heures d'attente, pour obtenir quelques grains d'émétique ; et dans un cas d'apoplexie ou d'empoisonnement, par exemple, ce délai peut laisser mourir le malade et compromettre la réputation du médecin. — Autre inconvénient. Si vous délivrez à un paysan une formule pour le pharmacien de la ville, il attend une *occasion*, sans égard pour l'infortuné qui souffre ; ou bien il remet sa *commission* avec d'autres jusqu'au jour

de la foire ou du marché, afin de ne pas perdre son temps.
— Ainsi peuvent s'écouler des semaines entières, pendant
lesquelles la maladie s'aggrave, se complique, change de
nature, et rend votre prescription impuissante, inoppor-
tune et même contraire. — En supposant qu'un paysan
fasse d'abord ce qu'il appelle votre *commission*, il s'en-
quiert premièrement auprès du pharmacien du prix des
drogues marquées sur le morceau de papier, et s'il ne convient pas à sa parcimonie, il demandera, ainsi qu'à son
épicier, une demi-potion pour une potion entière, dix pilules au lieu de trente, et deux sangsues pour douze, d'après
la prescription.

Toutefois le madré commissionnaire promet au pharmacien qui témoigne de la répugnance pour cet illicite arrangement, que si le malade se trouve mieux des drogues qu'il
lui achète, il viendra prendre le *reste ;* mais le plus souvent ce dernier ne veut pas se fier à cette promesse, et
alors vient l'argument *ad hominem :* — Eh bien, monsieur,
puisqu'il faut tout vous dire, je n'ai pas assez d'argent pour
vous payer. — Je n'ose pas vous parler des parents plus
dénaturés encore, qui laissent mourir un des leurs, avec
votre formule dans la poche et un mensonge dans la bouche
pour vous tromper...

Ces abus sont trop graves et trop répétés pour que j'aie
besoin d'insister sur l'obligation où vous serez de posséder
une pharmacie petite, mais choisie, si vous exercez à la
campagne.

Un mortier de cuivre de moyenne grandeur, un autre
de porcelaine, un troisième de verre, une balance et un
trébuchet, quelques spatules, matras, entonnoirs, cafetières
de diverses grandeurs, dont une se chauffant par l'alcool,
un filtre de laine, etc.

Voilà pour vos instruments de laboratoire.

Mais si, dans l'intérêt réciproque du malade et de la
science, tous les médecins doivent être simples en formu-

lant, ainsi que j'ai voulu vous le prouver au commencement de ma lettre, je dois ajouter que le médecin de campagne est dans l'obligation expresse de l'être, pour plusieurs raisons que je vais vous énumérer.

La simplicité des préparations économise l'argent du malade et le temps du médecin. — Gaubius nous fait un précepte de la première économie; quant à la seconde, elle est d'autant plus appréciable, que toutes nos heures se dépensent en mille petits et imperceptibles détails attachés à la pratique des campagnes.

La simplicité des préparations atténue et même prévient les accidents consécutifs à l'abus que les malades en font en notre absence.

Enfin, elle favorise leur conservation. — Or, voici l'avantage encore spécial qui en résulte pour les campagnes. Après un décès ou une guérison, il reste souvent des médicaments dans une maison, lesquels gisent au fond d'un buffet, jusqu'à ce qu'une maladie du voisinage ou de la famille offre quelque analogie dans les symptômes, et par conséquent l'occasion d'utiliser, en attendant le *médecin*, une potion moisie ou un sirop fermenté qui rendrait malade celui-là même qui se porte le mieux. — Quand vous serez appelé, après une imprudence semblable, que votre œil ou que vos questions auront pu surprendre, profitez-en, mon ami, sans trop insister sur les reproches qu'elle mérite, car après votre départ tous les assistants vous répondraient que *ce qui réussit une fois peut bien réussir une autre*; que *si vous avez dit autant de mal sur le compte de leur fiole, c'est parce que vous ne l'avez pas composée*, et autres balivernes aussi logiques.

Soyez donc simple dans vos remèdes plus qu'un médecin de la ville, et soyez-le sans le paraître. — Ceci mérite une autre explication.

Pour ceux que Zimmermann appelle *le peuple*, mais surtout *le peuple* des campagnes, à la visite d'un médecin n'est estimée que le prix de la fiole qui doit guérir la maladie. — La science est un objet immatériel qui ne saurait se traduire en monnaie (1). » — Le praticien le plus sagace, après avoir examiné un malade de cette classe, dont l'affection bénigne ou insidieuse lui commande une savante inaction, passe à ces yeux vulgaires pour un homme qui ne sait pas son métier. — Il n'a rien ordonné, il ne sait rien dire, à quoi sert-il? — C'est un raisonnement qui se fait tous les jours. Quelques pincées d'*herbages*, quelques paquets de poudre inerte, pouvaient sauver sa réputation.... C'est pourquoi un industriel diplômé de mon voisinage prédestine invariablement pour chacun de ses malades : 1° une potion coquettement empapillotée ; 2° un cornet de vulnéraire *omnibus ;* 3° des prises par douzaines ; 4° une boîte de pilules ; 5° enfin un emplâtre ; car selon son système que vous permettrez d'appeler médical, les *dérivatifs sont bons à toute sauce.* — De ces cinq espèces de médicaments, quatre maintiennent sa réputation en bonne santé, et le cinquième doit guérir le malade, selon l'intention du vendeur. — Loin de nous, mon ami, cet empirisme mercantile, ce guet-apens qui ne laisse pas même à la bonne foi des gens le choix de la bourse ou de la vie ; et pourtant il faut nous rapetisser, pour ainsi dire, jusqu'à la taille lilliputienne du public au milieu duquel nous nous condamnons à vivre, en ajustant à ses goûts nos préparations pharmaceutiques.

Exemple. — Le paysan aime les *simples* et s'y fie. — Eh bien ! faites récolter ceux qui croissent et fleurissent dans votre canton ; distribuez-les, pour en faire des tisanes, des sucs, etc.

Le paysan n'accorde son estime qu'aux préparations colorées. — Un liquide incolore, bien qu'énergique, tel

---

(1) *Statistique du personnel médical en France,* etc., par Lucas Championnière, p. 35.

qu'une solution de sublimé ou de morphine, ne sera jamais que de l'*eau claire* pour les yeux de son jugement, et, comme telle, il sera tenté de la boire; comme telle, il voudra vous la payer. — Colorez-la donc, je vous en prie, avec quelques gouttes de sirop de mûres, de teinture de safran, de laudanum, selon l'indication. — Rouge ou jaune, votre fiole d'*eau* sera réintégrée dans ses droits de naissance, et votre client l'honorera du nom de *médecine*.

Quelques grains de quinine ou de calomélas sont pour lui trop peu de chose pour *opérer*, et, comme une prise de tabac donnée de bonne amitié, ça doit passer avec le payement de nos honoraires. — Je vous ai dit, ailleurs, que le volume infinitésimal d'une substance l'engageait à en abuser en votre absence. — Dans ce dernier cas, ajoutez à ces quelques grains de *poussière* ou de *farine*, sans vertu comme sans valeur pour votre matériel client, une honnête quantité de racine de guimauve ou de réglisse pulvérisée, et augmentez proportionnellement la dose de cet obligé mélange. — Le paysan sera satisfait et vous le serez aussi. — Même précaution à l'égard des préparations liquides, d'un volume également trop petit. — Le célèbre Tronchin administrait aussi des pilules de mie de pain, pour *ruser* ceux de ses malades qui ne voulaient ou ne pouvaient pas le comprendre.

Quand le jugement ne préside pas aux actes de la volonté, toutes ses déterminations sont extrêmes. — Tel paysan se contentera de l'une de vos visites, pour s'abandonner après, comme il le dit, *à la volonté de Dieu*, et tel autre (exception rare cependant) voudra être drogué sans paix ni trêve; et en lui fermant la porte de votre pharmacie, ou il se regardera comme un *homme perdu*, ou il s'adressera à un médicastre moins consciencieux que vous, qui satisfera cette espèce de faim galénique, jusqu'à ce qu'il en meure d'indigestion, *ventre pharmacis exinanito*, comme disait Ramazzini.

Alors qu'ils seront impuissants, et par conséquent inutiles, ne discontinuez pas trop brusquement vos soins et vos remèdes. — Cette attention qui sera confidentiellement communiquée au plus raisonnable de la famille tranquillise le malade, l'endort sécurément, et « l'humanité veut que l'on console, dit Barbier, quand on n'espère plus guérir. » — Or, il faut plus que des paroles au paysan pour le consoler; tenez cette observation pour exacte, mon ami.

Ne manipulez jamais en présence d'un profane : point de religion sans mystères....

Ces quelques arcanes de la pharmacie rurale, mon ami, vous indiquent le *fas atque nefas* de tous les autres. — L'art mis à la portée de tous les corps comme de toutes les intelligences, c'est la philosophie de la pratique.

A présent j'ai maintes remarques à vous faire sur le choix, l'achat et la préparation magistrale de vos médicaments. — Quoique j'eusse passé, comme vous, un examen sur la pharmacie, je fus aussi embarrassé au début de mes manipulations, avec un mortier, une spatule, et un formulaire, que telle jeune maîtresse de maison qui, en l'absence de son *cordon bleu*, est forcément chargée des destinées d'un dîner, avec un fourneau, des casseroles et les recettes du *Cuisinier royal*. Passez-moi, je vous prie, cette comparaison triviale, mais très juste.

Premièrement donc, choisissez vos substances parmi celles qui coûtent le moins, qui se conservent le plus, qui sont officinalement préparées ou se préparent le plus vite, et dont la réputation est solidement établie d'après l'expérience. — C'est d'après ces quatre qualités principales que j'ai composé la pharmacie d'un médecin de campagne, dont le catalogue est inclus dans la présente.

Point de drogues pulvérisées de la part du commerce; mieux vaut, pour vos malades et pour vous, payer la journée d'un pileur, et constater ainsi par vos yeux que l'on ne vous a pas expédié de la poudre de tan ou de gland de chêne, au prix et à la place de celles du kina ou de rhubarbe.

Et à l'égard de vos achats, adressez-vous à une maison connue pour sa vieille probité, et que la concurrence avide ne vous séduise point avec l'amorce des rabais factices et le verbe doré des commis voyageurs. — Vous payerez plus cher, je vous en préviens, mais vos substances seront plus rarement sophistiquées, plus fraîches et d'une qualité constamment supérieure.

Achetez peu et souvent. — Les affections sporadiques de votre canton vous indiqueront vos articles de fond; de ceux-là seulement, s'ils baissent et s'ils peuvent se conserver, faites provision.

Bouchez soigneusement, bouchez à l'émeri tous vos produits volatils, si vous ne voulez pas éprouver, comme moi et comme d'autres pharmaciens par hasard, le désappointement de ne rien trouver au fond d'un flacon d'éther ou d'ammoniaque dont vous aurez imprudemment confié la garde à un bouchon de liége.

Au commencement, surtout, souvenez-vous, en prenant un pilon, que la nature des substances à broyer ou à mélanger détermine la nature du mortier; qu'il y a des mélanges incompatibles, d'autres qui se neutralisent ou qui favorisent la décomposition des drogues qui s'y rencontrent; qu'il y a même un ordre à respecter en les incorporant ensemble, etc.

Sur l'étiquette de vos fioles, il est inutile pour vos malades d'écrire en grimoire officinal : *Potion antispasmodique* ou *Liniment antiarthritique*; il vaut mieux économiser l'espace d'une étiquette pour y mouler en gros et lisibles caractères de typographie : BOIRE UNE CUILLERÉE TOUTES LES HEURES ; et sur la seconde : GRAISSER LE PIED, SOIR ET MATIN — Faute d'une précaution semblable, un vieux troupier se frictionna les malléoles avec de l'eau de fleur d'oranger et sa femme, pour calmer ses ardeurs hystériques, dégusta la liqueur rien moins qu'anodine de Pradier (1).

(1) Benoît H*** avait joui d'une inaltérable santé jusqu'à l'époque où il me consulta pour un catarrhe chronique qui le fatiguait depuis quelques semaines. Entre autres remèdes, je prescrivis des frictions sur la poitrine avec la pommade d'Autenrieth. — Le soir du même jour, sa femme accourut chez moi : *son mari allait mourir!*.... Je me rendis en toute hâte chez le malade, qui put à peine articuler un mot d'une voix que j'appellerai *souterraine*. Il était assis sur son lit pour faciliter une respiration sibilante et infiniment douloureuse ; l'œil était rouge et larmoyant, la face congestionnée, rutilante, et de sa main noyée de sueur il m'indiqua tout le trajet œsophagien : *Le feu y est!*... me dit-il avec un grand effort.—A côté de son lit était un baquet presque plein d'une matière vomie pendant le jour, filante et parsemée de stries sanguines. Je dois ajouter, pour compléter cet épouvantable tableau, que ne pouvant plus étancher sa soif, ou plutôt éteindre le feu qui le consumait, à cause de la constriction toujours croissante du pharynx, le malheureux ouvrait une bouche blafarde et desséchée pour humer l'air qui l'entourait. — Effrayé d'une pareille méprise, je questionnai sa femme ; elle m'apprit que son mari, espérant obtenir un effet plus prompt de la pommade, s'était décidé à la manger. —Ainsi, dans l'espace de six à sept heures, il avait avalé 75 grammes de pommade stibiée!... Tout étourdi d'un accident semblable, je quittai précipitamment le malade pour lui faire préparer une décoction de quinquina.— Quelques minutes après, sa femme revint chez moi, plus effrayée que la première fois : — *Oh! monsieur, qu'il est malade! j'ai voulu lui faire avaler, avec beaucoup de peine, un peu de lait, et il vomit du fromage.*— Je pus lui faire comprendre que c'était la pommade renfermée dans son estomac, qui caillebottait le lait et l'obligeait à le vomir sous cette forme.

La décoction de quinquina par petites gorgées, les gargarismes adoucissants, détersifs, guérirent en moins de trois semaines l'empoisonnement, et l'empoisonnement, à son tour, guérit le catarrhe, etc. (Extr. de la *Gazette médicale de Paris*, 1833.)

Si le pharmacien qui avait préparé cette pommade avait écrit sur l'étiquette : « Pommade *pour frotter la poitrine*, » au lieu de « Pommade *stibiée*, » cet empoisonnement n'aurait pas eu lieu.

Le paysan n'a pas un goût difficile ; au contraire, plus
un remède est amer, acide, styptique, plus il lui attribue
de *vertu*. — Cette observation vous dispense d'abord de recourir à la forme pilulaire, pour dissimuler la saveur par
trop désagréable de certaines drogues, et elle économise
votre sirop que vous réserverez seulement pour quelques
femmes et les enfants. — Le correctif du pharmacien de
campagne, c'est le miel ou le bois de réglisse ; car, outre
l'obligation expresse d'économiser les frais de traitement,
pour vous mettre à la portée des ressources pécuniaires de
vos clients, je vous avertis en sus que sur cent fournitures
confiées ainsi que vos honoraires à la probité publique, le
premier tiers bénéficiera convenablement, le second se
remboursera avec peine, et le troisième sera un tribut à la
misère locale.

D'après ces mêmes considérants, abandonnez au luxe
des grandes officines et à la délicatesse du palais citadin, le
julep onctueux, la mixture et les loochs de toutes couleurs.
— A toutes ces friandes et coûteuses préparations, un médecin de campagne peut substituer un mélange de gomme
pulvérisée, d'huile d'amandes, de sirop simple ou composé
et d'eau distillée de laurier-cerise.

Avec ce looch extemporané (qui ne diffère du julep et
de la mixture que par le nom et la consistance), il y a :
1° économie de temps : deux minutes pour la préparer, au
lieu d'une demi-heure ; 2° économie d'argent : cinquante
centimes pour un franc, et plus. — Du reste, il est aussi
agréable et aussi efficace que tous ses analogues imprimés
dans le *Codex* par ordre du gouvernement.

Voulez-vous un looch spécial, ajoutez simplement, selon
l'indication, quelques centigrammes de kermès, d'oxyde
blanc d'antimoine, de sirop diacode, etc.

La composition de mes potions est aussi simple, aussi
économique et presque aussi prompte, à l'aide des tein-
tures et des extraits qui leur servent de base.

Vous allez en juger par quelques exemples :

I.

Décoction réglissée de camomille.   120 grammes.
Extrait de quinquina. . . . . . .   8 grammes.

II.

Infusion miellée de tilleul . . . .   120 grammes.
Teinture de castoréum. . . . . .   20 centigr.

Le temps nécessaire à la décoction ou à l'infusion ne doit point entrer en compte, car pendant l'une ou l'autre de ces deux opérations, je rédige l'ordonnance, compagne inséparable de ma potion. — Il faut à la pharmacie des campagnes quelques tablettes, pâtes et pastilles ; ces préparations officinales sont prêtes à livrer, se conservent et se transportent sans risque : autre considération à faire avec des malades éloignés et des commissionnaires ni soigneux ni intelligents.

En incorporant les poudres simples ou composées avec du miel moins cher dans les campagnes, où on le recueille qu'à la ville, où on l'achète, j'ai remplacé avec une égale économie de temps et d'argent tous les électuaires, confections, opiats, bols et conserves. — Exemples :

I.

Gentiane pulvérisée. . . . . . .   60 grammes.
Miel ordinaire. . . . .   120 grammes.

II.

Ipéca pulvérisé . . . .   1 gramme.
Miel ordinaire. . . . .   120 grammes.

III.

Sous-carbonate de fer . . . . . .   4 grammes.
Miel ordinaire. . . . .   60 grammes.

A l'exception de l'eau distillée de laurier-cerise, j'ai

congédié toutes les autres, et je les ai remplacées, sans inconvénient, avec l'eau pure et limpide, *aqua fontis...*

Avec des estomacs non habitués à l'influence vineuse, il n'est pas nécessaire d'ajouter à un vin du cru, pur et vieux, de la limaille de fer ou du quinquina, pour enchérir sur la qualité tonique et fortifiante du jus de la treille. « *Non fieri potest, ut idem sentiant, qui aquam et qui vinum bibunt.* » (Baglivi.) Je le prescris donc à son état de nature, et il me réussit autant que les vins de Malaga ou de Bordeaux médicinal, dont un litre serait plus coûteux au malade que tout son traitement.

Les bains doivent être d'autant plus avantageux en état de maladie, que le paysan en use peu ou point en état de santé. — C'est un remède peu dispendieux, facile à se procurer ; en effet, vous trouverez partout de l'eau pour un bain, et presque partout du vinaigre, des cendres, du sel, des tripes, du son, du marc de raisin, etc., pour lui communiquer une propriété médicamenteuse spéciale. — Des cuveaux ou des tonneaux défoncés remplacent une baignoire ; des vases de nuit, des seaux de ménage, des plats et des marmites, au besoin, servent pour les bains de siége ou de pieds — Un linge plié en bourrelet et fixé sur le rebord de tous ces vases, un autre étendu par-dessus et maintenu par une ligature circulaire, procureront à votre malade un siége mou, élastique, susceptible de hausse et de baisse, selon sa commodité.

Pour les bains locaux de l'œil, j'ai imaginé, dans un cas urgent, une œillère qui se recommande au médecin de campagne, parce qu'il pourra l'improviser partout et sans dépense. — C'est tout simplement un œuf que l'on vide latéralement, par une ouverture ellipsoïde, unie sur ses bords, et que l'on évase à la mesure exacte du globe oculaire qui doit y saillir.

A propos des fomentations, lotions, embrocations, affusions, douches, etc., j'ai l'occasion de vous parler de l'emploi chirurgico-médical de l'eau, qui seule, et selon son degré de température, peut au besoin remplacer tous les topiques et toutes les tisanes de notre grotesque pharmacopée.

L'eau fut préconisée et employée d'abord par Hippocrate, Celse, Avicenne et d'autres médecins d'un ordre inférieur, jusqu'au XIVe siècle; mais c'est avec surprise que je n'ai pu compter, pendant les quatre derniers siècles, que trente écrivains ou praticiens célèbres, pour constater les services que l'eau simple peut rendre à la chirurgie, comme émolliente, maturative, répercussive et astringente. —On ne peut expliquer ce trop petit nombre de zélateurs, qu'en se rappelant qu'un des préjugés qui tyrannisent le plus généralement l'esprit humain, est cet absurde mépris pour tout ce qui est simple ou paraît tel. — Son emploi médical est également inconnu, négligé. — Tel de nos confrères qui en comprend les bienfaits, n'ose pas y recourir pour ne pas s'attirer le surnom de *médecin à l'eau fraîche*.—La grave injure, n'est-ce pas, pour capituler honteusement avec ses convictions !... Quant à celui qui ne veut pas seulement rendre justice à cette tisane qui nous vient du ciel, que ne puis-je lui compter tous les paysans dévorés par les ardeurs de la fièvre, et qui guérirent en buvant à leur aise de l'eau fraîche et pure, rien que de l'eau!...

Ainsi, mon ami, l'eau peut représenter toutes les tisanes, tous les topiques ; et quand ces deux préparations réussissent, c'est à l'eau, seulement à l'eau, et non à quelques insignifiantes molécules de matière sucrée extractive ou féculente, qui servent à différencier leur goût, leur couleur ou leur consistance, qu'elles doivent leurs effets sanitaires. — Quelle immense ressource pour le médecin de campagne !...

J'ai toujours cru que les substances répandues avec le plus de prodigalité, sur la surface de notre globe, doivent être, selon les vues d'une providence sage, celles dont l'homme éprouve le plus urgent besoin, en maladie comme en santé : — l'eau est de ce nombre.

« On peut avancer sans exagération, a dit L.-J. Sanson un des chirurgiens modernes qui a le plus contribué à retirer l'eau de son injuste oubli, par ses expériences et ses écrits), qu'il est peu de maladies dont l'eau employée convenablement ne puisse être le remède, ou dans lesquelles elle ne puisse concourir puissamment à la guérison, ou plutôt qu'il n'est pas d'indication qu'on ne puisse remplir par son moyen. — Résumons-les rapidement. — L'eau à l'état de glace agit comme astringente, répercussive, tonique, résolutive, et l'eau froide est rafraîchissante, calmante et diurétique. L'eau tiédie est relâchante, calmante et vomitive, suivant le cas ; l'eau chaude est excitante, sudorifique, expectorante, et l'eau bouillante est rubéfiante, vésicante et escharotique au besoin. »

Mais vous allez me dire que si un médecin se permettait de traiter ses malades avec de l'eau froide ou chaude, il serait vite discrédité, d'après mes précédents aveux. — En effet, mon ami, d'après l'esquisse que je vous ai faite du paysan, il n'y a que l'eau pure qu'il boit à l'insu de la Faculté qui peut être salutaire et même préférable à toutes nos *médecines* ; mais qui vous empêche d'ajouter à l'eau que vous lui prescrirez quelques molécules colorantes, à la place des paroles et des conjurations magiques qui *médicalisaient* son usage au temps demi-barbare encore où pratiquait le célèbre Paré ?

Recourez donc à l'eau, sans jamais le dire ou le faire connaître ; — vous accorderez ainsi la science et le préjugé. — Les cataplasmes sont d'un grand et fréquent secours en médecine comme en chirurgie ; c'est encore l'eau appliquée à la surface, sous une forme solidifiée, qui conserve son calorique plus longtemps. Dans cette intention, vous trouverez à la campagne du pain d'orge ou de seigle, de la graine de lin, des pommes de terre, du son, des raves, des carottes, de la farine de maïs, etc., pour lui donner cette consistance.

J'ai trouvé dans les *Archives belges de la médecine militaire* une manière de cataplasmes que je vous recommande, quand il s'agit de médicamenter ou préserver les extrémités malades, pieds ou mains. — Dans une vessie ramollie, on introduit le topique, dans lequel est ensuite plongé le membre malade; l'orifice de la vessie est fixé par un tour de bande. — L'évaporation étant difficile, le cataplasme peut rester liquide pendant plusieurs jours; on le réchauffe, en immergeant la vessie dans l'eau tiède; les doigts et les orteils se meuvent librement dans la bouillie médicamenteuse qui agit sur toute leur surface, avec grande économie de temps et d'argent.

Pour la confection des liniments, des cérats et des pommades, il y a une économie importante à faire, en substituant à l'huile d'amandes douces celle de graine de lin, si commune dans les campagnes.

De tous les baumes officinaux ne conservez que le baume dit *tranquille*, parce qu'en effet il tranquillise. — Le diapalme et le diachylon, voilà pour les gothiques onguents de *manus Dei*, catholiques double et simple, etc. — La graisse au garou est, de tous les épispastiques, le plus doux et le plus sûr. — Quand il vous arrivera de rencontrer des épidermes qui résisteront à l'action des cantharides, de l'ammoniaque même, plongez un marteau, une cuiller de fer dans l'eau bouillante, et appliquez l'un ou l'autre sur la peau. — Suivant la durée de cette application sur les tissus vivants, vous produirez des effets aussi variés que puissants, depuis celui d'un simple sinapisme jusqu'à celui d'un vésicatoire et même d'un moxa.

Mais c'est dans la composition magistrale des injections qu'il faut être simple surtout, à la ville comme dans les campagnes. — Que d'accidents un peu de prudence aurait pu prévenir, en les pratiquant sur une muqueuse aussi tendre que celle qui tapisse le canal de l'urèthre ! — Je n'ai jamais osé employer pour ce genre d'injection que le lait, l'eau simple, chlorurée ou vineuse, à divers degrés de température.

Je vous ai déjà appris combien les lavements répugnent aux campagnardes trop pudibondes, et « c'est à tort, dit Barbier ; car qui ignore combien la correspondance des intestins avec les autres organes est puissante ! » Le médecin lui-même finit ordinairement par s'en dégoûter, soit à cause des obstacles qui se renouvellent avec sa prescription, soit aussi parce qu'il est obligé de ceindre parfois le tablier de Sganarelle !... Il faudra vous y résigner, mon ami, car aucun détail qui se rattache au noble dévouement de notre ministère ne mérite honte ou dédain. — Au lieu d'une seringue métallique, que vous serez dans le cas de prêter également à la plupart des campagnards qui en manquent, je vous conseille le clysoir, trop vite oublié. — Cet instrument est moins embarrassant et plus léger que le cylindre de plomb de nos aïeux, et même toutes les variétés du clyso-pompe.

Un mot sur les gargarismes. — Quand vous recommanderez à votre malade de ne pas avaler le liquide dont ils se composent, vous ajouterez que pourtant ce n'est pas du poison, ainsi qu'il se l'imagine après vous avoir entendu ; autrement il en usera avec crainte et défiance, et au lieu de promener la gorgée médicamenteuse dans tous les recoins de la cavité buccale, il la gardera entre ses lèvres et les arcades dentaires, la tête penchée en avant, ce qui fait échouer l'effet du remède, malgré son opportunité, et sans que la plupart des praticiens de campagne puissent en soupçonner la véritable cause.

A l'exception du calomélas pour les collyres secs, et de la solution de nitrate d'argent pour la composition de quelques collyres liquides, les produits indigènes des campagnes prêteront matière à tous les autres, quelle que soit l'indication à remplir.

Mais deux collyres qui sont hors de la ligne pharmaceutique, et que la reconnaissance m'oblige à placer en tête de tous les autres, c'est le lait de femme instillé sur l'œil ou dans l'œil, au sortir de la mamelle,— et les léchements d'un petit chien, qui s'habitue à rendre ce service avec toute l'intelligence donnée à son espèce.

Deux remèdes de bonnes femmes cependant !...

Pour l'application des collyres gazeux, le creux de la main peut vous servir, en versant dedans le liquide chaud ou volatil.

En passant en revue les principales ressources pharmacologiques, je ne puis omettre les suppositoires pour la constipation et la chute du rectum, deux maladies assez fréquentes chez les enfants en bas âge. — Dans le premier cas, par exemple, un cône de savon introduit dans l'anus déterminera en quelques minutes l'évacuation des matières fécales, et guérira des tranchées et des convulsions consécutives, dont vous n'aviez pu deviner la cause, en l'absence d'un signe pathognomonique et par l'impossibilité d'interroger vos petits malades.

Avec une pharmacie, il faut nécessairement tenir des sangsues : or, il importe que vous sachiez les acheter et les conserver. — Le printemps et l'été sont les deux saisons de la pléthore sanguine et des affections inflammatoires, générales ou locales ; c'est aussi à ces deux époques que vous devrez vous en approvisionner. — Si vous pouvez les acheter au passage des marchands, qui nous les apportent si vite des marais de l'étranger, profitez-en, car elles vous coûteront moins que par l'entremise des entrepositaires ; et avant d'en conclure le marché, vous jouirez de l'avantage de les voir et de les choisir. — Vous savez que la bonne sangsue doit être ni trop grosse ni trop petite, vive, prompte à mordre, résistante au toucher, et faisant l'*olive* quand on la retire de l'eau.

Le débit des sangsues a été prodigieux, et il l'est encore, sinon en France, du moins en Angleterre et en Allemagne. Aujourd'hui, c'est au fond de l'Asie que le commerce va les pêcher; et quand cette autre partie du monde ne pourra plus en fournir à la nôtre, un trajet plus immense les renchérira au point que les gens riches seulement pourront en acheter.

Il importe donc de découvrir un moyen de les conserver avant comme après leur succion, puisqu'il n'est pas permis d'établir le moindre rapport entre leur reproduction et leur destruction.

De nombreux essais ont été faits, et provisoirement je pense que la marne (*marga*) est le milieu qui convient le mieux aux sangsues, parce qu'elles peuvent se loger dans ses interstices filamenteux, et que la porosité de cette argile calcarifère conserve pendant une année et plus le degré d'humidité qu'on lui communique pour la circonstance.

S'agit-il de les conserver après la succion, — recommandez à vos clients de ne pas permettre aux sangsues de *se remplir* trop, pour prévenir une indigestion à laquelle les expose leur gloutonnerie, et qui les fait crever après leur succion. — Il suffit, pour hâter leur chute, de les saupoudrer avec une pincée de sel et non de tabac.

D'après une observation qui fut faite par Vauquelin, il ne faut pas ajouter une sangsue repue à d'autres qui sont à jeun, car ces dernières la saigneraient pour profiter du sang qu'elle peut contenir.

Je connais, comme tout le monde, plusieurs méthodes pour provoquer cette espèce de régurgitation péristaltique qui permet d'utiliser les sangsues plus d'une fois, — économie majeure pour la classe pauvre des villes comme des campagnes; — mais toutes ces méthodes, nées la plupart d'une routine aveugle, sont infidèles ou meurtrières.

Les sangsues, a dit M. Guibourt en 1835, meurent

souvent après cet excès de nourriture (succion), à moins qu'on ne les jette dans une eau courante où elles mettent plusieurs mois à digérer le sang qu'elles ont pris, à revenir à leur volume primitif (1). — C'est tout ce que possède la science pour la solution d'un problème qu'elle nous permettra de considérer comme non résolu. — Quant aux bonnes femmes, elles font dégorger les sangsues d'une façon plus expéditive, à l'aide du sel, du tabac, de l'urine, et surtout en les déposant sur une couche de cendres ; mais par malheur la moitié environ des annélides est étouffée par les molécules les plus ténues qui s'engagent dans leur trachée, pendant que leur lèvre supérieure s'applique sur ces cendres pour compléter le mécanisme de leur progression.

Dans la Bretagne, le médecin n'est point obligé de *tenir* les sangsues, — et il serait à désirer qu'il en fût ainsi dans toutes les campagnes : des femmes font profession d'aller les placer, auxquelles on donne deux ou trois sous de rétribution pour toute sangsue qui a pris. Elles les font dégorger et les remportent pour les réappliquer à d'autres après un certain laps de temps.

Je renoncerais à vous dresser le catalogue des substances médicamenteuses, exotiques ou non, qui doivent composer votre pharmacie, s'il fallait motiver le choix de chacune d'elles, d'après ses propriétés, et celles-ci d'après les dénominations collectives que leur conservent nos traités de matière médicale. — Ce qui peut calmer un ma-

______

(1) Cette espèce de dyspepsie physiologique de la sangsue a fourni l'idée d'une escroquerie, contre laquelle il faut que je vous prémunisse. Défiez-vous de ces revendeurs qui séduisent l'inexpérience des campagnes par la grosseur factice qu'ils communiquent à leurs sangsues en les gorgeant de sang ; car ce ne sont que des *fils*, rebuts des marchands en gros et achetés à si vil prix, qu'ils gagnent leur vie en les revendant au-dessous du cours. Coupez l'une d'elles, il n'en sortira que du sang.

lade, surexcite un autre ; ce qui échauffe, peut rafraîchir, comme ce qui rafraîchit, peut échauffer ; c'est ainsi que la même drogue cumule plusieurs propriétés, étonnées de se rencontrer dans le même grain de poussière...

Je vous citerai à l'appui le tartre stibié, tantôt vomitif, tantôt purgatif, tantôt diaphorétique, en dépit même de nos précautions posologiques ; — le quinquina, qui peut guérir ou exaspérer des accès fébriles, qui dissipe les migraines (Morton), calme les spasmes (With), détruit certaines ophthalmies (Van Swieten), l'ictère (Haller), l'anasarque et l'ascite (de Haen), la phthisie (Pringle), les scrofules (Fordice et Fothergill), les hémorrhagies (Piquet), et la coqueluche même (Cullen). Mais à l'égard de ce dernier médicament, il n'y a qu'un antagonisme apparent de propriétés, car toutes les maladies que je viens de vous énumérer peuvent offrir un caractère élémentaire et commun de laxité, d'hyposthénie et de périodicité dans leurs prodromes surtout, et comme telles, trouver dans l'écorce du Pérou guérison ou soulagement.

Quoi qu'il en soit, ces deux exemples prouvent que la science des indications est toute la médecine. — La connaissance des drogues est inutile, dangereuse même, si l'on ignore *où*, *quand* et *comment* il faut en faire usage.

« Apprenez, disait Cappivaccio, à prescrire vos remèdes selon la nature diverse des maux, et vous n'accuserez pas tant leur insuffisance. »

Si, de la série des médicaments actifs, je passe à ceux qu'une origine indigène et vulgaire transforma jadis en autant de remèdes polychrestes, il faut premièrement chercher les paillettes d'or dans ce fumier d'Ennius ; — car il n'y a guère que cinquante ans qu'un traité classique octroyait treize vertus, toutes plus belles les unes que les autres, à une plante qui de l'officine est descendue dans notre cuisine, sous le patronage du *fricandeau*... A ce mot, j'ai trahi l'anonyme que je voulais conserver à la chicorée, par respect pour Lieutaud, qui la croyait tempérante, rafraîchissante, adoucissante, résolutive, diaphorétique, dépurative, hépatique, apéritive, diurétique, stomachique, tonique, fébrifuge, antiarthritique !!!…

Ces erreurs nous font rire, êtres inconséquents que nous sommes ! mais dans un autre demi-siècle, une autre génération s'amusera avec autant de raison de nos codex, de nos formulaires, de nos traités. — Aujourd'hui, comme au temps de Lieutaud (ce qui est moins excusable), ne donne-t-on pas aux médicaments à la mode des noms qui désignent des propriétés absolues ? — N'écrivons-nous pas, ne disons-nous pas : une potion *calmante, diurétique, emménagogue, stimulante, tempérante, anthelmintique,* etc.? — et comme telle ou réputée telle, ne la voyons-nous pas administrée par des praticiens mercenaires, qui n'ont pas le temps, encore moins la volonté de tenir compte des modifications thérapeutiques que réclament : 1° la cause, l'essence, le siége, la marche, la durée et les périodes de la maladie ; 2° l'âge, la constitution, le sexe, les forces et les idiosyncrasies du malade ; 3° l'air et le climat de la localité, la saison même?

Au total, un errement a fait place à un autre, c'est-à-dire que les anciens professaient, pour les végétaux, un engouement trop panacéen, qu'à notre tour nous accordons aux principes immédiats, aux fluides gazeux, aux minéraux et aux poisons.

L'iatrochimie est une belle dame, qui méprise nos champs et redoute pour ses pieds délicats les fatigues d'une herborisation ; elle attire donc dans son laboratoire de Paris une cour d'obséquieux expérimentateurs, qu'elle amuse très agréablement avec ses alambics et ses tubes, et qu'elle séduit avec l'omnipotence prétendue de ses résultats.

L'Ecclésiaste a dit : « *Altissimus creavit de terrâ medi-*

camenta, » et tous les règnes du vaste univers doivent enrichir indistinctement notre matière médicale.

Ainsi, mon ami, le choix des médicaments destinés à ma petite pharmacie a été déterminé non-seulement par les quatre qualités spéciales que je vous ai indiquées au commencement de cette lettre, mais il brave encore les caprices de la mode, qui font tourner la science dans un cercle, symbole de l'éternité immuable, au lieu de laisser à ce cercle la liberté de rotation que lui imprime le progrès ou le bon sens de chaque époque.

Pharmacie du médecin de campagne.

1° *Ammoniaque liquide.* — Que de services elle peut vous rendre ! évanouissements, apoplexie par la vapeur du charbon ou par une cuve en fermentation, morsures de vipère, piqûres d'abeille, de guêpe et de cousin, acidités gastriques, ivresse ; autant d'accidents journaliers à la campagne et qu'elle peut guérir. — C'est aussi un dérivatif externe, dont l'action est puissante, extemporanée, sûre. J'administre, avec succès, le *chlorhydrate* comme fondant, à l'extérieur ; et l'*acétate* comme diaphorétique et stimulant.

2° *Antimoine (oxyde blanc d').* — Je le substitue très avantageusement au tartre stibié, dans le traitement des pneumonies, suivant l'âge, la constitution et le temps qui fait.

3° *Arnica.* — L'infusion de ses fleurs, comme stimulant du système nerveux ; sa teinture est un résolutif qui a été mis à la mode par les homœopathes, il faut leur en savoir gré : c'est un remède promptement efficace.

4° *Baume tranquille.* — Cette huile, composée de plusieurs *herbages*, est bien venue des gens de la campagne, parce qu'elle exhale une odeur aromatique, qu'elle offre une belle couleur et qu'elle est *épaisse*. En la mixturant avec de l'eau de chaux ou la liqueur de Labarraque, il en résulte une espèce de crème *vert tendre*, merveilleusement lénitive dans les ulcères cancéreux, certaines douleurs profondes, vagues, innominées et pendant une incubation phlegmoneuse.

5° *Bismuth*. — Antispasmodique spécial des voies digestives, sur lequel vous pourrez compter, mais il faut être bien sûr de sa pureté.

6° *Camphre*. — On dit, et l'on répète trop légèrement dans les livres qu'il est antiseptique, diaphorétique, etc. ; une longue expérience a prouvé qu'il est un calmant spécial des voies urinaires, et comme tel il faut le posséder. — Bouchez-le à l'émeri.

7° *Cantharide*. — C'est l'excitant, d'après Schwilgué, à l'aide duquel on peut entretenir la suppuration pendant le plus long espace de temps. — Comme préparation vésicante, achetez le *topique Bertrand* ou le *vésicatoire d'Albespeyre*.

8° *Castoréum*. — Sa réputation est bien ancienne : Hippocrate et Arétée utilisaient déjà la propriété sédative de cette sécrétion animale.—Si Jean Marius, Franci et Lieutaud en firent un éloge trop exagéré, nos thérapeutistes français en parlent avec trop de dédain. —La teinture apaise les spasmes nerveux, si communs chez les enfants, et régularise les mouvements vitaux.

Si j'avais employé le castoréum comme antispasmodique, associé à d'autres substances médicamenteuses, au musc, à l'asa fœtida, au camphre, etc., ainsi que la *Pharmacopée* de Jourdan et le *Formulaire* de Foy en offrent maints exemples, je n'oserais pas insister sur son mérite ; mais je l'administre seul, étendu simplement dans un véhicule sirupeux, ce qui me permet de dire : *post hoc, ergo propter hoc*.

9° *Cérat*. — Il vous faut du cérat, quoique le paysan peut adoucir ses plaies avec du beurre frais et de la crème. — Vous communiquerez à cet excipient toutes les propriétés de circonstance, en y incorporant du *laudanum*, de l'*extrait de Saturne*, etc.

La glycérine remplace souvent le cérat, dans ma pratique. — Ce principe doux des huiles, qui se produit en préparant les bougies stéariques, s'applique au traitement de toutes les maladies de la peau avec sécheresse de l'épiderme ; — ne se vaporise pas à la température ordinaire, et soluble dans l'eau en toutes proportions, il entre dans la plupart de mes lotions, cataplasmes, embrocations.

10° *Chlorate de potasse.* — Je lui dois la vie d'un bon nombre d'enfants, atteints par l'angine pseudo-membraneuse. — On l'emploie également dans les stomatites, l'ozène.

11° *Chlorure d'oxyde de sodium (liqueur de Labarraque).* — Je vous ai fait connaître ce précieux désinfectant pour la guérison des fièvres intermittentes miasmatiques, ce qui suffirait pour qu'il méritât une place dans votre pharmacie. — D'un autre côté, je l'emploie comme Lisfranc et avec un constant succès, dans les brûlures et les ulcères purulents, gangréneux, vénériens ou de mauvais caractère.

12° *Digitale.* — Que de vertus dans cette belle et modeste plante de nos montagnes ! — Ses deux préparations les mieux usitées sont le sirop de Labeylonie et les granules de digitaline. — Je prépare quelquefois un bon liniment, pour calmer certaines palpitations nerveuses, avec sa teinture et le baume tranquille.

13° *Fer.* — Le fer, a dit Fourcroy, est peut-être le seul métal, parmi ceux qui ont une activité médicamenteuse, qui ne doive pas être rangé parmi les poisons. — Il suffit au médecin de campagne de savoir que c'est un tonique général éprouvé, économique et tout préparé, pour qu'il profite de l'occasion d'y recourir presque tous les jours de sa pratique.

Le perchlorure de fer est la préparation par excellence en thérapeutique médico-chirurgicale; elle se digère mieux et remplit une foule d'indications précieuses, comme hémostatique, hémostasique, antivirulent, etc. (1). (*Liqueur normale de Burin-Dubuisson.*)

14° *Éther sulfurique.* — Le docteur Clertan a trouvé les PERLES D'ÉTHER : on ne pouvait pas imaginer une forme plus gracieuse et une manière plus commode pour faire arriver dans l'estomac un liquide aussi diffusible et pénétrant. — Son emploi, comme anesthésique, lui donne une grande valeur.

15° *Iode.* — Les iodiques que vous devez avoir sont l'iodure de potassium, de fer et de soufre, parce qu'ils peuvent agir en même temps et contre l'affection et contre ses éléments les plus souvent pathogénésiques, dans les campagnes.—L'iode guérit le goître et les scrofules, le fait est certain. — L'attrait de sa nouveauté l'avait fait prodiguer dans je ne sais combien de maladies (2) ; mais c'est un remède dont l'énergie vous recommande d'en restreindre l'usage aux cas seulement où nul autre ne peut le remplacer.

16° *Ipécacuanha.* — Cette plante du Brésil est spécifiquement vomitive, et la seule différence qu'on puisse établir entre elle et le tartre stibié, c'est que ce dernier procure plus ordinairement des évacuations alvines, en agissant à la fois sur l'estomac et sur les intestins. — Ces deux lignes suffisent pour vous indiquer ou vous contre-indiquer son emploi. — Dans la foule des maladies où l'ipéca fut employé depuis un siècle et demi, son effet ne m'a jamais paru bien démontré.— Mais son sirop, administré aux petits enfants, me réussit généralement pour débarrasser leurs bronches des phlegmes qu'elles sécrètent, qui s'y agglutinent, les obstruent et finissent par les suffoquer.

(1) Consulter mon mémoire : *Notes bibliographiques et médicales sur le perchlorure de fer.* Paris, 1861.

(2) *Bibliothèque thérapeutique* (Bayle, vol. 1).

17° *Magnésie (calcinée)*. — Purgatif doux et facile à prendre pour les personnes trop difficiles. — Incorporée dans du miel, elle détruit les acidités qui tourmentent les enfants à la mamelle.

18° *Mercure*. — A titre de moyen général de traitement, ce métal a été administré comme excitant, résolutif, cathérétique, diaphorétique, purgatif et vermifuge. — Succès problématique et emploi dangereux, loin de la surveillance du médecin. Recourez donc de préférence, mon ami, aux succédanés respectifs de chacun de ces états pathologiques. — Mais comme médicament spécifique, c'est-à-dire, capable de guérir, dans le plus grand nombre des cas, les affections syphilitiques constitutionnelles, le mercure est sans égal. — Je me loue des quatre préparations suivantes : calomel, liqueur de Van Swieten, onguent gris, proto-iodure.

19° *Nitrate d'argent*. — Son usage externe, comme caustique et cathérétique, se recommande par la facilité d'en limiter l'action (1).

20° *Potasse à la chaux (pierre à cautère)*.— L'emploi de la potasse comme caustique, soit pour établir un cautère, soit pour ouvrir certains abcès, soit enfin pour déterminer la formation d'adhérences entre les parois d'un abcès, d'un kyste ou de ce dernier même avec les parois d'une cavité splanchnique, vous la rend indispensable.

La *pâte de Canquoin* est sans action vénéneuse sur l'économie ; on peut la tailler, pour lui donner la forme de la surface qu'on veut cautériser ; on peut aussi graduer son épaisseur selon celle des tissus qu'ont veut désorganiser.

21° *Opium*. — C'est un des quelques médicaments dont la contemporanéité avec Hippocrate atteste le mérite. — Sydenham va jusqu'à dire que l'opium est un présent que

____

(1) La meilleure manière de tailler un crayon, c'est de le frotter sur une compresse mouillée, et l'essuyer après.

Dieu fit à l'humanité, et qu'il est si nécessaire, *ut sine illo manca sit ac claudicet medicina...*

L'opium nécessite de la prudence pour en user ; car il y a une infinité de circonstances où, comme l'a judicieusement remarqué Boerhaave, il faut recourir à d'autres agents médicamenteux pour calmer la douleur, soit en considération de sa multiple origine, soit parce que, selon une opinion de plus en plus fondée, l'opium ne détermine le sommeil qu'en appelant un afflux sanguin vers l'encéphale.

L'*hydrochlorate de morphine*, comme son principe immédiat le plus vitement soluble, convient à l'usage endermique.

Le *laudanum liquide* de Sydenham arrose les topiques, ajoute à la propriété sédative de l'eau, qu'il *colore* d'ailleurs en beau jaune.

Quant à l'usage interne de l'opium, j'ai recours préférablement aux capsules du *papaver somniferum* (forme volumineuse et action modérée) ; ou dans un cas urgent, je ne confie, en mon absence, qu'une pilule d'extrait muqueux d'opium, ou qu'une prise de morphine grossie avec du sucre pulvérisé.

22° *Quinquina.* — Médicament coûteux à la vérité, mais plus nécessaire encore au médecin de campagne qu'à celui des villes ; car c'est le premier des toniques fixes et amers *connus*, et l'antipériodique par excellence. — Le sulfate de quinine est de rigueur, pour les fièvres pernicieuses, mais n'oubliez pas qu'étant soluble dans tous les acides, il est plus prudent d'opérer sa dissolution avec son poids égal d'acide citrique, plutôt qu'avec un agent aussi énergique que l'acide sulfurique.

23° *Saturne (extrait de).* — Mêlé avec huit fois son poids d'eau, il forme de l'*eau blanche*, avantageusement connue dans les campagnes et dont on lotionne les plaies et les contusions.

24° *Seigle ergoté.* — Sa vertu obstétricale est si incontestable aujourd'hui, que des auteurs lui ont donné le nom de *pulvis parturiens.* — Le seigle ergoté, quel que soit son mode d'administration, accélère le travail de la parturition, provoque l'expulsion trop tardive du placenta, diminue certains écoulements trop abondants des lochies, et arrête les hémorrhagies utérines par inertie. — La préparation la plus commode est l'*ergotine capsulée.*

24° *Sirops.* — Quatre espèces me suffisent : sirop simple, diacode, de chicorée et d'ipéca.

25° *Soude (bicarbonate de).* — Les pastilles de Vichy sont connues ; mais ce que vous ne savez peut-être pas encore, c'est la propriété hyposthénique de ce sel : il calme tout doucement l'*impetum faciens* de la pléthore sanguine et conjure bien des apoplexies... Dans cette intention, je le prescris à la dose d'un gramme dissous dans une carafe d'eau sucrée, à boire dans les vingt-quatre heures. — Le traitement doit durer un mois environ ; il peut également préserver et guérir la gravelle.

26° *Soufre.* — Sa réputation est faite comme antipsorique. Ce n'est qu'à l'extérieur, incorporé simplement avec l'axonge, le beurre ou la glycérine, qu'il jouit d'une propriété spécifique (toujours selon le sens que j'attache à ce dernier mot) dans la plupart des éruptions cutanées.

27° *Tannin.* — C'est le premier des astringents végétaux et le contre-poison assuré de beaucoup d'alcaloïdes. — Usage externe et interne, pour modifier et à la fois tarir toutes les variétés de la fluxion catarrhale.

28° *Tartrate de potasse antimonié.* — C'est le médicament qui peut s'appliquer au plus grand nombre de maladies entre des mains habiles. Sydenham en donna la preuve.

Le tartre émétique est la base d'une pommade dont l'emploi est indiqué chaque fois que l'on veut produire sur la peau une dérivation profonde et durable.

29° *Purgatifs.* — Sous ce nom collectif, je vous en

conseille trois, plutôt pour sacrifier au goût de chaque client que parce qu'ils diffèrent sous le rapport de leur propriété. — Suivant la dose, un drastique devient un minoratif, et *vice versâ*.—Ces trois purgatifs d'élection sont l'eau de Sedlitz, l'huile de ricin et l'eau-de-vie allemande. Ils font *volume*, ils sont inoffensifs pour le tube gastro-intestinal, sans excepter la ci-devant *médecine Leroy*, si vous avez l'attention de ne l'administrer qu'étendue dans une quantité d'eau qui variera selon le degré d'activité que vous voudrez lui communiquer.

Le paysan témoigne de la prédilection pour ce dernier purgatif, à cause de son arome alcoolique ; car si vous lui administrez une seconde *purge*, il ne manquera pas de redemander *celle qui a le goût d'eau-de-vie*.

Mais je vous le répète, mon ami, n'oubliez pas, chaque fois que vous doserez un remède de cette nature, qu'il fait du mal s'il ne fait pas du bien, et qu'il vaut mieux y revenir parce que son action aura été trop faible que se reprocher une superpurgation.

30° *Thériaque.* — Je conviens avec vous que l'*électuaire opiacé polypharmaque* est une macédoine bizarre de quatre-vingts substances, capable même de compromettre un élégant formuliste qui oserait prescrire ou seulement appeler par son nom ce médicament *rococo*…. Mais avec un médecin de campagne, le nom ne fait rien à la chose ; et comme j'ai éprouvé qu'Andromaque de Crète nous avait légué un tonique spécial, j'en ai usé au profit de mes montagnards, d'autant mieux qu'ils sont servis selon leur goût pour tout remède composé.

Voilà donc, si j'ai bien compté, les trente élus médicamenteux qui composent ma pharmacie. — Je ne désespère pas qu'une pratique plus experte vous permettra un jour d'en réduire le nombre total à sa moitié…. Il ne faut pas oublier que Sydenham voulait loger toute sa pharmacie dans le pommeau de sa canne, et que Boerhaave répétait souvent à ses disciples qu'avec de l'eau, du vin, du vinaigre, de l'orge, du nitre, du miel, de la rhubarbe, de l'opium, du feu et une lancette, on pouvait faire toute la médecine.

Ce dernier trait m'amène à vous parler de la matière médicale indigène, à cause des nombreuses ressources qu'elle offre particulièrement au médecin de campagne.

Thomas Brown, dans son chapitre : « *An domi nata remedia cuilibet regioni sufficere possint,* » désire que l'Angleterre puisse se suffire en remèdes, comme en nourriture et pour les vêtements.

Pline donna le même conseil aux médecins de son temps.

Je souhaite aussi, mon ami, que les praticiens placés au centre des richesses végétales veuillent en profiter. — La nature est une mère trop bonne et trop prévoyante pour nous obliger à franchir une mer, quand il faut cueillir l'herbe qui doit nous guérir. — Sur nos rochers les plus stériles, au fond de nos ombreuses vallées, au pied de nos balsamiques sapins, sur les bords du ruisseau qui serpente inconnu dans la prairie, comme le long du sentier que je gravis tous les matins, pour visiter mes malades ; partout, j'ai pu récolter des *espèces* préférables, avec leurs sucs et leur native fraîcheur, à ces racines équivoques, à ces écorces vermoulues que le nouveau monde échange contre notre or, et souvent contre notre santé… C'est ainsi, par exemple, qu'une infusion de *sambucus nigra,* qui ne coûte au médecin de campagne que le plaisir d'en cueillir les fleurs odorantes, m'inspire autant de confiance que le *smilax sarsaparilla* que les Indes nous ont expédié effrontément à raison de vingt-quatre francs et plus le kilo. — Vous m'objecterez certainement que les productions tropicales reçoivent d'en haut une énergie et une fragrance qui légitiment la prédilection du public médical ; — je vous répondrai que si elles sont plus actives, c'est parce que les maladies qu'elles doivent guérir sont plus violentes sous la même zone. — Avons-nous tenté, dites-moi, des expériences assez consciencieuses, assez suivies, pour apprécier différentiellement notre flore et celle des Antilles, je suppose? — Nullement, et nos graves savants sont aussi frivoles que la fashion parisienne: — les uns avec la racine de guaco, l'écorce d'yathoy, le waïcouri, etc.; les autres, avec leurs fracs anglais et leurs magots de la Chine, sacrifient sur l'autel de l'exotisme leur raison et leur pays.

Mais le remède est comme le médecin, *nul n'est prophète en son pays.* — Oh! mon ami, guerre à ce préjugé vandale, qui écrase avec sa main de plomb, et la plante salutaire qui croît, et l'homme de mérite qui veut s'élever. — Puisque, d'après Bernardin de Saint-Pierre, chaque rocher a son végétal; — puisque, d'après les expériences de Mead, il existe encore plus d'antidotes que de poisons; et qu'à côté de la couleuvre on doit trouver l'herbe dont le suc instillé dans sa morsure peut en neutraliser le venin, imitons l'indépendance de nos industriels vis-à-vis du *saccharum officinale.* — Marcgraff annonça le premier, en 1747, l'existence du sucre cristallisable dans la betterave, mais cette annonce ne fit pas la sensation qu'elle méritait. — Son compatriote Achard ne fut pas plus heureux que lui, et ce ne fut qu'en 1819, c'est-à-dire après une lutte opiniâtre de septante-deux ans, avec ce même préjugé que *nul n'est prophète dans son pays,* que des essais mieux dirigés dans nos départements de l'Est et du Nord firent rendre justice à la plante de Commerell.

Que le dédain qui attend les Marcgraff en médecine ne vous décourage point, et puissions-nous prouver une fois que l'amour de l'humanité peut faire autant que l'amour du gain; car, outre l'économie incalculable qui devra résulter en utilisant nos médicaments indigènes, vous ne doutez pas plus que moi, qu'à vertu égale entre deux végétaux, la violette compatriote, dont vous aurez cueilli les pétales parfumés sous la haie de votre jardin, sera plus amie de vos bronches catarrheuses que la momie africaine de l'*angræcum fragrans*.

Le plus grave des inconvénients qui résulte de la cherté des drogues exotiques, c'est celui que signale Gilibert, dans son *Traité de l'anarchie médicinale.* — Les drogues les plus chères, dit-il, sont les plus maltraitées. L'abus est poussé à un tel point, que certains articles quadruplent de masse, en sortant de Marseille. — On vend, par exemple, cent fois plus de quinquina que l'Amérique n'en peut fournir. — On vend cinquante fois plus de manne qu'il n'en arrive. — Les résines les plus précieuses, les aromates, les bois, sont presque tous contrefaits ; pour y parvenir, on ajoute des bois analogues qui prennent un peu d'aromate par le contact, on les peint, on les colore, etc.

Pour toutes ces raisons, mon ami, il vaut mieux revenir sans prévention aux végétaux du cru, tels que ceux dont la liste est ci-jointe :

Absinthe, aigremoine, angélique, armoise, arnica, bardane, bouillon-blanc, bourrache, camomille, capillaire, petite centaurée, chardon-bénit, chiendent, ciguë, cochléaria, coquelicot, cresson, cynorrhodon, douce-amère, digitale, épine-vinette, fougère mâle, fumeterre, genièvre, gentiane, germandrée, guimauve, houx, hyssope, jusquiame, lavande, lierre terrestre, lin, mauve, mélisse, menthe poivrée, morelle, mûres, narcisse des prés, pariétaire, patience, pêcher (fleurs de), pensée sauvage, réglisse, romarin, ronce, saponaire, saule, serpolet, sureau, thym, tilleul, tussilage, valériane, verveine, violette, etc.

Dans la plupart des jardins potagers : Ail, asperge, cerfeuil, chicorée, choux, laitue, oignons, oseille, persil, poirée, sauge, pourpier, etc.

Les substances qui subviennent aux besoins les plus vulgaires de la vie animale peuvent rendre d'importants services à la médecine, et comme telles, Lieutaud, Desbois de

Rochefort, Cullen, Schwilgué, ne dédaignèrent pas de les admettre dans leurs traités.

Mais expérimentez-les isolément ; c'est la bonne manière de procéder en thérapeutique.

Parmi celles que j'ai expérimentées, je vous recommande de préférence :

L'eau, qui réunit tant de propriétés, que plusieurs médecins justement célèbres voulurent réduire à elle seule toute la matière médicale.

Le vin, *sang divin de la grappe, frère de celui qui coule dans les veines de l'homme*, selon le poétique langage de George Sand. — En effet, il est tonique et corroborant, pris avec sobriété, vieux et pur. — Comme astringent, qualité spéciale du vin rouge, il peut être employé en gargarisme, en injection, en topique et même en lavement, dans une foule de circonstances pathologiques.

Le vinaigre. — C'est le désinfectant des campagnes ; erreur à détruire. — Dans un cas de syncope, son aspiration réveille, ravive. — Quelques gouttes dans une boisson trop fade, la rendent plus agréable et étanchent plus promptement une soif fébrile.

Le lait. — Dans les campagnes, l'usage n'admet que deux sortes de lait : celui de vache et celui de chèvre. — Le lait de femme inspire un inexplicable dégoût et celui d'ânesse n'est bon que pour *les poitrinaires*, dit-on.

Quelle que soit la source animale du lait, rien n'est aussi doux, dans un cas d'irritation générale ou locale, interne ou externe ; rien n'est aussi réparateur, dans l'asthénie, le marasme, etc.

Étendu d'eau, c'est un béchique que vous pouvez trouver partout à la campagne. — Tissot recommandait à ses paysans le lait de beurre, comme une boisson rafraîchissante, antiphlogistique ; il avait raison. — Le petit-lait est connu. — Le beurre frais ou la crème est préféré par Lieutaud, à l'huile d'amandes douces, dans tous les cas où celle-ci est employée. A l'intérieur, le beurre est un innocent laxatif, et à l'extérieur il devrait être le cérat des campagnes.

Œufs. — Un jaune d'œuf bien frais, sucré et délayé dans l'eau bouillante, constitue l'émulsion animale connue sous le nom de *lait de poule*. — Son huile (remède de bonne femme) guérit les gerçures du sein moins douloureusement que leur cautérisation par le nitrate d'argent. — Son blanc clarifie le suc des plantes et les sirops.

Pommes de terre. — D'après des expériences faites surtout par la marine anglaise, ce précieux tubercule, nourriture du pauvre, sans être pour autant dédaigné par le riche, jouit évidemment d'une propriété antiscorbutique. — Si le scorbut est véritablement plus rare aujourd'hui que sous les règnes de Louis XIV et de Louis XV, il est permis d'attribuer cette amélioration de la santé publique à l'usage alimentaire de plus en plus répandu de cette *patate de la Virginie*.

Sel de cuisine. — Il excite l'appétit, favorise la digestion, active l'action dérivative d'un pédiluve ; et l'eau qui le tient en solution, administrée en lavement, combat l'atonie intestinale.

Miel. — On demandait un jour à Démocrite, alors âgé de cent ans, par quel moyen il avait vécu si longtemps : « Par l'usage de l'huile à l'extérieur, répondit-il, et du miel à l'intérieur. » Je pourrais vous citer un témoignage aussi favorable de la part de Pythagore, de Pline, de Dioscoride, etc., sur le compte du miel comme aliment. — Tous les médecins s'accordent à lui concéder plusieurs propriétés médicamenteuses. Il est laxatif et rafraîchissant, ce qui le ferait préférer au sucre, pour édulcorer, si déjà il ne l'était pas dans les campagnes, à cause de son prix moins élevé. Je le crois bon également, pour adoucir une irritation pharyngienne, calmer une toux et la période aiguë des aphthes.

L'*orge*, le *riz* et l'*avoine*. — Trois graminées qui peuvent être la base d'une tisane convenable dans toutes les maladies aiguës.

Maïs. —Les travaux de John Gorham, Vauquelin, Bizio, Marcadier, Duchesne et Bonafous, prouvent que cette céréale contient plus de fécule que le blé et la pomme de terre. —Le paysan des montagnes s'imagine, au contraire, que *la gaude ne tient pas la faim*, et il lui préfère les plus grossiers légumes.

Comme aliment, la farine de maïs convient aux convalescents par sa digestion facile et sa qualité analeptique ; — aux porteurs d'irritations chroniques de l'estomac, des intestins et des voies urinaires, par sa propriété adoucissante, émolliente ; — à tous les enfants en bas âge, pour leur fournir une bouillie exempte de matière fermentescible ; — à tous enfin, par son bon marché et son mode si simple et si prompt de la préparer.

Comme médicament, quelques médecins de France se louent de l'avoir administré en décoction, à l'instar des Indiens et des Mexicains, qui en font un grand usage pour tempérer l'ardeur des paroxysmes fébriles. — Avec sa farine, on compose des cataplasmes qui, d'après M. Duchesne, sont préférables à ceux que l'on fait avec celle de lin, parce qu'ils exhalent une odeur moins fade, qu'ils s'aigrissent moins, mais ils se dessèchent plus promptement.

Enfin, Bonafous a proposé la moelle spongieuse et promptement combustible de sa tige pour des moxas, après l'avoir fait bouillir dans une solution de nitrate de potasse. —D'autres expérimentateurs avaient déjà indiqué la moelle de quelques joncs pour le même usage.

Café. — « Lorsqu'on pense à certains breuvages que la médecine impose aux malades, disait le docteur Roques, on est étonné de voir qu'elle néglige l'usage du café, stimulant si agréable et en même temps si actif dans toutes les maladies où il est nécessaire d'imprimer à la fibre une excitation vive et prompte. » Je l'ai employé conformément à cette indication, et j'ai d'autant mieux réussi, que mes malades avaient moins souvent dégusté une *demi-tasse* que l'habitant des villes.

Charbon de bois. — Ne pût-il servir qu'à l'épuration d'une eau croupie, boueuse, salie par des *détritus* putré-fiés, pendant les longues sécheresses et surtout dans certaines localités élevées où elle est rare, le charbon méri-terait toute l'attention du médecin de campagne. — Comme antiseptique, le charbon ne jouit pas de l'action promptement énergique des chlorures alcalins qui, du reste, sont trop peu dispendieux pour qu'on néglige de les employer. — Dans un cas de vomique, j'ai neutralisé l'odeur fétide des expectorations et peut-être déterminé sa guérison, en administrant le charbon pulvérisé et incorporé dans du miel.

Le feu. — Les médecins de l'antiquité, Hippocrate, Arétée (de Cappadoce) Marc-Aurélien Séverin, etc., recou-raient plus souvent à l'adustion que nous autres ; car ils s'imaginaient qu'un mal était incurable, quand il résistait à la cautérisation. *Quæ ferrum non sanat, ignis sanat, et quæ ignis non sanat, insanabilia* (1).

Au XVII° siècle seulement, Ponteau, Vicq-d'Azir, Cotu-gno et Barthez essayèrent de remettre en faveur cet ex-élé-ment, qui fut, à vrai dire, trop louangé par le passé et trop négligé par le présent. — La répugnance de plus en plus manifeste que le feu inspire à une génération qui va s'effé-minant, réagit peut-être sur les déterminations de la mé-decine, sa contemporaine... Qui sait ?

Je ne vous indique le feu que comme un cautérétique qui se rencontre partout, et dont le recours doit être indiqué par des circonstances morbides, lesquelles s'offrent plus souvent à la campagne qu'à la ville.

Le paysan redoute moins l'emploi du feu que du fer ; c'est le contraire chez le citadin.

Suie. — M. Blaud a voulu ressusciter l'usage externe de la suie dans les éruptions cutanées, dans certains ulcères et surtout dans les fistules entretenues par une carie.

(1) *Aph.*, sect. 8, aph. 6.

Comme remède indigène, qui se trouve partout et ne coûte rien, vous devinez que je l'ai accueilli, éprouvé. Or, en employant la suie incorporée dans du beurre, j'ai eu le bonheur de guérir deux larges dartres du visage qui avaient résisté à tous les traitements généraux et locaux, à tel point que mon recours à ce topique vulgaire fut un véritable acte de désespoir.

La suie est-elle, comme l'enseignent nos anciens auteurs, antispasmodique, fébrifuge, résolutive, etc. ? Autre question à laquelle, tôt ou tard, répondra un médecin de campagne, puisqu'il en profitera le premier, si elle est affirmative.

L'écorce de chêne et le brou de noix sont des astringents que l'on rencontre partout.

Enfin, mon ami, dans toutes les maisons *comme il faut*, chez MM. les curés, notaires, juges de paix et percepteurs de votre banlieue, vous trouverez, dans un cas urgent, huile, moutarde, alcool, thé, amidon, citron, figues, etc., etc. Or, avec toutes ces substances méprisées par les orgueilleux de la science, vous guérirez, ou si vous ne guérissez pas, l'inséparable ennui d'un tel mécompte ne sera pas exaspéré par la pensée qu'un remède plus violent et moins connu peut en être la cause. *Ne pigeat ex plebeis sciscitari, si quid ad curationem utile.* (HIPP.)

« Nous ne craignons pas d'avancer, dit Lieutaud, d'après l'expérience la plus longue et la plus méditée, que les remèdes communs comme les plus rares, les simples comme les composés, les naturels comme les préparés, sont tous également bons lorsqu'ils sont bien administrés, et dangereux si on les applique à contre-temps. —Qui ne sait que les habiles peintres font, avec des couleurs très communes et les pinceaux les plus grossiers, des tableaux qui ravissent les connaisseurs ; pendant que des artistes sans talent ne font, avec des couleurs précieuses et les pinceaux les plus fins, que des ouvrages sans goût ou très médiocres ? — De même, continue-t-il, un médecin instruit et vertueux fera plus de bien en n'employant que les plantes qu'on trouve partout, et les drogues les plus viles, qu'un inepte qui ne se servira que de choses rares et du plus grand prix. »

Il y a beaucoup de praticiens qui, en vieillissant, se prennent d'une constante et commode passion pour un médicament quelconque. — Les ordonnances du célèbre Tronchin étaient toutes savonneuses, parce qu'il appliquait le savon à toutes les maladies, ce qui fit dire que si sa blanchisseuse l'eût su, elle lui eût intenté un procès.—Ce n'était là qu'une plaisanterie, mais on dit aussi dans le monde : A quoi bon consulter le docteur ***? Il ne sait vous ordonner que des vomitifs ou des vésicatoires ou des jus d'herbes. — Je n'ai pas besoin de vous faire remarquer qu'une semblable routine doit être aussi préjudiciable au médecin qu'à ses malades : il faut toute la réputation d'un Tronchin pour y résister...

Il me reste à vous communiquer quelques remarques sur la pharmacie des villes.

Le citadin veut être *drogué ;* mais il lui faut des potions plus ou moins doucereuses, des loochs, des sirops, de *bonnes choses* enfin... Autant de formules que de visites, voilà l'*usage* dans les villes.

Guy-Patin a défini le pharmacien, *animal bene faciens partes et lucrans mirabiliter.*—Si une substance est trop coûteuse, il la mélange, la frelate, et, pour cacher sa supercherie, il la pulvérise. — Si une préparation est trop longue, il la simplifie et même il en élimine ce qu'il n'a pas ou ce qu'il ne veut pas y mettre. — Je demandai, un jour, à une *maison de droguerie* des plus honorablement connues, plusieurs principes immédiats, tels que sels de morphine, strychnine, brucine, etc. D'abord j'en usai avec toutes les précautions que commandent des médicaments aussi énergiques, et après plusieurs essais complètement infructueux, j'augmentai progressivement la dose, et je finis par administrer un demi-gros de strychnine à un chat qui ne s'en porta pas plus mal ; bref, je soumis toutes ces poudres de *perlimpinpin* à l'épreuve des réactifs, et je restai convaincu que j'avais administré des milligrammes de sucre de lait et de réglisse à de pauvres hémiplégiques... Un pharmacien de Lyon a été convaincu d'improviser son baume tranquille avec de l'huile d'olives et du vert d'épinards... Un autre... mais je ne veux pas entamer le chapitre de la médisance, il serait trop long. —A la campagne, nous pouvons, jusqu'à un certain point, prévenir la sophistication, comme je vous l'ai déjà dit, en demandant le quinquina, la rhubarbe, etc., en nature, et nous pouvons répondre de la potion administrée à notre malade, parce que nous sommes obligés de la préparer; tandis qu'à la ville, la vie du malade et la réputation du médecin sont livrées à la merci du pharmacien, ce qui nous démontre toute l'importance de son choix. — A la ville encore, des pharmaciens proposent une espèce de prime d'encouragement, une *remise* sur le prix des médicaments vendus, et des médecins se respectent assez peu pour l'accepter.. Eh bien! mon ami, pour prévenir jusqu'aux apparences de ce vil trafic qui pourrait vous perdre dans la confiance publique, je vous engage à laisser vos clients tout à fait libres; et dans le cas où ils réclameront votre avis, adressez-les au pharmacien que vous croirez le plus instruit et le plus consciencieux de leur quartier.

Plusieurs médications sont au service des malades de la grande ville et méritent de vous être signalées. — Ce sont premièrement les *bains russes* qui, selon Sanchès, peuvent tenir lieu de la moitié des remèdes contenus dans les pharmacies.—J'exagère moins, mon ami, en vous affirmant, d'après l'expérience de plusieurs confrères et la mienne, qu'aucun remède ne peut remplacer l'administration bien entendue des bains de vapeur combinés avec le massage, la fustigation, la percussion et les douches, pour provoquer une dérivation prompte et puissante, pour rétablir la fonction de la peau. —Si j'ajoute qu'il n'y a pas de meilleur cosmétique pour les dames, —que les mêmes bains réparent les excès de tous genres, les fatigues du bal, les vertiges de l'orgie, les innervations du plaisir et les contentions du cabinet, vous comprendrez pourquoi la mode parisienne les prend sous sa tutelle...

Les bains d'air comprimé paraissent, en second lieu, un des modificateurs les plus actifs de notre économie, et je ne doute pas qu'un jour ils ne prennent une des premières places dans la thérapeutique. — Pravaz utilisa le premier, dans sa pratique, les expériences de M. Junod sur la densité et l'élasticité de l'air mises en rapport avec l'homme en état de santé, et il fit construire dans son établissement orthopédique de Lyon, plusieurs appareils pour l'application méthodique de cette nouvelle espèce de bains. — Les guérisons relatées dans son mémoire (1) prouvent que l'inspiration de l'air ordinaire comprimé, en équilibrant les mouvements d'élimination et d'assimilation, et en activant l'hématose, prévient la formation des tubercules pulmonaires, et peut guérir les cachexies, les diathèses strumeuses, rachitiques, la chlorose et les troubles nerveux de la circulation : autant de maladies qui affligent et dénaturent la population des villes.

Je dois vous recommander également l'électricité et le galvanisme, remèdes trop peu étudiés, et que les praticiens, ciens, absorbés par la clientèle, laissent exploiter et discréditer par des charlatans. — J'ai recueilli plusieurs cas de dérangement menstruel, de gastralgie, d'atonie musculaire et de constipation opiniâtre guéris par l'emploi du galvanisme, après avoir résisté à tous les ingrédients pharmaceutiques.

M. Duchenne (de Boulogne), en établissant l'électrisation localisée, a fourni aux médecins une arme à l'aide de laquelle ils pourront se rendre utiles dans nombre de cas où on ne

____

(1) *Mémoire sur l'emploi des bains d'air comprimé, associé à la gymnastique dans le traitement du rachitisme, des affections strumeuses et des surdités catarrhales*, etc. Paris, 1840.

les rappelait plus. — On s'est ingénié à perfectionner les appareils et l'on a réussi. — Il y a dix ans, il fallait consacrer plusieurs centaines de francs, pour l'achat d'une pile presque immobilière, par sa pesanteur, sa grosseur, et trop compliquée, ce qui la dérangeait souvent. — Aujourd'hui, je me sers d'un appareil qui peut se loger dans ma poche, qui ne me coûte que trente francs, tout aussi puissant que les autres.

Soyez très sobre de remèdes avec des femmelettes dont la susceptibilité ne vous sera pas suffisamment connue. — Un seul pétale de coquelicot en infusion peut endormir une de mes clientes ; deux feuilles au lieu d'une l'*agitent*, et un milligramme, moins qu'un milligramme de morphine, pourrait l'empoisonner… — Avec de semblables malades, se révèlent les antipathies et les idiosyncrasies les plus introuvables ; étudiez-les attentivement et sachez les respecter. — L'une ne peut supporter certaines fragrances médicamenteuses, celle du camphre, par exemple ; l'autre s'évanouit à la vue d'une sangsue ; celle-ci prend une *crise de nerfs*, si vous la picotez avec un sinapisme ; celle-là vomit toutes les *médecines* ; une cinquième ne peut pas avaler les pilules ; une sixième ne veut que de grands bains, etc. — Avec de semblables malades, je vous le répète, il faudra que votre tête soit meublée d'une infinité de petits riens diététiques, de paroles veloutées et de prévenances délicates, adjuvants qu'exigent ces *âmes de gaze et de dentelles*, comme les appelait Napoléon, et que la moindre inconvenance de votre part pourrait chiffonner.

L'école du monde, mon ami, est une école pratique qu'il ne faut pas négliger, — car elle vous apprendra qu'à la ville il faut prendre au sérieux ce qu'un médecin de campagne prendrait pour des fantaisies, de simples futilités, de purs caprices de boudoir : *hæ nugæ seria ducunt*.

LETTRE SIXIÈME.

CHIRURGIE DES VILLES ET DES CAMPAGNES. — PATHOLOGIE EXTERNE.

> *Chirurgiam ad medicinam et medicinam ad chirurgiam transferre oportet.*

Au commencement, Celse professa que la médecine n'était qu'une, comme la vérité : *medicinæ finis et scopus primarius est, morbos corporis humani vel scite prævenire, vel opportune curare victu, medicamentis, manibus.* Mais voilà qu'une sœur naquit à la médecine, la *chirurgie*, qui se brouilla avec son aînée, et il fut question de séparer le domaine qu'elles possédaient ensemble par un mur mitoyen : — les malades s'en plaignirent, et le bon sens s'y opposa.

Elles se sont donc réconciliées, elles se prêtent un mutuel secours, elles habitent même sous le toit d'une seule faculté ; mais pour cimenter cette opportune union, l'on a tâché de déterminer et d'assigner à chacune d'elles ses droits respectifs.

« On fait de la médecine, dit Richerand, tant qu'on travaille à obtenir la résolution d'un squirrhe ou de toute autre tumeur ; on fait de la chirurgie, lorsqu'on en pratique l'extirpation. » Mais dans son beau paragraphe sur le génie de l'art, l'auteur de la *Nosographie chirurgicale* a reconnu combien cette distinction entre la chirurgie et la médecine était fautive sous le rapport didactique ; et comme, d'après son origine grecque, le mot *chirurgie* signifie *travail de la main*, il a été un des premiers à comprendre sous ce même mot la *pathologie externe* ou *chirurgicale*, c'est-à-dire l'histoire des maladies dont les topiques forment la base du traitement, et la *médecine opératoire*, étude des moyens thérapeutiques qui nécessitent le secours de notre main seule ou armée d'un instrument.

C'est ainsi qu'on a distingué de tout temps la médecine pure ou la *pathologie interne* de la matière médicale et de la pharmacologie, sans compromettre l'unité de l'art de guérir, qui consiste, ainsi que le rappelle Legouas, dans l'unité de ses principes et dans l'utile association des différentes connaissances dont il se compose.

Dans les villes, la plupart des praticiens proprement dits acceptent le traitement de tous les cas de *pathologie externe* que le public leur confie, et il importe encore moins à ceux qui exercent à la campagne de savoir si telle affection est chirurgicale ou non, puisqu'ils doivent exercer indistinctement toutes les branches de l'art de guérir ; je puis donc vous entretenir, sans plus de préambules, des maladies que l'on est convenu de regarder comme appartenant à la *pathologie externe*.

Je grouperai ensemble, puisqu'il faut suivre un ordre quelconque, celles qui présentent quelque affinité de nature, ne faisant qu'indiquer tout traitement qui nécessitera le concours des appareils ou des instruments, parce qu'il appartient à la *médecine opératoire*, objet de ma lettre prochaine.

L'inflammation !..... Il restera toujours à dire quelque chose sur l'inflammation, après tout ce qu'en ont déjà dit les humoristes (Hippocrate, Galien, Baillou, Grant, Selle, etc.), les iatrochimistes (Paracelse, Chirac, Willis, Vanhelmont) ; les statico-hydroliques (Boerhaave, Leuwenhoëck, etc.) ; les stahliens, les sensualistes et enfin Broussais, qu'on surnomma *le père la gastrite*, à cause de sa prédilection pour cette maladie, qui lui fit oublier presque toutes les autres.

MM. Chomel et Bégin ont imaginé de nouvelles théories, mais je ne les crois guère plus orthodoxes que défuntes leurs grand'mères, et je me borne à vous répéter, après tous les praticiens, que l'inflammation est une modification de la plupart de nos tissus, dont la nature encore mystérieuse, cause déterminante, effet ou complication d'autres maladies, se manifeste par les caractères suivants : rougeur, chaleur, douleur, tumeur et quelquefois fièvre.

Si l'habitant des villes et le campagnard sont soumis à un chiffre à peu près égal d'inflammations internes, par l'excitation réciproque de leurs manières de vivre et de sentir, je dois ajouter que le dernier est plus fréquemment exposé aux inflammations externes, à cause des violences extérieures et des influences atmosphériques.

La rougeur qui trahit l'abord et la stagnation du sang dans les vaisseaux capillaires, et souvent son extravasation dans le tissu cellulaire, constitue, d'après M. Roche, le caractère fondamental de l'inflammation. — En effet, après la douleur, c'est celle qui s'empare de l'attention du paysan et qui lui fait dire : *C'est une anflammation.* — Mais comme chez lui la douleur n'est jamais en raison de la gravité phlogistique, il ajoute ordinairement : *Ce n'est qu'une anflammation, ça s'en ira comme c'est venu...*

Il ne faut pas s'en rapporter trop absolument à la rougeur de son tissu cutané pour baser notre diagnostic, parce que son *système capillaire général*, comme l'appelait Bichat, est tapissé par une couche épidermoïde trop épaisse, trop basanée pour trahir fidèlement le degré de son injection.

La chaleur est mieux proportionnée au degré de la rougeur, chez le citadin que chez le campagnard. — Chez l'un et l'autre, elle est quelquefois perçue par le malade, sans l'être par le médecin, et réciproquement. — Les expériences thermométriques de Hunter, répétées sur ce dernier, ne prouvent pas une disproportion aussi grande, entre l'augment réel du calorique et sa sensation, que celles faites sur l'épiderme plus perméable de l'habitant des villes. — C'est donc pour le médecin de campagne un symptôme infidèle.

La douleur ne fait qu'ajouter à la valeur, comme signe de la coloration en rouge des tissus, elle est très vive chez le citadin et faiblement sentie par le paysan, ou pour que ce dernier la sente, il faut presser, mouvoir la partie malade. — De même que l'on justifie l'atroce douleur d'un panaris, par l'inextensibilité du tissu cellulaire sous-cutané, aponévrotique et tendineux des doigts de tout le monde ; de même et d'après les mêmes lois d'une organisation acquise, toute phlogose qui se développe dans l'épaisseur de la paume des mains ou de la plante des pieds, chez le paysan et chez les manœuvres des villes réveille une série de symptômes alarmants. Le cal de ses surfaces refuse opiniâtrément d'obéir à la tuméfaction traumatique, il en résulte un étranglement véritable, et j'ai vu de vigoureux lurons, auxquels cet occulte martyre arrachait des larmes. — Un médecin qui n'eût pas connu cette idiosyncrasie pathologique, aurait été surpris à l'aspect d'une main ni plus rouge, plus chaude, ni plus tuméfiée, mais plus dure et plus sensible à la pression qu'en état de santé, et où, depuis quelques jours, une épine ou une écharde avait pénétré. Les saignées locales et générales, les topiques émollients suffisent à peine, dans une aussi grave circonstance, et plusieurs fois j'ai été obligé de scarifier profondément le cal de la main pour sauver un membre, et peut-être l'individu.

Vous savez, du reste, mon ami, que l'inflammation est accompagnée de symptômes sympathiques, spéciaux et généraux. — Je me borne seulement à vous faire remarquer que parmi ceux-ci la fièvre inflammatoire réactive manque plus souvent chez le paysan que chez l'habitant de la ville. « Néanmoins, dit Pujol de Castres, si on observe le malade avec soin, à différentes heures de la journée, comme après une fatigue générale ou simplement locale de l'organe suspect, surtout dans la nuit, on constatera le plus souvent sa présence. »

Le nombre des terminaisons de l'inflammation restera longtemps indéterminé ; mais ce qu'il importe au praticien, c'est d'en préciser la nature.

Il y a peu de moyens qui ne puissent être employés au traitement direct ou indirect de l'inflammation ; vous les connaissez tous, et je me contente de vous rappeler, d'une part, la grande réserve que vous devez apporter, à la campagne, dans l'emploi des antiphlogistiques directs, tels que la saignée et les sangsues ; d'une autre, que l'eau, à diverses températures, peut remplir la plupart des indications curatives qui demandent d'ailleurs à être modifiées par la cause, le lieu, les périodes et les complications d'une affection inflammatoire quelconque.

Au premier rang des inflammations externes, il faut placer la brûlure, accident qui atteint surtout l'enfance des campagnes loin de la surveillance des parents : presque toutes les vilaines cicatrices que vous remarquerez sur la figure des villageois viennent de là.

Il est rare qu'on réclame les secours du médecin pour la brûlure des trois premiers degrés, à moins que les onguents de l'empirisme dont on l'a enduit, n'exaspèrent la douleur et ne la transforment en ulcère rebelle, inquiétant.

L'eau froide, employée avec discernement et persévérance, peut remplir les deux premières indications du traitement des brûlures, et le coton *écru* les remplira toutes. — Son emploi est simple, toujours économique, et il soustrait votre malade aux douloureux pansements que nécessitent les autres modes de guérison.

La période de suppuration est la plus critique, soit à

cause de l'épuisement qui peut s'ensuivre, soit parce qu'elle se complique, dans les brûlures étendues, d'une gastro-entérite, que la plupart des praticiens laissent aggraver inaperçue.

Enfin, la période de cicatrisation ne mérite pas moins votre attention, si vous voulez raréfier, chez le peuple, les *coutures* et les adhérences.

Des inflammations externes étant méconnues ou négligées à leur début, il en résulte des abcès idiopathiques et phlegmoneux; mais le paysan se décide difficilement à un *coup de lancette* pour les ouvrir à point : telle est l'origine d'autres cicatrices et de la majorité des ankyloses. — Il ne faut pas nous amuser à persuader un malade aussi déraisonnable; et sans qu'il s'en doute, l'instrument pique, le pus coule, les tissus se détendent, et le soulagement qui en résulte est si peu en rapport avec la douleur d'une semblable opération, que le malade, loin de se fâcher, nous en remercie après.

Les abcès *froids* ou chroniques se manifestent au cou, sous le menton, au coude ou au genou des enfants scrofuleux; mais, quelle que soit la nature d'un foyer purulent, la routine le recouvre avec des cataplasmes et des emplâtres dits *maturatifs* ou *fondants* qui rougissent la peau, l'irritent et finissent par l'ulcérer.

Quant aux abcès symptomatiques d'une carie de la colonne vertébrale, ils sont plus rares heureusement, car aucun de ceux que j'ai eu l'occasion de traiter, n'a pu guérir. — La raison d'une semblable gravité tient davantage au caractère du malade qu'à celui de la maladie. — En effet, un campagnard ne réclame les secours chirurgicaux qu'après une grande extension du foyer de l'abcès, c'est-à-dire à une époque où l'expérience a prouvé l'inefficacité de notre art. En supposant même que la ponction ait été faite à point, est-il capable de cette scrupuleuse attention qui doit présider aux pansements consécutifs, pour prévenir la pénétration de l'air dans la cavité du pus? — N'espérez donc jamais, mon ami, qu'un paysan, atteint d'une tumeur purulente, vienne vous consulter assez tôt pour que vous puissiez la faire disparaître à l'aide de l'absorption ou des moyens généraux indiqués par la nature de l'affection primitive.

De toutes les méthodes proposées pour ouvrir un abcès symptomatique, celle de Dupuytren, qui consiste à le ponctionner avec un bistouri à lame très étroite, autant de fois que l'exige la reproduction purulente, était, il y a vingt ans, la plus simple et la plus rationnelle ; maintenant, si l'on redoute l'entrée de l'air, dans un vaste foyer purulent, on recourt au trocart à robinet et même à chemise.

Des cataplasmes avec la pulpe de pomme de terre, et que l'on peut arroser avec de l'eau tiède, du lait ou une décoction émolliente quelconque, remplissent très économiquement les indications que l'on confie à un topique, après l'ouverture d'un abcès.

C'est ordinairement à la suite d'une hernie étranglée, d'un panaris, d'un ulcère mal soigné, du décubitus dorsal, de la morsure d'une vipère, de la compression violente et prolongée d'un membre par le rhabilleur et de la congélation, que la gangrène se développe chez le paysan, c'est-à-dire qu'il faut l'attribuer six fois sur sept à sa seule incurie; car il est moins prédisposé que personne aux atteintes de cette *mort en détail*, soit à la faveur de sa vivace constitution, soit à cause de son régime rien moins que stimulant, dont l'opposé justifie la fréquence des gangrènes à la ville, d'après Lawrence et quelques autres observateurs.

A part les indications particulières qui dépendent de l'état sec ou humide des parties et des forces relatives de l'individu, le traitement d'une gangrène réclame le chlorure d'oxyde de sodium comme l'antiseptique le meilleur.

« Le chlore, dit Bégin, que les chlorures liquides dégagent

incessamment , non-seulement pénètre les eschares par imbibition, mais va stimuler légèrement les parties non encore mortifiées, change leur mode d'action organique, les conserve et devient ainsi un agent énergique pour arrêter les progrès du mal. »

Au sujet de la mortification du tissu osseux ou de la nécrose, une seule dissidence peut embarrasser un chirurgien à son début. — Doit-il abandonner l'expulsion du séquestre aux seules forces de la nature ? — C'est la nature de chaque nécrose qui devra déterminer votre choix entre les procédés de Dupuytren, Janson (de Lyon), Mayor (de Genève), etc.

Quant au traitement de la carie, il consiste à combattre premièrement la cause générale si vous la constatez, à suivre la méthode curative de Boyer dans le cas d'abcès, à revenir au feu des anciens pour dénaturer une surface cariée, et enfin à ne se décider à l'ablation d'une exostose ou d'une hyperostose que dans le cas où la tumeur gênerait trop celui qui la porte.

Certaines professions de la ville exposent aux plaies et aux contusions comme celles du laboureur et du bûcheron ; mais la fibre du paysan n'est pas irritable comme celle du citadin ; peu ou point de troubles sympathiques chez lui, et la cicatrisation s'opère plus promptement, pourvu qu'il en abandonne le soin à la Providence, son médecin ordinaire en tant d'autres maladies. « L'art ne contribue pas le moins du monde à la guérison des plaies, c'est la seule nature qui l'opère, et tout ce que nous pouvons, c'est d'éloigner les obstacles qui s'opposent à la réunion. » (Tissot.)

Une plaie, suite d'un accident, peut, par l'effet combiné de la négligence ou d'une diathèse, dégénérer en ulcère, surtout chez les vieillards. — Le traitement de ces ulcères, par les bandelettes, est le moins coûteux et le plus commode, dans les campagnes. — Je l'emploie dans la majorité des cas, c'est-à-dire dans les cas qui ne réclament point des spécifiques externes.

Mais il faut *savoir s'en servir*, comme l'a dit mon ami, le docteur Loreau, en prenant les deux précautions suivantes : 1° employer des bandelettes faites préférablement avec l'emplâtre de Vigo, fraîchement préparées et taillées en droit fil ; 2° ne pas trop les serrer et les appliquer avec soin et méthode.

D'après une croyance proverbiale des campagnes, les plaies de la tête ne sont rien et celles des jambes sont mortelles. — Pourquoi donc, mon ami, les dictons qui régentent l'esprit de la foule ne sont-ils pas aussi sensément appropriés à son genre de vie, à sa constitution ? — Pour quelqu'un qui mène une vie active, une plaie des membres inférieurs est en effet plus difficile à guérir que si elle occupait une région passive à la marche, telle que la tête.

Les *serres-fines* de Vidal (de Cassis) peuvent avantageusement suppléer aux bandes, quand la plaie est peu profonde, quand les tissus ne sont pas trop décollés, parce qu'elles affrontent mieux les bords de la plaie et qu'elles ne prédisposent pas aux érysipèles comme les bandelettes de diachylon.

Rendons également justice à l'usage populaire de plier dans une peau de mouton fraîchement écorché, l'homme qui a fait une chute grave ou qui a reçu des coups violents. Mais ce dont nous devons persuader le vulgaire, c'est que la peau de mouton n'est pas plus spécifiquement efficace que celle de tout autre animal, et qu'au besoin une simple couverture en laine imbibée d'une décoction émolliente peut rendre ce même service.

Il suffit donc pour la guérison des plaies simples, de les garantir de l'air extérieur, après en avoir rapproché et maintenu les bords par les moyens de contention appropriés ; et quand il y a déchirement ou attrition des parties molles, c'est le cas de recourir aux irrigations d'eau froide, d'après le procédé si simple et si commode de Mayor, de Lausanne (1).

Plusieurs accidents peuvent compliquer une plaie. — Comme moyens hémostatiques à la disposition du médecin de campagne, je vous cite la compression, l'eau froide, la glace, l'agaric de chêne, l'amadou, le linge brûlé et surtout le perchlorure de fer, administré *intus et in cute*. — Je renvoie à l'histoire des amputations ceux qui réclament une opération chirurgicale, tels que la ligature, etc.

Croyez que la douleur est vive, si elle arrache des plaintes au paysan. — C'est à vous d'examiner, pendant que les gens de la maison préparent le topique ou le breuvage que vous avez prescrit, si elle ne tient pas, comme il arrive quelquefois, à la section incomplète d'un filet nerveux, à la présence de quelques graviers ou de brins d'herbes dans la plaie, à une position trop gênante. — Encore la liqueur de Labarraque, si le pus s'altère. — Le tétanos, accident terrible!... Je l'ai observé plusieurs fois à la clinique des hôpitaux et dans ma pratique ; il est inguérissable, dix-neuf fois sur vingt. — Si notre art se montre encore impuissant, pour triompher de cette maladie, est-ce une raison de baisser la tête et de se tenir à l'écart, quand la mort moissonne ? —Non, mon ami, ce qui n'est pas découvert peut se découvrir... *nihil faciet, qui artem non amat quam exercet, qui profectus ulterioris desiderio non flagrat*. (STOLL.)

Plusieurs cas de guérison ont été obtenus, bien con-

____

(1) Un vase de bois destiné à contenir l'eau et à être suspendu au-dessus du malade fut percé de deux petits trous, au travers desquels je fis passer deux bouts de ficelle ; celle-ci n'était pas assez grosse pour boucher le trou, et elle glissait assez facilement dans les derniers pour permettre à l'eau de s'échapper à côté ; or, celle-ci adhère, comme on sait, aux corps avec lesquels elle est en contact, et elle descendit tout le long du petit cordon, jusque sur le membre déchiré, où il venait aboutir, et sur lequel il était couché. (*Ouvrage cité*, p. 78.)

statés, dans ses derniers temps, par les injections sous-cutanées d'une solution de sulfate d'atropine.

Le paysan connaît le remède des contusions et il en use ; l'eau salée, voilà son répercussif.

Les plaies par armes à feu sont plus fréquentes dans les campagnes qu'à la ville. — Braconner avec un mauvais fusil et célébrer un baptème ou un mariage à coups redoublés de pistolets imprudemment chargés, telle est l'origine de toutes les mains mutilées qu'on y rencontre.

Dans les amputations, dit le professeur Pétrequin, il est de règle de conserver le plus de longueur possible aux doigts ; et sous ce rapport, la désarticulation, quoique plus expéditive et plus commode, est souvent inférieure à l'amputation proprement dite; car le moindre fragment qu'on sauve est fort utile aux doigts (1).

Un précepte aussi nettement formulé doit nous guider ; il faut essayer l'ente animale, quand il s'agira des doigts, sauf à recourir à la désarticulation, si l'un ou l'autre de ces procédés conservateurs ne réussissait point.

Le traitement des plaies de cette espèce est une des pages les mieux écrites de la chirurgie française.

Les plaies envenimées sont produites à la campagne par la piqûre des vipères et des couleuvres, mais sous nos latitudes elle n'est pas mortelle ; et si parfois on la voit suivie de quelques accidents graves, il est peut-être permis de croire qu'ils sont moins dus au venin qu'à la faiblesse morale du paysan.

La piqûre des taons et des abeilles est la plus ordinaire ; les ruches sont trop rapprochées des habitations. — La mort peut être la suite de plusieurs piqûres.

La piqûre du scorpion n'est à craindre que dans le midi de la France, sur le littoral de la Méditerranée.

(1) Pétrequin, *Traité d'anatomie topographique médico-chirur-gicale.* Paris, 1857, p. 607.

La morsure des chiens enragés. — Dans les grandes villes, l'autorité locale prend des mesures efficaces pour détruire tout chien errant et abandonné ; les campagnes ne peuvent pas répéter ces mesures, mais pourquoi donc, au milieu des chaleurs de l'été, les paysans n'assomment-ils pas tous les chiens errants, inconnus, qu'ils rencontrent ? — Certes, malgré leur utilité respective, ils ne devraient pas balancer entre la perte de cent animaux dont la santé est intacte et le danger d'en laisser vivre un seul qui suffirait pour répandre le deuil dans toute une contrée...

Le même remède peut guérir toutes ces piqûres et morsures, administré à temps ; l'ammoniaque liquide, ou le perchlorure de fer (*liqueur du docteur Rodet*).

En général, les fistules peuvent être considérées comme plus graves chez le paysan que chez le citadin, en ce sens que le premier n'est pas aussi docile et patient que le second à l'égard du traitement long et minutieux qu'elles réclament.

Souvenez-vous à ce sujet, mon ami, qu'il n'y a point de fistules, n'importe leur nature et leur siége, sans une lésion locale profonde, et qu'il faut, pour une cure radicale, tarir à sa source l'écoulement du liquide qu'elles fournissent.

L'espèce qui s'offre le plus souvent à notre pratique, est la fistule, lacrymale. — Le citadin, s'il est riche, consulte un chirurgien sitôt que le larmoiement se déclare, et s'il est pauvre il va à l'hôpital. — Mais ainsi qu'il en agit pour toutes ses autres maladies, le paysan ne recourt à nous que lorsque la tumeur lacrymale a parcouru toutes ses périodes et qu'il ne reste plus à l'art que les chances d'une opération, jusqu'à présent incertaine et imparfaite ; mais, après des recherches anatomo-physiologiques nouvelles, le docteur Foltz a imaginé un procédé facile, prompt et toujours sûr, pour sectionner la portion la plus mince de la cloison naso-lacrymale ; — je vous conseille l'emploi de son davier qui se termine par un emporte-pièce. Cette opération n'exige ni canule à demeure ni pansement consécutif.

La cautérisation du conduit lacrymal, par l'orifice inférieur du nez, tel que je l'ai vu pratiquer par Gensoul, est un procédé vraiment ingénieux, facile même pour un praticien de campagne, mais il exige du temps, des déplacements nombreux et une patience qu'on ne peut obtenir que dans un hôpital ; — avec toutes ces conditions et de l'opportunité, il peut réussir.

J'ai observé deux fistules de poitrine, dans le cours de la même année (1834). Elles sont rares heureusement, car elles sont le plus souvent incurables ; l'une et l'autre dépendaient d'une pneumonie chronique et compliquée d'un empyème qui s'était fait une issue, par l'érosion des parois thoraciques.

Les fistules stercorales, salivaires, biliaires, urinaires, sont plus rares parmi les habitants des campagnes qu'à la ville, ce qu'il faut encore attribuer à la vie sobre, active et continente qu'ils mènent.

Les auteurs distinguent autant d'espèces de tumeurs qu'il y a d'espèces de fluides et de solides pour les former à l'intérieur ou à l'extérieur du corps.

Je n'ai jamais rencontré d'anévrysme chez le paysan, vous ai-je déjà dit ; il n'en est pas de même des varices. — La force musculaire, le développement plus considérable du système vasculaire sanguin, la station droite prolongée, les grandes fatigues, le froid et le chaud endurés par des jambes ordinairement nues, le prédisposent à cette incommodité plus que le citadin.

Tout moyen palliatif est inutile, avec une cause persévérante de la maladie ; et de toutes les opérations conseillées pour la guérir localement, je vous conseille, après l'avoir expérimenté, l'injection du perchlorure de fer, dans la veine.

Vous savez pourquoi le campagnard est exempt des hémorrhoïdes ; je ne veux pas me répéter.

Parmi les tumeurs séreuses, celles qu'on peut considérer comme maladies chirurgicales sont : l'œdème, l'hydrocèle, l'hydarthrose et le ganglion.

L'anasarque est très commun parmi le peuple, à la ville comme à la campagne, parce qu'il est mal logé, mal vêtu, mal nourri ; — celui qui se lie à une affection de la glotte, du cerveau, des poumons, du tube digestif, etc., est plus rare, plus difficile à diagnostiquer.

Si l'hydrocèle est simplement un œdème du tissu cellulaire, du cordon ou du scrotum, c'est à la notion précise de ces causes diverses qu'il appartient d'indiquer son moyen curatif. —Que l'hydrocèle dépende d'un épanchement aqueux dans le cordon ou dans la tunique vaginale, le traitement est le même ; mais le point le plus important pour vous, mon ami, c'est d'être familier avec le diagnostic différentiel que vous devrez établir entre les tumeurs de cette nature et le sarcocèle, l'hydro-sarcocèle, le varicocèle, la hernie scrotale, l'hématocèle. — C'est alors que l'expérience vous servira plus que tous les livres....

Les traitements palliatif et curatif de l'hydrocèle kystique sont les mêmes pour la généralité des opérateurs ; mais si vous avez à traiter une hydrocèle congénitale, suivez de préférence la méthode si simple et si inoffensive de Vignerie, en refoulant dans l'abdomen le liquide épanché par des pressions douces et graduées, et en l'y contenant à l'aide d'un bandage. — Ainsi, je suis parvenu à guérir radicalement six enfants sur sept atteints de cette infirmité, en prenant toutefois la précaution de rembourrer la pelote de chacun de mes brayers-suspensoirs avec de la poudre de tan, ce qui dut probablement activer l'effet du bandage.

L'hydarthrose est fréquente chez les habitants de la campagne et chez l'ouvrier des villes, qui habite le rez-de-chaussée plus ou moins humide des maisons ; — il faut évacuer le liquide, soit avec un trocart, soit avec un bistouri étroit, porté à plat dans la synoviale, en relevant la lame de champ, pour favoriser l'issue du liquide ; — mais pour que cette guérison soit exempte de récidive, il faut déterminer votre client à changer ou tout au moins à assainir son domicile.

Le ganglion est une *misère*, dit-on, qui ne requiert les secours de l'art, qu'autant qu'il gêne des mouvements articulaires trop essentiels, ou qu'il prend un accroissement qui inquiète. — Tous les moyens chirurgicaux de le détruire sont défectueux, y compris même l'écrasement et la ponction avec le bistouri ; je vous propose le suivant, comme le moins douloureux et le plus exempt d'accidents consécutifs. — Traversez la base de la tumeur avec une grosse aiguille à coudre ; comprimez son sommet avec une rondelle en liège et une ligature, pour obliger l'humeur synoviale à s'échapper par les deux ouvertures sous-jacentes. Un fil à séton doit rester à demeure jusqu'à ce que sa présence suscite un degré suffisant d'inflammation adhésive.

Un paysan vint me consulter pour un ganglion placé sur son cou-de-pied, stationnaire, gros comme une noisette, insensible à la pression ; mais il lui causait de temps à autre une douleur lancinante et insupportable. — Réflexion mûrement faite, j'engageai le consultant à vivre en bonne intelligence avec ce petit mal, pour en éviter un plus grand ; il me répondit qu'il était *décidé à l'opération*, et un autre médecin lui enleva sa *grosseur*, en riant de mes prétendus scrupules. — Quelques mois après, j'appris que le *mauvais mal* s'était emparé de son pied et l'avait fait mourir...

Les loupes croissent dans tous les rangs sociaux, mais un rustre leur témoigne plus de tolérance qu'un petit maître. — Il permet à sa *grosseur* de grandir et de prospérer (fût-elle au bout de son nez), et ce n'est que dans le cas où son organe olfactif s'allonge trop douloureusement sous le poids de cet anormal appendice, qu'il se décide à s'en séparer (*historique*). C'est donc au médecin de campagne, qu'est réservé l'honneur de conserver dans l'alcool des athéromes gros comme un fœtus à terme, tandis que par la raison contraire, l'opérateur des villes ne peut extirper que des *muscades*... Mais parlons sérieux.

Le point essentiel pour un praticien n'est pas de connaître la nature et la consistance de la tumeur qu'il doit extirper, car ce n'est guère, selon Celse, qu'à son ouverture qu'on peut savoir ce qu'elle contient, mais si elle est kystique ou non. — Les topiques ne peuvent pas déterminer l'absorption des matières, et encore moins l'oblitération ou la disparition du kyste ; et, dans ce cas, il faut encore recourir au bistouri, car il est à craindre qu'une loupe subisse une dégénérescence cancéreuse, étant un stéatome, et c'est malheureusement l'espèce de loupes qui se montre le plus souvent, à la ville comme à la campagne.

La chirurgie moderne a singulièrement simplifié le traitement de ces tumeurs en réduisant la compression, la suppuration, l'injection, la cautérisation et la ligature, à la simple ablation, qui se pratique, soit par une incision simple, soit par une incision semi-elliptique, s'il faut enlever une portion de peau altérée ou superflue. — Ce mode opératoire m'a réussi pour plusieurs loupes kystiques, en y joignant la précaution de disséquer ou d'arracher leur poche en totalité.

Ce fut A. Cooper ou Dupuytren qui démontra la possibilité d'arracher un kyste par la traction, quand on a vidé l'intérieur de certaines loupes (*méliceris, stéatome, athérome*) et qu'on a détaché le bord de leur kyste, à l'aide du bistouri ; il faut donc tenter ce procédé prompt, moins douloureux et exempt de danger, avant d'en venir à la dissection.

Une femme portait un stéatome gros comme un œuf de poule, et si près du creux axillaire, que je n'osai ni arracher ni disséquer son kyste. — Son incision faite, je suivis le procédé de Richerand, en la remplissant de charpie pour provoquer la suppuration, et consécutivement l'adhésion mutuelle des parois de son kyste.

Un officier de santé de ma connaissance, qui se mêle quelquefois d'opérer, sans être plus anatomiste que Machaon, applique ce procédé (exceptionnel) à toutes les loupes qui lui choient sous la main. — Pourquoi, lui demandai-je un jour, ne disséquez-vous pas un kyste selon les indications et les règles de l'art ? — J'opère plus lestement, me répondit-il, ce qui n'est pas un petit mérite ; je guéris mon malade sans l'écorcher, et puis cette diable d'anatomie s'oublie si vite, que l'on a toujours peur que le bistouri n'aille entamer quelque nerf ou artère...

Ce serait bien le cas de vous parler de l'écraseur linéaire de M. Chassaignac, quand il s'agit de tumeurs pédonculées, laissant craindre des hémorrhagies consécutives graves, comme les hémorrhoïdes, etc. — Ces deux procédés peuvent rendre de très réels services à la pratique rurale ; je les recommande à votre attention.

Les *polypes*, puisqu'il faut me servir encore d'une dénomination aussi impropre pour désigner toutes les tumeurs qui saillissent dans les cavités muqueuses, sont plus communs à la campagne qu'à la ville, et j'en attribue la cause prédisposante à la malpropreté des parties du corps qu'ils occupent. — Les polypes du nez, par exemple, coïncident fréquemment avec l'usage du tabac.

Les épithètes *muqueux*, *charnu*, et *fibreux* vous indiquent trois différences de structure dans les polypes, essentielles à connaître avant que vous en entrepreniez la guérison. — C'est ainsi qu'en voulant extirper un polype *charnu* comme un polype *muqueux*, faute de ce diagnostic différentiel, vous pourriez provoquer une hémorrhagie plus inquiétante que le mal même ; car le polype *charnu* recèle dans son tissu des vaisseaux nombreux et quelquefois d'un gros calibre.

Les polypes des fosses nasales, qui sont les plus nombreux, offrent presque tous une structure muqueuse. Mes notes fournissent une proportion de 9 à 2, entre cette espèce et toutes les autres ; mais je dois ajouter que les polypes de l'utérus qui sont en seconde ligne de fréquence selon tous les pathologistes, ne se présentent jamais à l'observation du médecin de campagne, parce qu'on ne lui permet pas d'observer les maladies de cet organe.

Le paysan ne s'adresse donc à nous que pour l'espèce mentionnée et lorsqu'il ne peut plus respirer. — Le larmoiement, la déformation de l'organe, la voix nasonnée du consultant, permettent de lui dire, sans avoir exploré ses fosses nasales : Vous avez un polype dans le nez ? — Cette apparente devination l'étonne et produit un *bon effet*. — Il existe un grand nombre de méthodes thérapeutiques pour la cure des polypes du nez, et pourtant les praticiens sont encore à chercher celle qui procure une cure vraiment radicale.

Le procédé opératoire le plus usité est l'arrachement du polype, à l'aide de pinces droites ou courbes, selon sa situation. — La plupart des malades que j'ai opérés, furent obligés de s'y soumettre plusieurs fois, et tout porte à me faire croire que parmi ceux qui cessèrent de s'adresser à mes pinces, il y en eut autant qui obéirent au découragement que d'autres qui furent définitivement guéris.

Mayor (de Lausanne) préférait un cylindre de potasse taillé comme un crayon, et avec lequel il lardait la masse polypeuse pour la désorganiser. — La cautérisation fut d'abord préconisée par Richter et Callisen qui s'accordèrent à dire, ainsi que le chirurgien de Lausanne, que ce mode de traitement guérissait sans récidive. — Essayez-le donc ; mais pour abréger la durée toujours trop longue d'un traitement douloureux, vous arracherez ou du moins vous exciserez la masse polypeuse, d'après le conseil de Blandin, avant d'en cautériser la base ou les racines.

Je ne vous encourage pas à tenter une opération quelconque, pour détruire les polypes naso-pharyngiens ; elle serait trop chanceuse, trop difficile et entourée de dangers imprévus ; conseillez l'hôpital à votre client.

La rétention d'urine est très fréquente à la ville, ce qu'il faut attribuer à des causes nombreuses, et qui dépendent presque toutes d'une infection syphilitique, ancienne ou récente, je n'ai pas besoin de vous les énumérer ; mais le grand âge du paysan me paraît l'obstacle le plus ordinaire à l'émission de son urine, et le cathétérisme se présente d'abord à l'esprit du chirurgien, pour accéder à la plus pressante indication, celle d'évacuer le liquide qui distend la vessie et la menace d'inflammation, d'ulcération consécutive peut-être.

Par une pudeur bien légitime ou par l'appréhension de trop souffrir, le paysan ne veut pas se laisser *sonder*.

Il y a tel confrère qui se fâche, et qui, n'écoutant que les sottes insinuations de l'amour-propre, abandonne un pauvre malade, au lieu de recourir patiemment à celles des ressources secondaires qu'indiquera la nature de sa rétention : les bains de siége, les topiques émollients, les antiphlogistiques, etc.

Parmi les positions enseignées pour procéder à l'opération du cathétérisme, il en est une que je dois vous recommander spécialement, en faveur de vos pauvres clients de la campagne, trop éloignés du médecin pour être soulagés assez tôt et que vous pourrez leur indiquer, pour se sonder eux-mêmes. — Le malade doit se placer dans un bain de siége, ayant le bassin très déprimé et les cuisses fortement fléchies sur le tronc, porté un peu en avant et se servir d'une sonde courbe de gomme élastique, sans mandrin.

On pourrait presque dire que tous les organes mous de notre économie sont susceptibles de faire hernie. — Le paysan est bien plus exposé que le citadin à ces trois espèces d'éventration, l'*exomphale*, l'*inguinale* et la *crurale* ; et d'abord, pour justifier la fréquence des hernies ombilicales, je vous citerai les langes trop serrés, les cris sans cesse renaissants d'un enfant au berceau, que sa mère délaisse pendant la journée entière et dans la *situation horizontale* (notez surtout cette circonstance), pour vaquer aux détails de son ménage ou partager les travaux du dehors.

La station droite, les fatigues perpétuelles de la condition agricole et des efforts imprudents rendent raison des hernies, par les canaux de la cavité alvo-pelvienne. — J'ai constaté, dans la même année, trois éventrations à la suite d'un effort violent et inconsidéré, pour enlever un fardeau et le porter sur la tête ou sur les épaules.

Si le diagnostic des hernies est aisé à la campagne, parce que le chirurgien n'est pas consulté à leur début, pour la même raison et par une fâcheuse conséquence, leur pronostic est d'autant plus grave.

Parlons d'abord de l'exomphale des nouveau-nés que je guéris sans récidive, depuis que l'appareil contentif du docteur Meynier d'Ornans m'est connu. — Façon simple, application aisée, adhérence intimement continue avec les tissus, sans les excorier ni les contondre, comme le fait un brayer à ressort ou un bandage en futaine; tels sont les avantages qui le recommandent spécialement au chirurgien de campagne. Je vais le laisser décrire par son auteur.

« Je fais rentrer la partie herniée, je la soutiens avec un ou deux doigts, puis j'applique dessus une pièce carrée de diachylon, plus large que la grosseur; sur cette plaque, je pose une petite compresse épaisse que je fixe avec une longue bandelette du même emplâtre agglutinatif dont le milieu est mis d'abord sur les pièces précédentes, et dont les chefs, passés deux ou trois fois autour du corps, reviennent encore contenir la hernie. Cet appareil reste en place plus ou moins de temps; je l'ai vu tenir six semaines. Quelquefois une seule application suffit pour obtenir la guérison : le plus souvent, on est obligé de la renouveler une, deux, rarement trois fois. »

Cet appareil présente donc quelque analogie avec celui

du docteur Quadri. Au lieu de laisser, pendant toute la durée du traitement, la même compresse dans le creux ombilical, il vaut mieux, selon la rationnelle recommandation du professeur de Naples, diminuer tous les quinze jours environ, la largeur de sa pelote obturatrice. — Cette précaution, inspirée par l'anatomie pathologique, favorise le retour de l'anneau sur lui-même, seule garantie d'une cure vraiment radicale.

Une hernie est réductible ou irréductible, c'est-à-dire qu'elle est ou non susceptible d'une cure palliative par la simple position, par le taxis, par les topiques ou par une opération chirurgicale.

Elle se réduit quand elle est récente, libre, peu volumineuse, seulement engouée, et que son sac n'a pas encore subi d'altération; mais elle réclame le débridement de l'anneau, dans les circonstances contraires et lorsqu'il existe un étranglement.

La disparition spontanée de ce dernier accident est malheureusement trop rare pour m'empêcher de vous dire qu'une fois connu du chirurgien de campagne, celui-ci doit se hâter de le faire cesser à l'aide de l'instrument; car si la plupart des hernies opérées à la campagne ne réussissent pas, c'est parce que le malade ou sa famille se décide trop tard à ce moyen extrême, et qu'il ne faut qu'un quart d'heure de trop, pour que la gangrène frappe de mort l'anse intestinale compromise.

Plusieurs auteurs modernes prétendent que la hernie libre ne peut résister au taxis prolongé; c'est dommage, s'ils ont raison, qu'on ne puisse le pratiquer sur le paysan, 1° parce qu'il ne nous appelle pas à temps; 2° parce qu'il n'a pas la patience de s'y soumettre; 3° enfin, parce que si cette espèce de manipulation ne réussit pas, l'ignorant public nous en accuse : *Il a trop pétri le malade*, dit-on, *c'est ce qui a mis la gangrène dans les boyaux* ou *crevé la poche du ventre*, etc...

Ces considérations locales et la raison veulent plutôt que nous concertions, avec le taxis, divers moyens qui peuvent en accélérer la réussite; tels sont les bains, les émissions sanguines, les topiques, la glace, les affusions froides, les ventouses, les lavements avec la décoction ou la fumée de tabac, le café, etc. — Dans le cas où vous auriez à vaincre une trop grande résistance musculaire, ce qui vous arrivera souvent à la campagne, une bougie enduite de quelques grains d'extrait gommeux d'opium ou de belladone, et introduite dans l'urèthre, peut produire une avantageuse détente. — Il paraît que l'absorption médicamenteuse est plus directe par cette voie que par l'intermédiaire des intestins ou des tissus qui recouvrent la tumeur. — La hernie une fois réduite, il faut la maintenir telle ; c'est le but d'un bandage.

Mais que l'art du bandagiste herniaire est encore pauvre, ne pouvant offrir aux malades qu'un remède dont l'efficacité est soumise à la condition de chacun d'eux ! En effet, si un brayer maintient la hernie d'un citadin aisé ou seulement sédentaire, c'est que celui-ci peut acheter un appareil conditionné en raison de son prix et le changer à propos ; c'est qu'il n'est pas condamné à des mouvements qui le dérangent ou le faussent ; c'est aussi que son éducation lui fait pressentir l'urgence quotidienne de maintes précautions que l'habitant des campagnes oublie, méprise ou ne peut observer.

Pour ce dernier, un *bandage* est une marchandise soumise au rabais, comme un chapeau ou une paire de souliers... impossible de lui persuader que sa vie tient à quelques francs qu'il économise, en achetant un brayer de pacotille, et dont une bonne police médicale devrait prohiber le débit. — Un chirurgien de campagne, pour prévenir cette dangereuse économie, ne devrait pas se contenter de prendre la mesure d'un brayer, mais l'acheter lui-même auprès d'un fabricant réputé, sauf à lui d'en faire acquitter la facture avec ses honoraires. — Le citadin se décide à acheter deux bandages, ainsi que la prudence en fait une règle ; un paysan n'y consentira jamais, à moins qu'on ne lui fasse cadeau de celui de rechange.

De tous les bandages, quel est celui qui mérite notre préférence dans le traitement des hernies *inguinales* et *crurales* dont le paysan est atteint ? Celui de Camper, parce qu'en embrassant par son ressort les cinq sixièmes de l'anneau pelvien environ, il est plus solide et plus fixe que le bandage élastique simple ; il gêne davantage, je l'avoue, il est plus pesant ; mais ce client n'est pas douillet et il s'y habitue. — La seule objection qui milite contre son emploi et fait oublier tous ses avantages, c'est d'être obligé de rencontrer un brayer à la mesure de chaque malade. — Si le bandage de Camper jouissait de la faveur qu'il mérite, chaque fabricant s'en assortirait.

Ici, j'émets un vœu dont tous nos confrères des campagnes apprécieront l'opportunité.

Si, dans la plupart des villes, les bureaux de bienfaisance pourvoient à l'achat des brayers à l'usage de la classe indigente, pourquoi donc chaque commune rurale ne voterait-elle pas quelques francs de plus dans son budget annuel pour la même destination ? — Le malheureux n'a pas à souffrir seulement des maux de la nature, disait M. A. Petit, il lui faut souvent encore supporter le mal plus grand de ne pouvoir y apporter remède. — C'est ainsi que beaucoup de paysans meurent pour ne pouvoir acheter ou renouveler le bandage qui peut contenir la hernie qu'ils doivent à un travail pénible et forcé.

D'après le petit nombre de chances favorables que les gens du peuple peuvent obtenir de l'emploi mal dirigé d'un bandage, vous prévoyez combien ils gagneraient, eux particulièrement, à la cure radicale de cette infirmité. Le problème est difficile, mais il n'est pas insoluble, et cela suffit pour activer l'émulation de chaque siècle et prêter un thème aux méditations de la science. — Parmi les essais de cette nature, je vous rappellerai la compression qui remonte à Celse, les topiques astringents et toniques, la ligature pratiquée de diverses manières ; l'incision du sac pour favoriser sa suppuration, son excision partielle ou complète, la cautérisation, la dilatation, la scarification et l'oblitération des ouvertures herniaires, par les procédés également ingénieux de MM. Jameson et Belmas; enfin la position, d'abord préconisée par A. Paré.

L'invagination des téguments et leur inflammation consécutivement provoquée par l'ammoniaque, constituent la méthode du professeur Gerdy ; son insuffisance la ferait oublier, comme tant d'autres, si déjà elle n'était pas accompagnée de danger.

Le passage et le séjour d'un certain nombre d'épingles dans les enveloppes herniaires, en y comprenant même le péritoine, d'après Bonnet (de Lyon), est une imitation du procédé usité pour la cure des varices, lequel n'est autre chose qu'une réminiscence de la ligature, telle que la pratiquait Celse pour le traitement même des hernies.

L'art vétérinaire emploie depuis longtemps un procédé presque semblable à celui de Bonnet pour guérir les hernies de l'espèce cavaline, et qui remonte probablement à la même source, à la ligature du praticien de Pergame.

Mayor avait tenté de perfectionner le traitement du chirurgien de Lyon en échangeant des épingles contre du fil, du liége contre de l'éponge, en variant la direction de ses moyens de coaptation, et en associant au point de suture emprunté au matelassier, une contention qu'il prolongeait après la guérison des piqûres.

Mais ces trois derniers procédés ne méritent pas mieux que leurs précédents les 100,000 écus que Georges II, roi d'Angleterre, avait promis à celui qui trouverait la cure radicale des hernies.

L'oblitération du canal, ou seulement son retour sur

lui-même après la réduction de la hernie, me paraît être la condition *sine qua non* d'une guérison définitive. — L'opération qui atteindrait un semblable but serait celle que proposa Garengeot, modifiée de la manière suivante : après avoir pratiqué la kélotomie dans un cas d'étranglement, il faudrait refouler dans l'ouverture herniaire les débris du sac, et, pour les y maintenir, c'est-à-dire, pour oblitérer cette susdite ouverture par une adhésion kéloplastique, il faudrait rapprocher les bords de la plaie, selon le procédé de Mayor (1), en face de l'anneau qu'on vient d'inciser, les soulever de chaque côté, et établir un nombre suffisant de points à la base de cette duplicature, au sommet de laquelle régnerait l'incision de la peau.

Ces deux procédés, que je concerte, sont impuissants ou incomplets s'ils agissent séparément. Le bouchon organique de Garengeot n'offre pas assez de résistance et de sécurité ; la suture de Mayor pèche, comme tant d'autres moyens chirurgicaux, en n'agissant que sur l'orifice externe du canal, ce qui peut seulement transformer une hernie extérieure en une hernie interstitielle.

Les hernies irréductibles, ou par adhérence entre le viscère et le sac, ou par altération organique de l'un et de l'autre (cas fréquents dans les campagnes), sont au-dessus des ressources de la chirurgie. — Un bandage ou un suspensoir, rien de plus ; ce ne sont là que des moyens contentifs. — Je sais bien qu'Arnaud de Ronsil a guéri quelques hernies jusqu'alors irréductibles par le séjour prolongé du lit, par la diète et les saignées ; mais quel est donc celui de nos paysans qui se résignerait à maigrir selon l'esprit de ce traitement, pour *une descente* qu'il est habitué à porter ?

Lorsque le taxis et les divers moyens que j'ai indiqués pour la réduction d'une hernie sont vains, et que la tumeur

_____

(1) *Ouvrage cité*, p. 569.

devient de plus en plus rénitente, douloureuse, il faut recourir à la kélotomie. — Mieux vaut la faire trop tôt que trop tard ; c'est un précepte consacré par l'expérience de tous les praticiens.

Dans le cas où la gangrène est manifeste (époque la plus ordinaire où un paysan se décide à cette opération), il faut la pratiquer quand même... l'art a ses ressources. — Cet avis a été repoussé dans deux consultations, parce que des confrères s'épouvantèrent plutôt d'un anus anormal que de la mort, à laquelle mes malades furent condamnés par mesure de prudence !

Le varicocèle est peut-être plus fréquent à la campagne qu'à la ville, mais tant qu'il n'est pas gênant ou douloureux, on le supporte. — Dans beaucoup de cas, on peut se contenter d'un moyen contentif simple, indiqué par le professeur Nélaton. — On refoule le testicule et la masse veineuse vers l'anneau, et on les soutient à l'aide d'un petit anneau en caoutchouc qui saisit la peau pendante du scrotum.

Je passe à l'article des luxations, accidents très fréquents à la campagne et parmi certaines professions de la ville.

Le premier degré d'une luxation, ou *l'entorse* (dans les campagnes il n'y a que celle du pied qui porte ce nom) est d'un pronostic fâcheux, parce qu'un malade du peuple ne peut pas se condamner au repos absolu, première indication de son traitement.

Immédiatement après un faux pas ou une chute, les commères font placer le pied *foulé* sur un rouleau de bois, et elles forcent le patient à contondre de tout le poids de son corps des ligaments endoloris, tiraillés, rompus quelquefois, *afin*, disent-elles, *que le nerf foulé rentre dans sa gaîne.*

Bref, quand une manœuvre aussi barbare, l'application de compresses imbibées d'eau-de-vie, de vin, d'essence de térébenthine et les manipulations du rhabilleur ont

précipité l'inflammation articulaire à son *summum* d'acuité,
on se décide à mander le médecin.

A cette période déplorable de la maladie, il faut les
émissions sanguines, générales et locales, les topiques
émollients et anodins, la diète et le repos.

Mais si vous arrivez à temps, prévenez d'abord l'engorgement des tissus par l'emploi suffisamment prolongé des
réfrigérants, avec l'appareil si commode de Mayor et ensuite par la compression. Ce chirurgien garnissait le pied
du malade avec du coton avant de le comprimer, parce que,
me disait-il un jour, il généralise la compression et il contribue à dissiper l'engorgement, quand il existe, même
depuis longtemps.

Un traitement si simple, si à la portée de tout le monde,
vous réussira tant que la docilité des malades voudra bien
le permettre.

On a beaucoup écrit et discuté, dans ces dernières années, pour ou contre une manœuvre exploitée par les rhabilleurs, il s'agit du massage. — Cette méthode est bonne
aussi, bien exécutée, mais il faut savoir masser et pouvoir
masser assez longtemps pour qu'elle réussisse. — Ordinairement je pratique le premier massage, mollement, graduellement et de bas en haut, avec la main enduite d'un
corps gras (huile camphrée), et je confie les massages
suivants à une personne intelligente ou au malade lui-
même.

Les causes externes de la *diastasis* abondent dans les
campagnes ; il faut la fermeté et l'épaisseur des tissus pour
consolider les rapports osseux de cette nature chez un
laboureur ou un bûcheron, et justifier la rareté de cet
accident. Le cas échéant, une compression méthodique
suffit.

Il y a trois espèces de luxations, *accidentelles, spontanées et congénitales.* Occupons-nous d'abord des premières,
qui sont les plus nombreuses, mais qui guérissent plus

promptement et surtout plus sûrement que les deux autres.

Les causes de la luxation *accidentelle* sont partout les mêmes : une chute, un coup, un tiraillement, une violence extérieure quelconque, agissant directement ou indirectement sur une articulation, mais accompagnée plus souvent chez le paysan que chez le citadin de la contraction spasmodique des muscles.

La luxation la plus fréquente dans les campagnes me paraît être celle de l'articulation *scapulo-humérale*, car, d'après mes notes, elle est aux autres : : 5 : 1. Sa disposition anatomique et le rôle fatigant que joue le membre auquel elle appartient, m'en donnent la raison.

Les signes *rationnels* d'une luxation sont à la portée de tout le monde, mais les signes *sensibles*, c'est-à-dire ceux qui indiquent dans quel sens ce déplacement a eu lieu, réclament, pour qu'on sache les apprécier, les lumières de l'anatomie et non les *secrets* du rhabilleur. — « Il est impossible, dit Boyer, de faire un pas et de concevoir la première idée sur la manière d'agir des causes de déplacement, sur le sens dans lequel une luxation a lieu, sur les signes qui la caractérisent et sur les indications curatives qu'elle présente, sans connaître de la manière la plus positive la structure des parties, et surtout les dispositions et les rapports des surfaces articulaires, le nombre, la force et la situation des ligaments, la disposition et les rapports des muscles qui entourent l'articulation luxée, et même les nerfs qui l'avoisinent. »

Si l'on peut dire que la nature guérit toutes les fractures, et que l'art, en pareille circonstance, n'est que son aide, c'est le contraire pour les luxations, qui, abandonnées aux soins de la même nature, ne peuvent pas se réduire d'elles-mêmes, et souvent estropient le membre, soit par l'effet d'une articulation anormale, soit par celui d'une ankylose, si le même abandon persiste.

Cette dernière infirmité surtout est très commune dans les campagnes, et pour un médecin qui débute et cherche à s'y faire connaître, il est aisé d'opérer un miracle en commandant à un boiteux de marcher droit, après la section musculaire ou l'extension continue et graduée... Prenez-en note, mon ami.

Un obstacle à la réduction, qui se rencontre plus souvent à la campagne qu'à la ville, c'est la contraction spasmodique musculaire, effet simultané d'une constitution athlétique et de la peur.

Il est plus rationnel d'éluder l'action résistante des muscles que de la surmonter à l'aide des bras et des machines.

Divers moyens ont été proposés pour remplir la première indication : la position qui favorise ce relâchement musculaire, la distraction et l'affaiblissement de l'individu par les saignées, les bains, les opiacés, l'ivresse, l'éthérisation ; faisons un choix.

Le caractère du paysan ne nous permet pas d'espérer de sa part la patience que nécessitent la position et les bains longtemps prolongés ; son tempérament contre-indique d'ailleurs les saignées jusqu'à la syncope. — J'ai procuré un profond assoupissement par l'entremise des opiacés, ce qui n'empêcha jamais mes malades de se réveiller, de crier et de résister à la première tentative de réduction ; d'où j'ai conclu que l'ivresse, qui réussit aux rhabilleurs quand l'inflammation est presque nulle, pouvait également nous servir, en y recourant avec tout le discernement de Dudley. — Une seule fois, je me suis décidé à *griser* le porteur d'une luxation *scapulo humérale* ; mais j'ai renoncé à ce moyen, depuis qu'un de mes amis, curé de campagne, me fit la très sage réflexion de saint Paul : *Non faciamus mala ut veniant bona.*

Quant à la ressource des questions qui peuvent assez vivement intéresser le malade pour s'emparer de toute son attention, il faut l'ascendant et le tact d'un Dupuytren pour en tirer un semblable parti, lorsque la contraction tient à une influence morale.

L'anesthésie est aujourd'hui une des premières nécessités en chirurgie, soit comme moyen de diagnostic, soit comme moyen de traitement ; — les cas malheureux de chloroformisation ont été un enseignement, en nous obligeant à rechercher l'imparfait ou le dangereux dans les procédés d'administration, et l'insuffisant même dans les moyens de les prévenir ou de les combattre.

La substitution d'un anesthésique moins actif, — de l'éther au chloroforme, — a été considérée par les chirurgiens de Lyon comme une garantie contre des accidents déplorables ; ils l'emploient exclusivement et mon appareil sacciforme (1) a été adopté, dans toute l'Europe, comme le plus simple et le plus commode de tous ceux qu'on avait imaginés pour éthériser.

La réduction, puisque nous en parlons, exige ou de l'adresse ou de la force, le plus souvent l'une et l'autre.

Oh ! que l'esprit humain est versatile, et combien nos ressources de thérapeutique, même chirurgicale, sont instables ! — Après plus de vingt siècles d'oscillations opératoires, nous ressuscitons l'*Ambe* d'Hippocrate, le *Polyspastum* d'Heister, et plusieurs appareils figurés dans les œuvres d'A. Paré, d'Oribase (2), de Scultet (3), etc. — J'en félicite notre époque, car tous les raisonnements plus ou moins captieux de l'école n'ont jamais pu me convaincre que vingt bras soumis à dix volontés méritaient plus le titre de *force intelligente*, qu'une simple moufle dont on peut graduer mathématiquement l'action, en la combinant avec un dynamomètre.

Ce procédé mécanique de réduction mérite toute l'atten-

---

(1) Voy. l'éloge de Bonnet par le docteur Barrier.
(2) *De laqueis et machinamentis chirurgicis.*
(3) *Armamentarium.*

tion du chirurgien de campagne, pour les motifs que je vais exposer :

1° La majorité des réductions qu'il est appelé à réduire sont anciennes, ce qui est une indication précise de l'emploi de la moufle.

2° Les aides qu'il est obligé de recruter à la campagne méritent encore moins que ceux de la ville d'être honorés du titre de *force intelligente;* raison pour s'en défier davantage et s'en affranchir plus tôt.

3° Le paysan, qui s'en rapporte plus à ses yeux qu'à vos promesses, s'épouvante de tous les Hercules de l'endroit que vous attelez à son bras-*timon*. — Mon Dieu ! s'écrie-t-il, vous allez m'écarteler ! — et son membre se contracte ; et la réduction manque, ce qui ne serait pas arrivé, s'il n'avait vu qu'une simple corde et quelques poulies.

Mayor (de Lausanne), dont le nom se présente si souvent sous ma plume, parce qu'il s'attache à de nombreux progrès, donna l'ébauche d'une machine moufflée qui permet à un seul chirurgien d'effectuer une réduction quelconque, puisque avec son aide, il peut imprimer au membre luxé et maintenu au degré de traction convenable, les mouvements que nécessite la rentrée de l'os dans sa cavité, selon le sens primitif de son déplacement. — Mais l'emploi de la moufle deviendra peut-être inutile, pour réduire les luxations, en épargnant au malade la douleur des manœuvres et en obtenant le relâchement musculaire avec quelques grammes d'éther sulfurique...

Une grave question s'élève : Faut-il pratiquer la *traction* d'un membre loin ou près de son articulation luxée ? — Vous allez me répondre que toutes nos sommités chirurgicales ont érigé en précepte d'exercer les efforts extensifs le plus loin possible de la luxation. — Si vous vouliez m'imposer l'autorité du maître (ce qui est le plus pitoyable des arguments), je vous dirai à mon tour que toute l'antiquité professa et se conduisit contrairement, depuis Hippocrate jusqu'à la fin du XVIIe siècle. — Mais lisez donc Boyer; il étaye son opinion sur des raisons anatomiques que vous respecterez, j'espère… — Croyez-moi, mon ami, coupons court à une discussion qui serait trop longue, en me permettant de recourir au témoignage de vos propres impressions. — Je suppose donc que vous vouliez réduire la luxation de vos deux *humérus*; vous appliquez un premier lacs sur l'un de vos poignets et un second au-dessus du coude de l'autre membre; vous faites tirer également… Comparez. — La douleur atroce que vous avez éprouvée dans les articulations tiraillées (*huméro-cubitale* et *radio-carpienne*) donne un fier démenti aux assurances du professeur.

Cette expérience comparative serait encore plus probante, si vous soumettiez l'un après l'autre vos deux membres à l'action d'une machine moufflée et réglée par un dynamomètre, parce que vous obtiendriez une traction exactement égale et que vous pourriez prolonger au même degré, pour vous donner le temps de différencier les deux douleurs.

Mais enfin, m'objecterez-vous, la compression exercée sur les muscles qui passent sur l'articulation *scapulo-humérale* et l'enveloppent (puisque vous prenez cette articulation pour exemple), doit provoquer leur contraction au point d'empêcher leur allongement, et par conséquent l'éloignement respectif des deux extrémités osseuses qui la composent?… — Encore une chimère scolastique, mon ami, qui doit s'évanouir devant l'expérience de tous les chirurgiens de l'antiquité, en attendant que la première luxation de cette espèce, offerte à votre pratique, vous permette d'opérer la traction sur l'extrémité inférieure de l'*humérus* (au-dessus du coude), et d'obtenir aussi promptement et moins douloureusement sa réduction qu'en obéissant au précepte contraire de quelques contemporains.

Ce fut avec une vive satisfaction que j'appris, exerçant

dans les campagnes, que les idées et la pratique du chirurgien de Lausanne concordaient avec mes idées et avec ma pratique au sujet de ces deux points controversés du traitement des luxations, et qui, j'en ai la conviction, finiront par reconquérir leurs anciens droits à la confiance de tous les praticiens.

« Après avoir opéré la réduction d'une luxation, dit Boyer, il n'est pas aussi difficile de maintenir les parties dans leur situation naturelle, que de tenir dans un rapport exact les fragments d'une fracture : dans ce dernier cas, c'est là que les difficultés commencent ; quand il s'agit d'une luxation, c'est alors qu'elles ont toutes disparu. »

Je vous renvoie donc à ma lettre prochaine pour vous indiquer le système de déligation qui peut concilier les progrès de l'art avec les commodités de la pratique.

Les luxations dites *spontanées* dépendent presque toujours d'une cause interne. — Toutes celles que j'ai observées descendaient en ligne directe ou collatérale du vice strumeux, du *mauvais sang* de la famille.

Elles se manifestent par une série de symptômes plus ou moins astucieux, que le peuple attribue à une douleur *rhumatismale* qui s'est portée sur telle *jointure*. La tête du *fémur*, par un fàcheux privilége, en est plus souvent atteinte que celles de tous les autres os du squelette. (*Morbus coxarius.*)

Sachez apprécier la cause interne d'une telle luxation, car elle vous indiquera s'il faut vous adresser aux iodiques plutôt qu'aux mercuriaux, aux antiphlogistiques plutôt qu'aux dépurants, s'il faut enfin combiner entre eux ces divers agents médicamenteux ou adjoindre l'un d'eux aux ressources de la chirurgie.

Une médication générale réussit à la ville, pour une luxation commençante ; il n'est pas permis de l'espérer à la campagne, parce qu'elle exige un séjour au lit de plusieurs mois et une diète sévère.

Arrivons donc au traitement local, dont l'efficacité, quoique dépendante de certaines conditions pathologiques, atteste un grand progrès : il n'y a pas trente ans qu'elle était considérée comme impossible. « Récente ou légère (luxation spontanée du *fémur*), on peut espérer de la guérir ; mais lorsqu'elle est ancienne, et surtout lorsque le *fémur* a abandonné la cavité *cotyloïde*, on le tenterait en vain, et ce qui peut arriver de plus avantageux alors, c'est que le *fémur* se soude avec l'os des îles, ou qu'il se creuse une nouvelle cavité, et que le malade en soit quitte pour la claudication. » Si Boyer vivait encore, il serait heureux d'effacer ces lignes de son classique ouvrage.

M. Jules Guérin énonça le premier, dans une note adressée à l'Académie des sciences, que le raccourcissement d'un membre abdominal concordait constamment avec l'élévation du bassin, et celle-ci avec l'ascension des attaches inférieures du psoas correspondant.

Mayor (de Lausanne) publia ensuite un mémoire sur le traitement des luxations spontanées et consécutivement des inclinaisons latérales du bassin, par l'*hyponarthécie bifémorale.*

Les faits qu'il y articula pour prouver la possibilité de guérir une ankylose *coxo-fémorale* ou un raccourcissement de plusieurs pouces, consécutif à une luxation spontanée ou à une inclinaison idiopathique du bassin, je les avais constatés par mes yeux, à l'hospice de Lausanne ; mais l'idée mère de la sienne revient à notre confrère de Paris.

La troisième et dernière espèce de luxation est la *congénitale ;* celle-ci, comme la précédente, affecte particulièrement l'articulation *coxo-fémorale.* — On l'observe à égale proportion à la ville comme à la campagne, car elle paraît dépendre surtout d'un développement imparfait de la tête du *fémur* ou de la cavité *cotyloïde*, et quelquefois de l'une et de l'autre de ces parties.

J'ai connu une famille entièrement atteinte de cette

claudication originelle, jusqu'à la seconde génération.—Ce vice évidemment héréditaire réfute la vieille opinion qui en fait remonter la cause aux manœuvres imprudentes d'un accoucheur.

Il n'y a pas longtemps que la chirurgie a conçu la possibilité de réduire certaines luxations congénitales, et l'a prouvé par des faits authentiques.—L'idée d'une guérison semblable, au moyen d'appareils, appartient à Humbert (de Morley), et Pravaz a le mérite d'avoir obtenu la première guérison, suivant un rapport lu à l'Académie royale de médecine par le professeur Gerdy.

Le traitement qui paraît définitivement le plus rationnel pour le moment, est celui qui consiste à allonger les muscles et à réduire la luxation, par l'extension combinée avec l'abduction vigoureuse et répétée du membre, en ayant la précaution de presser en même temps sur le *trochanter*.

Mais il n'y a que les gens riches qui puissent profiter d'un traitement aussi long et dispendieux ; ce qui me fait vivement souhaiter que l'on établisse, dans toutes les grandes villes comme à Paris, une clinique orthopédique en faveur des classes ouvrières, dont la validité des membres fait toute la fortune.

Les vices de conformation sont plus nombreux à la campagne qu'à la ville ; — mais je n'en connais qu'une cause, applicable seulement à des monstruosités spéciales, ce sont les efforts et les fatigues qu'une paysanne renouvelle inconsidérément pendant tout le cours de sa grossesse.

Les vices de conformation auxquels la chirurgie peut apporter soulagement ou guérison entrent dans le cadre de la pathologie externe, et je dois vous en parler :

I. *Vices par excès.*— Quoique le vice le plus commun de cette espèce soit le prolongement du frein de la langue, n'allez pas croire cependant, à l'exemple des bonnes femmes, que sur dix nouveau-nés, sept ont besoin que vous leur coupiez *le filet*, afin qu'ils puissent mieux, teter. — Si pourtant une mère vous apporte son enfant dans cette intention-là, simulez cette opération, alors même qu'elle est inutile, au lieu de vouloir lui prouver qu'il n'y a point de filet à couper ; car elle confierait son enfant à quelque matrone maladroite ou ignorante, qui pourrait ouvrir les artères ranines.

Un autre vice par excès, ce sont les doigts et les orteils surnuméraires. J'ai vu dans nos montagnes une famille dont tous les enfants nés d'un père et d'une mère bien conformés, présentaient six doigts et six orteils. — Ce vice héréditaire doit intéresser le tératologiste.

La méthode à lambeaux, telle que l'a modifiée Lisfranc, est la plus facile et la plus prompte pour amputer un doigt surnuméraire comme un doigt malade.

C'est également le bistouri qui remédie à l'union des doigts, au prolongement du frein de la verge, à la longueur excessive du prépuce ou du clitoris, et à certaines tumeurs de naissance (*envies*), quoiqu'un vieux préjugé mette cette dernière difformité sous sa protection.

II. *Vices par défaut.* — Ceux-ci, quand ils siégent dans l'une des cavités splanchniques, restent ignorés dans les campagnes, attendu qu'il ne nous est pas permis d'y disséquer un fœtus plutôt qu'un adulte. — Mais, grâce aux travaux de Dieffenbach, Delpech, Roux, Blandin, Amussat, etc., la chirurgie de notre époque peut improviser un organe absent ou le terminer s'il est incomplet. — De ce nombre, sont : l'occlusion, l'imperforation et l'absence du vagin, des paupières, du nez, des oreilles, des lèvres, du rectum. — Familiarisez-vous donc avec les procédés de ces grands maîtres de l'art autoplastique, afin de pouvoir, quand l'occasion s'en offrira, réparer des oublis aussi graves de la nature et aussi communs dans les villes que dans les campagnes.

Que d'enfants sont morts dans les premiers jours de leur

naissance par le fait d'une sage-femme ou d'un médecin inattentif, qui, s'ils avaient visité toutes leurs ouvertures naturelles (ce qui est un précepte de l'obstétrique et de l'humanité), auraient pu constater l'occlusion du rectum ou de l'urèthre, et souvent, par une simple moucheture de lancette, les retenir sur le seuil de la vie !

Les divisions, les ouvertures contre nature, tels que le bec-de-lièvre, l'hypospadias, le phimosis, l'union immédiate des mains aux pieds et des pieds au bassin, sont encore des vices par défaut qui peuvent se réparer au moyen d'opérations spéciales. — Cependant, vous ne voudrez pas le croire, on rencontre dans les campagnes autant et plus de divisions congénitales des lèvres non opérées que d'autres qui le sont. — Demandez-en le motif à celui qui la porte ou à ses parents : nous étions décidés à l'opération, mais le médecin nous a demandé trop d'argent !

III. *Vices par aberration.* — Parmi ceux de cette troisième et dernière espèce qui peuvent également espérer les secours de notre art, je vous citerai :

L'*entropion*. — S'il dépend d'un boursouflement de la conjonctive et qu'il ait résisté aux topiques appropriés à un traitement général, il faut l'exciser avec des ciseaux. — S'il y a raccourcissement de la peau, je ne vous dirai pas que le mal est sans remède, mais seulement sans *efficace* remède jusqu'à présent.

Le *trichiasis*. — Oh ! la cruelle maladie, si elle n'enlaidit pas autant que la précédente ! Arrachez les cils déviés et cautérisez-en les bulbes avec un stylet rougi au feu. Le renversement en dedans des paupières réclame le raccourcissement de sa face externe ou par l'excision ou par la cautérisation, telle que la pratique le professeur Quadri. — A mon avis, l'excision est le procédé le plus prompt, le plus sûr et celui qui peut occasionner le moins d'accidents au globe de l'œil.

La *blépharoptose*. — Lorsqu'elle est congénitale (car

elle peut dépendre aussi d'une affection cérébrale), tous les praticiens la traitent par l'excision des téguments et avec un succès presque constant.

Le *strabisme*. — Je ne puis m'empêcher de déplorer à cette occasion la négligence de la plupart de nos confrères qui, sachant très bien que la cause la plus commune de cette difformité, dans les campagnes, tient à la direction vicieuse dans laquelle la lumière frappe les yeux d'un enfant au berceau, n'en disent rien aux parents, et ne les avertissent pas même, quand l'habitude existe, qu'il y a des moyens ingénieux pour la détruire (1).

Les lunettes sont tolérées entre campagnards lorsque l'âge amène la presbytie; mais un jeune myope qui se permettrait d'en porter serait accusé de vouloir faire le *monsieur*; et d'ailleurs cet instrument est trop fragile pour s'accorder avec la rudesse de ses occupations.

Sur sept cas de courbures de l'épine, vous en observerez six à la ville, et une seule à la campagne. — Cette disproportion est facile à justifier, en vous rappelant comme causes de cette difformité, à la ville, les diathèses scrofuleuse et rachitique, l'usage des corsets, la masturbation, le défaut d'exercice, et des parents cacochymes, usés; — tandis qu'à la campagne, il n'y a guère que l'emploi des bretelles pour apprendre à marcher aux enfants, et l'habitude de se courber vers la terre pour la bêcher ou pour vaquer à des travaux, qui réclament la même position.

Quant aux gibbosités, leur disproportion est encore plus grande, et il faut les rapporter généralement au vice rachitique.

L'anatomie, la physiologie et la mécanique se concertent aujourd'hui, afin que l'art d'aplanir et de redresser un

______

(1) Les lunettes de M. Martin, mécanicien à Lyon, ont mérité l'approbation de la Société de médecine de cette ville; rien de mieux.

homme prenne le rang honorable qu'il mérite parmi ceux qui se rattachent au soulagement comme au perfectionnement de son espèce. — Vous avez visité sans doute le château de la Muette (près de Paris), mais vous n'y avez pas rencontré la fille du paysan ; hélas ! elle est trop pauvre pour se coucher sur un lit orthopédique et se promener à l'entour de ces royaux boulingrins... N'est-ce pas, mon ami, qu'à l'aspect de ce superbe établissement, on est à se demander pourquoi l'orthopédie ne dirige pas ses travaux dans l'intérêt de toutes les conditions ? — En attendant cet effort mieux ordonné du génie, il faut que je signale à un médecin de campagne ce que Mayor a fait pour populariser cet art, émule de la nature. — Les appareils du chirurgien suisse ne sont ni nombreux, ni compliqués, ni chers ; tous se résument en un tourniquet en bois, imitant celui de J.-L. Petit, qui déprime une épaule saillante et redresse une gibbosité, d'après ce principe qu'il a émis le premier : « Que pour redresser un arc osseux, il faut pousser sur la partie la plus convexe et tirer en sens opposé sur chacune des extrémités. » C'est ainsi qu'après avoir fait observer non moins judicieusement que si la partie la plus saillante d'un fragment de cercle est toujours le milieu de ce fragment de cercle dans les arcs rachidiens, c'est la saillie vertébrale, quel que soit l'endroit qu'elle occupe, qu'il faut envisager comme le milieu de l'arc sur lequel doit agir la force de traction ou de compression, il applique la plaque de son tourniquet sur une saillie vertébrale quelconque, et après avoir embrassé convenablement la cage thoracique avec une large bande qui remplace la jarretière de J.-L. Petit, il fait tourner la vis jusqu'à ce qu'il obtienne la pression voulue.

Un paysan peut à la rigueur vaquer à tous ces travaux nonobstant une gibbosité ; mais s'il est atteint d'un pied bot, il est obligé de se faire tailleur ou cordonnier. La section du tendon d'Achille me paraît être le moyen le plus

prompt et le plus sûr de guérir cette difformité, s'il est suivi
de la mise en action des moteurs mécaniques. — Je dois
ajouter, avec M. Duval (1), qu'il est surtout le seul à employer pour les enfants du pauvre, des villes comme des
campagnes, car, chez eux, les machines, toujours mal appliquées, mal entretenues, produisent des eschares qui les
font abandonner le plus souvent. — Un ouvrier, par exemple, peut-il quitter à tout instant sa tâche pour aller voir si
l'appareil de son fils est dérangé ou non? — Pravaz m'a
affirmé que par les machines seules il avait obtenu plusieurs
guérisons remarquables, mais en convenant qu'il fallait
beaucoup plus de temps et de soins, et par conséquent que
ce mode de traitement n'était qu'à la portée du riche.

Il me reste à vous parler des corps étrangers, dont les
effets fâcheux pourraient être considérés comme des maladies internes, quant à leur siége, mais qui n'appartiennent
pas moins au domaine de la chirurgie, parce que celle-ci
nous fournit les principaux moyens de les extraire.

C'est dans l'œil que des corps étrangers pénètrent le plus
souvent, et le paysan est exposé à cette espèce d'accident
plus que personne. — La douleur subite et presque insupportable qu'il éprouve, lorsque des grains de poussière, des
éclats de pierre, des parcelles de bois ou de paille, des insectes voltigeants entrent en contact avec sa conjonctive et
sa cornée, le porte à se frotter l'œil et à accélérer de la
sorte les progrès d'une inflammation, suite inévitable du
retard et du manque de discernement qu'il apporte dans
l'expulsion du corps étranger.

Il n'est pas rare d'observer parmi certaines professions
des ophthalmies, des taies, et même la perte de l'organe,
succédant aux désordres causés par la présence trop prolongée d'un corps étranger quelconque. — Vous rendrez

---

(1) *Traité pratique du pied bot*, par M. Vincent Duval. Paris,
1839.

donc un éminent service à ceux qui les exercent, en leur apprenant la conduite aussi simple que prudente qu'ils doivent tenir immédiatement après un accident de cette nature.

Bien que le paysan se trompe, comme je vous l'ai dit, en attribuant plus souvent à la présence d'un insecte qu'au cérumen accumulé et endurci l'oblitération de ses oreilles, il n'est pas moins vrai d'ajouter que cette croyance de sa part n'a que le défaut d'être trop exclusive. — Quand il se couche sur l'herbe des prés ou sur son fenil, un puceron, une fourmi ou tout autre insecte pénètre quelquefois dans son oreille et cause un bourdonnement qui serait capable de provoquer des spasmes chez un délicat citadin. — Le remède est simple, il suffit de remplir le conduit auditif avec de l'eau et de l'huile, pour priver d'air et tuer ce locataire incommode.

Une suffocation plus ou moins prompte, ou la bronchotomie, telle est la cruelle alternative que laisse après elle l'introduction d'un corps étranger dans les voies aériennes, lorsque la toux et l'éternument ne suffisent pas pour l'expulser. — Un seul grain de raisin, selon l'histoire, causa la mort d'Anacréon, en pénétrant dans sa trachée-artère pendant qu'il riait.

Il est difficile de concilier la rareté des accidents qu'occasionnent des corps étrangers engagés dans le pharynx, l'œsophage et l'estomac, avec cette manie des enfants, dont personne n'a le temps de les corriger à la campagne, de mordiller, de sucer et par suite d'avaler tout ce que leurs petites mains rencontrent.

Une imprudence semblable, qui faillit me coûter la vie, m'a fait comprendre de bonne heure combien il importe aux parents de surveiller la nature des objets qu'ils laissent à la merci de leurs enfants pour les amuser. — A l'âge de deux ans environ, j'avalai un vieux *liard* en cuivre, ce qui me causa des coliques rebelles à tous les cataplasmes et les lavements *dulcifiants* de la médecine. — Une bonne femme me fit avaler un peu d'huile de ricin, et l'on ne fut pas peu étonné de trouver dans mes selles cette pièce de monnaie. — Combien de coliques proviennent encore de la même cause, sans que les parents, et le médecin même, puissent la soupçonner !...

Les *calculs*, les *sables* et la *gravelle* sont autant de corps étrangers dans les reins, les uretères et la vessie ; ils s'observent rarement dans les campagnes et seulement chez les enfants, préférence encore inexplicable, et signalée par Desault, Deschamps, Dubois et Dupuytren ; — mais cette tenace et si douloureuse infirmité visite plus souvent et plus tard le citadin, comme pour lui faire expier une vie oisive et luxurieuse. — Le plus ordinairement les malades qui en sont atteints s'adressent à ceux de nos confrères qui en font leur spécialité, et je vous engage, dans l'occasion, à leur confier vos clients, car le traitement des affections calculeuses réclame une grande habitude manuelle, un diagnostic exercé et une patience à l'épreuve. — Ce n'est également qu'à la ville que vous observerez des corps étrangers appliqués aux parties génitales de l'homme, introduits dans le rectum, dans l'urèthre ou dans le vagin, parce que la démoralisation des campagnes n'est pas assez grande pour qu'on y connaisse les accès d'un semblable délire érotique.

Quand un anneau d'or ou d'argent menace d'étrangler une partie ou l'étrangle déjà, n'oubliez pas, mon ami, qu'en le frottant avec du mercure, vous le rendrez assez friable pour le rompre, si vous ne pouvez pas recourir à la lime ou aux pinces incisives. — Or, vous saurez que toutes nos paysannes reçoivent en se mariant une bague de leurs fiancés ; qu'on l'achète plutôt trop étroite que trop large, et que la chaleur et la fatigue de la main y faisant affluer le sang, en augmentent le volume au point que, si la bague n'est pas retirée à temps, l'étranglement du doigt vous obligera à limer ou à briser ce symbole consacré de la foi conjugale.

LETTRE SEPTIÈME.

CHIRURGIE DES VILLES ET DES CAMPAGNES. —
MÉDECINE OPÉRATOIRE.

> Trop de gens n'apprécient leurs succès que
> par le nombre de ceux qu'ils mutilent.
>
> RICHERAND.

Je vous ai rappelé, mon ami, que toutes les règles ser
vant à diriger notre main, seule ou armée d'un instrument,
constituent par leur ensemble ce qu'on nomme aujourd'hui
médecine opératoire ; — je vous ai dit encore que la pratique opératoire des villes était le domaine de certaines spécialités et de tous les chirurgiens passés et présents des
hôpitaux ; ce qui m'autorise à conclure que si vous voulez
vous livrer à quelques-unes de ces spécialités de l'art, lu-
cratives mais très chanceuses, il vous faut une instruction
supplémentaire que vous puiserez dans des traités *in extenso,*
et que dans le cas contraire, c'est-à-dire en vous soumet-
tant à ne pas franchir la ligne établie par les attributions
d'une pratique vulgaire, vous n'avez pas besoin que je vous
rabâche ce que vous avez déjà lu et entendu sur les bancs
de l'école. — Mais vous pouvez vous décider à la médecine
rurale, et dans cette dernière hypothèse, je dois insister
sur le compte des opérations que vous serez le plus souvent
appelé à pratiquer ; et quand l'occasion s'offrira de vous
signaler une modification ou le choix fait ou à faire d'un
procédé, d'un instrument, d'un appareil, je la saisirai avec
empressement.

De la nécessité où nous sommes, à la campagne, d'exercer simultanément la médecine et la chirurgie, il résulte l'impossibilité de réaliser la perfection presque idéale que Celse exige du chirurgien : *Esse autem chirurgicus debet adolescens*, etc. ; et de toutes les qualités qu'il énumère, la plus difficile à obtenir sans contredit, est d'être *immisericors*. C'est un don de la nature ou l'acquis d'une longue habitude ; or, pour tous ceux qui exercent la chirurgie, le don est rare (1), et à la campagne, cet acquis est difficile. — En effet, cent opérations peuvent s'y répartir comme il suit : quarante à l'officier de santé qui *fait la chirurgie*, vingt des plus délicates au *major* de l'hôpital voisin, dix qui restent à pratiquer, à l'instigation de la peur ou de l'indifférence ; et trente qui nous reviennent, parmi lesquelles vous n'en rencontrerez pas quatre qui réclament le même mode opératoire. — Après cela comment pouvons-nous acquérir cette indispensable habitude de l'instrument pour le manier avec cette habileté qui fit dire à Heister : *Valet enim utique hic tritum illud : non lectione, non meditatione, non disputatione, sed usu fieri artificem et magistrum ?*

Celse, dans son portrait du chirurgien, a omis de recommander, en premier lieu, l'anatomie qui lui permet de voir à la lueur de sa lampe funèbre le dedans du corps humain, comme si la peau, les muscles et les membranes qui en tapissent le squelette étaient de verre. — L'anatomie chirurgicale et l'habitude d'opérer dans les amphithéâtres, voilà qui est plus essentiel à quiconque ose porter le fer et le feu sur ses semblables, qu'un peu plus ou moins de sang-froid.

Il y a pourtant telles minuties d'anatomie qui s'oublient

(1) Quoique j'aie enseigné la chirurgie pendant dix-sept années, disait Haller, et que j'aie fait pratiquer sur le cadavre les opérations les plus difficiles, je n'ai jamais pu porter le tranchant du fer sur l'homme vivant, retenu par la crainte de nuire.

et que l'on peut même oublier, sans inconvénient grave ; tels sont, entre autres, l'anastomose de Jacobson, les rameaux ciliaires, la branche sphéno-maxillaire du nerf lacrymal, etc. ; mais un médecin de campagne, qui est exposé chaque jour à pratiquer des opérations graves, à l'heure d'un accident et sans pouvoir s'y préparer, doit avoir présents à sa mémoire, chaque jour aussi, le siége comme les anastomoses des artères et des veines principales, l'origine et l'insertion des muscles, les tendons, les cartilages, les aponévroses, les glandes, les viscères, selon leurs rapports respectifs ; enfin les os et leurs articulations.

D'un autre côté, nous ne pouvons guère, à la campagne, conformément au même vœu de l'Hippocrate latin, conserver une *main ferme, adroite et jamais tremblante*, après avoir gravi des montagnes ou galopé dans la plaine, et en nous livrant à cent menus et grossiers détails, comme celui de panser ou de seller notre monture. — Il faudra donc, après une course quelconque, vous reposer aussi longtemps qu'il sera nécessaire ou du moins qu'il vous sera permis, pour calmer l'agitation musculaire qui s'opposerait à l'entreprise de la moindre opération ; il faudra protéger par l'usage des gants la souplesse de vos mains et la finesse de leur tact ; faute de cette dernière précaution, votre main, qui doit être le premier de vos instruments, se gercera, deviendra épaisse, calleuse, et par conséquent impropre à tâter le pouls, à surprendre un foyer purulent, à extraire des corps étrangers, à pratiquer le taxis, etc.

Si la campagne n'est pas propice à celui qui opère, elle exerce bien évidemment une influence des plus salutaires sur l'opéré (1).

Une observation d'une importance capitale, disait, l'année dernière, le *Moniteur des sciences*, c'est que les opérations

____

(1) « Les champs où tout guérit, les champs où tout pardonne. »
V. Hugo.

qui se pratiquent dans l'atmosphère d'un grand centre de population, sont beaucoup plus graves que celles qui ont lieu à la campagne ou dans de petites agglomérations, à ce point qu'il y a moins de danger à se faire opérer dans un hameau par un maréchal ferrant, que de se faire opérer à Paris par un grand chirurgien.

Il en est des instruments de la chirurgie comme des drogues de la médecine : les plus simples sont le plus souvent les meilleurs.—A la ville, mon ami, vous pourrez renvoyer toutes vos opérations, grandes et petites, à un opérateur de votre choix, et une *trousse* vous suffira pour parer aux cas les plus urgents; mais à la campagne, il faudra que vous achetiez plusieurs instruments supplémentaires à la trousse, et dont je vais vous offrir l'indication choisie.

Je dis *choisie*, car il y a un choix à faire à l'égard des instruments comme des procédés. — Il ne suffit pas qu'un instrument, qu'un procédé nouveau paraisse offrir théoriquement des avantages, dit le docteur Valette, pour être accepté dans la pratique; il ne suffit même pas que ces moyens nouveaux se produisent dans le monde scientifique, sous la recommandation d'hommes instruits, mais quelquefois enthousiastes ; il faut encore qu'ils supportent l'épreuve clinique, c'est-à-dire que nous nous croyions le droit, nous praticiens, d'en juger la valeur au lit du malade (1).

Arsenal du chirurgien de campagne.

1° Aiguilles à suture, id. à séton, ordinaire et fine.

2° Amygdalotome manœuvrant d'une main.

3° Appareils *hyponarthécique*, id. *pulvérisateur*, id. *sacciforme*, pour éthériser.

4° Bougies en caoutchouc et cathéters en maillechort.

(1) *Du diagnostic chirurgical*, etc., par le docteur A.-D. Valette, p. 23.

5° Bistouris *droit à ressort*, id. *boutonné*, id. *convexe*, id. *aiguillé*, id. *de Cooper*, pour le débridement des hernies.

6° Ciseaux *droit* et *courbe sur le plat*.

7° Clef de Garengeot, avec plusieurs crochets de rechange.

8° Clysoir.

9° Couteau à amputation.

10° Daviers *droit* et *courbe*.

11° Écraseur linéaire.

12° Érigne à manche.

13° Forceps.

14° Lampe à alcool.

15° Lancetier garni.

16° Loupe à main.

17° Miroir en argent.

18° Pessaires à réservoir d'air.

19° Pinces *à dissection*, id. *porte-serre-fine*, id. *à pansement*, id. *à polypes*.

20° Pompe à ventouses d'un diamètre varié.

21° Porte-*aiguille*, — *mèche*, — *pierre garni*.

22° Rasoir.

23° Scalpels.

24° Scies *cultiforme*, — *articulée* ou *à chaînette*.

25° Seringue *Pravaz*, — *à injection*.

26° Serres-fines en argent de plusieurs grandeurs.

27° Stylet explorateur.

28° Sondes *cannelée*, — *œsophagienne*.

29° Spéculum bivalve.

30° Stéthoscope.

31° Tenaille incisive.

32° Ténotome mousse.

33° Tourniquet de J.-L. Petit, modifié.

34° Trocarts *explorateur*, id. *à robinet*.

Tout petit qu'il est, mon ami, cet arsenal peut être cousidéré comme complet pour un praticien de campagne, en ce sens que la plupart des instruments servent à plusieurs fins, selon notre habileté à les manier. — J'en ai retranché tous les instruments destinés aux opérations les plus délicates et qui peuvent assez se retarder pour que nous ayons le temps de les confier à des opérateurs qui en font leur spécialité, en province comme à Paris. — Au nombre de ces opérations qu'il faut avoir pratiquées ou du moins vu pratiquer souvent, pour les entreprendre avec chance de succès, je vous citerai celles de la fistule lacrymale, de la cataracte, de la pupille artificielle, la lithotritie, l'hystérotomie, la staphylorrhaphie, etc.

Les pessaires, les brayers, les bandages et les pièces à pansement sont le complément d'un arsenal chirurgical, et j'ai maintes réformes à vous proposer à leur sujet, sanctionnées déjà par l'expérience.

Si, quand une femme de la campagne vous demande ce que lui coûtera un pessaire que vous lui prescrirez, vous prononcez les mots : « Deux ou trois francs…, » elle y renoncera, ou, ce qui est pire, elle singera secrètement l'action de ce trop coûteux contentif par quelques manœuvres de son invention. — Le professeur Gerdy parle d'un pot à pommade qu'une femme employait en guise de pessaire. Voici une observation non moins curieuse à l'appui. — Une jeune et laborieuse paysanne, mère de plusieurs enfants, éprouva une gêne si douloureuse à la *nature*, qu'elle fut obligée de s'en plaindre. Un écoulement sanieux et fétide, son air confus et mystérieux, auraient pu me faire soupçonner une affection vénérienne ; mais avec la permission du *toucher*, je rencontrai un corps de consistance fongueuse, insensible à la pression, à forme ronde, bosselée, et présentant çà et là sur sa surface des végétations comme condylomateuses, par lesquelles ce corps paraissait adhérer faiblement aux parois très engorgées et très irritées du vagin. — Après un bain de siége et quelques injections émollientes, je tentai l'extirpation de ce singulier polype, et j'amenai une pomme de terre qui avait poussé de vigoureux germes, par l'effet de la chaleur et de l'humidité. — La pauvre femme fit comme Agamemnon, elle se couvrit la face avec ses jupes, et ce ne fut que plusieurs jours après qu'elle m'avoua qu'une matrone lui avait conseillé ce remède pour une hystéroptose, et dont elle fut guérie ensuite à l'aide d'un traitement plus rationnel.

Plusieurs imprudences de cette nature dont j'ai été témoin ou qui me furent rapportées par des confrères, m'inspirèrent de bonne heure l'envie de fabriquer mes pessaires, de manière à pouvoir les livrer à un prix assez modéré pour s'accommoder avec la parcimonie obligée de mes clientes (*res angusta domi*).

Aujourd'hui, on a renoncé avec raison à la cire et à toute espèce de métal pour confectionner un pessaire. Le liége, qui obtient encore grâce auprès de plusieurs praticiens, ainsi que l'éponge taillée convenablement et soutenue avec un fil métallique caché dans son épaisseur, ne valent pas le caoutchouc, qui finira par se concilier, à juste titre, la préférence sur toutes les matières employées au même usage.

Les ampoules de caoutchouc vulcanisé, insufflées selon le procédé de M. Gariel, ont un avantage réel, dans les cas de rétroversion, pour combler l'intervalle qui existe entre la face postérieure de l'utérus et la concavité du sacrum.

Je vous ai déjà parlé du brayer, et j'arrive au chapitre des autres bandages, des pièces de pansement, etc. — Un des titres les plus durables à la célébrité du chirurgien de Lausanne, sera son système de déligation ; c'est aux praticiens de la campagne qu'il importe particulièrement d'étudier et de mettre à profit une manière si simple et si commode d'improviser, dans la chaumière la plus dénuée, la plupart des bandages dont nous pouvons avoir besoin.

C'est avec un mouchoir diversement plié que Mayor remplaçait nos bandes et une cinquantaine de bandages, la plupart difficiles à faire et à appliquer, qui conservèrent la confiance de la chirurgie, depuis Galien jusqu'au professeur Gerdy.

Or, il y a quatre manières principales de plier un mouchoir, savoir : en *carré long*, en *triangle*, en *cravate* et en *corde*.

Avec la *cravate* et le *triangle*, par exemple, on peut remplacer le *chevestre*, le *récurrent* ou la *capeline*, le petit et le grand *couvre-chef*, le *croisé*, le *noué*, le *monocle* et le *binocle*, le bandage de Galien ou des pauvres, celui en *croix*, du *bec-de-lièvre*, la *fronde*, le *masque*, le bandage oblique, le 8 de chiffre, le *spica* de l'aisselle, le *suspensoir*, le bandage en T, la *pantoufle* de Petit, les appareils de Desault et de Boyer pour les fractures de la *clavicule*, enfin tous les lacs, les liens, etc.

Mais la nature trop encyclopédique de mes lettres m'oblige à vous renvoyer à la lecture de l'ouvrage où vous apprendrez le mécanisme détaillé de toutes ces substituions déligatoires (1).

Depuis 1835, époque où le *carré*, le *triangle*, la *cravate* et la *corde* parvinrent à ma connaissance, je les utilise dans ma pratique et je les ai vus fonctionner à l'hospice de Lausanne ; d'où il m'est permis de conclure, qu'à part le blâme trop indistinctement déversé par Mayor sur les anciens appareils, et son enthousiasme trop ingénu pour tout ce qui émanait de son fertile cerveau, son *mouchoir* doit nous *cacher* toutes ces petites imperfections personnelles, pour ne nous laisser voir que les services nombreux qu'il peut rendre à la chirurgie des campagnes. — Je les récapitule, ces services, en disant après lui, qu'on trouve plutôt

____

(1) *Bandages et appareils à pansements*, etc. — Ouvrage déjà cité et que je citerai encore.

dix mouchoirs qu'une pièce de linge propre à faire une bande : qu'on les aura appliqués avant qu'on ait eu le temps de couper, coudre et rouler cette dernière, de préparer quelques compresses ; qu'un mouchoir ne se relâche, ni ne se corde autant qu'une bande ; que dans le cas même de son relâchement, il est plus facile d'y parer que s'il appartenait à une bande ; qu'on peut lui donner la largeur et l'épaisseur désirables ; qu'enfin, il peut être considéré comme un tent plus solide qu'un bandage roulé, dont chaque tour, comme une pièce à part, peut déranger par elle seule toutes les autres, etc.

Pour revenir aux instruments de chirurgie proprement dits, je vous recommande de les disposer les uns à côté des autres, sur les rayons obliques et garnis de drap d'une armoire fermant à clef et placée dans l'endroit le plus sec et le plus éclairé de votre cabinet ; car le contact prolongé avec un air tant soit peu humide suffit pour les oxyder, et ce dommage est d'autant plus sensible à un praticien éloigné d'une grande ville, qu'il est obligé de les expédier avec peine et dépense à un coutelier spécial, pour les polir et les aiguiser.

Tous les auteurs ont indiqué les précautions physiques et morales à prendre à l'égard du malade, et la conduite à tenir par le chirurgien, avant, pendant et après une opération.—Je dois donc me borner à des remarques purement locales.

1° *Avant l'opération*. — Si vous avez assez de temps pour décider l'opportunité d'une opération dont le manuel sera délicat ou les chances douteuses, adjoignez-vous un ou deux confrères de votre voisinage, qui, en partageant votre responsabilité et en vous aidant, contribueront à tranquilliser votre esprit et à raffermir votre main, s'il faut décidément qu'elle s'arme du fer et qu'elle agisse. —Si un paysan est pusillanime, leurrez son imagination avec une époque fictive qu'il faudra toujours devancer.—Sa famille

seulement doit connaître le jour et l'heure, afin de surveiller les préparations diététiques, auxquelles vous aurez
jugé convenable de le soumettre. — Sans cette précaution,
il vous arrivera comme à bien d'autres, d'être obligé de
dire, en revenant chez vous avec vos aides, vos instruments
ou votre appareil :

Jean s'en alla comme il était venu.

Choisissez votre temps, pour qu'à l'insu non-seulement du
malade, mais encore des assistants dont l'indiscrète inquiétude pourrait vous trahir, vous puissiez disposer vos instruments, pièces d'appareils et de pansement, etc., sur une
table, suivant l'ordre où vous devez vous en servir. — Il
a suffi à plus d'un malade d'assister à ces terrifiants apprêts
pour abattre son courage ou pour susciter au dedans de
lui et malgré lui, des perturbations nerveuses, profondes
quoique dissimulées, capables de compromettre l'opération
la mieux faite.

Il n'est guère permis dans les chaumières de choisir son
local. — C'est ordinairement dans la chambre du malade, la
seule qui soit disponible, que vous serez obligé d'opérer :
chambre, comme toutes les autres, étroite, étouffante en
été, glaciale en hiver, mal agencée, plus mal éclairée, au
point qu'une chandelle est nécessaire à toute heure de la
journée, pour constater seulement l'état saburral d'une
langue ou l'injection des yeux.

Je n'ai pas besoin de vous rappeler que vous ne devez
laisser entrer dans cette chambre que le plus petit nombre
de spectateurs ; dans cette circonstance, quiconque ne
vous servira pas, doit vous nuire. — Recherchez dans vos
aides, sang-froid, force et intelligence ; or, j'ai remarqué
que ces trois indispensables qualités se rencontrent le plus
souvent ou chez un ancien soldat, ou chez une jeune et
vigoureuse sage-femme sortie de nos écoles départemen-

tales. —Mais en dépit du meilleur choix, plus d'une pâmoison viendra vous troubler au moment le plus solennel, lorsque le sang jaillira tout fumant d'une ou de plusieurs artères béantes... Attention ! mon ami, car la vie de votre opéré est à la merci d'une distraction de quelques minutes, d'un brin de fil...

Aussi, dans les campagnes, ne devons-nous jamais tenter une opération qui doit ou peut léser un seul vaisseau important, sans avoir préliminairement maîtrisé l'hémorrhagie à l'aide du tourniquet, nonobstant l'intervention d'aides sur lesquels, comme vous venez de l'apprendre, il ne faut jamais entièrement compter.— L'anesthésie est une précaution d'autant plus indispensable, pour préparer et assurer le succès d'une grande opération.

2° *Pendant l'opération*. Le manuel opératoire, le siége de la lésion, la distribution même du local dans nos campagnes, se concertent pour déterminer la situation respective de l'opéré, du chirurgien et de ses aides. —*Hâtez-vous lentement*... Une opération bien faite sera toujours vite faite ; car en chirurgie, dit le professeur Velpeau, c'est la sûreté qui doit passer avant tout.

3° *Après l'opération*.— Dans un cas de syncope inquiétante, je préfère l'aspersion de quelques gouttes d'eau fraîche à la figure, plutôt que l'inspiration des sels et du vinaigre. Ce moyen est plus promptement efficace sur le paysan, il est à la disposition de tous et partout.— Un peu de vin ou de liqueur remettra le cœur du patient, *cito*, *tuto et jucunde* ; mais gardez-vous d'en abuser.

Les troubles nerveux immédiats, tels que spasmes, convulsions, trismus, sont peu fréquents.— Leur traitement d'ailleurs n'offre rien de particulier à vous signaler.— La phlébite et la résorption purulente, deux graves accidents consécutifs à une opération, sont également plus rares à la campagne que dans les villes ; ce qui peut s'expliquer, je crois, par la nuance déjà signalée de la constitution de leurs habitants, et peut-être est-ce la raison pour laquelle tous les efforts les mieux entendus de la thérapeutique n'ont pas encore pu en triompher.

Le pansement convenablement fait et l'opéré dans son lit, il ne faut pas, si le cas est grave, l'abandonner pendant les premières vingt-quatre heures, à moins que vous ne puissiez être remplacé (chose difficile à la campagne) par un aide capable de parer à tous les accidents que vous devez prudemment prévoir. — Avant de partir toutefois, rassurez amicalement votre malade sur les suites de l'opération terminée, et tâchez de lui faire comprendre, en garantie de sa docilité, combien il serait fâcheux pour lui, s'il s'exposait à perdre le fruit de toutes les souffrances qu'il vient d'endurer et de toutes les *dépenses* qu'il a faites, pour une tasse de tisane de moins, ou pour un biscuit, un verre de vin de trop, pris en votre absence.

Après ces quelques prolégomènes sur la pratique chirurgicale dans les campagnes, nous allons passer en revue chaque série d'opérations par rang d'organes, ce qui me fournira l'occasion de vous dire mon petit mot sur chacune d'elles.

Comme il y a peu d'opérations qui ne commencent par une division et ne finissent par une réunion ; d'un autre côté, comme il y a des opérations qui se pratiquent sur plusieurs organes ou qui sont réclamées par plusieurs maladies, je dois commencer par la *diérèse* et la *synthèse*, dont l'histoire se lie avec celle des opérations *simples*.

I. *Division.* — Le bistouri et les ciseaux sont les agents les plus ordinaires de ce genre d'opérations ; mais il est plus difficile de manier méthodiquement le bistouri que les ciseaux, et je vous recommande expressément de vous familiariser avec les principales manières de tenir et de diriger cet instrument qui, de l'avis des grands chirurgiens, peut au besoin remplacer tous les autres. — L'opération simple appartenant à la diérèse et qui se présente le plus fréquemment à la pratique des campagnes comme à celle des villes, est la saignée (*sangsues, phlébotomie, scarifications*).

Les scarifications peuvent à la rigueur suppléer aux sangsues et celles-ci aux scarifications ; mais ni les unes ni les autres de ces émissions sanguines ne peuvent suffisamment remplacer une saignée par une lancette et réciproquement.

Ainsi que je vous l'ai annoncé, les sangsues devant nous manquer, tous nos efforts doivent d'autant plus converger vers le perfectionnement des deux procédés de déplétion sanguine qui nous resteront définitivement, soit en rendant moins dispendieux l'achat des instruments que requièrent la phlébotomie et les scarifications, soit en facilitant leur manuel opératoire, etc. C'est d'après cette pensée, que je vous propose un lancetier et des lancettes de ma façon.

Ma lancette n'a point de châsse ; c'est une lame ordinaire mais plus forte, par le moyen d'une arête sur chacune de ses faces. — La suppression de la châsse diminue notablement son prix, et, en obligeant à saisir cette simple lame entre le pouce et l'index par sa moitié postérieure, il en résulte pour le chirurgien plus d'aisance, plus de fixité manuelle, et avec un malade trop peureux, un instrument si peu volumineux se cache complaisamment dans notre main, et lui épargne ainsi des transes capables de refouler le sang vers le cœur et d'en laisser assez peu dans les veines du bras pour empêcher la saignée.

Je loge trois lancettes semblables dans les tailles d'un bouchon de liége, qui entre, à son tour, dans un étui de bois, comme dans un goulot de bouteille ; l'uniforme et constante pression qui en résulte assure l'invariabilité des lancettes, et les préserve du contact de l'air ou de la poussière qui peuvent s'introduire dans le vide d'un étui ordinaire. — Dans le même bouchon est un trou qui reçoit une petite pince en fil d'argent, dont les extrémités libres se courbent à angle droit sur chacune des tiges — Cette pince (*phlébo pince*) sert à maintenir le parallélisme des bords de la plaie ou à la désobstruer de caillots ou de flocons graisseux ; deux incidents qui contrarient d'autant plus la saignée, dans les campagnes, qu'un médecin est souvent obligé de se suffire pour la pratiquer. — Or, pour maintenir le parallélisme, il faut enfoncer les deux extrémités rejointes du phlébo-pince jusqu'à la rencontre des tuniques veineuses : les branches, mises de champ sur l'avant-bras, sont maintenues, pendant que le sang coule, par la même main qui soutient le bras de l'opéré.

L'étui s'ouvre par ses deux bouts pour recevoir les lancettes d'une part et la bande d'une autre.

Ma bande porte à l'une de ses extrémités une petite boucle rectangulaire, sans axe mobile, à trois ardillons obliquement implantés sur le plat de son côté libre. Passée à l'entour du bras, et son autre chef étant engagé dans la boucle, je la serre à volonté, et en inclinant son *plein* sur les ardillons, ceux-ci le transpercent et l'arrêtent au point de constriction voulue.

Une bande si peu volumineuse et roulée sur sa boucle peut entrer dans l'étui des lancettes, et la boucle, qui remplace l'ancienne rosette, permet une compression uniforme, invariable et moins douloureuse. — Ces avantages doivent lui mériter l'attention de tous les praticiens, à la ville comme à la campagne.

Veut-on pratiquer une scarification ? — Il y a manière de suppléer au scarificateur allemand, en poussant la pointe des lancettes vers l'extrémité fendue du bouchon, jusqu'à ce qu'elle la dépasse à égale et suffisante longueur ; cela fait, et le bouchon étant saisi comme une plume à écrire, on obtient en une seule traînée sur la peau trois mouchetures régulières aussi promptement qu'une seule. — Avec un bouchon ainsi armé et un verre plongé dans l'eau bouillante, vous remplacerez le bdellomètre trop coûteux et trop compliqué de Sarlandière.

30*

L'opération de la saignée est l'A B C de la petite chirurgie; cependant j'ai deux remarques pratiques à vous faire à son sujet, parce que les auteurs ne les ont pas faites : la première, c'est que si la veine est roulante, disposition anatomique assez commune sur le bras sec et musculeux d'un ouvrier, il faut appliquer votre boucle le plus près possible de l'endroit où vous devez la piquer ; la seconde, c'est que, dans le cas où vous appréhendez que le malade retire brusquement son bras à l'instant de la piqûre, il est bon d'emprisonner son membre sous votre aisselle gauche si vous opérez de la main droite, et *vice versâ* — Ce moyen contentif est sûr, facile, et peut prévenir de graves accidents.

Après les émissions sanguines, je vous dirai quelques mots au sujet du séton et de la vaccination, deux autres opérations simples et du domaine de la diérèse.

Le séton est d'un puissant secours dans les campagnes ; l'énergie de son irritation dérivative convient à leurs maladies toujours négligées, et par conséquent graves, profondes ; les pansements que nécessite l'entretien de la sécrétion purulente sont faciles, et ne sollicitent pas autant d'imprudences que les autres exutoires en l'absence du médecin.

Pour pratiquer cette opération, il faut préférer l'aiguille de Boyer à un bistouri. — Faites au moins le premier et le second pansement, pour l'instruction de la personne qui doit les continuer — Dans diverses circonstances pathologiques, j'ai enduit la mèche d'un séton avec une préparation iodurée, mercurielle, opiacée, etc. ; cette application de la méthode hypodermique m'a procuré des guérisons remarquablement promptes. — C'est ainsi, par exemple, qu'à l'aide d'une aiguille à fer de lance et guère plus grosse que celle servant à la couture, j'ai traversé en plusieurs endroits les enveloppes cutanées d'un goître volumineux, parce que les frictions iodurées irritaient trop vivement la peau. Les sétons presque capillaires furent pansés avec la même pommade, et en moins d'un mois l'engorgement diminua de moitié. Pourquoi n'appliquerait-on pas ce traitement à d'autres tumeurs ?...

La vaccination se pratique avec la même lancette (précaution omise par la plupart de nos confrères, non sans inconvénient à la suite). Un tube de vaccin ne doit pas plus nous quitter que le lancetier au milieu de nos courses. Il arrive, en effet, que notre présence décide des parents à faire vacciner leur enfant, et que si vous êtes obligé de remettre cette opération, ils s'en dégoûtent et ensuite ils s'y refusent.

Il est un incident trop défavorable à la propagation vaccinale dans les campagnes pour que j'omette de vous en prévenir : après avoir vacciné un enfant sur le bras duquel on espère recueillir du fluide vaccin, le tissu trop grossier de sa chemise frotte et enlève les pustules avant ou au moment de leur maturité. — Il faut donc avertir les parents pour qu'ils garantissent les pustules avec un carré de linge plus doux, dès que celles-ci proéminent.

Le cautère appartient également à la diérèse quand on préfère, pour le former, l'instrument tranchant à la potasse.

Mais il est plus important que je vous parle des amputations.

Déterminer la nécessité d'une opération d'aussi grave nature, ce n'est pas peu de chose : *judicium difficile...* Je vois tous les jours des paysans vivant avec leurs quatre membres, et qui n'en auraient plus que trois s'ils avaient subi l'arrêt d'un chirurgien... L'aspect d'un membre amputé, dit M. A. Petit, est déchirant pour une vue sensible, parce que le sentiment pénible qu'inspire cette mutilation ne peut être balancé, par la vue du danger qui la rendit nécessaire. On ne voit plus qu'elle, et le miracle de l'art a disparu ; il a sauvé la vie, mais en tranchant un nœud qu'il eût fallu défaire : pour juger qu'on ne pouvait faire mieux, il faut s'en rapporter à lui, quand mille exemples de guérisons désespérées ont prouvé que ses jugements ne sont pas toujours certains, et que les ressources de la nature s'étendent bien au delà de ses faibles conceptions. Il est donc permis de balancer, avant d'exiger comme nécessaire le sacrifice d'un membre.

Il est bien plus difficile de sauver un membre que de l'enlever, a dit le docteur Fallot ; — mais les cas qui réclament une telle mutilation deviendront d'autant plus rares que l'art de les guérir fera plus de progrès. — Ces cas sont, dans nos campagnes, les fractures et les luxations gravement compliquées, les tumeurs blanches à leur dernière période, les désordres cancéreux et le sphacèle.

Je ne saurais trop vous le répéter, mon ami, interrogez attentivement les contre-indications, et, en cas d'opération, sachez substituer à l'ablation totale d'un membre, soit la résection de ses extrémités articulaires, soit l'extirpation de l'un des os qui le composent et qui est seul affecté, soit l'évidement des os (méthode de M. Sédillot), soit comme ultième ressource, la résection sous-périostée : d'après les travaux et les recherches si intéressantes de M. Ollier, le périoste doit être accepté comme le *punctum saliens* d'une régénération osseuse assez complète, pour rétablir la forme et les fonctions du membre malade. — C'est surtout la population agricole et ouvrière qui doit jouir de cette bienfaisante substitution, dont l'humanité remerciera la chirurgie du XIX° siècle.

Tout chirurgien qui ignore, par l'effet de sa paresse ou de sa routine entêtée, des perfectionnements opératoires d'une telle importance, est responsable de tous les membres qu'il coupera, et qu'il aurait pu conserver en y recourant...

Parmi les trois directions adoptées pour diviser les parties molles, il y a un choix à faire pour le chirurgien de campagne. — Ou le mode opératoire est à notre choix, et alors je préfère le *circulaire*, parce qu'il fournit un moignon plus facile à panser et plus régulier ; ou la nature de la lésion nécessite la division à *lambeaux* plutôt que la *circulaire*, plutôt que l'*ovalaire*, et réciproquement.

Pour la section des parties molles, selon le mode circulaire, puisque j'ai justifié ma préférence, il n'y a qu'une dissidence apparente, soit que l'on coupe la peau et les muscles superficiels d'un premier coup, et les muscles profonds d'un second, comme Celse, Archigène, Louis, etc. ; soit que l'on incise d'abord les téguments et qu'on les relève dans l'étendue de neuf à douze décimètres, pour opérer après la section des muscles en deux autres temps, ainsi que le pratique le professeur Velpeau ; vous pouvez donc opter, mon ami, sans craindre de compromettre l'issue de votre opération ; car de l'une et de l'autre manière vous obtiendrez un cône creux qui permettra aux chairs de recouvrir l'os par le rapprochement ; et quand vous aurez acquis assez d'habileté manuelle, le procédé, ainsi que l'a modifié Dupuytren, obtiendra définitivement votre choix, parce qu'il est le plus expéditif et par conséquent le moins douloureux.

Du reste, vous savez que les chirurgiens de notre époque ont le mérite d'avoir dénoncé l'inutilité de racler le périoste avant de scier l'os. — C'est encore un progrès inconnu de nos confrères des campagnes, et qu'il est autant de votre devoir de leur apprendre que de mettre vous-même en pratique.

Autre question. — Y a-t-il un choix à faire, à la campagne, entre les amputations dans la contiguïté et celles dans la continuité ?

Les amputations dans la continuité ont joui jusqu'à présent de la faveur la plus générale ; et cependant, balance établie entre leurs avantages et leurs inconvénients réciproques, celles qui sont préférées sont généralement plus graves, tant est irrésistible l'influence de l'habitude... Ce que je puis donc dire à un chirurgien de campagne, c'est qu'il doit insister plus que son confrère de la ville, dans l'intérêt du paysan, sur l'avantage de laisser à un membre pectoral qu'il ampute la plus grande longueur possible, et la forme la plus favorable à la marche si c'est un abdominal, toutes les fois qu'il lui sera permis d'opter entre l'une et l'autre de ces deux méthodes.

J'ai vu à l'hospice de Lausanne un jeune homme dont le pied n'avait pas été désarticulé à la manière de Lisfranc ou de Blandin, mais scié dans la continuité de ses métatarsiens, ce qui fait différer encore ce mode opératoire de celui de Béclard, qui pratiquait la section sur le niveau de la jointure. — Ce procédé est le plus facile de tous, et il permet de choisir le point de résection d'après la position du mal (1), mais l'opéré de Mayor marchait péniblement, et pour ce grave inconvénient, nous devons y renoncer.

Est-ce à la réunion médiate ou immédiate qu'il faut recourir dans le pansement d'une amputation, ou plutôt des plaies en plaies en général ? — Toutes les longues dissertations de nos auteurs à ce sujet peuvent se résumer en disant que la méthode adhésive convient toutes les fois que les chairs ne sont trop enflammées, ni contuses, ni infiltrées ; et dans l'un de ces trois cas, rien n'empêche de s'adresser à la réunion *mixte*, comme l'appelait Blandin, et de revenir à la réunion immédiate quand la plaie est de nouveau à son état normal.

Mais auparavant, un des chefs de chaque ligature doit être coupé près de son nœud, car celui qui reste suffit pour l'entraîner quand il aura coupé l'artère. — Cette méthode est plus rationnelle que de laisser les deux chefs de la ligature, suivant l'ancien usage, dans la plaie, ou de la couper d'après le conseil de Lawrence. — Chaque chef restant dans la plaie suffit pour servir comme de conduc-

---

(1) Extrait de ma *Promenade chirurgicale à Lausanne*, 1836.

teur aux fluides qu'elle sécrète, et couvre ainsi la réunion immédiate de l'un des graves inconvénients qu'on lui reproche. Si, d'une autre part, on accuse ces mêmes fils de laisser après eux des sinus difficiles à cicatriser, je répondrai que chez la plupart des paysans opérés, ce n'est qu'un retard qui n'entraîne aucune sérieuse conséquence, et qu'en supposant même des sinus, il est aisé de stimuler leur adhésion inflammatoire à l'aide de quelques injections appropriées.

De toutes les nombreuses ressources hémostatiques, dans les grandes hémorrhagies, telles que celles qui surviennent par la section des artères à la suite d'une amputation, deux se disputent aujourd'hui la préséance, savoir : la ligature et la torsion. La première est due au génie de Paré, et la seconde appartient à M. Velpeau. Sans préjuger défavorablement sur le dernier moyen, je crois qu'il n'est pas prudent de la part d'un chirurgien de campagne d'y recourir en faveur d'un amputé, dont il se sépare ensuite par plusieurs lieues, et dont il doit suspecter la docilité. Avec le paysan tel que je vous l'ai fait connaître, il faut une oblitération des vaisseaux plus sûre et plus solide.

Pour toute espèce de réunion, la précaution déligatoire de Richerand, qui consiste en une bande roulée de haut en bas et selon toute la longueur du membre, est, d'après l'appréciation faite de tous ses avantages, d'un recours presque indispensable pour un chirurgien de campagne.

A l'exemple de Mayor, vous pourrez remplacer la charpie écrue, dont on remplit le creux du moignon par du coton, après avoir préliminairement recouvert la surface saignante avec un carré de linge fin ou de mousseline imbibée d'eau froide ou tiède, pure ou laudanisée, suivant les indications. — Cette économique réforme, soit dit en passant, peut s'appliquer à tous les pansements qui réclament la charpie et le linge fenêtré.

Remplacez aussi, après l'amputation, la *capeline* par le

triangle. Les assistants s'étonnent tout d'abord de sa simplicité, et le malade en est bien aise dans la suite, parce que le premier venu peut le rajuster ou le remplacer en notre absence. Enfin, un arçon de berceau qui se rencontre dans toutes les maisons supplée très bien au cerceau qui doit soulever les couvertures au-dessus du membre amputé.

Il n'y a qu'un demi-siècle environ que les avantages relatifs de la résection des os ont été suffisament appréciés pour qu'on soumît cette méthode aux règles fixes qui dirigent aujourd'hui le praticien voulant y recourir.

La résection, vous le savez, se pratique ou dans la continuité ou à l'extrémité d'un os.

Les cas qui peuvent réclamer une résection dans la continuité à la campagne sont les fractures récentes avec saillie irréductible de l'un des fragments à travers les tissus, et certaines lésions organiques, comme l'ostéosarcome ou la carie des membres, de la mâchoire, des côtes, du sternum, etc.

J'ai vu pratiquer plusieurs fois la résection et même l'extraction des maxillaires; mais ni vous ni moi ne pourrons jamais décider un client à des opérations aussi épouvantables. — Dans ce cas, le parti le plus sage qui nous reste à prendre est de l'adresser au chirurgien du plus proche hôpital, qui le déterminera d'abord à entrer dans ses salles, et finira par obtenir son consentement, autant par l'autorité de sa position que par l'appât d'une opération gratuite.

Bien des auteurs conseillent la résection des fragments pour détruire l'articulation anormale consécutive à une fracture. Telle n'est pas mon opinion. Une opération grave et chanceuse doit être rejetée, quand on la propose au sujet d'une infirmité qui ne compromet aucunement l'état général de la santé, et que l'on peut facilement dissimuler avec une gouttière en fer-blanc rembourrée à l'intérieur, embrassant les deux tiers de la circonférence du membre, et pouvant se lacer à l'instar d'une plaque à cautère.

Tous les autres procédés, à commencer par le frottement des deux fragments osseux qui fut conseillé par Celse, jusqu'au fil métallique de M. Sommé, pour en déterminer l'inflammation, sont infidèles, dangereux même, et je ne vous engage à recourir à celui du chirurgien d'Anvers que dans le cas où l'insuffisance de l'appareil que je vous ai proposé serait manifeste.

La résection des extrémités articulaires remonte jusqu'à Hippocrate, attendu que l'ignorance de nos moyens hémostatiques défendait une amputation quelconque aux praticiens de son époque. — Mais l'espèce d'engouement dont la plupart des grands opérateurs modernes ont honoré la même méthode n'est pas aussi facile à justifier. — Il n'y a, en effet, que des circonstances exceptionnelles qui puissent nous la faire préférer à celle des amputations ; car son manuel est plus long, plus compliqué, et il en résulte une plaie plus étendue, plus irrégulière (acheminement à la phlébite et à l'infection purulente), enfin deux fragments osseux pour un seul, qui condamnent un membre à une infirmité ordinairement incurable. — Ainsi donc, mon ami, nous devons renoncer comme méthode générale, à toutes les résections qui pourront conserver un membre aux dépens d'importantes fonctions physiologiques, comme, par exemple, celles de l'articulation *scapulo-humérale, huméro-cubitale, ilio-fémorale et fémoro-tibiale* ; tandis qu'au contraire leur indication est précise : 1° avec les articulations *radio-carpienne, tibio-péronière* et *tibio-tarsienne*, parce qu'elles laissent au membre opéré un de ses os jumeaux, suffisant aux besoins de la locomotion ; 2° à l'égard des articulations *temporo-maxillaire, sterno-claviculaire, acromio-claviculaire, métacarpo* et *métatarsophalangienne*, parce que celles-ci compromettent faiblement, par leur absence, l'exercice des mêmes fonctions ;

qu'elles peuvent sauver l'individu, ou du moins lui épargner une mutilation plus grave si la maladie marche, et dans tous les cas même où les résections de cette dernière espèce paraissent insuffisantes à cause de l'étendue du mal, il faut oser désarticuler l'un des os du bras ou de la jambe, au lieu de recourir à l'amputation du membre, s'il n'y a vraiment qu'un seul os affecté.

Comme l'expectation n'est pas permise aussi longtemps pour la résection que pour l'amputation, c'est une raison pour y déterminer plus vite le paysan, en lui apprenant surtout qu'il peut conserver son membre dont la nature du mal l'obligera plus tard à se séparer, s'il vous permet que vous enleviez à temps la seule portion qui en est malade.

Ce que je vous ai dit sur les préparations du malade, sur les aides, etc., à l'article des amputations, convient à celui des résections, à part quelques palettes de bois de plus, et le trépan, la gouge ou la scie à chaînette, qui doivent remplacer la scie ordinaire pour des cas particuliers.

Chaque résection articulaire a son manuel opératoire minutieusement décrit dans nos traités et dans nos dictionnaires. — Rien de particulier à vous apprendre au sujet de la résection dans la continuité.

Réséquer les membres supérieurs et amputer les membres abdominaux, voilà la règle. — J'ai tâché de vous en indiquer les exceptions.

II. *Réunion.* — La suture a repris faveur depuis les merveilles opérées par son entremise, sous les noms de *staphylorrhaphie génoplastique, chiloplastique,* etc. Un chirurgien de campagne doit, autant que possible, préférer ce mode synthétique aux bandelettes agglutinatives et aux bandages unissants, chaque fois qu'il aura à affronter des lambeaux larges minces et mobiles, ou qu'il voudra obtenir la réunion immédiate d'une plaie tant soit peu considérable.

Loin d'une quotidienne surveillance, le paysan attache trop peu d'importance à l'exact maintien d'un appareil quelconque, il peut rendre à son membre sa liberté première, à mesure qu'un bandage se relâche ou que des bandelettes s'étirent, se décollent.

Les fractures sont une véritable synthèse du système osseux ; mais comme chacune d'elles exige des modifications d'appareils suivant la région qu'elle occupe, je me réserve de vous en parler, selon l'ordre des organes qu'elles peuvent affecter. — Passons donc aux remarques à faire sur les autres opérations particulières à chaque organe qui se présentent le plus souvent à la pratique rurale.

L'origine de la trépanation ou de l'opération du trépan se perd, comme l'on dit, dans la nuit des temps. — Certes, il fut bien osé celui qui le premier perfora la tête de son frère, avec le simple soupçon d'y trouver un liquide épanché, qu'il fallait évacuer. — Depuis, on a trépané le sternum, l'omoplate, le rachis, le sinus maxillaire, les os des membres et du bassin, comme le crâne, mais plus souvent cette dernière région du corps que toutes les autres ; voilà pourquoi nos auteurs, en décrivant le mode opératoire du trépan, supposent toujours l'y appliquer.

Indiquer précisément le siége et la nature des maladies qui réclament la trépanation est chose plus difficile que de la pratiquer. Aussi sommes-nous plus circonspect sur son recours que nos devanciers, et un chirurgien qui se permettrait de trépaner pour une migraine, à l'exemple de Panarolé, mériterait plutôt les gémonies d'une cour d'assises que Thouret-Noroy.

Les circonstances qui peuvent rendre l'opération du trépan nécessaire se rencontrent plutôt à la campagne qu'à la ville, puisqu'elle a pour but principal de remédier à la compression du cerveau par du pus accumulé, par du sang épanché ou par une esquille enfoncée, et que tous ces accidents peuvent succéder à une chute grave, à laquelle un paysan s'expose tous les jours, soit en escaladant un arbre, soit en gravissant des roches escarpées, etc.

Ma pratique m'a fourni plusieurs fois l'indication la plus formelle de trépaner. — Ce n'est qu'à quelque malencontre fortuite, imprévue, comme il s'en trouve à la campagne, que je dois attribuer de n'avoir point pratiqué cette opération, approuvée d'ailleurs par plusieurs confrères, et pourtant tous mes malades ont pu guérir sans elle. — En voici un exemple : Un montagnard adulte et sanguin, occupé à démolir une masure, tombe d'un premier étage, et son pariétal gauche vient heurter contre un rocher qui saillissait à la surface du sol. Tous les symptômes d'un épanchement primitif se déclarent : assoupissement, respiration stertoreuse, soubresauts, pouls dur et fréquent, hémorrhagies par l'oreille du côté blessé et par le nez. Cinq heures après l'accident, je vis le malade et je pus constater encore une plaie sans fracture sur la bosse pariétale gauche, avec paralysie du membre supérieur opposé; ce qui m'apprit : 1° qu'il y avait compression du cerveau, suite de l'épanchement sanguin ; 2° que l'endroit où siégeait cette compression était celui-là même de la plaie contuse. — L'indication du trépan ne pouvait être plus positive et plus urgente, comme vous voyez, et après avoir pratiqué une très copieuse saignée, entouré la tête de compresses imbibées d'eau froide, prescrit des sinapismes aux extrémités inférieures et des sangsues en permanence à chaque apophyse mastoïde, en attendant mon retour, je revins à mon domicile, sis à deux lieues du théâtre de cet accident. — Mais jugez de ma perplexité : j'étais au début de ma pratique, et point de boîte à *trépan*. — Je m'adressai donc à celui de mes voisins qui pratiquait la chirurgie arrondissementale, et je fus obligé de l'attendre jusqu'au lendemain, parce qu'il était en course. Heureux retard, mon ami, car un commissionnaire vint nous apprendre que les sangsues avaient *tiré* et *tiraient* encore ; que le malade avait repris la parole, qu'il sentait et remuait mieux son bras. — A notre arrivée nous pûmes certifier, en effet, une amélioration telle qu'elle contre-indiqua une opération qui aurait été pratiquée la veille, sans le contre-temps mentionné.

C'est à l'énergique déplétion sanguine provoquée par une saignée, par les sangsues et par les hémorrhagies d'organe ; c'est aussi à la révulsion concertée par l'eau froide et par les sinapismes, que je dus la résorption définitive du sang épanché, et par suite la guérison d'un bon père de famille.

Nonobstant ce cas et d'autres semblables, qui ne plaident pas en faveur du trépan, je ne persiste pas moins à vous conseiller (l'opération n'étant pas dangereuse en elle-même) (1) d'y recourir toutes les fois que vous pourrez attribuer avec certitude des phénomènes de compression, soit à un corps étranger, à une esquille, à un angle osseux, soit à un épanchement sanguin ou purulent dont le siége sera bien précisé par la paralysie ou par des symptômes locaux, et que la sagacité du praticien sait plus ou moins fidèlement interpréter.

Vous pouvez appliquer le trépan sur tous les points de la périphérie crânienne, et l'exemple de plusieurs grands opérateurs vous autorise à mépriser en un cas urgent les exceptions que les anciens avaient faites pour la partie moyenne et inférieure de la région frontale, pour les angles antérieurs et inférieurs des pariétaux et même pour le trajet de tous les sinus.

Je dois vous répéter, à l'égard du péricrâne, ce que je vous ai dit du périoste, à l'article des amputations et des résections, savoir, qu'en voulant le détruire avec la rugine, ainsi que le professeur Sanson en a fait encore un précepte

____

(1) Dans sa *Chirurgie*, Corn. Solingen dit qu'un prince d'Orange supporta sept fois cette opération sans aucun inconvénient.

en 1836, vous compliqueriez l'opération et vous prolonge-
riez les douleurs du malade en pure perte.

Quand votre opéré sera guéri, vous ne pourrez trop
souvent lui recommander le maintien d'une plaque de cuir
sur l'ouverture pour la protéger des chocs extérieurs et de
l'insolation à laquelle il est exposé.

La rhinoplastie reconstruit ou raccoutre un nez coupé
par accident, rongé par le cancer, la variole, la syphilis,
les scrofules, ou mortifié par la congélation. — Galien
parla le premier de cette opération ; les Indiens la pratiquent depuis plusieurs siècles, et pourtant ce n'est que
depuis 1818 que la chirurgie française s'en occupe sérieusement. — Diverses méthodes existent, à commencer par
celle des nobles Indiens, qui font abattre le nez d'un de
leurs serfs et le mettent à la place de celui qui leur manque, ou qui empruntent sans façon un lambeau cutané
à la fesse d'un pauvre paria…, jusqu'à celle dite *méthode
italienne*, qui est celle que nous devons préférer pour le
moment, selon le procédé du professeur Græfe.

L'absence du nez est une difformité assez hideuse pour
contraindre le paysan, en dépit de son cynisme, à la couvrir d'un mouchoir ou d'un bandeau, quand il sort de sa
maison. — Nul doute qu'il n'acceptât les chances d'une si
urgente réparation, si son médecin pouvait lui en garantir
la réussite.

Une manière de tamponnement des fosses nasales préférable entre toutes celles déjà connues et décrites, consiste
à introduire, à l'aide d'une sonde de caoutchouc qui lui
sert de mandrin, un bout suffisamment long d'intestin
frais ou desséché, qui se trouve chez tous les charcutiers
ou les bouchers ; quand l'extrémité nouée de ce boyau est
parvenue dans l'arrière-bouche, on retire la sonde, et avec
une seringue on l'injecte d'eau froide, d'eau de Rabel ou
d'oxycrat. Ses parois distendues et rafraîchies par le liquide pressent uniformément tous les déduits de la fosse

nasale, et l'hémorrhagie cesse promptement et sans douleur.

La section et la cautérisation de certains nerfs, en cas de tic douloureux, est un moyen cruel et trop souvent infidèle, pour que vous y recouriez de prime abord, c'est-à-dire, avant d'avoir essayé tous les autres traitements tant internes qu'externes.

Les nerfs soumis le plus ordinairement à cette opération que je n'ai pas encore vue réussir, sont le frontal, le sous-orbitaire, le facial et le dentaire inférieur. — Sachez bien vous orienter, vis-à-vis de la position de chaque nerf à couper, pour abréger autant que possible des douleurs que le malade est exposé à endurer en pure perte.

Plusieurs fois j'ai eu l'occasion de restaurer des lèvres plus ou moins rongées par un ulcère carcinomateux. — Cette opération s'offrira souvent à votre pratique. — Le procédé varie, suivant qu'il s'applique à la lèvre supérieure ou inférieure, à la restauration de la commissure, de la partie moyenne ou de la totalité de l'une des lèvres.

S'il faut enlever une portion de la commissure et que la perte de substance soit considérable, empruntez un lambeau à la joue correspondante. — Est-ce au contraire la partie moyenne de l'une ou de l'autre lèvre ? — Rapprochez autant que possible les bords réguliers de la plaie figurés en triangle, et maintenez-les comme après l'opération du bec-de-lièvre. — La grande extensibilité de ces parties m'a d'abord surpris, car j'ai pu dissimuler par le simple rapprochement une perte de substance intéressant plus du tiers de la lèvre inférieure, sans être obligé, comme le conseillent nos maîtres en l'art autoplastique, d'emprunter un lambeau à la région sus-hyoïdienne.

Rien de particulier à vous apprendre sur le manuel opératoire du bec-de-lièvre, sinon qu'il vaut mieux mettre trois aiguilles que deux ; — la première étant placée un

peu plus bas, et dans la portion rosée même du bord libre
de la lèvre (Malgaigne).

Nous devons aussi, à la campagne, pratiquer cette opération le plus tôt possible, afin de profiter du premier et
fugace émoi des parents, qui s'habituent, comme je vous
l'ai déjà dit, à la vue d'une aussi laide difformité chez leurs
enfants.

Les fistules salivaires et la grenouillette sont des maladies rares. Ma pratique ne m'offre qu'un seul cas des premières, et je n'ai pas osé l'opérer. — La grenouillette est
une tumeur très sujette à récidive : je l'ai traitée plusieurs
fois par le séton avec un fil de plomb, le bouton de Dupuytren et l'injection iodée, mais sans un succès. —
M. Barrier a imaginé et mis en usage un nouveau procédé
qui mérite notre préférence dans la plupart des cas : il met
à l'abri de la récidive mieux que ses devanciers ; il est inoffensif, d'une exécution facile, bien qu'il tienne à la fois de
l'excision et de l'autoplastie (1).

L'incision et l'excision des tonsilles et de la luette sont
des opérations sur le mode opératoire desquelles il n'y a
qu'une voix parmi nos chirurgiens modernes. Ils ne se servent que d'un bistouri boutonné et des pinces de Museux.

Je vous préviens que l'occasion de pratiquer l'opération
de la cataracte ne s'offrira guère à votre pratique, d'abord
par rareté des cristallins opaques, contrairement à l'opinion
émise par M. A. Petit qu'il y a trois fois plus de cataractes à
la campagne qu'à la ville, et parce que le paysan s'adresse
préférablement à un oculiste. — Je suis loin de l'en blâmer,
car il faut une main légère, sûre et bien habituée pour
manier une *aiguille à cataracte* ou un *kératotome*…. Combien peu d'entre les médecins de campagne, du reste, sont
ambidextres, comme cette fine opération l'exige ? — Mais

_____

(1) Consulter, à ce sujet encore à l'étude, la très bonne thèse du
docteur Perroud (Paris, 1858).

dussiez-vous ne la pratiquer qu'une seule fois en votre vie, les réflexions suivantes pourront vous servir.

Quoique les auteurs énumèrent toutes les conditions qui doivent décider à l'opération, il n'est pas juste d'ajouter qu'une cécité complète qui ne provient pas d'une altération autre que celle du cristallin, autorise toujours à l'essayer.

La cataracte peut se pratiquer à tout âge, sur un œil comme sur les deux, s'il y a instance de la part du malade, et jamais en deux fois, ainsi que le conseillèrent pourtant Scarpa et Dupuytren. Voici ma raison. Si l'opération ne réussit pas pour un œil, il sera très difficile de décider un malade désappointé, borné et opiniâtre, à l'opération de l'autre, à moins qu'il ne soit soumis au régime salutairement despotique d'un hôpital.

Au lieu d'un vésicatoire appliqué, avant l'opération, au bras et même à la nuque, comme dérivatif de l'inflammation qu'elle peut entraîner, ne serait-il pas aussi efficace et moins douloureux de recourir, d'après la même intention, à l'émétique en lavage, quand le tube gastro-intestinal voudra le permettre? — A l'égard de toutes les minutieuses et trop longues préparations auxquelles on assujettissait naguère un malade, il suffit d'un régime léger, végétal, et du repos.

Quand un paysan se décidera à cette opération, exigez de lui qu'il s'établisse dans votre localité pendant la durée du traitement, afin de le surveiller à chaque heure du jour, et prévenir de la sorte toutes les imprudences qu'il commettrait en pareil cas, par un mouvement de curiosité ou à l'instigation de sa famille, des commères.

Mais des trois méthodes opératoires (*abaissement, extraction* et *broiement*) quelle est celle qui mérite la préférence d'un chirurgien de campagne? — Il est plus facile de répondre à cette question de spécialité seulement, que s'il s'agissait d'opter entre elles, pour une méthode générale. Je vous répondrai donc, mon ami, que la méthode par abaissement, selon le procédé ordinaire, me paraît devoir être la sienne : 1° parce que son exécution est la plus facile, grand avantage pour un praticien qui n'en a pas l'habitude ; 2° parce que tous les accidents consécutifs qu'on lui reproche n'atteignent pas le paysan, par la raison d'une irritabilité moins grande et d'un système nerveux moins susceptible qu'à la ville ; 3° parce que la cicatrisation de la piqûre est la plus prompte, ce qui s'accommode avec le caractère déjà connu du malade ; 4° parce qu'on y peut recourir dans toute espèce de cataracte, ce qui soulagera son diagnostic ; 5° enfin, parce que si elle ne réussit pas, on peut encore tenter l'extraction.

Les auteurs recommandent, dans leurs ouvrages, de toucher pendant quelques jours l'œil que nous devons opérer, avec un corps mousse, poli et très propre, tel que le canon d'une plume à écrire. Le paysan vous dispense d'une semblable précaution ; mais en revanche, il faut veiller plus attentivement à ce que, cédant à un mouvement bien naturel de curiosité, il n'essaye pas, en votre absence, de voir la lumière. — Il suffit de couvrir mollement les yeux avec du coton, comme le pratiquait Mayor, sur les opérés de son hospice ; et la diète doit être moins sévère à la campagne qu'à la *Charité* ou à l'*Hôtel-Dieu* de Paris.

Le passage suivant du professeur Velpeau terminera tout ce que j'avais à vous dire sur cette délicate opération : « Un chirurgien quelconque serait coupable envers l'humanité, s'il allait pratiquer l'opération de la cataracte, avant de s'y être longtemps exercé sur le cadavre d'abord, et ensuite sur les animaux vivants. Encore doit-il savoir que les essais de ce genre sont loin de pouvoir donner l'idée de ce qui existe réellement sur l'homme pendant la vie, et que l'extraction est en quelque sorte la seule qui puisse être simulée d'une manière un tant soit peu satisfaisante. »

L'établissement d'une pupille artificielle est une opération qui n'exige pas moins d'habileté et d'expérience que la précédente. — Les cas qui la réclament, savoir : l'opacité de la cornée et le resserrement ou l'oblitération de la pupille, sont moins fréquents à la campagne, et même à la ville que l'opacité des cristallins.

Si je me permettais de la pratiquer, j'aurais recours préférablement à la corectomie, d'après le procédé de Wenzel, parce que la manœuvre n'est pas compliquée, et que, si elle réussit, la guérison est solide, sans récidive.

La ponction, l'incision, la rescision et l'extirpation du globe de l'œil, sont des opérations beaucoup moins difficiles, et qu'un chirurgien de campagne peut et doit pratiquer selon les préceptes écrits, à la suite de l'hydrophthalmie, de l'empyésis, du staphylôme, de l'hypopyon et de l'onyx.

Un des chapitres les moins étudiés et par conséquent les moins connus de la chirurgie, est le diagnostic différentiel des maladies qui affectent l'oreille moyenne et interne. — C'est l'obscurité de leurs symptômes qui déroute la plupart de nos confrères des campagnes (1), et tous les jours vous les entendez confondre, sous le nom commo-

---

(1) Un employé des douanes à Bellegarde (Ain) souffrait depuis plusieurs années d'un mal d'oreille ainsi anonyme et qui avait résisté à tous les secours de la chirurgie genevoise. — J'examinai à mon tour l'oreille malade ; mais comme je n'étais pas plus *malin* que mes confrères, je n'y découvris rien, absolument rien... J'injecte de l'eau tiède, je la fais garder longtemps par la position horizontale, et j'engage mon client à répéter la même opération chez lui. — Quatre ou cinq jours après, il revient, tout joyeux et véritablement guéri, me remercier et m'apporter *les petits os que j'avais eu l'adresse de faire sortir de sa tête.* — C'étaient bien, en effet, des esquilles que mon eau tiède avait innocemment détachées et expulsées du conduit auditif. D'où venaient-elles ? Des osselets de l'ouïe cariés, probablement, à la suite d'otites aiguës et méconnues que ce pauvre douanier avait gagnées dans ses embuscades nocturnes. — J'ai conservé ces esquilles comme une *pièce curieuse* d'anatomie pathologique.

dément générique de *mal* d'oreille ou *d'otite* (quand ils
veulent raffiner), l'atrésie du conduit auditif, les polypes,
les abcès et les fistules qui en sont la suite, la carie des os
mastoïdiens ou des osselets de l'ouïe, l'otalgie, etc.

La conséquence est forcée, c'est que tous les traitements spéciaux que réclame chacune de ces maladies se
résument en quelques injections oléagineuses, sangsues ou
vésicatoires. Du reste, il faut en convenir, le cathétérisme de
la trompe d'Eustachi, l'emploi du *speculum auris*, de
l'otoscope et du diapason, demandent une trop longue
étude, pour tomber dans la pratique vulgaire.

Au lieu donc de vous faire part de mes remarques trop
concises sur les opérations réclamées par ces maladies,
j'aime mieux vous renvoyer à la lecture des traités spéciaux, toutes les fois qu'une affection obscure de l'oreille
s'offrira à votre pratique.

Quelques opérations qui se pratiquent dans la région
cervicale, l'ablation des glandes sous-maxillaire, parotide
et thyroïde, exigent des connaissances anatomiques trop
précises pour un praticien de campagne ; heureusement
que de telles opérations peuvent assez se retarder pour que
le malade ait le temps de s'adresser à une spécialité chirurgicale de la ville. — A la vérité, on s'expose moins à
blesser une artère, en s'adressant à la ligature de Mayor
plutôt qu'à l'instrument tranchant ; mais ce mode opératoire nécessite encore, pour qu'il réussisse dans certains
cas, l'habitude qu'en avait acquise son inventeur.

La trachéotomie est une opération grave par elle-même.
Trois indications pour la pratiquer : extraire un corps
étranger, — rétablir la respiration compromise par le
croup ou par une autre affection du larynx. — En présence des statistiques les plus récentes (3 enfants guéris du
croup sur 42 opérés, à l'hôpital Sainte-Eugénie), j'ai dû
tenter tous les autres moyens de traitement, et ma statistique fait plus honneur au tartre stibié qu'au bistouri.

Le cathétérisme œsophagien sert à explorer, à extraire un corps étranger, à conduire dans l'estomac des substances alimentaires ou médicamenteuses, à dilater son conduit en cas de rétrécissement spasmodique ou organique. — Toutes ces circonstances vous apprennent que l'occasion peut s'offrir de le pratiquer indistinctement, à la campagne comme à la ville. — Opération facile, mais qui l'est davantage en introduisant la sonde œsophagienne plutôt par la bouche que par le nez.

L'œsophagotomie est encore une opération que nous devons savoir pratiquer, parce qu'elle n'admet quelquefois aucun retard. — Le procédé de B. Bell est le plus simple, et dans le cas où le corps étranger ne fait pas saillie, pour nous indiquer le trajet de l'œsophage et provoquer l'écartement des organes qu'il importe de respecter, j'aime autant une algalie de caoutchouc que l'on fait avancer jusqu'à la rencontre du corps étranger, et dont on fait ensuite saillir le bec, en la garnissant d'un mandrin recourbé, que l'instrument de Vacca Berlinghieri.

Les opérations sur la poitrine sont l'extirpation d'un sein cancéreux et l'empyème; car l'extirpation des tumeurs dans le creux axillaire et la paracentèse du péricarde sont entourées de trop de difficultés et de dangers, pour que je vous engage à les tenter.

Récamier voulut faire revivre la pratique de la compression, pour suppléer à l'instrument tranchant, mais il est permis de la blâmer comme méthode générale, et d'ajouter qu'elle est impraticable dans nos campagnes, à cause de la longueur de sa durée et de la minutie de ses pansements. — L'opération d'ailleurs est réduite aujourd'hui à sa plus grande simplicité, et pour les artérioles qu'on peut couper, il est indifférent de recourir à la ligature, à la torsion, et même à la simple compression.

Que la maladie soit récente ou que déjà il se manifeste des symptômes de cachexie cancéreuse, n'importe; vous devez proposer l'opération à votre cliente. — Dans le premier cas, la guérison est plus certaine, et dans le second elle n'est que douteuse, car les annales de la chirurgie possèdent des observations très encourageantes.

Trop vantée par les anciens et trop négligée aujourd'hui, l'opération de l'empyème me paraît aussi simple qu'une saignée, si l'on recourt au procédé proposé par M. Velpeau ; et en profitant des beaux travaux de M. Piorry, il est facile de localiser un foyer quelconque, au dedans comme au dehors de la poitrine. — Quel progrès sur la chirurgie ancienne !

C'est le hasard qui a donné l'idée de la paracentèse comme de la saignée, comme de l'emploi chirurgical des sangsues, etc. — Vous connaissez son mode opératoire ainsi que les variations que doit subir son lieu d'élection ; suivant que vous aurez affaire à une femme ascitique, enceinte ou non. — Malheureusement une opération si hardie n'est qu'un moyen palliatif dans la plupart des cas. Diverses injections ont été tentées après la ponction, pour obtenir la cure radicale d'une hydropisie, à l'instar de celle de l'hydrocèle. Celle qui doit fixer davantage notre préférence est une préparation iodée.

Après tout ce que je vous ai dit sur le compte des hernies, dans ma dernière lettre, leur manuel opératoire seulement me fournira le sujet de quelques réflexions.

La kélotomie est une opération difficile et parfois compliquée. — Je n'engage pas un chirurgien de campagne à la tenter, s'il n'a pas une souvenance exacte de la disposition anatomique des parties, des yeux excellents, une main légère, de l'aplomb, de la prudence et deux aides, gens de l'art comme lui, l'un pour tendre la peau, éponger la plaie, coopérer à la ligature des vaisseaux, et l'autre pour lui donner les instruments, pièces de pansement, etc. D'autres aides doivent être à sa disposition pour maîtriser les mouvements du malade, tenir la lumière, etc.

Après avoir disposé l'appareil, le malade et les aides selon les règles voulues, il faut distinguer sept temps à la kélotomie, savoir : incision des téguments, recherche du sac, son incision, appréciation des parties étranglées, tentative de réduction, débridement, réduction définitive; car je considère comme un temps de plus aux six déjà consacrés par les auteurs, l'essai à faire de la réduction des parties herniées, une fois qu'elles sont connues et avant de se décider au débridement.

Une chose m'a toujours surpris, c'est l'accord des auteurs pour alarmer un débutant, au sujet des dangers qui accompagnent le débridement d'une hernie, et le démenti que donne à ces classiques déclamations l'expérience de chacun. — La structure anatomique des anneaux et la position respective des artères à leur égard sont telles pour la hernie inguinale d'abord, qu'en opérant le débridement par mouchetures ou directement en haut, entre les deux piliers, il n'y a presque point de dangers à craindre. En effet, mon ami, dans le premier cas, les incisions étant moins profondes, s'éloignent d'autant plus de l'artère hypogastrique, et dans le second, le même vaisseau fuira devant le bistouri, s'il agit plutôt en pressant qu'en sciant.

Pour débrider sans crainte d'hémorrhagie, un de nos confrères les plus distingués de la campagne, le docteur Amédée Joux, a préconisé dernièrement le procédé qui consiste à déchirer au lieu d'inciser les tissus qui causent l'étranglement; dans ce cas, il faut opérer promptement, en incisant d'abord la peau avec le bistouri et introduisant après le bout du doigt seul ou accompagné d'une sonde cannelée, dont on se servira comme d'un levier, dans la partie *étranglante* (1).

Apprenez aussi, pour vous tranquilliser raisonnablement, que plusieurs autopsies ont démontré la section complète

____

(1) *Journal des connaissances médicales*, 30 mars 1861.

des artères susdites que l'on redoute tant d'égratigner, de toucher chez des individus qui leur avaient survécu et à l'insu même de leur chirurgien.

Quand l'état de la plaie consécutive à l'opération le permettra, un chirurgien de campagne doit, à l'exemple du professeur Serres (de Montpellier), recourir à la suture de ses bords pour hâter la cicatrisation : le caractère connu de son client lui fait un précepte de ce point de conduite.

Passons aux opérations des parties sexuelles. — J'ai souvent constaté la longueur excessive du frein de la verge, chez nos paysans ; encore ne consultent-ils leur médecin que lorsqu'il existe des ulcères, des chancres même, à la suite d'excoriations répétées. — Quelques bains locaux, l'adossement de la verge contre le pubis et un régime adoucissant suffisent pour guérir ces ulcérations bénignes, en même temps que la section du frein que l'on opère facilement avec des ciseaux mousses.

Le phimosis est aussi une conformation qui appartient plutôt à la campagne qu'à la ville, et qui peut entraîner diverses maladies, faute des soins de propreté qu'elle réclame. — J'attribue ces deux états particuliers de la verge aux bonnes mœurs des campagnes, et surtout à la rareté des péchés d'Onan.

L'opération du phimosis se pratique de diverses manières. — Pour moi, je me suis avantageusement servi d'un bistouri droit, à lame étroite, la pointe garnie d'une boulette de cire, que l'on introduit entre le prépuce et le gland, jusqu'à la hauteur convenable. En abaissant le poignet, la pointe transperce le prépuce, et le mouvement que le malade fait pour se retirer en arrière et fuir en quelque sorte la douleur, achève l'opération.

Le manuel opératoire que réclame la famille des hydrocèles consiste tantôt dans de simples mouchetures, tantôt dans la ponction avec un trocart, suivie d'injections diverses pour déterminer l'inflammation et par suite l'adhésion des parois de la poche. — Enfin on a conseillé l'incision si la tumeur est ultiloculaire, et l'excision, si la tunique vaginale est épaissie, cartilagineuse.

Pour les injections, j'emploie ordinairement la teinture d'iode iodurée additionnée de deux ou trois fois autant d'eau ou même mélangée à parties égales. — Peut-être verrons-nous renoncer tout à fait aux injections si douloureuses pour revenir au séton de Galien. — De telles amendes honorables à la thérapeutique des anciens se renouvellent tous les jours ! — C'est à la lecture de Pott (1) que je suis redevable de l'envie de l'essayer, et j'ai obtenu ainsi plusieurs guérisons vraiment radicales d'hydrocèle (par épanchement dans la tunique vaginale), celle qui doit nous occuper comme étant la plus commune.

Je ne connais pas la modification que Roé (d'Édimbourg) a apportée au procédé du célèbre chirurgien anglais. — Voici la mienne :

Après avoir évacué le liquide épanché, à l'aide de la ponction pratiquée avec un trocart, je saisis la peau du scrotum avec la main gauche et du côté droit de l'ouverture faite, tandis qu'un aide en fait autant du côté gauche, de manière à former un pli horizontal à l'axe du corps, présentant sur sa face antérieure l'ouverture de l'instrument, au travers de laquelle j'introduis l'*aiguille à séton* de Boyer, garnie d'un petit ruban de fil ou de caoutchouc, et qui va sortir à la partie supérieure du scrotum, face postérieure du pli ci-dessus décrit. — Cette méthode du séton est moins douloureuse que celle des injections, plus prompte et accompagnée de moins d'accidents.

Il serait temps, n'est-ce pas, que les praticiens sussent définitivement à quoi s'en rapporter pour la cure des ré-

____

(1) Histoire de la méthode propre à opérer une cure parfaite et radicale de l'hydrocèle par le moyen du séton (*OEuvres chirurgicales*, t. II, p. 265).

trécissements de l'urèthre et des fistules urinaires? — Je suppose, en effet, que pour la première fois une affection aussi grave se présente à vous; ne serez-vous pas très embarrassé sur le choix à faire, entre les cordes à boyaux, les bougies emplastiques, de caoutchouc, de tout calibre, solides ou creuses; entre les scarifications, les cautérisations, les injections forcées, les uréthromètres, les porte-empreintes, les explorateurs à onglets, etc. ?—Il appartenait encore à l'esprit ingénieux du chirurgien de Lausanne de débrouiller ce chaos, en renouvelant les sondes métalliques de Schmidt et Horsberg. — Le cathétérisme forcé, mais lent et rationnel, avec des sondes métalliques et progressivement grosses, introduites dans le canal par de petits mouvements de gauche à droite, d'avant en arrière, de vrille surtout, et laissées à demeure de plus en plus longtemps, m'a paru résoudre ce problème pratique.

Les principes du cathétérisme forcé, d'après Mayor, sont fondés sur cette observation constante, qu'un corps arrondi à son extrémité et d'un certain volume écarte et enfile un canal membraneux, tel que l'urèthre, avec moins d'inconvénients et de dangers qu'un corps petit, et à plus forte raison qu'un corps aigu.

Quiconque veut s'assurer de cette vérité, peut simuler l'effet de ces deux sortes de cathétérisme, et les comparer, en essayant d'introduire dans sa main fermée une petite bougie et l'index de son autre main. — Cette expérience sera promptement convaincante.

L'occasion est rare, dans nos campagnes, de recourir à cette opération, mais il suffit de penser que l'on peut être appelé à la pratiquer au moment le plus inattendu, pour que ces quelques mots vous intéressent.

Le manuel de ce cathétérisme, quoique généralement plus facile que tous les autres, ne demande pas moins une certaine habitude, et vous avez d'autant plus raison d'y tenir, que n'exigeant à la rigueur aucune notion anatotnique, un paysan pourra, aidé de la prudence et du sens commun, répéter après vous la même opération, comme je l'ai vu faire par les malades de l'hospice de Lausanne.

A l'exemple d'Hippocrate, je ne vous ferai pas prêter serment, au début de votre carrière, de ne jamais pratiquer la taille, mais je vous répéterai ce que je vous ai dit au sujet d'autres opérations, que celle-ci pouvant se retarder, vous devez la confier à une spécialité ; et quoique la lithotritie soit moins sanglante, moins périlleuse peut-être, je ne la crois pas plus de la compétence manuelle d'un praticien de campagne.

Les opérations qui peuvent se pratiquer sur les organes génitaux de la paysanne sont en petit nombre ; ceux-ci étant sujets à moins de dérangements fonctionnels ou organiques que s'ils appartenaient à une dame de la ville, et la pudeur prohibant trop souvent les secours de notre art. Il faudra, par exemple, qu'un polype utérin soit assez volumineux pour gêner les mouvements de la locomotion, pour vous permettre l'application du spéculum. — Je me sers préférablement d'un spéculum bivalve, muni d'un mandrin à tête arrondie. — Si la fourchette est entière, n'oubliez pas de la déprimer avec le bout de votre instrument, dirigez-le vers la pointe du coccyx, et quand vous l'aurez enfoncé à 3 ou 4 centimètres, vous le ferez basculer, selon la direction de l'angle sacro-vertébral.

Dans tous les cas, à l'exemple de Lisfranc, procédez avec beaucoup de douceur et lenteur à la fois. — Un excellent moyen de projeter au fond du spéculum la plus grande masse de lumière, est de placer en arrière de la bougie une cuiller d'argent qui fait office de miroir concave ; les yeux de l'opérateur, demeurant dans l'ombre, peuvent prolonger l'examen en toute sécurité (Malgaigne).

Toute maladie utérine qui se borne à tourmenter, à compromettre les jours d'une mère de famille, et qui ne l'empêche pas, pour autant, de vaquer à son ménage, grâce à sa spartiate résignation, est considérée, dans les campagnes, comme un simple dérangement de la *nature*, une *misère de femme* qui est de la compétence des matrones.

Les prolapsus du vagin ou de l'utérus sont, le plus ordinairement, une suite des accouchements laborieux, mal faits ; c'est pourquoi je remets de vous en parler dans ma lettre prochaine, pour arriver enfin à l'un des chapitres les plus intéressants de la médecine opératoire, qui est le traitement des fractures.

Les fractures, chez le campagnard, sont, d'après l'ordre de leur fréquence, celles des membres inférieurs, de la clavicule, des membres supérieurs et des côtes ; la nature de ses travaux, ses efforts inconsidérés et ses chutes nombreuses en donnent la raison. — Nous n'avons à nous occuper que de leur traitement.

Je ne suis guère d'accord avec les auteurs qui écrivent, d'une manière générale, que le traitement des fractures est une des parties les plus avancées de l'art chirurgical ; j'ose croire, au contraire (qu'ils me pardonnent ce franc parler sur le terrain de la science), que jusqu'à l'année 1812, époque à laquelle Sauter publia sa méthode (1), le traitement des fractures des membres inférieurs, surtout, avait langui dans une atrophique enfance, emmaillotté qu'il était dans les langes de Scultet !

Or, la méthode du médecin allemand permet à un membre inférieur fracturé, mais réduit, reposant sur un cadre sanglé, garni et suspendu au ciel du lit ou au plafond de la chambre, tous les mouvements oscillatoires, parallèles à

______

(1) Il ne faut pas attribuer au physicien de Constance la découverte du traitement des fractures par la suspension. — Ravaton employa un appareil à suspension dans le courant de l'année 1750 (*Pratique moderne de la chirurgie, publiée et augmentée par Sue le jeune*, Paris, 1770). Voilà donc une priorité incontestable, mais qui n'est encore que relative ; mon érudition ne va pas plus loin.

l'horizon, sans compromettre l'exact maintien des fragments et sans douleur.

Mayor ayant lu l'épaisse et diffuse brochure qui développait cette méthode, la comprit, l'essaya, et finit par l'adopter exclusivement dans sa pratique, après lui avoir fait subir quelques modifications et l'avoir baptisée du nom d'*hyponarthécie*. — Ce chirurgien, déjà connu par d'autres travaux, publia à plusieurs reprises tous les avantages qu'il en éprouvait dans son hôpital et dans sa pratique civile ; on peut dire qu'il prêcha courageusement dans le désert pendant vingt ans !... Ce fut en 1832 que, lisant à mon tour dans un journal de médecine le compte rendu de son dernier ouvrage sur le même sujet, je me pris à admirer non pas tant la supériorité patente de cette méthode sur toutes les autres, que l'entêtement véritablement *sublime* de tous les chirurgiens.

De mon côté, je me mis à l'œuvre ; je recueillis des faits, et après trois ans d'expérience, le même journal publia ma première *Lettre chirurgicale à Mayor*, pour manifester tous les bienfaits de l'hyponarthécie en faveur des praticiens de campagne et de leurs malades, pour soumettre au chirurgien suisse quelques modifications aux siennes mêmes. — Les lecteurs de la *Gazette médicale* se rappellent peut-être notre polémique, laquelle, un peu de malice s'y mêlant, stimula, au bénéfice d'une méthode dont nous nous étions faits les apôtres, l'attention du Français si vitement blasé.

Bref, Mayor se résigna, d'après le témoignage de ses sens à rendre publique justice à mes modifications, ainsi que, de prime abord, j'en avais agi vis-à-vis des siennes. — Je vais donc, mon ami, après ce préambule historique sur l'hyponarthécie, vous décrire mes appareils pour le traitement des fractures des membres inférieurs, leur application et leur mode d'agir, tout en essayant de conserver en regard la méthode ancienne, le procédé de Sauter et celui de Mayor. — Cette revue synoptique aidera votre jugement sur la valeur respective des deux méthodes et des trois procédés.

Cinq indications doivent se remplir : 1° support d'un membre fracturé, 2° coaptation, 3 contention, 4° suspension, 5° mobilisation réglée.

Support du membre. — Toutes les méthodes sont obligées de s'accorder sur cette première indication : fournir au membre un point d'appui, un support qui dure autant que le traitement de la fracture. — Mais les unes exigent son extension continue (*procédé vulgaire*), et les autres lui permettent la demi-flexion, tantôt sur son côté externe (*procédé de Pott*), tantôt sur sa face postérieure (*procédé de J.-L. Petit, de Dupuytren, de Delpech, de l'hyponarthécie*). Vous comprenez, mon ami, combien cette dernière position favorise le maintien des fragments, en relâchant les muscles. — Sauter plaçait le membre sur un cadre garni, Mayor sur une planchette, puis sur des châssis de fil de fer ; M. Muret (de Morges) proposa une espèce de pliant, et après maints essais comparatifs, je préférai deux planchettes plus étroites, plus légères que celles de Mayor, et articulées au niveau du jarret par une charnière dite *quart de cercle*, fixée sur l'un des côtés de mon appareil. Ainsi, je puis laisser vide l'espace qui répond à la région poplitée, à la faveur d'une échancrure pratiquée sur chaque bout des deux planchettes, et varier avec la plus grande facilité la flexion de ce double *plan incliné*, préférable, pour ces deux avantages, à ceux de Charles Bell, d'A. Cooper, d'Amesbury, de Smith, de Braun et de Dupuytren, qui avait fini lui-même par renoncer à l'usage du sien, ayant remarqué que la pression exercée par l'angle de réunion des deux plans sur le jarret était très douloureuse, et que même elle pouvait déterminer l'inflammation et la gangrène des téguments de cette région. — A l'extrémité libre de la planchette fémorale s'attache une bande rembourrée qui doit embrasser le bassin et l'y fixer; — la planchette jambière se termine par une semelle de bois et qui s'assemble à angle droit dans deux longues mortaises, afin de pouvoir s'avancer ou reculer, suivant la longueur du membre. » *Ex pluribus modis ille eligendus est qui omnium minimo negotio comparatur.* » (HIPP.)

Coaptation. — C'est donc sur cette double planchette convenablement garnie que je place une jambe fracturée, je suppose, et que j'en opère la coaptation d'après les règles communes à toutes les méthodes.

Contention. — Si c'est une fracture simple et transversale du tibia, j'embrasse dans les contours d'une cravate le membre et l'appareil, j'en fixe les deux bouts sur l'un des côtés par une rosette. S'il y a plaie, j'en place deux au lieu d'une, en haut et en bas de la solution de continuité, pour en permettre les pansements, indépendamment de la fracture. Et s'il y a raccourcissement du membre par l'effet de l'obliquité des fragments ou de la fracture simple des deux os, j'opère l'allongement du membre, soit en fléchissant la cuisse sur le bassin ou la jambe sur la cuisse (1), soit à l'aide de deux autres cravates, dont l'une, embrassant le genou et se fixant en dehors et à la partie supérieure de la planchette, opère la *résistance*, tandis que l'autre, entourant l'extrémité inférieure du membre, le tire, l'allonge, le

(1) Il suffit de mettre, dans la plupart des cas, le membre en demi-flexion, pour pouvoir opérer facilement une réduction jusqu'alors impossible. Ce n'est pas toutefois que par la position demi-fléchie on obtienne le relâchement de tous les muscles qui peuvent agir sur les fragments : il est évident, au contraire, qu'à mesure qu'on relâche les fléchisseurs, on tend les extenseurs à proportion ; mais comme les muscles placés dans le sens de la flexion du membre sont en général plus forts que ceux qui sont placés dans le sens de l'extension, il en résulte qu'il y a plus d'avantage à les mettre dans le relâchement. — Et d'ailleurs, il est à observer que dans la position demi-fléchie les muscles placés dans le premier sens ne sont pas complétement relâchés, ni les autres complétement tendus. (Pott.)

redresse et le maintient tel, en s'attachant par ses deux bouts libres aux trous pratiqués en haut et en bas de la semelle. — Si, malgré cet allongement ainsi produit et maintenu, l'un des fragments saillit encore, ou si le membre même conserve une courbure sensiblement anormale, j'applique encore le plein d'une cravate sur le fragment ou sur la convexité du membre, je tire sur ses deux bouts, je les fixe sur le rebord opposé de la planchette, et sûrement elle ramène les fragments sur la ligne dont ils déviaient. Enfin pour ne rien omettre, si le péroné seulement est fracturé, les fragments n'éprouvant pas leur déplacement suivant la longueur de l'os, je ne pratique pas la *traction* ni la *résistance*; seulement je comprime la malléole externe s'il y a écartement, et je la ramène à la distance naturelle de l'interne en faisant exécuter au fragment inférieur un mouvement de bascule opposé à celui par lequel elle s'est portée en dehors. — Pour moyen contentif, je place une cravate et une forte compresse graduée sur le bord externe du pied pour repousser cette partie en dedans.

Vous devez remarquer, mon ami, que l'hyponarthécie a fait quelques pas en avant même de la méthode par le *double plan* incliné; car elle n'emmaillotte plus le membre avec dix-huit chefs: une simple cravate lui suffit dans la majorité des cas. — Point d'attelles, point de remplissages, point de draps fanons qui prolongent et compliquent en pure perte les pansements, entretiennent et même exaspèrent l'inflammation ou autres accidents consécutifs.

Suspension. — Mais c'est principalement par l'heureuse idée de suspendre le membre ainsi préparé, que l'hyponarthécie laisse loin, bien loin derrière elle, tout ce qui fut inventé pour le traitement des fractures semblables. Le plus obtus de nos paysans lui rend justice, et s'étonne de voir son voisin se remuant dans son lit, y changeant de place, s'y asseyant, satisfaisant à toutes ses évacuations alvines, se levant, mangeant ou travaillant à sa table, près de son feu, — tandis que pour la même *cassure*, il fut obligé de *rester au lit* pendant une cinquantaine de jours !...

Sauter, qui se servait d'une planchette articulée ou du *double plan* incliné, pour le traitement des fractures de la jambe comme pour celles du fémur, employait trois anses transversales qu'il fallait soutenir par un bâton longitudinal, lequel à son tour était suspendu au-dessus du malade, par une quatrième anse longitudinale, au ciel de son lit ou au plafond de sa chambre.

Mayor a simplifié cet appareil, en le remplaçant, pour sa planchette *fémoro-tibiale* ou *tibiale* seulement, par deux anses collatérales et une corde verticale qui soutient le membre, s'allonge ou se raccourcit, au gré du chirurgien, à l'aide d'une boucle faite à la corde verticale.

Il est aisé de comprendre qu'une jambe ou une cuisse ainsi suspendue au-dessus du lit peut effectuer aisément des mouvements horizontaux ; qu'elle permet au malade de se porter à la droite ou à la gauche du lit, soit afin qu'on le répare, soit pour se délasser lui-même. — J'adoptai donc avec empressement ce dernier mécanisme qui semblait fait exprès pour les gens de la campagne, si déraisonnables, si impatients de remuer, si mal couchés et si abandonnés à eux-mêmes, quand leur *maison* travaille dans les champs.

Maintien des mouvements horizontaux que la suspension permet au membre. — Mais je ne tardais pas à remarquer que, lorsque mon malade voulait, pour se délasser, user de la prérogative précieuse de la suspension, en passant de la droite à la gauche de son lit, par exemple, la planchette perdait son horizontalité, et de là deux inconvénients méconnus par Mayor : celui de changer à la longue le rapport intime du membre avec elle ; celui aussi d'obliger le malade à soutenir, pendant ce temps d'arrêt, le double poids de son membre et de l'appareil, dont l'ensemble tend tout naturellement à reprendre la ligne verticale. —

J'attachai donc la corde verticale à la chape d'une poulie qui roulait sur une tringle appuyée sur deux montants de bois fixés eux-mêmes de chaque côté du lit, et de cette manière, à la moindre impulsion imprimée par le blessé à son membre, la poulie roulait et l'appareil restait toujours suspendu horizontalement (1).

Soit à cause de sa trop grande longueur (dépendant de la largeur du lit), soit à cause de la pesanteur du membre, cette tringle fléchissait, ce qui obligeait la poulie à rouler sur un plan *hyperbolique*, et gênait plus ou moins son jeu. — J'y ai remédié, en ajoutant une seconde poulie à une chape jumelle, laquelle, roulant et appuyant sur la tringle à distance calculée de la première, dissémine ainsi la pression, rapproche de la ligne droite la courbe formée par la tringle, et facilite davantage les mouvements que le blessé veut communiquer à l'appareil.

J'ai donné à ce système de suspension mobilisée l'épithète de trochléen (*trochlea*, poulie) ; de là, *hyponorthécie trochléenne*, pour la distinguer de celles de Sauter et Mayor.

Quand un paysan se casse un membre, on court chercher le médecin. Vous n'y êtes pas, tant pis, un autre confrère vous remplace : on ne peut pas attendre, il s'agit d'*arranger* le plus vite possible, avant que les os se *refroidissent, se soudent*, etc. Si j'ai l'avantage d'arriver le premier, j'aide à déshabiller le malade, je le fais coucher convenablement ; je visite, je palpe, j'*étire* même le membre fracturé, pour ARRANGER l'erreur populaire et pouvoir établir mon diagnostic, avant qu'il s'engorge ; je l'entoure de compresses calmantes, résolutives ; je les maintiens par quelques tours de bande ou de cravate, de manière à ne pas contrarier le gonflement, mais qui suffiront toujours, pour ôter tout prétexte à la famille d'aller

____

(1) *Dictionnaire de médecine* (en 24 vol.), t. XIII, art. *Fractures*, par J. Cloquet et A. Bérard.

au rhabilleur. — A l'aide des émissions sanguines locales ou générales, d'une diète plus ou moins sévère, de la demi-flexion et des lotions ou irrigations réfrigérantes, quelques jours suffisent pour prévenir ou dissiper la période inflammatoire de l'engorgement, même dans un cas de fracture comminutive, permettre la réduction du membre et sa mise en appareil.

Quand l'engorgement s'affaisse, se déprime, il est essentiel de serrer progressivement les mouchoirs, pièces contentives dont je vous ai parlé.

Les plaies, les ecchymoses, les contusions qui peuvent compliquer la fracture, réclament le pansement d'usage, qui peut se faire sans déranger les diverses pièces de l'appareil.

Comme à l'habitant des villes, être docile et plus civilisé, je voulus d'abord permettre au paysan de se lever, ainsi que le permet l'hyponarthécie ; mais cette permission de ma part suggéra des imprudences de toute espèce. Mon malade se croyait guéri ou presque guéri ; à mon insu, il essayait de marcher, et enfin il en vint à penser que je ne recommandais tant de précautions que pour prolonger le traitement, et par conséquent mes visites. — Donc, à la campagne, il ne faut pas permettre, en notre absence, que les clients profitent de cette prérogative, qui assimile le traitement d'une fracture des membres inférieurs à celui des membres supérieurs ; mais ils peuvent, comme déjà je vous l'ai appris, s'asseoir sur leur lit et s'y coucher, à gauche ou à droite afin qu'on puisse le réparer.

A tous, il faut recommander de ne pas soulever le membre fracturé, comme ils sont tentés de faire pour essayer leurs forces.

L'engorgement une fois indolent, je ne me hâte pas de le combattre, car il me paraît remplir une indication. — Il matelasse pour ainsi dire les rapports osseux, il les consolide, il amortit les chocs extérieurs, et il disparaît à la longue, au moyen de l'exercice, des frictions simples ou médicamenteuses.

Ordinairement, je prescris, pour hâter sa disparition, des frictions avec un morceau de drap imbibé de vin rouge, dans lequel on a fait dissoudre de la moelle de bœuf ou des fumigations avec des baies de genièvre projetées sur des charbons ardents ; — deux remèdes bien simples, bien économiques, à la portée de tout le monde.

Pendant l'hiver, il faut garantir le membre des atteintes du froid, auxquelles il est d'autant plus sensible, qu'il est condamné à une demi-immobilité. — C'est le pied surtout qui en souffre ; il faut donc envelopper, lui et la semelle sur laquelle il est fixé, avec un épais chausson de molleton fait à leur mesure.

Déjà, mon ami, vous connaissez, vous appréciez les bienfaits d'une méthode curative qui permet à un malade de braver impunément une immobilité de quarante à cinquante jours, plus intolérable pour le paysan que pour tout autre. — Les services qu'elle rend à un médecin de campagne surtout sont non moins appréciables ; avec elle une fracture simple, ou même compliquée, ne nécessite plus que le quart des visites, auxquelles l'obligeait le maintien du bandage de Scultet et de ses gothiques accessoires. — Que de fatigues épargnées ! que de dangers évités à celui qui est condamné à exercer dans un pays hérissé d'âpres montagnes, où le sentier est étroit, obstrué par les neiges, menacé par l'avalanche et toujours voisin du précipice... Et qu'on n'ose pas dire à ce propos, que ce sont autant d'honoraires rognés ! Que font à nous, victimes ignorées de l'humanité, quelques pièces de monnaie de plus, échappées à regret d'une main calleuse, pour *salarier* ce dévouement de tous les jours !

Mais le plus grand avantage de l'hyponarthécie, à mon avis, c'est de civiliser, en même temps qu'elle guérit les masses excentriques de notre population, en les obligeant à comparer les moyens si simples et si doux, que je viens de vous esquisser, avec les tortures du rhabillage. — Or donc, entre un membre fracturé que l'on guérit et un membre que l'on estropie au lieu de le guérir ; je dirai plus, entre deux membres également fracturés dont l'un guérit sans gêne et sans douleur, et l'autre avec gêne et douleur, il faut être aveugle ou de mauvaise foi, pour hésiter seulement dans le choix à faire.

Le traitement déligatoire que requièrent les fractures des membres supérieurs est moins difficile, moins compliqué que celui dont nous venons de nous occuper spécialement ; mais le paysan commet une imprudence trop grave et trop répétée à leur sujet pour que j'omette de vous la signaler. — Son bras étant mis en appareil, il est assez avare de son temps pour condamner l'antagoniste libre et sain à une double besogne ; ou bien pour utiliser son repos manuel, il fera, pendant la durée de son traitement, des courses longues et fatigantes, par motif d'affaire ou de parenté. — De l'une ou de l'autre manière, il peut compromettre l'arrangement de son appareil ou gagner du moins un échauffement, une agitation musculaire qui contrariera sa guérison. — Avertissez-le donc que le repos de tout son individu, comme celui de son membre malade, sont solidaires de sa guérison.

Le premier qui fit usage de l'écharpe du bras, fut l'inventeur de l'hyponarthécie ; car la méthode de Sauter n'est qu'une application de ce procédé vulgaire et d'origine immémoriale.

A l'égard des fractures de la clavicule, qui ne peuvent encore se guérir sans difformité, malgré le grand nombre d'appareils imaginés à leur sujet, un simple mouchoir leur suffit, d'après le procédé déligatoire du chirurgien de Lausanne, mais il faut savoir l'appliquer.

Si les pathologistes ont trop raréfié les fractures des côtes, le paysan, au contraire, croit, sur la parole d'un rhabilleur, qu'il ne peut pas faire une chute sans qu'il en résulte une côte *foulée*, *enfoncée* ou *cassée*. C'est pourquoi il doit se résigner difficilement au repos qu'exige la réalité du mal, le rhabilleur le guérissant en moins de vingt-quatre heures... quand il n'est pas malade. Ce que je puis dire pour rétablir la vérité, c'est qu'un pareil accident s'observe plus souvent à la campagne qu'à la ville.

La première fracture des côtes qui s'offrit à mon observation me fit reconnaître l'impuissante imperfection des moyens chirurgicaux employés à sa guérison. — Je fus donc obligé de croire, ou que les auteurs n'avaient pas traité des fractures semblables pour répéter ce qu'un premier avait écrit, ou que les praticiens qui jusqu'alors avaient vu des malades n'avaient jamais osé se défier d'un appareil recommandé par tant de respectables autorités.

Est-il possible, je vous le demande, de maintenir l'ancien appareil pendant tout le temps nécessaire à la consolidation des fragments, avec les mouvements de hausse et de baisse perpétuelle que le jeu respiratoire communique aux parois thoraciques? Ces mouvements, tant faibles qu'ils soient, ne doivent-ils pas, à la longue, changer les rapports des pièces d'un appareil dont le tissu est si facilement extensible? Ce même appareil, s'il peut se relâcher, peut-il maîtriser l'emphysème quand celui-ci provient d'une lésion organique des poumons ou seulement de leurs enveloppes? La perméabilité cellulaire des tissus vivants n'est-elle pas trop infinie pour obéir, aussi docilement qu'on veut bien le penser, à une pression simplement et localement mécanique?

Si donc vous recourez à cette constriction de toute la poitrine, soit pour obtenir l'immobilité des côtes et forcer le malade à respirer par le diaphragme, soit pour faire cesser les douleurs dont s'accompagnent les mouvements respiratoires, et pour obtenir définitivement la consolidation des côtes, je vous préviens, d'après mon expérience, que non-seulement le moyen est inefficace, mais qu'il est dangereux pour le malade, s'il remplit seulement une partie des indications qu'on lui impose. — Emmaillottez donc de la même manière la poitrine la plus saine, la plus spacieuse, je la défie de supporter cette torture pendant quelques heures ; et vous voudriez qu'une autre poitrine plus étroite, dont la structure osseuse est plus délicate et par conséquent plus compressible, qui recèle des adhérences, des hépatisations, des inflammations même, l'endure plus impunément pendant des semaines, des mois, pour obtenir la consolidation des côtes ?...

Ces quelques considérations si simples me firent comprendre l'urgence d'aviser à un moyen de réduction et de contention moins imparfait, moins barbare, en faveur de mon premier malade ; il m'a réussi plusieurs fois.

Mon appareil se compose d'une ceinture de corps, de deux plaques de liége et du tourniquet de J.-L. Petit (1).

La ceinture est de peau et doublée de molleton ; chacune de ses extrémités se termine en s'amoindrissant, de manière à ne plus offrir qu'une largeur de 6 décimètres environ. L'une d'elles porte une boucle de métal dont les ardillons s'articulent latéralement, et l'autre, passant d'abord à travers les pontons latéraux des deux plaques du tourniquet, s'engage dans la boucle et s'y fixe.

Les deux plaques de liége présentent la forme rectangulaire et les mêmes dimensions. Leur face interne est taillée pour s'adapter à la convexité et à la direction d'une à trois côtes ; mais la face externe de la plaque mobile est unie et longée par une bride de fer-blanc, qui se fixe à ses deux extrémités pour livrer passage au plein de la ceinture, tandis que celle de la plaque du tourniquet est mortaisée, de manière à recevoir exactement la base de cet instrument qui doit s'y appliquer.

(1) J'ai remplacé le tourniquet par un tout petit treuil métallique à crémaillère et ressort qui se monte avec une clef.

S'agit-il de réduire et de maintenir réduite, à l'aide de cet appareil, une fracture *en dedans* d'une ou de plusieurs côtes? — Après avoir dirigé la pelote mobile sur l'extrémité vertébrale des côtes fracturées, vous placez sur l'extrémité sternale du même os la plaque du tourniquet ; vous engagez le chef libre de la ceinture dans la boucle décrite, vous serrez le *circulaire* qui en résulte, et en faisant tourner la vis du tourniquet, vous obtenez graduellement le degré de constriction nécessaire. — Si la fracture est *en dehors*, vous supprimez simplement la pelote mobile, et vous appliquez sur le point saillant de la fracture le tourniquet muni de sa pelote, que vous serrez à volonté.

Les avantages que j'ai reconnus à mon appareil sont les suivants :

1° Il réduit et contient mieux une ou plusieurs côtes fracturées, avec tendance des fragments en dedans comme en dehors : c'est surtout dans le cas d'inflammation pulmonaire, traumatique ou autre, qu'il importe de respecter les mouvements respiratoires. — Les chirurgiens qui regardent le tenaillement de la cage thoracique comme favorable à une complication semblable, oseraient-ils conseiller un procédé si cruellement irrationnel, dans un cas de *pneumonie* ou de *bronchite* seulement? Je ne le crois pas, et cependant, dans une matière aussi grave, il faut être fidèle à toutes les conséquences d'un principe admis et professé.

2° Si la fracture est compliquée d'un emphysème dépendant d'une plaie pénétrante, on peut appliquer avantageusement dessus la plaque mobile, en supposant que cette fracture soit *en dehors*. — Dans le cas contraire, on dispose les plaques sur les extrémités des côtes fracturées, comme je vous l'ai déjà dit, et l'on peut de la sorte (c'est ici l'avantage) panser une plaie sans relâcher ni déranger l'appareil, à la faveur de cette partie du bandage soulevée par l'épaisseur des plaques, et qui respecte précisément l'espace où se trouve la plaie.

3° Si l'emphysème dépend d'une lésion du poumon ou des plèvres, nous devons combattre l'infiltration aérienne, non pas en emmaillottant le malade, ce qui hâte sa suffocation, mais en pratiquant, à l'exemple de plusieurs opérateurs et comme l'enseigne Boyer, une incision profonde sur le lieu même de la fracture. — Or, cette opération ne peut se pratiquer et réussir concurremment avec l'ancien procédé, puisque la plaie résultant de l'incision peut exiger des soins consécutifs qu'il ne pourrait pas permettre.

4° Mon appareil laisse pratiquer et surveiller le tamponnement, dans le cas où une artère intercostale aurait été lésée.

5° Enfin, le degré de constriction qu'il exerce invariablement, quand on n'y touche point, peut être augmenté ou diminué, selon que l'exigent des complications quelquefois plus graves que la fracture elle-même.

J'ai tâché, mon ami, dans le cours de cette lettre et de la précédente, de vous spécialiser le plus succinctement possible les affections et la thérapeutique manuelle ou instrumentale qui constituent, par leur ensemble, la *chirurgie des campagnes.*

Si j'en ai éliminé la plupart des grandes opérations, c'est pour une raison que j'ai eu le soin de vous donner, et qu'au surplus je puis corroborer par l'opinion de Richerand : « La pratique des grandes opérations suppose l'exercice de l'art dans les hôpitaux des grandes villes ; elle est l'apanage exclusif du petit nombre. » Si, au contraire, j'ai insisté sur le compte de quelques autres, moins importantes en apparence, c'est parce que nous devons être prêts à les pratiquer à l'improviste, ou que l'occasion de les pratiquer se renouvelle fréquemment.

De tout ce qui peut aider le début et faciliter la pratique d'un chirurgien qui n'a pas le temps de lire dans les gros livres, j'ai tâché seulement, selon la naïve expression de Montaigne, de vous donner *la mouëlle et la substance toute maschée.*

LETTRE HUITIÈME.

OBSTÉTRIQUE DES VILLES ET DES CAMPAGNES.

Oui, mon ami, l'accouchement est une fonction physiologique toute naturelle, et sans le péché de nos premiers pères, d'après la *Genèse*, la femme enfanterait sans douleur. — L'abbé Prévost (1) nous apprend que les femmes des Ostiaks, des Samoyèdes et des insulaires d'Amboine, placées, les unes vers le pôle arctique et les autres dans la zone torride, c'est-à-dire dans les deux températures extrêmes du globe, ne prennent, pendant leurs couches, aucune des cent précautions que la délicatesse impose à nos Européennes ; elles se délivrent elles-mêmes de leur fruit partout où elles se trouvent, le plongent dans l'eau de la neige ou de la mer, et, après quelques heures de sommeil, reprennent le cours de leurs travaux.

Mais pourquoi chercher si loin des preuves que la parturition n'eût jamais nécessité les secours de l'art, si la civilisation n'avait pas influencé les constitutions et produit des maladies, en détruisant, comme l'a dit Buffon, la perfection de ce *moule* que le Créateur a formé avec tant de sagesse, quand tous les jours un médecin de campagne peut voir des paysannes accoucher très heureusement, je

(1) *Histoire des voyages*, t. XVII, p. 93.

ne dirai pas sans le secours de l'art, mais en dépit même des contre-manœuvres d'une ignare matrone, se lever le lendemain et reprendre leurs pénibles occupations domestiques? — J'en ai connu plusieurs qui furent surprises par les douleurs, chemin faisant, et qui emportèrent dans leurs tabliers l'impatient fruit de leurs amours. — Et toutes les filles-mères qui accouchent clandestinement au milieu de leur village, espérant soustraire à tous les regards le vivant témoignage de leur inconduite ou de leur simplicité ; en voit-on se repentir de cette imprudence? — Peu, que je sache, de celles à ma connaissance. — On peut donc s'en rapporter à Diodore de Sicile, lorsqu'il dit qu'en Corse, c'est le mari qui garde le lit, pendant que la nouvelle mère vaque aux soins du ménage, puisque à la honte de notre galanterie nationale,

> En France même encor, chez le Béarnien,
> Au pays navarrois, lorsqu'une femme accouche,
> L'épouse sort du lit et le mari se couche.
>
> *Luciniade.*

Un calcul fait par Dugès, d'après les registres de la Maternité de Paris, prouve qu'il n'y a, malgré la douillette éducation physique des femmes de la ville, qu'un accouchement qui réclame les secours de l'art, sur quatre-vingt-deux que termine la nature.

Le même calcul, d'après les registres d'état civil de plusieurs communes rurales et d'après mes notes, prouve que dans nos campagnes il y a douze accouchements qui réclament notre secours sur le nombre pris pour moyenne par Dugès. — Quelle est la raison de cette différence?

D'après Tissot, ce serait le manque des bons secours et l'abondance des mauvais ; et moi, j'ose dire que c'est plutôt par l'abondance des mauvais secours que par le manque des bons.

Madame de Lavallière a donné l'exemple à toutes les citadines, de confier leur vie et celle de leurs enfants à naître à l'assistance éclairée d'un accoucheur, tandis que, dans nos campagnes, l'art de Lucine est au gaspillage des commères et des matrones, qui sont aussi peu sages-femmes que femmes sages.

La femme du peuple ressemble en cela à la reine, son accouchement se fait porte ouverte et aux yeux de tous. — Quand une paysanne accuse les premières douleurs, les voisines accourent, remplissent son étroit taudis ; les unes la promènent, les autres la frottent, la massent... Celles-ci lui soufflent dans la bouche pour empêcher *la matrice de remonter* ; celles-là l'étourdissent par leur absurde babil, tandis que les plus *entendues* lui préparent des infusions excitantes, emménagogues plus dangereux que le bonnet du mari que les matrones du moyen âge conseillaient de mettre sur le ventre de la femme pour la faire accoucher.

Cependant les douleurs se pressent, augmentent : la paysanne, plus fatiguée des tortures officieuses qu'elle endure que de son mal même, se laisse choir sur son grabat ; elle ne peut plus respirer, elle demande un peu d'air, on le lui refuse ; elle veut se reprendre, se reposer un peu, dormir, on la pince, on la chatouille. — Pendant ce temps-là, une barbare matrone, pour manifester l'importance de son ministère, applique une main rude et osseuse sur des parties près de s'irriter, les tiraille en tous sens, quelquefois même les déchire et les incise avec son ongle ou avec une pièce de monnaie. — Enfin, si les eaux de l'amnios coulent pour abréger ce martyre, la même main plonge à l'aventure et tire tout ce qui se présente. — Après l'accouchement que je suppose heureux *quand même*, n'allez pas croire que la malheureuse accouchée est délivrée de ses bourreaux ; car, au moment où la nature cherche à réparer ses forces épuisées, en l'invitant au sommeil, on la tourmente derechef, on la secoue, on l'empêche de dormir, afin qu'elle ne perde pas *son sang*, ou bien on l'étouffe sous le poids des couvertures. — Plusieurs auteurs, entre autre Rivière et Sennept, ont écrit que les nouvelles accouchées pouvaient perdre tout leur sang, en s'endormant ; de là ce préjugé.

Si la matrone pèche par l'aveugle assurance de son impéritie, l'accoucheuse jurée, avec son demi-savoir, s'entoure de dangers imaginaires, s'embrouille avec toutes les complications scolastiques dont on a meublé sa cervelle de perruche, et n'ose aventurer la plus simple version qui mènerait à bien le *molimen* de la nature. « Mais qu'une sage-femme, dans ce dernier cas, dit Baudelocque, appelle des secours étrangers, qu'elle les attende longtemps, parce qu'il faut les faire venir de loin, ou que pour toute autre cause elle diffère l'extraction de l'enfant, bientôt les difficultés s'annoncent, s'accroissent, se multiplient ; et tel accouchement qu'elle eût opéré sans beaucoup de peines, devient un travail pénible pour celui qui est appelé, quelquefois excessivement fatigant, même au-dessus de ses forces, et en même temps dangereux pour la mère et pour l'enfant. » Tel est cependant, mon ami, le rôle pénible et ingrat que nous sommes condamnés à remplir, en notre qualité d'accoucheurs *surnuméraires*, au milieu des campagnes.

Aussi devons-nous souhaiter le jour où les campagnes seront pourvues de femmes assez exercées aux manœuvres obstétricales pour qu'elles ne soient plus obligées de recourir à notre aide (1), car il en résultera deux biens, d'abord, ces femmes finiront par acquérir autant de science

(1) Michelet, pour ménager la pudeur de la femme, exprime aussi le vœu que le médecin, « qui est encore un homme quelconque », ne l'assiste pas dans cet acte solennel de la vie ; mais l'épisode de Paul et Virginie est mal écouté, quand il s'agit d'une application de forceps : *Salus fœminæ suprema lex...*

et plus de dextérité manuelle que le praticien condamné à tout faire ; et nous y gagnerons tout le temps qu'entraîne la lenteur des accouchements, sans être tenté de recourir brutalement au forceps, comme j'ai pu m'en convaincre plusieurs fois.

Ce sont les sages-femmes qui usent et abusent du seigle ergoté, pour *économiser leur temps* et *débarrasser plus vite* la femme aux douleurs ; — elles en font une effrayante provision, à la campagne, et elles l'administrent routinièrement, c'est-à-dire, sans s'être assurées de l'ampleur du bassin, de la conformation des parties molles, de l'absence de toute pléthore, des dimensions et de la présentation du fœtus, de la complète dilatation, etc.

Si le nombre des enfants mort-nés tend tous les jours à augmenter, il faut, d'après M. Deville, attribuer cette augmentation au seigle ergoté, qu'il ne faut définitivement administrer qu'après nous être assurés qu'il n'y a pas d'autre obstacle à l'accouchement, que L'INSUFFISANCE DES CONTRACTIONS UTÉRINES (1).

La jeune paysanne est généralement épaisse, mais bien faite et d'une constitution robuste : hanches larges, chair ferme, circulation riche, nutrition active, un moral jamais fatigué ; — eh bien, mon ami, avec autant de conditions favorables à l'heureuse issue de ses couches, elle est sujette à plus d'accidents puerpéraux que la citadine molle, grêle, impressionnable et oisive.

Et premièrement, un médecin ne peut rien obtenir de la stupide opiniâtreté des matrones ; c'est au-dessus de sa logique, et toujours celles-ci feront prévaloir, en son absence, un avis qui sera l'antipode du sien.

Quant aux accoucheuses jurées, ignorantes et simples filles qui sortent d'un village pour s'asseoir sur les bancs

(1) *Recherches statistiques sur l'action du seigle ergoté dans la parturition.*

d'une école, qui comprennent à peine le français, et auxquelles on veut faire comprendre, par exemple, que les *diamètres obliques du bassin* s'étendent de la *symphyse sacro-iliaque* à l'*éminence-ilio-pectinée*, etc. ; elles pêchent par un défaut contraire ; elles sont, vous l'ai-je dit, trop timorées et trop inactives quand il faudrait agir. — Il faut en accuser l'art ; oui, l'art lui-même et les difficultés dont il se hérisse par pédanterie pure. — Je n'oublierai jamais que la première fois que je fus prié d'assister une femme en couche, ma mémoire vint embrouiller mon jugement, avec toutes les fabuleuses positions qui grossissent nos livres ; heureusement que la bonne nature me prit en pitié et vint à mon secours, car les vagissements du nouveau-né me tirèrent à propos de mes perplexités d'écolier. Plus tard, les conseils d'un expérimenté confrère et un peu plus de fréquentation avec la nature, notre institutrice à tous, me restituèrent le sang-froid pour voir, l'adresse pour agir, et la patience pour attendre, quand il faut et autant qu'il faut....

J'ajouterai à toutes ces causes d'une proportion plus grande d'accouchements malheureux à la campagne qu'à la ville, le manque de précautions hygiéniques que réclame l'état de grossesse ; les imprudences que commet une paysanne enceinte, avant, pendant et après sa délivrance ; le retard que l'on met à recourir au médecin pour réparer les bévues d'une matrone, et surtout la conduite de quelques médicastres ruraux, plus propre à augmenter le mal qu'à y porter remède.

En écrivant à un médecin, je puis me dispenser de faire précéder les quelques remarques que m'a suggérées la pratique des accouchements, par toutes les descriptions d'anatomie locale placées en tête d'un traité *ex professo*.

Ma lettre sera divisée en trois parties : à l'une les accouchements, à l'autre les maladies des femmes, à la troisième celles des enfants.

Je suppose d'abord (chose rare à la campagne) qu'on réclame votre assistance dès que les premières douleurs annoncent le terme définitif de la gestation ; hâtez-vous, et munissez-vous en partant, d'une sonde de femme, de votre lancetier, d'un flacon d'ergotine et de votre forceps.

Abordez votre cliente avec douceur ; ayez des paroles à sa portée, pour lui inspirer de la confiance, du courage, de la patience surtout. En général, toutes les précautions morales que réclame l'état physiologique de la paysanne en couches sont négligées par les matrones et par les parents même, ce qui est un grand tort ; car j'ai vu des femmes éprouver un soulagement instantané, rappeler un courage qui s'en allait, et accoucher après une longue attente, rien qu'en voyant et en entendant un médecin qui avait su mériter leur sympathie. — A la ville, au contraire, une accouchée qui a le bonheur d'appartenir à l'une des classes privilégiées par la fortune ou par l'éducation, est l'objet des soins les plus délicats, des prévenances les plus tendres, et il faut bien tout vous dire, des mignardises quelquefois poussées jusqu'au ridicule ; un médecin prudent a l'air de s'y prêter tant qu'elles ne compromettent pas sa cliente ou qu'elles ne gênent point ses manœuvres.

Faites sortir les commères qui remplissent habituellement la chambre, vicient l'air, agitent votre cliente, l'inquiètent, la tourmentent, qui vous embarrasseront durant les manœuvres et vous critiqueront ensuite, si elles ne réussissent pas. — Il ne faut garder auprès de vous que la sage-femme et les amis ou parents que l'accouchée vous désignera. — Le système nerveux jouit d'une telle prépondérance pendant cet acte physiologique, même chez une paysanne, qu'un seul importun suffit pour lui inspirer de la gêne, de l'impatience, et distraire la marche du travail.

Si déjà l'air de la chambre est vicié, échauffé, faites ouvrir les fenêtres et enlever tout ce qui peut répandre une odeur quelconque. — Assurez-vous si les douleurs sont vraies ou fausses, si la femme est bien conformée, si ses vêtements ne la gênent point ; — si, autour du cou, il n'y a pas une chaîne d'or ou une cravate qui doit l'empêcher de grossir... pendant le travail ; — si ses évacuations n'ont pas besoin d'être provoquées. — L'accouchement devenu imminent, faites préparer tout ce dont vous pourrez avoir besoin, soit durant le travail, soit après la délivrance, pour la mère comme pour son enfant.

Il est très difficile, dans un village et surtout dans une ferme, de se procurer un lit de travail tel que le veulent nos auteurs ; le plus souvent la paysanne gît sur une litière de paille ou de feuilles mortes, dont il faut que l'art s'accommode aussi bien que sa misère.

Quand un accouchement est naturel, la situation de la femme pendant le travail ne peut exercer aucune influence sur ce travail même ; laissez-lui donc le libre choix de s'asseoir, de se coucher, de marcher, etc., selon l'instinctive indication de la nature, et ne l'obligez à rester sur son lit que lorsque l'orifice de l'utérus sera convenablement dilaté.

Il vaut mieux que la poche des eaux s'ouvre trop tard que trop tôt ; il est si facile de provoquer sa rupture, instant le plus propice pour constater la position du fœtus, la corriger ou aller chercher les pieds, s'il est nécessaire.

Mais une fois que vous connaîtrez la bonne position de l'enfant, attendez avec confiance et ne touchez que par absolue nécessité.

Si la femme paraît fatiguée par de trop longues douleurs, et que le travail n'aille pas assez vite à son gré ou à celui des assistants, empêchez qu'on ne lui administre, ainsi que l'usage existe parmi les gens du peuple, soit un bouillon, soit une *rôtie au sucre* (vin sucré) : dans une femme saine et bien portante, dit Tissot, ce n'est jamais la faiblesse qui empêche l'accouchement. — Redoublez d'encouragements et avisez à des moyens plus rationnels que vous suggéreront les circonstances.

Une femme très robuste d'ailleurs peut avoir des reins faibles ; j'ai remarqué souvent cette atonie chez les femmes de la campagne, qui dépend peut-être de la nature de leurs travaux. — Pour les soulager, je recours avantageusement à une nappe pliée en cravate, dont le plein est appliqué sur l'abdomen et dont les deux chefs se croisent sous la femme. Deux nouveaux aides tirent sur eux, au moment des douleurs, mais modérément et progressivement, de manière que le plein de ce bandage compressif agisse selon l'intention des contractions abdominales, c'est-à-dire, de haut en bas et d'avant en arrière.

D'autres fois, les douleurs cessent tout à fait. — Dans cette circonstance qui exige toute la sagacité de l'accoucheur pour la comprendre et la respecter, si la femme est à la merci d'une matrone et de ses commères, je la plains davantage qu'au fort des douleurs, car ces imbéciles redoubleront d'importunités à son égard, au lieu de lui accorder du silence et du repos.

Mais si vous pouvez constater que cette trêve a été déterminée par l'inertie de l'utérus, essayez d'abord des frictions légères avec la main ; appliquez des linges chauds sur l'hypogastre, et si cela ne suffit pas, recourez avec confiance et sécurité à l'emploi de l'ergotine.

A l'invasion de chaque douleur, dit le professeur Dugès, on presse du doigt introduit dans la vulve sur le bord antérieur du périnée, et l'on excite ainsi des ténesmes et des efforts involontaires. — Les bonnes femmes connaissent trop cet *agent provocateur*, car elles en abusent ; veillez-y.

Dans les cas d'obliquité de la matrice, cas assez fréquents à la campagne, à la suite des imprudences pendant la grossesse, étudiez et comprenez la direction vicieuse de l'organe, pour indiquer à votre malade une position capable de la neutraliser. — Les praticiens comme les sages-femmes des campagnes oublient trop cette cause d'empêchement ou de retard à l'accouchement, laquelle, une fois reconnue, leur fournirait une indication précise, un remède sûr et jamais nuisible alors même qu'il ne réussirait pas ; — on ne peut pas en dire autant du forceps, entre des mains inhabiles...

Au moment où la tête va franchir, le haut du corps de la femme doit être un peu moins élevé, le tronc davantage, et les genoux écartés l'un de l'autre autant qu'il le faut, pour le passage de la tête. — C'est alors qu'au lieu d'exciter inconsidérément les efforts, comme font toutes les assistantes, afin que la femme *se débarrasse* plus vite, il faut, au contraire, lui recommander de ne pas *pousser*, ce qui permettra aux parties molles de se dilater tout doucement et ménagera des tissus prêts à se déchirer. C'est alors aussi qu'il faut soutenir et même repousser fortement avec le plat de la main la cloison bombée et amincie du périnée.

Charles White (1), comme la plupart des accoucheurs anglais, tout en avouant que la position que je vous ai indiquée convient aux accouchements lents et ennuyeux, conseille de placer la femme dans une position horizontale, de façon qu'elle soit couchée sur le flanc, le dos tourné du côté de l'accoucheur, au moment de la sortie de l'enfant. — Cette position, selon lui, prévient le déchirement du périnée, la chute du vagin et du rectum, enfin tous les accidents ordinaires d'un accouchement trop précipité. — J'ai mis à l'épreuve son conseil, ayant affaire à des femmes qui avaient eu plusieurs enfants, et dont les accouchements avaient été de plus en plus accompagnés d'accidents semblables, et je suis parvenu à les prévenir. — D'où je conclus qu'un sage accoucheur ne doit jamais être exclusif dans son choix, mais recourir à la position *française* ou *anglaise*, au gré des circonstances que je vous ai rappelées.

La tête une fois dégagée, ne vous hâtez pas de tirer sur

_____

(1) *Avis aux femmes enceintes et en couches*, p. 35.

elle, ainsi que le font les sages-femmes et un accoucheur qui débute. — Agissez contrairement, si c'est la tête qui reste engagée, car le danger est imminent, quelques minutes de trop peuvent asphyxier un enfant au passage. — Cet accident se renouvelle tous les jours, à la campagne, pendant qu'on va chercher le médecin.

Dans l'un et l'autre cas, surveillez, autant que possible, la situation respective du cordon vis-à-vis de celle de l'enfant : on sait qu'il peut être trop court ou entortillé autour du cou, et souvent l'enfant a cessé de vivre, qu'on est à rechercher la cause de sa mort qui n'est due qu'à cette fâcheuse disposition.

Après la sortie de l'enfant, les paysans se pressent, s'agitent, ouvrent portes et fenêtres, appellent la foule qui attend et se précipite, commettent mille imprudences qui peuvent causer des maladies et la mort même de l'enfant ou de la mère, si un médecin n'est présent pour y mettre le holà.

Après avoir lié et coupé le cordon, confiez le nouveau-né à la sage-femme ou à la *garde en couches*, afin qu'elle le débarbouille et qu'elle l'enveloppe mollement dans ses langes. — Pendant ce temps-là, vous vous occupez de la délivrance, vous vous assurez si l'utérus ne reste pas dans l'inertie, s'il n'est pas distendu par du sang, si les lochies coulent convenablement, et vous montez la garde au chevet de l'accouchée, pour éloigner d'elle les embrassades émouvantes, les sots compliments sur la ressemblance, les quolibets attachés à chaque sexe, les rôties au sucre, les liqueurs, etc.

Tout allant bien, faites vos recommandations à la sage-femme, avant de partir, touchant les soins de propreté surtout, le régime à suivre et les précautions à prendre, avant, pendant et après la fièvre de lait. — Mais il est encore plus utile que vous reveniez le lendemain, pour vous assurer que le bien se maintient de part et d'autre, pour vous inquiéter de l'écoulement des urines et de la constipation si ordinaire chez les femmes en couche, et pour examiner l'urèthre et l'anus de l'enfant, s'il n'a pas encore uriné ou évacué.

A la campagne, deux ou trois visites suffisent ordinairement et la paysanne s'en contente; mais dans les villes, mon ami, il convient et même il importe qu'un médecin voie son accouchée, plus susceptible et plus délicate, deux, et au besoin trois fois par jour, pendant une semaine au moins. — Au commencement de ma pratique, je me brouillai maladroitement avec une de mes accouchées, en lui économisant des visites parfaitement inutiles. — Campagnard que j'étais! à présent, je sais que l'accoucheur le plus en vogue, dans le beau monde, n'est pas le plus instruit ou le plus habile, mais celui qui caresse le plus mignardement le marmot, complimente la maman et peut accommoder la dignité de son caractère avec tous les *infiniment petits* de l'alcôve....

En été surtout, faites ouvrir les fenêtres, pour aérer la chambre de l'accouchée et en diminuer l'air trop concentré, qui cause la mauvaise odeur, les miasmes, les sueurs excessives, les éruptions cutanées et les lochies surabondantes. — Dans cette circonstance comme en tant d'autres, le peuple ne peut observer un juste milieu : ou il expose ses malades au grand froid, ou il les étouffe par la chaleur; deux imprudences plus dangereuses que la maladie.

Mais, en dépit de nos bons conseils, il faut que la vie de la mère et de l'enfant subisse l'épreuve de plusieurs imprudences. Je vous signalerai premièrement l'usage qui consiste à bassiner les parties génitales de la citadine avec des décoctions astringentes ou spiritueuses, pour les resserrer et leur rendre leur fermeté antérieure, usage des plus dangereux et qui se pratique toujours à l'insu du médecin, si celui-ci n'a pas la précaution de prévenir sa cliente que l'efficacité des astringents est aussi mythologique, mais moins inoffensif que l'eau de Jouvence.... Et le cérémonial du baptême que l'on se hâte de pratiquer, dans les campagnes, immédiatement après la naissance, dans la crainte que l'enfant venant à mourir, sans être au moins *ondoyé*, ne soit condamné au séjour des *limbes !* — Loin de moi, mon ami, l'idée de blasphémer un sacrement qui appartient à une religion qui est la nôtre ; mais c'est à tort que l'on ne suit pas l'exemple du prince évêque de Wurtzbourg qui ordonna, par un décret, à tous les curés de son diocèse de baptiser dans les maisons des particuliers, pendant les mois de décembre, janvier et février, lorsqu'ils en seraient requis, et de n'employer que de l'eau tiède pour le baptême, parce que l'action de doucher à froid un cerveau tiède encore des eaux de l'amnios et qui est à peine protégé par une mince pellicule, est un infanticide involontaire.

Mauriceau, Franck et Brouzet ont vu périr des enfants pour avoir été baptisés avec de l'eau trop froide, et attribuèrent à ce manque de précautions la fréquence de l'ictère chez les nouveau-nés. — Caffort (de Narbonne), Villermé, Milne-Edwards, Jœrg (de Leipzig) et Julia (de Fontenelle), etc., partagent le même avis, après avoir étudié cette importante question.

Une autre imprudence, chez les gens du peuple, est la conséquence du *repas du baptême* qui se fait souvent dans la chambre de l'accouchée. — Après quelques amples libations *à la santé de la mère et du petit*, les convives s'égayent, rient, chantent ; on fait jaser la malade, on veut qu'elle *trinque* et qu'elle *suce* au moins une cuisse de poulet, qu'elle se lève même, au moment où la fièvre de lait se déclare.

Dans les campagnes, mais à la ville principalement, la cause la plus provocante des accidents puerpéraux qui compliquent la convalescence ou compromettent la vie d'une accouchée, ce sont les visites importunes que l'étiquette ou la curiosité féminine amène, et ces félicitations menteuses que la mode a établies parmi nous. — Après des fatigues si fortes et des émotions aussi palpitantes que celles de la maternité, il faut l'ombre et le silence...! Les Romains et les Athéniens le savaient bien, eux qui, pour éloigner toute espèce de bruit dans le moment des couches, suspendaient une couronne à la porte d'une accouchée, pour qu'on respectât son asile. — On dit même qu'en vertu d'une coutume religieusement observée dans la ville de Harlem, l'entrée d'une semblable maison est défendue aux créanciers, afin d'épargner aux femmes une émotion qui pourrait leur devenir funeste.

Encore une imprudence des campagnes. — La première fois qu'une accouchée sort, ce doit être pour aller à l'église et *se faire bénir*. — Je ne blâme pas cette cérémonie, elle a un but moral ; mais persuadons à notre cliente que si, au lieu de s'exposer dans un lieu ordinairement froid et humide, elle prenait la précaution de s'habituer auparavant à l'impression de l'air extérieur, la bénédiction du curé serait d'autant plus louable, qu'elle ne compromettrait jamais des jours qu'elle doit à son mari, à sa famille.

Dans quelques villes, il existe une formalité qui n'est pas moins dangereuse pour un nouveau-né, que toutes les imprudences que je viens de vous signaler dans les campagnes. — Il faut, conformément à un arrêté de la mairie, transporter un enfant qui vient de naître, en toute saison et quelle que soit la distance de son domicile, à la municipalité, afin que l'officier de l'état civil puisse constater son sexe, par ses yeux. — Si pareille erreur était volontaire (supposition guère raisonnable), ne pourrait-on pas présenter un enfant d'emprunt ? — Et dans le cas d'une erreur involontaire, qui peut arriver une fois sur plusieurs mille, l'administration municipale devrait-elle balancer entre quelques démarches pour la rectification du sexe qu'elle peut prévenir, et tous les accidents plus ou moins graves, quelquefois mortels, auxquels elle expose un grand nombre d'enfants? — Toutes les villes devraient suivre le conseil de Trébuchet, en chargeant un médecin de constater les naissances, comme cela a lieu pour les décès.

Je reviens aux accouchements qui nécessitent le secours de notre main ou des instruments ; ce ne sont guère que ceux-là que le médecin de campagne est appelé à terminer après que les matrones ou la sage-femme *jurée* sont au bout de leur savoir-faire.

Les présentations du siége ne sont pas aussi naturelles qu'on l'a enseigné, puisque, d'après le docteur Mattei, elles donnent un enfant mort sur onze. — Je vous engage donc, en pareille occurrence, à pratiquer de douces tractions sur le bassin, s'il s'engage trop lentement : cette manœuvre aidera singulièrement le travail et sauvera peut-être la vie plus exposée de l'enfant.

Disons-le d'abord à l'éloge de notre époque, quelques traités d'obstétrique tendent à réduire les positions, à simplifier les manœuvres. — Vous verrez qu'un jour on finira par convenir avec Hippocrate, que tout l'art des accouchements, embrouillé mal à propos et si longtemps, consiste à sortir une olive d'une bouteille par l'un de ses deux bouts, c'est-à-dire, qu'il faut dans toute espèce d'accouchements faire correspondre les grands diamètres de l'enfant avec les grands diamètres du bassin, et se rappeler que les grands diamètres sont toujours opposés entre eux :

> Que, semblable à la vis qui tourne en avançant,
> L'enfant dans le bassin tourne en le franchissant.

Quand vous serez obligé d'opérer une version, ayez présent à l'esprit ce sage précepte de Stein :

« Il ne faut être ni trop pressé, ni trop entreprenant, ni trop irrésolu, ni trop timide, et il faut autant de connaissances pour aider à temps la nature dans certains cas, que pour l'abandonner à ses propres forces dans d'autres. »

Un des points les plus difficiles de la pratique, c'est de savoir s'orienter, en suppléant à la vue par le toucher ; un peu d'expérience vous initiera plus vite à ce diagnostic des doigts, que tous les renseignements imprimés.

Les positions furent exagérées et multipliées surtout par Smellie, Solayrès, Antoine Petit et Baudelocque ; on en compta jusqu'à quatre-vingt-seize pour le tronc seulement.

Je ne comprends pas que des auteurs d'un tel mérite aient admis des positions comme celle du tronc, de la partie antérieure du tronc et de ses parties latérales, positions que tous les accoucheurs, Mauriceau en tête, et que madame Lachapelle, pendant trente années de pratique, n'ont jamais rencontrées. — Cette célèbre accoucheuse prétend même que Baudelocque et tous les autres de son opinion avaient adopté ces positions sur paroles, car, dit-elle, je ne lui ai jamais entendu dire qu'il eût rien trouvé de semblable dans sa pratique. — Voilà, mon ami, où nous entraîne la manie des systèmes !

Que l'enfant vienne par la tête ou par les pieds, toujours la tête suivra la même direction et prendra le même chemin ; — son plus grand diamètre, d'après la démonstration de Ould, l'occipito-frontal, occupe et doit occuper les deux diamètres obliques du bassin.

Aussi, quand la face plonge, si l'occiput répond à l'une des cavités cotyloïdes et porte sur le ligament sacro-ischiatique, Smellie a prouvé l'impossibilité de l'accouchement. Faites donc remonter la face et plonger l'occiput, c'est une des plus difficiles manœuvres.

L'occiput répondant à la symphyse sacro-iliaque, l'accouchement est plus pénible ; mais avec de la patience et de l'adresse, vous en viendrez à bout.

Dans toutes les positions, les épaules offrent rarement

un obstacle à l'accouchement ; ses parties sont trop flexibles ; elles passent où la tête a passé ; elles s'avancent d'ailleurs l'une après l'autre. — Bornez-vous donc à les dégager dans le même ordre.

Si la tête s'arrête au passage, c'est une circonstance critique, elle réclame prudence et célérité.

L'accouchement par les pieds est aussi naturel que celui par la tête. — Tirez-les obliquement et ne faites sortir qu'une fesse après l'autre ; en les laissant quelques minutes à la vulve, le col de la matrice en devient moins sensible et vous soulagerez la mère.

Si l'enfant est bien situé, tirez-le pendant la douleur, dans le cas contraire, et si vous voulez lui donner une situation autre, opérez durant l'intervalle de la même douleur. — Est-il placé en travers ? cherchez les pieds et opérez sa version. — Dans ce cas (remarque utile), les pieds sont d'autant plus près de l'orifice, que la partie qui se présente est plus éloignée de la tête. — Pour saisir les pieds, portez la main derrière l'enfant, quand son ventre répond au sacrum : il vaut mieux la porter devant lui, si la même partie répond au pubis de la la mère.

Dans un cas de version difficile, et cette difficulté se présente plus souvent à la campagne qu'à la ville, parce que le médecin est appelé trop tard par l'accoucheuse, il faut mettre la femme sur ses coudes et ses genoux, et plonger ensuite la main dans l'utérus, de haut en bas, pour rencontrer plus vite et mieux les pieds de l'enfant. — Cette manœuvre n'est pas assez connue, je vous la recommande bien.

Il arrive souvent à un médecin de campagne d'être appelé pour une présentation du bras. — Sur douze accouchements laborieux que j'ai faits seul ou aidé de quelques confrères, dans le cours d'une année, je l'ai rencontré cinq fois. Presque tous les enfants étaient morts à mon arrivée. — Ce que je vous ai dit sur le compte des matrones explique la fréquence d'un accident aussi grave et qu'on pouvait prévenir.

Tous les bras qui ont été coupés pour faciliter la délivrance d'un enfant vivant, n'ont pas amené sur les bancs d'une cour d'assises l'ignorance barbare de ceux ou de celles qui s'immiscent dans l'art d'accoucher, au milieu des campagnes !...

Il est pourtant une règle fixe qu'il n'est pas permis d'ignorer, dans une circonstance où les secours de l'art doivent être instantanés ; la voici dégagée de toute controverse.

Si le bras se trouve seulement à l'entrée du col de la matrice, il faut tenter son refoulement dans la cavité de cet organe.—Si, au contraire, il est dans le vagin, hors de la vulve même, il faut, bien qu'il soit accompagné quelquefois de la tête ou du tronc, essayer son refoulement, et en cas d'insuccès, attendre patiemment l'intervention de la nature. — Si, enfin, l'enfant est situé en travers et que le refoulement ne puisse se réaliser, vous placez un lacs autour du membre sorti, et vous vous comportez après comme si le membre ne sortait pas, pour dégager le tronc, en prenant la précaution de retenir le membre sorti, au moment où le fœtus effectue son évolution, dans le sens du passage.

Même manœuvre, lorsque les deux bras sont descendus dans le vagin ; mais je vous préviens que celle-ci sera plus difficile.

Le cas de jumeaux se présente plus souvent à la campagne qu'à la ville. Il serait curieux d'en étudier la raison. — Quoi qu'il en soit, il faut vous conduire pour chacun des fœtus comme pour un seul, en prenant garde seulement de ne pas confondre leurs pieds, au moment des tractions, dans le cas où la cloison qui les sépare aurait été déchirée.

Les jumeaux sont-ils joints par quelque point de leur surface (cas heureusement rare), ils embarrassent l'accoucheur le plus exercé. Je vous le répète donc, mon ami, soyez patient et attentif aux efforts de la nature pour la favoriser, c'est là tout votre rôle. — Parlons à présent du forceps.

Le docteur Mattei a proposé, l'année dernière, une modification nouvelle à cet instrument et pour répondre aux idées nouvelles qu'il représente, son inventeur lui a substitué le nom de leniceps (*leniter capiens*).

Cet instrument est des plus simples ; il a pour la mère, pour l'enfant et pour l'opérateur lui-même, des avantages que le docteur Mattei a pris soin de démontrer, dans un mémoire lu à l'Académie de médecine.

Je vous dirai même qu'il présente des avantages spécialement appréciables par le praticien de campagne ; ainsi, par exemple, il est plus petit que le forceps et conséquemment, plus facile à transporter, à appliquer même, à l'insu de la femme ; son manche transversal rend son introduction plus aisée et sa traction plus efficace ; vous pourrez vous passer d'aides, et tirer avec une seule main, pendant les contractions utérines et toujours sans violence.—Je viens en aide à l'utérus, a dit son inventeur, sans jamais produire d'accidents ni sur la mère, ni sur l'enfant.—Je me plais à confirmer cette encourageante assertion et j'ajoute que ce perfectionnement instrumental finira par faire honte à ces manœuvres souvent mortelles et toujours très douloureuses qui consistent à tirer sur un forceps, avec l'aide de plusieurs personnes, comme je l'ai vu plusieurs fois, jusqu'à *l'arrachement du part*...

Les femmes de la campagne redoutent plus cet instrument que celles de la ville. — Ce qu'il y a de certain, c'est qu'avec un forceps, on peut faire beaucoup de bien ou de mal.

Si vous êtes obligé d'y recourir, ayez soin de le disposer à l'insu de votre cliente, et si vous ne pouvez dissimuler son application (ce qui peut arriver), représentez l'imminence du danger qu'elle court ; ne manquez pas d'ajouter que si elle tarde à se décider, quelques minutes suffiront pour étouffer l'enfant et le faire mourir *sans baptême.* — J'ai constamment remarqué que cette appréhension religieuse produisait un effet promptement décisif sur l'esprit de la paysanne et des assistants ; en la faisant naître, un médecin peut obtenir ce qu'on refuse, en semblable circonstance, à la crainte même de la mort.

D'autres fois, quelques raisonnements à leur portée pourront suffire ; je leur dis, par exemple, en leur montrant mon forceps : Examinez donc cet instrument qui vous épouvante si fort ; voyez par vos yeux, s'il peut couper, piquer... Il est bien gros, direz-vous ?— Mais ce bout, que nous nommons la *cuillère*, n'est-il pas moins large et moins épais que ma main, qui est déjà entrée là où je veux faire entrer mes *fers!*

Pour appliquer le forceps avec succès, il faut se rappeler le mécanisme de l'accouchement naturel et suivre exactement, dans la direction de vos efforts, les axes du bassin.

Le forceps ne fait que suppléer aux forces expulsives. — Soyez bien au courant de toutes les variations mécaniques que nécessite son application, selon que vous aurez affaire au vertex, à la face ou à la base du crâne.

Le forceps appliqué, rappelez-vous qu'il ne faut pas tirer directement la tête, de peur de luxer les vertèbres cervicales mais dirigez-la de côté, et alors les muscles de la partie latérale du corps supporteront seuls vos efforts.

Il ne faut pas faire du pubis un point d'appui, comme la plupart des accoucheurs ordinaires, car vous contondriez la vessie... C'est votre main, votre main seule qui doit vous en servir.

Enfin, dans une position transversale de l'enfant, il peut arriver au plus expérimenté praticien de prendre les fesses pour la tête et d'y appliquer le forceps. — Prenez-y bien garde.

De tous les céphalotomes ou crâniotomes anciens, c'est le céphalotribe de Baudelocque qui me paraît être le plus propre à écraser la tête, à la réduire à de très faibles diamètres, et partant à favoriser l'issue d'un fœtus évidemment non viable et dont le volume de la tête n'est pas proportionné au rétrécissement des passages osseux.

En cas de viabilité, et si la femme est jeune, vous devez préférer la symphyséotomie ; mais l'on ne peut pas, à son gré et même à celui du malade, choisir entre ces deux graves opérations, ainsi que l'ont professé trop légèrement quelques auteurs.

Dans les campagnes, l'occasion la plus fréquente de pratiquer l'opération *césarienne* se présente, après le décès bien constaté d'une femme enceinte ou aux douleurs.

Van Swieten, Pew, Vésale et d'autres médecins presque aussi distingués ont ouvert le ventre à des femmes vivantes qu'il croyaient mortes ; combien cette méprise ne doit-elle pas être plus fréquente, si ce sont des hommes étrangers à l'art qui pratiquent l'opération césarienne !... L'Église fait une loi de l'opération césarienne, pour assurer le baptême au fœtus (1) : mais, d'accord avec l'humanité, elle veut qu'avant de la pratiquer, l'on acquière la certitude de la mort de la mère ; que l'on essaye l'extraction de l'enfant par les voies naturelles, et dans le cas d'insuccès, que l'on recoure à cette opération ou à la section de la symphyse du pubis, avec le même soin que si on agissait sur une femme vivante ; parce qu'on peut *ouvrir* une femme dont la mort n'est qu'apparente (convulsions, hémorrhagies, évanouissements prolongés) ; il n'y a donc qu'un homme de l'art qui puisse remplir toutes ces conditions, et en cas d'absence

(1) *Si mater prægnans mortua fuerit, fœtus quam primum caute extrahatur, ac si vivus fuerit, baptizetur.* Rit. rom. tit. *De bapt. parvul.*

trop prolongée de sa part, la pudeur publique désigne une sage-femme, pour cette opération.

Après une longue discussion, relative à l'opération césarienne *post mortem*, l'Académie de médecine a voté la conclusion suivante : « Le médecin qui a l'espoir d'extraire du corps de la femme enceinte décédée un enfant dans des conditions d'aptitude à la vie extra-utérine, peut et doit même médicalement pratiquer l'opération césarienne, en observant les préceptes de la science. »

La question des accouchements prématurés artificiels trouve ici sa place ; elle a été soumise dernièrement à la *sacrée pénitencerie* du saint-siège qui ne la tolère qu'en faveur d'un enfant viable. — Dans cet état de choses, il semble que la pénitencerie eût bien fait de se prononcer de nouveau sur l'âge précis auquel l'âme prend possession du fœtus, elle avait autrefois fixé cet âge à quarante jours ; maintiendrait-elle aujourd'hui cette détermination ? Il est des accoucheurs qui tiendraient infiniment à le savoir (1).

La délivrance faisant partie de l'accouchement, c'est le cas de vous parler des accidents qui peuvent accompagner l'expulsion du placenta, trop prompte ou trop retardée ; quand et comment vous devez y remédier.

Si l'utérus n'est pas inerte, attendez que la nature vous prie de l'aider ou que l'état des parties vous le permette. A la suite d'un accouchement des plus laborieux, chez une femme primipare et déjà âgée, il survint une turgescence inflammatoire qui oblitéra son vagin, naturellement étroit. La délivrance fut momentanément impossible, et je me retirai avec le médecin de la localité, après avoir prescrit le repos, les émissions sanguines locales, les cataplasmes émollients, etc., moyens que nous crûmes devoir concerter pour hâter le moment favorable.

(1) *Gazette hebdomadaire*, 1859, n° 44.

Mais le danger parut plus grand aux commères qu'à nous-mêmes, et en notre absence une sage-femme de la ville fut mandée. Celle-ci, toute fière de marcher sur les brisées de la faculté, s'étonna que *deux médecins eussent été embarrassés pour si peu de chose*, et tout de suite elle simula le *cathétérisme forcé* avec sa main pour atteindre l'orifice, où se trouvait engagée une portion du placenta. — Elle la déchira de vive force, et après l'avoir montrée aux assistants, elle se retira, jurant le salut de sa victime ; — En effet, quelques heures après, la pauvre accouchée fut sauvée de tous les maux présents et futurs, car elle mourut à la suite d'une métrite phlegmoneuse, accompagnée des plus violentes convulsions. — Le méfait de cette femme écervelée fut mis sur le compte des médecins, comme il arrive toujours en pareille occurrence.....

Toutes les fois qu'il faudra user de violence pour dilater le col, dit Mauriceau, il vaut mieux abandonner la délivrance à la nature ; la violence qu'il faudrait faire à l'orifice de l'utérus est un remède plus dangereux que le mal. — Mon observation vous en a donné la preuve.

Dans le cas contraire, réveillez l'organe à l'aide des frictions et de l'ergotine.

Plus d'un praticien s'imagine qu'il y a adhérence ou volume trop grand du placenta, parce qu'en tirant sur son cordon, il n'a pas eu l'attention de simuler la poulie de renvoi, recommandée par tous les auteurs modernes pour conserver à l'arrière-faix une direction conforme au passage qu'il doit parcourir. Il suffit même qu'en l'exécutant l'on ne porte pas les doigts sur lesquels doit glisser le cordon le plus près possible de la matrice, pour éprouver la même difficulté.

Accélérez la délivrance, dans les cas d'hémorrhagie, de convulsions, de syncope, d'épuisement, suites d'un travail trop laborieux ; et retardez-la, au contraire, quand la matrice est inerte ou qu'il existe un resserrement spasmodi-

que de son col, une adhérence contre nature ou l'enkyste-
ment du placenta.

Maladies sexuelles. Une longue observation a démontré
et la physiologie philosophique explique pourquoi la
paysanne est sujette à moins de maladies *sexuelles*, selon
l'expression de Tanchou, que la citadine. Il paraît même,
d'après des recherches statistiques faites par cet habile
praticien, que la progression de ces maladies est épouvan-
tablement croissante dans les villes.

Une demoiselle est plus tôt réglée qu'une jeune paysanne,
et même le flux menstruel est plus abondant chez la première que chez la seconde. — Tissot a eu tort de dire que
les filles des campagnes qui mènent souvent le genre de vie
des hommes, sont moins sujettes aux dérangements de
cette fonction que celles de la ville ; car la dysménorrhée
et l'aménorrhée sont aussi fréquentes de part et d'autre
pour des raisons contraires. — Ainsi, chez une demoiselle,
c'est la vie sédentaire, l'étroite atmosphère du salon, les
caprices d'un système nerveux qui fut trop choyé ; chez la
jeune villageoise, trop de fatigues, le grand air et ses variations, la mauvaise nourriture, etc. ; de là deux thérapeutiques. — L'exercice en plein air et le galvanisme me
suffisent le plus souvent à la ville ; et les remèdes qui m'ont
réussi dans les campagnes sont, d'après les indications journalières, les sangsues à la vulve, les bains de siége ou les
pédiluves dérivatifs, le sous-carbonate de fer, l'eau ferru-
gineuse, les doux émétiques répétés, un régime meilleur
et la chaleur des pieds.

Je m'accuse tout le premier de n'avoir pas encore répété
la fameuse expérience d'Hamilton ; car, si elle réussit, c'est
l'emménagogue le plus prompt, le plus simple et le moins
coûteux (1).

(1) Hamilton avait à traiter une fille dans l'état le plus déplorable,
et sur laquelle les remèdes les plus actifs n'auraient fait que glisser ;

Pour la femme du peuple, la grossesse n'est pas une maladie, mais une cause de maladies, pendant et après, cause moins efficiente, mais plus déterminante que chez nos dames de la ville. — Et pourquoi ? — C'est Aristote qui remarqua le premier que la femme qui a coutume de travailler pendant la grossesse en est moins fatiguée, et qu'elle accouche plus facilement que celle dont la vie est sédentaire, inactive.

Petites maîtresses, condamnées à languir sur un canapé pendant neuf mois de votre grossesse, je n'ose pas vous offrir en exemple d'une conduite plus saine et plus raisonnable, nos paysannes qui circulent prestement, avec un ventre deux fois gros comme le vôtre, comme ces Hollandaises qui patinent sur un canal sans casser la cruche de lait posée sur leur tête ; mais voyez Jeanne d'Albret accompagnant son noble mari dans ses dernières campagnes, et traversant toute la France au dernier mois de sa grossesse pour se rendre à Pau et donner le jour à Henri IV...

Aussi Mirabeau prouve-t-il dans son *Traité de la population*, que les avortements et les accouchements laborieux sont plus fréquents dans les classes privilégiées, où l'existence est plus nocturne que diurne, où les facultés de l'entendement sont plus développées, où sans cesse les femmes sont exposées à de nouvelles impressions.

La vie active est donc favorable à la grossesse ; mais cette vie de mouvement a des bornes, et c'est en les

il eut recours à la mécanique ; il appliqua un tourniquet, comme on le fait dans l'amputation de la cuisse, et comprima modérément l'artère crurale. L'opération faite, il exposa la malade à l'action de l'eau réduite en vapeurs et dirigée vers les organes de la génération. Au bout d'une demi-heure, elle sentit un poids et une gêne dans la région utérine, le pouls s'accéléra et les règles se montrèrent après qu'elle eut bu une cuillerée d'une potion cordiale. — Le tourniquet fut desserré, le flux continua trois jours, et la chlorose disparut.

dépassant que la villageoise s'expose à des accidents volontaires.

Les occupations qu'un médecin doit défendre aux femmes de la campagne, dans le dernier temps de leur grossesse, sont le pétrissage, l'action de macquer et de sérancer le chanvre ou le lin, de charger une voiture, de monter sur un arbre pour la récolte des fruits ou des feuilles, de chauffer et de laver une lessive, de battre le grain, de vendanger, de travailler à la bêche et même à la faucille.

Un autre raison qui tend à rendre la grossesse et l'accouchement plus heureux à la campagne qu'à la ville, c'est que nos paysannes ne portent point de corsets baleinés ou de buscs disgracieusement longs qui tendent à déprimer et à refouler sur le bassin les organes abdominaux ; — d'où il résulte que l'utérus comprimé secondairement, ne peut acquérir l'amplitude nécessaire au fœtus qu'il contient et qui croît.

Les corsets aussi, puisque j'ai l'occasion de le dire, en emprisonnant et atrophiant des mamelles qui se développent, ne privent-ils pas la femme, ou du bonheur d'être véritablement mère, ou d'un charme auquel la coquetterie attache un prix si légitime ? — J'en demande pardon aux dames de notre époque ; mais je suis contraint de féliciter nos campagnardes de n'avoir pas assez d'esprit pour apprécier le mérite inhérent à la ressemblance des hyménoptères.

Croire que la femme enceinte doit manger pour deux, est un préjugé des plus dangereux ; on ne sait pas que la seule suspension des règles subvient aux dépenses de la nutrition fœtale ; elle doit manger, quand elle a faim ; autrement, elle est prédisposée à plusieurs maladies telles que l'odontalgie, la constipation ou la diarrhée, la rétention ou l'incontinence d'urine, la pléthore sanguine et la toux. La citadine est sujette à un plus grand nombre de maladies pendant la grossesse que la paysanne. Ainsi je vous citerai les nausées et vomissements, le ptyalisme, l'anorexie, la gastralgie, l'insomnie, les palpitations, les appétits dépravés, l'épuisement, la syncope, l'inertie de l'utérus, les convulsions, les diverses névroses des sens et l'avortement.

Celles qui sont particulières à la condition rurale sont : les hernies, l'hémorrhagie utérine, les varices, les prolapsus du vagin comme de la matrice, les môles. — Passons-les en revue rapide, car leur histoire offre des remarques notables pour le praticien.

La plupart des femmes enceintes sont obligées de s'adresser au médecin, afin qu'il calme des douleurs, des *rages de dent*. — Ne vous amusez pas à tâtonner les moyens locaux ; une saignée comme l'observe Tissot et comme le vérifie l'expérience de tous les praticiens, vaut mieux que le *Paraguay Roux* et la *Créosote-Billard*. Si le siége du mal est aux gencives, il faut les faire saigner avec un cure-dent. Le médecin Helvétius, aïeul du célèbre auteur du livre *de l'Esprit*, employa ce simple moyen pour conserver les dents de la femme de Louis XIV.

La constipation et la diarrhée de la femme enceinte me suggèrent une réflexion : c'est que la paysanne ne s'en plaint pas au médecin, ou par fausse honte, ou parce qu'elle ne se doute aucunement que l'un ou l'autre de ces dérangements cause la céphalalgie, les coliques, les dégoûts, les chaleurs incommodes et réitérées du ventre, pour lesquels symptômes elle le consulte. — Sachons remonter à la cause. — Des précautions simplement diététiques suffisent. La diarrhée, dans les campagnes, est le résultat de la mauvaise nourriture, et celle-ci de la parcimonie des parents. — La diarrhée négligée peut se convertir en dysenterie : *Ab alvi pro fluvio dysenteria*. (HIPP.)

Pour une incontinence d'urine, la paysanne consulte la matrone, qui lui répond que c'est *une faiblesse dans les reins* et que le médecin n'y peut rien. — La malheureuse l'endure jusqu'au bout.

Il m'a suffi plusieurs fois du décubitus dorsal ou de la

répulsion de l'utérus, à l'aide de quelques doigts introduits dans le vagin, pour faire cesser une rétention d'urine qui avait résisté à tous les cataplasmes des bonnes femmes avant mon arrivée. — S'il faut recourir au cathétérisme, un médecin de campagne doit confier une sonde à sa malade et lui apprendre à s'en servir, étant trop éloigné d'elle.

La science ne redoute plus de recourir aux saignées générales ou locales, autant que l'exigent les symptômes de la pléthore sanguine, surtout vers le sixième mois de la grossesse ; mais les commères leur attribueront toujours les accidents qui peuvent survenir tôt ou tard, après une médication semblable. — Laissons-les grommeler et obéissons à notre conscience.

Que la toux dépende de la grossesse ou qu'elle soit idiopathique, il suffit qu'elle se manifeste vers la fin pour que nous avertissions notre cliente ou plutôt sa famille du danger qui l'accompagne.

Quoique les hernies atteignent plus fréquemment une femme enceinte de la campagne que de la ville, elles ne sont pas en rapport avec ses efforts journaliers et des parois abdominales déjà éraillées par plusieurs grossesses précédentes.

L'hémorrhagie utérine, externe ou interne, est un des accidents les plus terribles qui menacent toutes les femmes enceintes qui se fatiguent, mais surtout la paysanne, parce qu'à cause de la distance qui nous sépare de cette dernière, nous arrivons souvent trop tard...

Une violence extérieure, un coup, une chute, une fatigue excessive, le cahotage d'une charrette, telles sont les causes les plus ordinaires de l'hémorrhagie. — Dans les cas de pléthore, saignée, air frais, boissons acidulées, diète, repos absolu. — Si la femme a déjà perdu beaucoup de sang, il faut se contenter des applications froides, du tamponnement, et maintenir les cuisses rapprochées avec un mouchoir.

La plupart des paysannes ont les cuisses et les jambes sillonnées par des varices, ce qu'il faut attribuer à leurs grossesses multipliées, à la négligence des saignées, à l'obligation où elles sont toutes de se tenir debout, de trop marcher, sans égard pour le fardeau que la société leur confie. — La rupture de ces varices est très rare.

L'utérus et le vagin peuvent se renverser, s'abaisser et se déplacer en tous sens : de là, les mots *antéversion*, *rétroversion*, *antéflexion*, *rétroflexion*, sans compter les *obliquités* de la matrice, *antérieure*, *postérieure*, *latérale droite* ou *gauche*. Toutes ces distinctions intéressent le diagnostic. Les auteurs s'accordent à dire que le prolapsus de la matrice et même du vagin est incurable ; mais je possède des observations de prolapsus utérin complet qui les démentent. — Des manœuvres inconsidérées au moment du travail, ou des imprudences à la suite des couches, voilà ce qui prédispose la femme du peuple à de pareils dérangements, et non pas, pour me servir de l'expression de Richerand, la laxité des solides.

Les diverses obliquités de la matrice ne méritent pas l'attention des femmes de la campagne ; mais pour remédier à un prolapsus, à un renversement de l'organe, hâtez-vous d'en obtenir la réduction par le taxis, par la position précédée de la saignée, par des bains, des émollients et la diète ; car, une fois engorgé, enflammé par le contact de l'air, cette opération deviendrait de plus en plus difficile, impossible peut-être. — Oh ! qu'elle est à plaindre, cette pauvre femme, avec une infirmité dont elle n'ose pas même se plaindre, qui la rend dégoûtante aux yeux d'un mari et inutile à cinq ou six jeunes enfants qui attendent de sa part à la corvée commune, le morceau de pain qui doit les nourrir !...

L'ingénieux Dieffenbach a proposé d'appliquer l'opération de Hey de Leeds, pour la chute du rectum, à celle de l'utérus seule ou accompagnée le plus souvent du renversement du vagin. — Si cette application réussit, c'est un immense bienfait pour nos campagnes, car l'usage des pessaires n'est qu'un moyen palliatif très incommode, et il est presque impossible d'obtenir les soins de propreté qu'il exige.

La rareté des avortements n'étonne pas moins que celle des hernies, mise en rapport avec tout ce que je vous ai dit sur le genre de vie de la paysanne enceinte ; mais sa fibre est si dense, si robuste !...

Il est important de remarquer, dit Levret (1), que toutes les femmes enceintes qui tombent dans des maladies aiguës sont en très grand danger, soit qu'elles accouchent à terme, soit qu'elles avortent ; parce que la marche de la nature, dans les opérations critiques pour la guérison de ces maladies, ne manque pas d'être troublée par le travail de l'accouchement ou par les suites de couches et *vice versâ*.

Ce célèbre accoucheur a trop généralisé. — J'ai traité et guéri bien des paysannes atteintes de pleurésie et de pneumonie aiguës, dans le cours de leurs grossesses, et j'ai lieu de douter qu'un médecin de la ville puisse se féliciter d'autant de réussite, dans les mêmes circonstances.

Je n'ai rien de particulier à vous apprendre sur le traitement des maladies qui tourmentent nos dames de la ville, pendant leur grossesse trop souvent pénible et douloureuse. — C'est pendant ces neuf longs mois de dégoûts gastriques, de tiraillements et d'insomnie, que le caractère le plus aimable devient subitement inquiet, fantasque, acerbe, colérique, jaloux ou haineux sans motif, insupportable pour les personnes qui leur sont le plus attachées, pour un mari, par exemple ! — Si ce mari est un médecin, il ne voit là qu'un phénomène physiologique, et il tâche de s'abriter contre ces giboulées conjugales avec plus de pa-

---

(1) *L'art des accouchements démontré par des principes de physique et de mécanique*, par Levret, p. 196.

tience et d'affection... mais autrement la paix du ménage pent être profondément troublée, et il est du devoir de l'accoucheur de madame de l'excuser par des raisonnements à la portée d'un époux qui, au bout de sa longanimité, pourrait chercher des consolations réprouvées par le code et la morale.

Maladies qui compliquent l'accouchement. — L'observation prouve qu'il meurt beaucoup plus de femmes en couches dans les villes qu'à la campagne, et qu'en revanche, il en meurt plus pendant le travail à la campagne que dans les villes ; — c'est parce que nos dames n'allaitent pas et que les paysannes sont à la discrétion de l'ignorance et des préjugés.

Le premier accident occasionné par l'ignorance des personnes qui assistent à l'accouchement de la paysanne, c'est l'emphysème, suite des efforts violents auxquels on la provoque. — Il suffit de quelques mouchetures et de la compression pour affaisser le boursouflement qui se manifeste à la partie supérieure et antérieure de la poitrine. — Quant à la rupture de certains muscles, de l'ovaire, du sternum même, pendant le travail, il n'est pas permis au médecin de campagne de la constater par l'autopsie.

Mais je puis affirmer que sur vingt accouchements terminés ou seulement entrepris par des matrones, il y en a quinze environ qui sont accompagnés de contusions plus ou moins graves des parties molles de l'appareil génital, externe ou moyen. — Pendant l'écoulement des lochies, bornez-vous aux fomentations et aux injections émollientes. — Après, des lotions vineuses les guérissent.

Un accident plus grave et qui dérive de la même cause, ce sont les déchirures des parties génitales et du périnée. — Dans ce dernier cas, engagez votre cliente à se coucher sur le côté, les cuisses étant rapprochées afin que la plaie ne soit pas abreuvée par l'humeur des lochies, et abandonnez sa cicatrisation, si la déchirure est légère, aux soins de la nature et à l'influence d'une grande propreté. — Lorsque la déchirure s'étend jusqu'à l'anus et qu'elle compromet son sphincter, il faut en venir à la suture, disent les auteurs ; mais il m'a semblé que cette opération était au moins inutile, chez la paysanne, quand la déchirure n'entraîne aucune fistule : chez presque toutes, la maternité a déchiré la fourchette, ce qui est loin d'être contraire aux accouchements subséquents.

Je range les fistules uréthro, vésico et recto-vaginales, dans la catégorie des maladies qui surviennent pendant l'accouchement, bien qu'elles ne se manifestent que plusieurs jours après, par leurs dégoûtants symptômes.

C'est le séjour trop prolongé de la tête, au passage, qui peut occasionner la gangrène des cloisons uréthro, vésico et recto-vaginales, et secondairement les fistules du même nom. — Si les désordres pathologiques se bornent à la gangrène, et que celle-ci ne soit pas portée trop loin, elle cède ordinairement à des injections répétées avec l'eau chlorurée.

D'autres fois, c'est le rectum qui s'échappe à la suite de mêmes efforts imprudemment provoqués, et d'autant mieux que la matrone n'a pas eu la précaution, au début du travail de débarrasser l'intestin par des lavements. — La réduction est plus facile que pour l'utérus, et les soins consécutifs sont les mêmes, en y ajoutant la précaution de maintenir la liberté du ventre pour prévenir d'autres efforts et par conséquent une rechute. — Cet accident trop renouvelé oblige à l'excision des replis rayonnés de l'anus, ce qui constitue le procédé de Hey de Leeds, procédé qui a réussi quinze fois environ à Dupuytren.

Une maladie devrait être d'autant plus rare qu'elle est plus dangereuse, et pourtant cela n'est pas ; car l'hémorrhagie utérine qui compromet la vie d'une femme enceinte peut l'atteindre au moment qu'elle accouche, et même après que le sourire maternel a semblé lui promettre la fin et la récompense de neuf mois de souffrance.

Dans les pertes de sang des femmes qui sont en travail, dit Mauriceau, il faut toujours rompre les membranes des eaux de l'enfant le plus tôt qu'on le peut faire, afin de lui donner lieu de s'avancer au passage sans pousser les membranes, qui, étant agitées par l'impression des douleurs, augmenteraient encore la perte de sang, en augmentant le détachement de l'arrière-faix où elles tiennent et qui l'avait causée. — Ce précepte est suivi de nos jours, mais pour un motif plus rationnel. — La sortie du fœtus et même sa présence à l'orifice sont les moyens les plus efficaces d'arrêter la perte ; c'est le tamponnement par excellence. — Le seigle ergoté peut contribuer à la réussite de cette manœuvre. — Dans un moment aussi critique, la prudence exige de notre physionomie d'autant plus d'impassibilité que le danger est plus grand. Rappelez-vous, mon ami, l'admirable réplique de M. A. Petit, à l'heure où l'un de ses opérés perdait tout son sang....

Le prolongement du travail et des attouchements trop indiscrets peuvent déterminer une telle turgescence des parties externes de la génération, qu'elle rétrécit l'entrée du vagin, au point de rendre impossible l'introduction d'un seul doigt de l'accoucheur.—J'ai saigné jusqu'à cinq fois, dans une nuit, une jeune femme primipare, petite, charnue, fortement sanguine, qui m'offrit une turgescence semblable. — L'accouchement ne put s'effectuer qu'après lui avoir tiré trois livres et demie de sang, en présence d'un confrère de mon voisinage, et contre le gré de sa famille, du curé, de tout le village. — Alphonse Leroy est le seul auteur, à ma connaissance, qui ait osé saigner quatre fois, dans un cas semblable.

Mais le plus souvent une seule saignée, des injections émollientes, de simples mouchetures à la vulve, et immédiatement après un bain tiède suffisent pour obtenir une détente, un dégorgement favorable.

Les convulsions et l'apoplexie peuvent compliquer l'accouchement d'une citadine comme d'une paysanne ; chez la première, c'est une conséquence de sa délicatesse, de sa mobilité nerveuse, et chez l'autre, c'est par un cumul des forces et de la pléthore. — A l'une des potions musquées, éthérées ; à l'autre une saignée *larga manu* ; puis les sinapismes aux extrémités, puis les réfrigérants sur la tête. — Au besoin même il faut crever la poche des eaux pour hâter le travail et provoquer à sa suite une hémorrhagie pour cette fois salutaire.

Maladies après l'accouchement. A la ville, c'est l'excès, et à la campagne, c'est le manque de précautions qui causent ou aggravent des maladies, suite de couches, qui ne devraient pas exister. — Quoi qu'il en soit, elles sont moins nombreuses et moins dangereuses pour la paysanne que pour la malingre habitante des villes. « Les suites de l'accouchement, qui sont en partie une maladie réelle pour le plus grand nombre des femmes de la ville, et en partie une espèce d'étiquette et de convention qui les assujettit pendant un temps déterminé au régime des malades lorsqu'elles ne le sont plus, ne sont presque rien pour les femmes de campagne. La nature n'ayant ni caprice ni excès à combattre en elles, ne s'occupe que de leur rétablissement ; et comme elles ne donnent rien ni à l'opinion ni à l'usage, elles jouissent aussitôt qu'il leur est possible des bienfaits de la nature. Elles n'ont pas le temps de se traîner méthodiquement pendant plusieurs semaines du lit sur une chaise longue ; elles ont presque toujours ce courage qui multiplie les forces, et que la nécessité donne quelquefois même aux femmes de la ville (1).

L'hémorrhagie qui survient immédiatement ou plusieurs heures après la délivrance est la plus dangereuse des trois espèces mentionnées. — Jusqu'à ce moment pour ainsi dire, l'art n'avait eu à sa disposition que les réfrigérants ;

____

(1) Roussel, *Système physique et moral de la femme.*

mais la compression de l'aorte, à travers les parois abdominales, est un moyen plus innocent, plus précis, plus prompt, applicable à tous les cas, et qui peut réussir à tout praticien qui saura l'employer.

Si l'hémorrhagie tient à la présence de quelques caillots ou à des adhérences contre nature du placenta, recourez concurremment à l'ergotine, et je vous le répète avec instance montrez du sang-froid, car c'est le premier de tous nos moyens hémostatiques.

La vulve, le vagin, l'utérus et ses annexes peuvent devenir le siége, séparément ou simultanément, d'une inflammation consécutive au travail, à la suppression des lochies, à un régime trop échauffant, à des injections astringentes. — Le traitement antiphlogistique doit être plutôt local que général ; les injections sont d'un grand secours.

Les lochies pèchent moins par défaut que par excès chez la citadine, ce qu'il faut attribuer à la chaleur dont on l'entoure, à des pâmoisons fréquentes, à une fibre ou trop molle ou trop fatiguée. — Le contraire se voit chez la paysanne, par suite de la trop brusque impression du froid, ou d'un écart de régime. Mais à la campagne, cette suppression est négligée, et c'est après qu'elle a déterminé une métrite ou une péritonite, qu'on en parle au médecin.

La même impression du froid peut encore lui donner une diarrhée puerpérale, dont Hippocrate a fait mention, et qui peut devenir mortelle si l'on n'y porte prompt remède. — L'ipéca d'abord, et quand la femme est convenablement purgée, quelques toniques amères suffiront.

Les tranchées torturent particulièrement la femme du peuple, à cause des accouchements subséquents et de la promptitude du travail. — Si elles sont modérées, respectez-les ; elles provoquent les dégorgements de l'utérus. — Des fomentations douces et tièdes, quelques infusions théiformes de seigle ergoté les tempèrent et les abrègent, si elles sont trop vives.

Si la péritonite puerpérale est une maladie généralement grave, c'est surtout avec les accouchées de la campagne, qui, ne la jugeant pas telle, essayent les traitements empiriques de la matrone, avant de réclamer les secours de l'art. — Or, vous savez combien la marche d'un tel mal est rapide, insidieuse. — Les antiphlogistiques, l'ipéca, les frictions mercurielles, la compression et jusqu'à l'huile essentielle de térébenthine à l'extérieur et à l'intérieur ; chacun de ces traitements a fait des partisans et les conserve.

Chomel conseilla d'appliquer, en temps convenable, un large vésicatoire sur le ventre. Il me paraît plus rationnel de l'appliquer sur les mamelles, dans le cas où l'on s'y déciderait. La sympathie de ces organes avec l'utérus dont l'inflammation a précédé et complique souvent celle du péritoine serait plus intime, et d'une autre part, l'on ne risquerait pas, en cas d'insuccès, d'exaspérer l'inflammation qu'on aurait voulu déplacer.

L'essence de térébenthine m'a souvent réussi, et depuis 1832, c'est-à-dire, depuis que l'ouvrage de M. Jules Hatin me l'a fait connaître, j'ai obtenu plusieurs guérisons qui pourraient figurer à côté des plus remarquables qu'il y rapporte. — Voici ma méthode : Au début de la péritonite, émissions sanguines locales. Quelques heures après, frictions répétées sur l'abdomen, avec un linge imbibé d'essence de térébenthine. Si dans le cours de la même journée, la tolérance ne s'ensuit pas, j'administre toutes les deux heures une cuillerée à bouche de la potion suivante.

Essence de térébenthine.	30 gram.
Jaune d'œuf frais.	n° 1.
Sirop simple.	60 gram.

À mesure que l'inflammation diminue, je raréfie les doses de cette potion, et je surveille très scrupuleusement la convalescence, car la rechute est facile, plus dangereuse.

Tous les plus éloquents plaidoyers de la philanthropie et les instances de la médecine en faveur de l'allaitement maternel n'ont pu décider jusqu'à présent une petite-maîtresse à supporter l'odeur du lait aigre, à compromettre les trésors de sa gorge et à passer des nuits blanches près d'un berceau, au lieu de les passer au bal ou au spectacle (1). — D'autres mères, toujours à la ville, objectent de prétendues obligations sociales, l'embarras d'une *bonne* d'enfant, la crainte d'inspirer de l'éloignement à leurs maris, une complexion faible et valétudinaire. — « Mais, leur répond Gardien, on voit souvent une santé parfaite pendant tout le temps de l'allaitement, être la récompense des mères délicates qui ont eu le courage de se conformer au vœu de la nature ; on en voit d'autres se débarrasser par l'allaitement d'incommodités légères, prendre de l'embonpoint, de la fraîcheur, et fortifier leur tempérament. » — Une femme qui n'a pas de lait, parce qu'elle est ou trop jeune ou trop vieille, ou dont ce même liquide est altéré par la syphilis, la phthisie, le rachitisme, les scrofules, la gale, les dartres, la goutte, et même la gravelle, est la seule qu'un médecin puisse affranchir d'un devoir aussi sacré ; et au contraire, en refusant d'accomplir ce seul complément de la maternité, il arrive que nos dames de la ville sont plus prédisposées que la paysanne aux fleurs blanches, aux dépôts, aux rhumatismes, aux engorgements, aux ulcères, au squirrhe et à l'affreux cancer de l'utérus.

C'est à tort que l'on a préconisé l'allaitement artificiel ; avec le biberon, on expose l'enfant à mourir 10 fois sur 12 ; tandis que l'allaitement naturel en perd 35 à peine sur 100.

La fièvre de lait serait toujours bénigne ; mais la paysanne se lève, s'expose au grand air à l'époque de son invasion

____

(1) Elle prendrait volontiers, si cela se pouvait, une femme de peine pour mettre au monde son enfant... (GUÉRIN, *Philosophie du XIXe siècle.*)

et voilà ce qui la convertit parfois en maladie grave. — L'expérience m'avait déjà appris qu'en condamnant l'accouchée à une diète plus ou moins sévère, à la douce et invariable chaleur du lit, en attendant cette crise laiteuse, ce n'était rien, même pour des personnes délicates, pour de citadines, lorsque je lus qu'Eichelle attribuait à la même conduite la rareté de la fièvre de lait chez les femmes en couche de l'hospice de Wurtzbourg.

L'engorgement inflammatoire des mamelles est commun à la campagne. — La trop grande abondance du lait et le refroidissement, telles en sont les deux causes principales. — Sa violence réclame les saignées, les diurétiques, les sels purgatifs, les applications émollientes, et si les seins ne peuvent supporter celles-ci, remplissez la même indication en plaçant sous le creux de l'aisselle correspondante, un sachet rempli de pulpe de pommes de terre cuite dans une décoction de têtes de pavot. — Les femmes de la campagne ne s'acccordent guère avec Dugès, qui prohibait l'allaitement pendant cette période inflammatoire, car elles le continuent, et malgré les douleurs momentanées qu'occasionne la succion, elles s'en trouvent mieux après.

S'il survient un abcès, ouvrez-le et pansez-le, selon les règles de l'art. — Si l'engorgement passe à l'induration, quelques douches avec une solution de sous-carbonate de potasse réussissent autant que l'onguent mercuriel ou ioduré, et nous devons les préférer, parce qu'elles ne communiqueront pas au lait une propriété médicamenteuse nuisible au nourrisson. — En indiquant un bassin à barbe comme propre à recevoir le superflu de la douche, Levret ajoute : Ce médicament est le plus puissant de tous les résolutifs qu'il y ait dans la nature, pour les tumeurs lymphatiques et laiteuses.

Quant aux crevasses si fréquentes du mamelon, il faut les oindre avec du beurre frais ou de la crème ; les garantir avec un pis artificiel, pendant la succion, et au déclin de leur état aigu les cautériser avec le nitrate d'argent, ou les lotionner avec une solution de ratanhia.

Le lait de la paysanne est de bonne qualité ; nous sommes obligés plus souvent de remédier à sa sécrétion trop abondante qui épuise la nourrice, que de pourvoir à son défaut.

La forme des vêtements, dans certaines contrées, qui comprime les glandes mammaires et semble devoir en arrêter le développement, ne l'empêche pas de nourrir toujours non-seulement ses enfants, mais encore ceux que lui envoient les dames de la ville, et c'est à ce double allaitement qu'il faut attribuer en partie la rareté, chez la paysanne, des maladies dont le défaut d'allaitement a été regardé comme cause immédiate. — Je dois ajouter que la paysanne qui fait le métier de *nourrir*, s'abstient des travaux fatigants et va rarement aux champs.

Après avoir parlé de la mère, je reviens à son enfant que j'avais provisoirement confié à la sage-femme ou à la *garde en couches*, en leur recommandant de le coucher sur le côté pour faciliter le rejet des viscosités qui obstruent le gosier et gênent l'acte respiratoire ; combien j'en ai sauvé de l'asphyxie, avec cette simple précaution ! — Les maladies auxquelles il est exposé jusqu'à la seconde dentition, jusqu'à l'âge de sept ans, méritent d'autant plus notre sollicitude, que l'indifférence et les préjugés des parents, que les prédominances organiques de cette époque orageuse, s'entendent pour les aggraver.

Une remarque bien rassurante pour le médecin, c'est qu'en dépit de toutes ces circonstances aggravantes, les maladies de l'enfance se ressemblent et par leurs causes et par leurs symptômes.

Un auteur anglais a dit : Élever des enfants chaudement,

c'est remplir un froid cimetière. — En effet, mon ami, la mortalité des enfants du premier âge est plus considérable à la ville qu'à la campagne, parce que le citadin calfeutre presque hermétiquement son nouveau-né dans le coton, l'ouate et les langes les plus chauds, et qu'il appréhende de l'exposer au grand air, comme s'il était empesté. — Est-il possible, je vous le demande, que les muscles et les poumons d'une progéniture congénitalement chétive puissent s'affermir, se corroborer, sans les caresses d'une brise bienfaisante, sans soleil, sans mouvement ?—Vienne le moindre *bobo*, on court chez le docteur ou chez le pharmacien, ce qui est la pire des ressources, car celui-ci manque rarement l'occasion d'*écouler* une *topette* de son vermifuge, ou quelques grammes de sirop de chicorée... pour une inflammation débutante. — Je vous signale aussi comme la source de plusieurs indispositions chez le même enfant, indispositions qui peuvent dégénérer en maladies graves et quelquefois mortelles, l'abus du vin, du sucre et des pâtisseries.

En naissant, l'enfant des campagnes témoigne déjà par sa grosseur, par la vigueur de ses carnations, par la fermeté de ses chairs, par la force même de ses vagissements, qu'il a profité de l'activité de sa mère, durant sa vie utérine. — D'après Hippocrate, le ventre est à l'animal ce que la terre est aux plantes ; telle est la constitution de la mère, telle est celle de l'enfant (*De nat. pueri*). Mais cet enfant a besoin de cet extra de vitalité, de l'oxygène des champs sur le tapis desquels il va s'ébattre, et surtout du froid ambiant qui doit le tonifier, puisqu'il est prédestiné non-seulement à tous les maux qui lui sont communs avec le citadin de son âge, mais encore à ceux que lui susciteront les lisières, le maillot, la bouillie, la malpropreté..... Quand un enfant est malade, dit le docteur Schneider, les voisins persuadent à ses parents qu'il n'y a rien à faire pour un petit être qui *ne parle pas ;* en conséquence on n'appelle pas le médecin. — L'enfant a des pincements d'entrailles, et comme il *ne porte pas*, il crie ; et quand il a bien crié, il meurt.... Je pose en fait, a-t-il raison d'ajouter, qu'à la campagne, les neuf dixièmes des enfants qui meurent n'ont pas reçu les soins d'un médecin.

Signalons d'abord quelques vices d'éducation physique qui contribuent à augmenter le chiffre des maladies de l'enfance. — On emmaillottera et l'on bercera toujours dans les campagnes, parce qu'une mère ne s'inquiète pas si son enfant crie, se convulse, mais s'il est suffisamment garrotté, emprisonné dans son berceau pendant son absence (1); parce qu'aussi le bercement est un moyen prompt et sûr de l'étourdir, de l'endormir, et par conséquent de s'en débarrasser. — Un médecin philanthrope doit au moins s'élever contre la forme dangereuse du berceau, usité dans nos campagnes : sa base trop étroite cause de fréquents accidents, car il suffit de confier son oscillation à un autre enfant, ou qu'un animal domestique vienne s'appuyer sur les bords du berceau, pour le faire chavirer, et compromettre ainsi la vie de l'enfant qu'il contient.

On berce encore à la ville, et si un berceau suspendu expose moins aux accidents, ne pouvant se renverser, je le crois plus dangereux que le berceau ordinaire, à cause des oscillations plus profondes qu'il transmet au cerveau.

Ce n'est pas le grand air auquel on expose l'enfant des campagnes, dès les premiers jours de sa naissance, mais la sale et puante humidité dans laquelle on le laisse croupir nuit et jour qui peut l'enrhumer et déterminer maintes éruptions cutanées. — Il y a même des nourrices et des mères qui prétendent que l'urine fortifie la peau !...

A l'égard de la nourriture, combien d'abus ! Lait

____

(1) Sans toutes ces précautions, disent les commères, l'enfant pourrait se courber, se tordre, se faire mal. — Répondez-leur, comme Tourtelle, que chez les sauvages on ne lange pas les enfants, et que l'on n'en voit point de contrefaits.

aigre, bouillie qui colle les intestins, légumes grossiers, pain noir, fruits verts..... Oui, Béranger a eu raison de dire qu'il y a *un Dieu pour les bonnes gens*, car leurs enfants survivent à tous ces empoisonnements. — Ce que l'estomac ne peut pas digérer est un véritable poison, a dit Underwood.

Et puis que d'accidents, que de difformités, une paysanne pourrait prévenir, si elle savait seulement porter son enfant sur ses bras, et diriger ses premiers essais de locomotion et de progression ! — Tous ces faits d'incurie maternelle, et tant d'autres qu'il serait trop long de vous rappeler dans une lettre, justifient le vœu que Buchan émit dans sa *Médecine domestique* : « Si l'on intéressait les pauvres, dit-il, à soigner la vie de leurs enfants, nous en perdrions peu. Un prix peu considérable, donné tous les ans aux pauvres familles, à raison de chaque enfant qui y serait vivant à la fin de l'année, sauverait plus d'enfants que si l'on employait tous les revenus de la couronne à établir des hôpitaux pour ces vues. Le pauvre ferait cas de la fécondité, au lieu que nombre de ces individus regardent la naissance d'un enfant comme le plus grand mal qui puisse leur arriver. »

Rien n'est malheureusement plus vrai : vous verrez dans les campagnes des parents assez dégradés par la misère pour accepter, avec une joie qu'ils ne savent pas dissimuler, la nouvelle qu'un de leurs enfants en bas âge est en danger de mourir, ou qui refusent les secours de la médecine plutôt avec la crainte qu'ils ne soient profitables à un enfant *de trop*, que parce qu'ils doutent qu'à son âge il puisse en profiter. — Mais distrayons-nous de ces considérations trop dégradantes pour l'humanité, en nous occupant des enfants qui appartiennent à des pères et mères qui méritent ce titre sacré....

Il y a donc, à part un fonds d'organisme commun à tous les individus du même âge, un germe d'individualité qui fait distinguer, au premier aspect, le fruit d'une dame et celui d'une campagnarde ; germe qui pousse et se développe sous l'influence de deux éducations diverses, de deux conditions antipodes de la sphère sociale ; germe d'individualité qu'il importe à tous les médecins d'épier attentivement, car la médecine des enfants n'est pas autre chose qu'une étude à faire des sympathies nerveuses et morales. — La nature, d'après le célèbre Fourcroy, est le plus sûr de tous les médecins, et le seul dont les enfants aient besoin, pourvu qu'on ait assez de patience pour ne la pas contrarier, et la docilité de suivre exactement ses ordonnances.

Pendant le premier âge de la vie, le système lymphatique prédomine, le système nerveux cérébral est plus fantastique, le système digestif est le plus prompt à se détraquer : — de sa poche musculo-membraneuse, selon la remarque première d'Etmuller, s'irradie l'*aura* de toutes les maladies. —C'est donc lui qui commande notre surveillance et qui doit être le *gérant responsable* de tous les autres.

On dit que les enfants ne savent pas se faire entendre ; cela est vrai jusqu'à un certain point, mais cela ne l'est pas exactement ; et s'ils ne parlent pas notre langue, ils en ont une qu'il faut étudier (Tissot). — Parmi le grand nombre des médecins qui écrivirent sur les maladies de l'enfance, ce n'est qu'à compter de Fizes, Corvisart, Jadelot et Billard, que l'on a étudié les expressives altérations de la face ; —que l'on a su *écouter le cri des organes*, suivant la belle expression de Lavater.

Ce fut un immense progrès pour le diagnostic ; car, à aucun autre âge de la vie, selon M. Richard (de Nancy), les modifications des traits de la face ne sont plus promptes et mieux en harmonie avec les changemens intérieurs.

Voici, d'après l'observation de Jadelot, les trois traits pathognomoniques du visage qui peuvent diriger le médecin des enfants.

Le premier part du grand angle de l'œil et se perd au-dessus de la saillie formée par l'os malaire ou de la *pommette* (*affections nerveuses* et *cérébrales*). — Le second commence à la partie supérieure de l'aile du nez et descend vers l'angle des lèvres (*affections gastro-intes-tinales*). — Le troisième naît vers l'angle des lèvres et se perd au bas du visage (*affections de la poitrine et du cœur*).

Peu de remèdes et doux remèdes : voilà ma thérapeutique avec les enfants. — Quand une paysanne fait la *dépense d'une drogue* pour son enfant, il faut que celui-ci l'avale, ne fût-ce que pour utiliser sa dépense. — Mais elle est noire, nauséabonde, puante, comment voulez-vous que votre enfant se décide à boire ce que vous ne voudriez pas boire vous-même ? — Tant pis, répond-elle, *on ne prend pas une médecine par gourmandise*. Et si le pauvre enfant s'opiniâtre instinctivement, elle le bat, elle le fouette, elle va jusqu'à lui introduire de vive force le manche d'une cuiller entre ses tendres alvéoles, ou elle lui pince le nez, et pendant qu'il entr'ouvre la bouche pour respirer, la décoction du *fucus* coule et suffoque... C'est le très fidèle cérémonial de la *question à l'eau* que Louis XIV signa en 1670. — D'où je conclus que le *semen-contra* ou l'*helmintho-corton*, par exemple, ont déterminé plus de convulsions qu'ils n'ont détruit d'ascarides (1).

Hippocrate observa le premier qu'il faut se relâcher, en faveur du tempérament des enfants, de la rigueur avec laquelle on fait jeûner les adultes pendant une maladie aiguë. — L'expérience a confirmé cette règle générale en diététique, et la physiologie nous apprend qu'un organe aussi actif que leur estomac ne peut pas s'astreindre au repos, et

(1) Une dragée contenant de 10 à 15 centigrammes de Santonine que les enfants croquent avec plaisir, est un remède plus vermicide que cette noire médecine que nous avons tous bue à leur âge, et qu'on nomme *semen contra.* (Munaret, *Sur l'emploi des granules en médecine.* 1852.)

qu'en pareil cas il se réfléchit plutôt sur les organes malades.

Je divise les maladies des enfants en deux catégories : celles qui dépendent de la naissance, et celles qui se manifestent après.

L'apoplexie et l'asphyxie des nouveau - nés sont deux accidents d'autant plus déplorables qu'ils semblent choisir leurs victimes parmi les plus beaux enfants. — Avec plus de patience et d'habileté, nos sages-femmes en sauveraient davantage, car je puis affirmer avoir rendu à la vie des enfants asphyxiés que l'on avait déjà relégués dans un coin de la chambre et couverts du funèbre linceul. — Chez ces enfants, comme chez tant d'autres, les fonctions de la vie, ainsi que l'a dit Capuron, étaient seulement suspendues, et il suffisait de les émouvoir pour qu'elles reprissent leur cours.

Jules Hatin a conseillé la transfusion par la veine ombilicale dans le cas de syncope, à la suite d'une trop grande perte de sang que le nouveau-né a éprouvée dans le sein de sa mère. *Tentare non nocet.*

Les contusions, plaies et déchirures qu'un médecin de campagne a l'occasion de remarquer sur le corps d'un enfant violenté par une matrone guérissent assez vite, moyennant une grande propreté.

De la même cause dérivent les fractures et les luxations : heureusement que la réduction, la contention et la consolidation sont plus promptes et plus faciles que chez l'adulte. —S'il y a fracture ou luxation d'un membre inférieur, contentez-vous, par quelques tours de bande, ou avec du carton mouillé, de les réunir ; et le membre sain servira d'attelle au membre malade. — S'il y a fracture ou luxation du bras ou de l'avant-bras, c'est le corps qui doit servir d'attelle, en y juxtaposant le membre et l'y fixant avec le plein d'une douce cravate. — Dans tous ces cas, le maillot me semble nécessaire, en le considérant comme

un mode complémentaire de déligation, propre à maîtriser
les mouvements généraux et à protéger l'appareil.

Chez des enfants de deux à quatre ans, trop pétulants
et incapables de comprendre les recommandations du médecin ou de leurs parents, des bandes amidonnées sont d'une
application précieuse pour maintenir les attelles ; mais il faut
les garantir de l'humidité des déjections avec du taffetas ciré.

A la campagne, ce sont plutôt les manœuvres de l'accoucheuse, que l'étroitesse du bassin ou l'inertie utérine,
qui, en prolongeant le séjour du fœtus au passage, causent
le déplacement des os de sa tête, et l'allongent difformément.
—Il suffit de la bassiner quelquefois avec du vin tiède, et
d'exercer sur elle de légères et rationnelles pressions dans
un sens réductif.

La rétention du méconium peut causer la mort d'un
enfant ; mais la crainte qu'elle inspire aux bonnes femmes lui est plus préjudiciable que le mal même. — Les
gens de la campagne n'ont jamais pu comprendre que le
colostrum est un spécifique offert par la prévoyante nature,
et sans s'inquiéter de la cause véritable de cette rétention,
ils versent dans la bouche du nouveau-né toutes sortes
d'ingrédients, ou ils abusent du sirop de chicorée. — Dans
le cas où la rétention du méconium tient à sa viscosité, cas
le plus ordinaire, je recours à l'eau miellée, le plus innocent des laxatifs.

L'endurcissement du tissu cellulaire, ou plutôt l'œdème
des nouveau-nés, tient à deux causes prédisposantes, selon
qu'on l'observe à la ville ou à la campagne. — A la ville, il
suffit de la seule impression de l'air extérieur, au moment
de la naissance ou quand on découvre l'enfant ; tandis qu'à
la campagne, c'est la compression du maillot et l'humidité
des langes.

Rétablir la transpiration, telle est l'indication. — En
général, la guérison est moins difficile à la campagne qu'à
la ville, parce que la différence native des constitutions

supplée favorablement aux soins maternels et aux secours de l'art.

L'ictère atteint rarement l'enfant d'une paysanne, parce que celle qui l'a conçu et mis au monde lui fournit un lait frais, approprié à l'état de ses organes et à la nature de sa constitution.

Je puis réunir, dans le même paragraphe, les tranchées, les aigreurs, la diarrhée, les vomissements, indispositions qui proviennent d'un levain acide dans l'estomac, et qui cèdent, en pareil cas, à quelques prises de magnésie, au sirop de chicorée, à la teinture de rhubarbe, suivant les circonstances. — « Les tranchées, dit le célèbre Rosen, sont fort communes parmi les enfants de la campagne, surtout pendant l'été, lorsque la nourriture de la mère est principalement du lait aigre. Si les femmes de la campagne n'étaient pas dans un mouvement continuel, occupées des travaux du labourage et des prairies, ce qui affaiblit en grande partie leurs acides, elles verraient presque toutes périr leurs enfants (1). » — Mais c'est en vain que vous prescrirez à une mère, comme l'indique cet auteur, des minoratifs en boisson ; elle ne comprendra pas qu'en état de santé elle ait besoin de se *droguer* ; elle n'en fera rien.

A part l'hydrocèle congénitale et l'infiltration des parties génitales, toutes les autres hydropisies de l'enfant sont malheureusement rebelles à nos soins. — Quant à celles que je viens de vous nommer, quelques applications astringentes, un cataplasme de roses de Provins, de fleurs de camomille, cuit dans du vin rouge, suffit pour en triompher.

Le coryza est inquiétant pendant la lactation, parce qu'il empêche un enfant de teter et de dormir. — On le guérit, d'après le praticien suédois que je vous ai cité tout à l'heure, en graissant le nez du nourrisson avec du beurre

_____

(1) *Traité des maladies des enfants*, p. 35.

frais et lavé dans de l'eau de marjolaine, ou en lui insuf-
flant dans les narines du sucre pulvérisé. — Nos bonnes
femmes connaissent ce dernier remède, elles y recourent,
et il réussit quelquefois. — Sous le nom de *maladies cutanées du premier âge*, je comprends les gerçures, la croûte
de lait, la suppuration des oreilles, l'érythème, la roséole,
la rougeole, la scarlatine et la variole ; maladies dont le
traitement est à la merci de la routine féminine. — C'est
en les accablant de couvertures, dit M. Richard (de Nancy),
en les tenant dans des chambres fortement échauffées,
qu'on irrite les rougeoles, les petites véroles, parmi les
enfants du peuple. Le médecin n'est appelé que quand ce
régime excitant a développé des phlegmasies graves sur
quelques viscères et consommé la perte de l'enfant. —
Et pourtant le traitement de toutes ces maladies est simple, facile, indiqué par le seul bon sens. Le vrai moyen
d'empêcher la peau des enfants de s'enflammer, selon
Underwood, c'est de la tenir sèchement et proprement.
— Est-elle enflammée, érythémateuse ou non, — recourez à des moyens seulement hygiéniques, à une température douce et constante, à des boissons légèrement diaphorétiques ; combattez les complications et recourez à temps
aux dérivatifs externes, si l'inflammation disparaît trop
subitement et que vous redoutiez une répercussion.

Ce n'est que depuis 1414 que la coqueluche a fait son
invasion en France.—Dugès la définit une variété du catarrhe pulmonaire ; elle est épidémique, contagieuse même :
voilà pourquoi je lui consacre quelques lignes.

Il n'y a pas de praticien, en effet, qui ne possède des
preuves de sa contagion. Rosen prétend même l'avoir trans-
mise à un enfant qui ne l'avait pas, venant de visiter un
autre qui l'avait. — Avertissez donc les voisins, quand un
cas de coqueluche s'offrira à votre pratique ; cette précaution peut suffire pour préserver un village, une rue, un quartier. — Malheureusement la plupart des parents ne nous

consultent que lorsque la maladie a atteint sa deuxième période, c'est-à-dire, lorsque la durée du *rhume* leur fait craindre *qu'il ne tombe sur la poitrine*. Parmi les remèdes qui me réussissent le plus constamment, je vous citerai les sangsues à l'épigastre, le sirop d'ipéca, les frictions de croton tiglium, et vers la dernière période du catarrhe, l'usage du sirop de quina (1).

Les aphthes de la cavité buccale (espèce la plus commune) sont plus rares à la campagne qu'à la ville, à cause du bon air que l'enfant respire et de sa constitution plus robuste. — J'ai employé avec succès, comme Guersant, la liqueur de Labarraque, en faisant promener dans la bouche de l'enfant le doigt de la mère entortillé d'un linge fin et imbibé de ce chlorure.

C'est Rosen qui a deviné la principale cause de cette éruption, parmi les enfants de la campagne. « Les enfants dont on ne tient pas la bouche propre, dit-il, sont surtout exposés aux aphthes, de même que ceux qui prennent un lait trop vieux ou aigre, qui s'endorment *le bout dans la bouche*, car il arrive souvent à ceux-ci de s'endormir ayant encore dans la bouche du lait qui devient alors aigre et acrimonieux.

La maladie la plus redoutable, pour les enfants, est, sans contredit, le croup ; — maladie qui amène trop souvent et trop vite la mort. Bien qu'elle soit toujours reconnue par le médecin, les traitements se multiplient, sans être plus efficaces, et il résulterait d'un travail statistique, que le nombre des décès par le croup augmente d'année en année, et qu'il n'a jamais été plus fréquent que dans cette dernière

(1) Depuis quelque temps, j'ai prescrit le café noir, à la manière de M. Jules Guyot, et il m'a réussi quelquefois. — A la ville, je pense que cette méthode serait plus heureuse, parce qu'elle exige des précautions, un régime spécial et un excellent café noir après chaque repas.

période décennale. — Je n'ai jamais pratiqué la trachéotomie dans la période ultime, parce que les parents ne veulent pas l'autoriser, à la campagne ; mais en provoquant l'expulsion des pseudo-membranes avec l'émétique ou le sirop d'ipéca, en y adjoignant les révulsifs et les émissions sanguines, j'ai pu sauver la moitié environ de mes petits malades.

La rougeole et la scarlatine, deux fièvres éruptives de l'enfance, que l'on peut confondre au début d'une pratique rurale. — Ces fièvres se manifestent par des taches rouges ; mais celles de la rougeole sont saillantes sur la peau, tandis que dans la scarlatine, elles ne le sont pas. — Dans ces deux fièvres, la convalescence est plus à craindre que la maladie.

La rétention d'urine tient le plus souvent, chez les nouveaux-nés, à un état spasmodique du col de la vessie, que des applications émollientes et sédatives sur l'hypogastre ou des bains de siége font disparaître. — L'incontinence nocturne d'urine est beaucoup plus fréquente : elle se prolonge parfois jusqu'à la puberté et au delà, parce qu'on ne lui oppose pas un traitement rationnel. — On pardonne aux commères les recettes plus ou moins ridicules qu'elles essayent ; mais peut-on excuser Pline, entre plusieurs autres gros bonnets de la science, quand il conseille la poudre de souris, les génitoires d'un lièvre ou les rognons d'un âne ?...

Une médecine plus éclairée prescrit d'abord de réveiller les jeunes enfants plusieurs fois pendant la nuit pour les faire uriner, si l'incontinence tient à leur paresse, à leurs rêves ou à la profondeur de leur sommeil. — Si la même incommodité tient à la surexcitabilité des parois vésicales, elle indique les émollients, les narcotiques, quelques sangsues même au périnée, la digitaline ; — dans le cas d'atonie générale ou locale, les bains locaux et les douches froides, les martiaux.

L'ophthalmie des nouveau-nés est encore une des maladies qui se montrent plus souvent à la ville qu'à la campagne. — La paysanne ne va pas au médecin pour ce qu'elle appelle *un coup d'air*. — Elle instille sur les yeux de son enfant, le tiède lait de sa mamelle, comme je vous l'ai déjà dit, et ordinairement elle le guérit, sans zinc, sans acétate de plomb, etc. En cas d'insuffisance, elle lui applique une *mouche* derrière les oreilles. L'opiniâtreté de l'ophthalmie tient presque toujours au vice scrofuleux, et la vie dure, l'exercice, le grand air, fortifient insensiblement la constitution de son enfant et le guérissent.

J'aurais dû vous signaler, en tête de toutes les maladies de l'enfance, les convulsions. « Presque tous les enfants, dit Tissot, qui meurent avant l'âge d'un an et même de deux, meurent avec des convulsions ; on dit même qu'ils sont morts des convulsions, et l'on a en partie raison. » Par compensation, elles sont d'autant moins dangereuses qu'elles sont plus faciles à provoquer. « *Convulsio et spasmus, uti frequentior in infantibus ità minus periculosus iis plerumque est quàm adultis.* » (Stoll.)

Rien n'épouvante plus une mère qu'un mouvement convulsif, parce qu'elle se figure que c'est un excès de douleur qui fait si étrangement grimacer la douce physionomie d'un enfant. — La cause efficiente des convulsions du premier âge est son extrême sensibilité, et leurs causes déterminantes sont les aigreurs, la trop brusque transition du chaud au froid, l'insolation, la présence des vers et la suppression d'un exanthème.

Chacune de ces causes, une fois connue, réclame une médication spéciale. — Quelques sangsues derrière les oreilles, si les convulsions dépendent d'une congestion cérébrale, font merveille.—Pendant le paroxysme, je préfère à tous les antispasmodiques usités, la teinture de castoréum, et quand l'enfant est calmé, j'administre le tartre stibié à dose très fractionnée, toutes les fois que cette perturbation nerveuse parait dépendre de l'excessive plénitude de son estomac.

Au nombre des causes de convulsions, j'ai cité la présence des vers. — Les enfants en sont plus incommodés que les adultes, et les enfants des campagnes plus que ceux de la ville ; — ce qui ne veut pas dire qu'ils le soient autant que les femmes du peuple et les charlatans le supposent. — La multiplicité des vers, leur formation obscure, la variété, la bizarrerie des symptômes qu'ils font naître, donnent une grande importance à tout ce qui se rapporte à la médecine vermifuge. — Un enfant est indisposé, ce sont les vers ; — une grande personne languit, ce sont les vers et surtout le ver solitaire : en un mot, tout médecin qui s'annonce contre les vers dispose favorablement le public à l'écouter, et quand il opère avec sa drogue, il les expulse, on les voit ; — si on ne les voit pas, ils sont fondus, et il n'en est pas moins un habile homme.

Les trois signes qui indiquent le plus fidèlement la présence des vers sont la grande dilatation de la prunelle, d'après Monro et Van Swieten, le bien-être qu'éprouve le petit malade après avoir bu un verre d'eau froide, d'après Rosen, et surtout la sortie spontanée des vers par l'une ou l'autre voie naturelle.

Ce dernier auteur, qui est une autorité des plus respectables, en ce qui concerne les maladies de l'enfance, chassait les ascarides en faisant manger des carottes crues, et en administrant par le haut ou par le bas l'eau ou le lait très salé.

Fischer prétendait détruire en deux minutes les lombrics avec l'extrait aqueux de la noix encore fraîche, qu'il faisait suivre d'un laxatif.

Hippocrate a conseillé l'ail, et le peuple suit trop son conseil, car la propriété de cette plante bulbeuse est plutôt échauffante qu'anthelminthique. — Quant à moi, mon ami, je me borne à vous dire que la plupart de ces remèdes sont infidèles, dangereux même, malgré l'approbation du

Codex, et tout médecin que je suis, je suis plus embarrassé que les bonnes femmes, chaque fois qu'il faut débarrasser mes enfants de ces insectes parasites.

Tous les accidents qui accompagnent la pousse des dents sont énumérés dans cet aphorisme de Cos : « *Quum verò in progressu dentium incipiunt gingivarum pruritus, febres, convulsiones, diarrhœœ, imprimis quando dentes caninæ procedunt.* » Ces accidents sont moins graves à la campagne qu'à la ville ; ils y passent presque inaperçus. — Quant au traitement et aux précautions hygiéniques que cette dangereuse époque peut réclamer, je n'ai rien à vous dire que n'aient déjà dit nos auteurs.

Si l'on vous consulte pour un dévoiement, remarquez bien s'il ne tient pas au travail de la dentition, et tâchez de persuader aux parents que le meilleur des remèdes est de n'en point faire.

« Puisque la nature, disait Boerhaave, n'a pas toujours existé dans votre pays, et qu'elle n'est pas générale, il ne faut pas s'en prendre au climat, mais à la manière d'élever vos enfants. »—Or, cette manière vicieuse d'élever les enfants, c'est de les obliger à marcher à l'aide des bretelles, à se tenir debout avant que la nature ait suffisamment consolidé leur système osseux. — La science a fait des progrès, et elle ne considère plus que comme une cause faiblement accessoire le vice de l'éducation physique ; ses causes vraiment efficientes sont pour les enfants du peuple des villes et des campagnes l'affection scrofuleuse, l'usage d'aliments peu nourrisants ou de mauvaise nature, l'habitation des lieux bas, humides, obscurs, froids et mal aérés.

Ce qui m'a toujours surpris, c'est que sous l'influence de causes aussi générales, il n'y ait pas plus de cas de rachitisme à la campagne ; et que tous les enfants de même famille, accumulés dans le même bouge et condamnés à la même misère, n'en soient pas atteints.

Les paysans consultent rarement un médecin pour le rachitisme, qu'ils appellent *le malet*. — Notre enfant n'est pas de bonne venue, disent-ils, nous le savons bien, mais le temps le fortifiera. — Ils ont raison, ma foi, car la plupart des enfants noués se redressent, grandissent, et la puberté les métamorphose... C'est à ne pouvoir les reconnaître.

J'ai rayé du catalogue des maladies particulières aux enfants de la campagne, la disposition aux engelures, parce que des marmots qui pétrissent la neige n'en peuvent pas être incommodés.

Dans le cours de cette lettre, je n'ai pu consacrer à l'éducation physique de l'enfance que quelques lignes de circonstance ;—mais elles suffiront pour vous convaincre que le paysan, plutôt que le citadin, se conforme, sans le savoir, aux lois de Minos, et aux préceptes de Rousseau, de Goldsmith, de Locke, de Buffon, de Montaigne, de l'abbé Girard et de Diderot. « Que les enfants, dit ce dernier philosophe, fassent ce que la nature leur suggère; qu'ils sortent, se promènent, sautent, courent et tombent tant qu'il leur plaira, pourvu que ce soit en lieu où ils en soient quittes pour se relever ; même l'hiver, s'ils aiment mieux se remuer à l'air froid que d'être tranquilles auprès du feu, ce qui ne manquera jamais d'arriver : ils seront bientôt forts et point enrhumés. »

Aujourd'hui l'éducation physique et morale, à la ville, est encore plus défectueuse; Michelet la blâme très vertement : « L'enfance de l'homme, dit-il, comme celle des plantes et de toute chose, a besoin de repos, d'air, de douce liberté. Ici tout lui est contraire, nos mérites autant que nos vices. Tout semble combiné pour étouffer les enfants. Une société si agitée, si violente, c'est une vraie guerre à l'enfance (1). »

____

(1) *La mer*, p. 414.

Médecins de campagne, ne vous inquiétez donc pas de ce que le paysan donne à son fils une éducation *rustaude*, suivant l'expression de madame de Sévigné, puisqu'il en résulte un homme aussi robuste que lui, mais attaquons les préjugés qui s'en mêlent et la gâtent.

L'éducation morale n'est pas de la compétence du médecin ; il n'est pas inutile pourtant que je vous fasse remarquer en passant qu'elle est nulle ou presque nulle pour les parents placés aux deux pôles de la société : — les trop riches dédaignent une éducation aussi *bourgeoise* que celle du cœur ; mais ils soig ent le plus sérieusement du monde les manières, la toilette et le babil d'un enfant, espèce de poupée qui les amuse ; — les trop pauvres, abrutis par la misère et par les larves vicieuses qu'elle engendre, dressent leur *moutard* comme un chien caniche, c'est-à-dire qu'ils se contentent de lui apprendre à *rapporter* ce que le public n'a pas perdu…… C'est encore l'heureuse médiocrité qui conserve et transmet de père en fils, comme un héritage inaliénable, le code de l'honneur le plus sagement interprété et les saintes inspirations de la loi naturelle, réduites en préceptes par le christianisme.

Mais si l'homme, chair et os, peut se passer, ainsi que l'éducation physique du paysan nous le prouve, de toutes les mignardises de la civilisation, pouvons-nous en dire autant de la plus noble partie de lui-même, de son intellect, de ce *moi* qui pense, qui veut penser, et que l'inaction psychique laisse étouffer sous les faisceaux de plus en plus envahissants de son système charnu ?……

Une ignorante villageoise ne peut guère apprendre à ses enfants qu'à faire le *signe de croix* et à réciter quelques patenôtres ; le curé doit faire le reste. Et je ne crains pas de déclarer, après tout ce que j'ai vu dans nos campagnes, que celui qui comprend et s'élève à la hauteur de son ministère, mérite autant de la société, humainement parlant, que tous

les membres de l'Académie des sciences morales et politiques...

Quant à nous, mon ami, dont le cercle des devoirs
est tracé par la main terreuse des maladies, tout en
signalant aux faiseurs d'éducation modèle le défaut profondément organique de leur méthode, tout en leur
disant qu'il ne faut pas confondre le cœur et l'esprit, les
mouvements automatiques et la conviction, n'oublions
pas, dans notre pratique de tous les jours, qu'il faut
ramener l'art des accouchements à sa simplicité originelle, à sa pureté hippocratique, afin que l'on ne puisse
pas répéter à notre sujet ce que Baudelocque disait des
confrères de son temps : « Ce sont des sages-femmes *en
culotte.* »

LETTRE NEUVIÈME.

MÉDECINE LÉGALE APPLIQUÉE A LA MORALITÉ DES CAMPAGNES.

> « *Medici proprie non sunt testes. Sed est magis judicium quam testimonium.* »
>
> (Extrait du *Digeste*.)

> « D'un côté, l'honneur, la liberté, la vie, la fortune des citoyens ; et de l'autre, la sécurité de la société, la moralité publique elle-même, à laquelle il importe que le crime ne reste pas impuni : tels sont les graves intérêts qui sont plus ou moins profondément engagés dans la plupart des questions de médecine légale. »
>
> (Max. Simon.)

J'ai à vous entretenir seulement, dans cette lettre, de la médecine légale appliquée à la moralité des campagnes, parce que, dans les villes, il y a des confrères assermentés et attachés à chaque cour impériale, pour en exercer spécialement les attributions aussi multiples que délicates.

La médecine légale, que les Romains nommaient *medicina forensis*, et que nos premiers auteurs ont appelée l'art de faire des rapports en justice, a subi autant de variantes en ce qui concerne sa définition, qu'elle a eu de professeurs en France ; lisez plutôt Chaussier, Fodéré, Orfila, Adelon, Prunelle, Devergie, etc.

Celle que je préfère jusqu'à présent appartient à Prunelle : « La médecine légale, dit-il, est l'ensemble systématique de toutes les connaissances physiques et médicales qui peuvent diriger les différents ordres de magistrats dans l'application et dans la composition des lois. »

Mais comme toutes les autres, cette définition n'est pas complète, car aux connaissances physiques et médicales, que doit posséder un médecin légiste, il faut adjoindre les connaissances morales. — Un praticien de nos campagnes, par exemple, qui ne connaît pas *intus et in cute*, le paysan soumis à la vindicte des lois, s'expose d'autant plus à être trompé, que le prévenu masquera son immoralité sous les dehors d'une bonhomie qui n'appartient plus qu'à sa condition. — Or, en matière correctionnelle, un examen trop superficiel, incapable de surprendre la moindre ruse, d'entendre un demi-aveu, de lire dans une contraction musculaire, dans une coloration subite de la face, peut sanctionner l'envie, la haine, la vengeance, et, en matière criminelle, absoudre un coupable ou condamner à mort l'innocent... Erreur trop grave pour qu'un médecin ne s'empresse pas de la prévenir, en ajoutant à tout ce que la science lui a enseigné l'étude des mœurs locales, du caractère, des allures mimiques, des astuces dans le parler, et des penchants les plus secrets de la population qu'il doit être appelé à juger avant la justice humaine.

Considérée sous le rapport émolumentaire, la médecine légale, dans nos campagnes, est une corvée ingrate, pénible, dégoûtante, que le gouvernement ose salarier comme la journée d'un facteur rural ou d'un cantonnier ; avec cette notable différence, que le grossier manœuvre auquel on assimile l'homme de l'art est payé sans préambule aucun, tandis que celui-ci, forcé par le besoin d'accepter cet humiliant salaire, doit écrire ses états sur papier timbré, et les soumettre successivement au procureur impérial, au président du tribunal de son arrondissement, au préfet et au receveur d'enregistrement !... En vérité, on dirait que tant de simagrées bureaucratiques n'ont été imaginées que pour nous en dégoûter, car je connais plusieurs confrères qui, après s'y être soumis une ou deux fois, ont fini par renoncer à de semblables recouvrements.

Et néanmoins, les réquisitions de l'autorité continuent à leur arriver, et eux, au-dessus d'une législation si sordide, continuent d'y répondre par devoir et conscience.

D'après une récente interprétation de la jurisprudence (*arrêts de la cour de cassation*, 1858), l'autorité a le droit de nous forcer d'obéir à sa réquisition, en limitant toutefois ce droit au cas de flagrant délit ; — mais presque en même temps, la cour d'Amiens a prononcé un arrêt consolateur : la pratique médicale est et reste parfaitement LIBRE.

Considérée scientifiquement, la médecine légale, à la campagne autant qu'à la ville, est pour tous ceux qui sont appelés à l'exercer la partie la plus difficile et la plus compliquée des connaissances médicales. — Il y a déjà un siècle environ que Frédéric Boerner disait : « *Perarduum et admodum difficile medentium in foro officium est.* »

« Si l'on porte à ce sujet toute l'attention qu'il mérite, dit Fodéré, on ne pourra qu'être effrayé de l'immensité des connaissances qu'exige l'exercice de la médecine légale, à cause de la variété des objets avec lesquels elle est en rapport ; d'où l'on est forcé de conclure que cet exercice ne saurait être le fait des praticiens ordinaires. »

A la connaissance exacte des diverses branches qui constituent la médecine proprement dite, le médecin légiste doit joindre celle de la physique générale et particulière, de la chimie, de l'histoire naturelle, et même des lois civiles et criminelles du pays qu'il habite. — La physique est nécessaire pour apprécier l'effet du choc des corps, de certains mouvements, des erreurs des sens, de l'ouïe et de la vue ; elle l'est surtout dans les questions de police médicale ou d'hygiène publique, lorsqu'il s'agit de donner l'explication de plusieurs grands phénomènes qui alarment les hommes, de reconnaître l'influence des météores, de la chaleur, du froid, de l'air et de l'eau sur le corps humain et sur les substances dont il se nourrit, afin de les garantir de leurs mauvaises impressions, soit en prévenant leurs effets délétères par de grandes mesure de salubrité, soit en donnant au public des conseils salutaires.

La physique et la chimie réunies sont indispensables pour les rapports de commodité ou d'incommodité de certains établissements que l'on veut élever près des habitations, et cette dernière science est surtout d'une nécessité absolue dans les recherches du crime d'empoisonnement.

Des diverses branches de la médecine, il n'en est aucune qui ne trouve son application lorsqu'il s'agit d'un rapport juridique. — Par l'anatomie, l'expert reconnaît d'abord dans une blessure la route qu'aura faite l'arme meurtrière ; la physiologie, jointe à cette première science, lui indique tout de suite la nature des fonctions qui sont lésées, et ce qu'il y a à craindre ou à espérer. — La sémiologie et la pathologie, réunies aux deux premières, donnent une idée nette de la maladie, rassemblent en un seul faisceau le passé, le présent et l'avenir, forment un jugement et préparent le pronostic que l'expert devra porter des effets de l'accident — La thérapeutique met sur la voie du traitement qu'il faut suivre, sinon pour guérir, du moins pour ne pas aggraver le mal. — Dans d'autres cas, elle nous met à portée de juger, avec connaissance de causes, si les maladies qu'on soumet à notre examen ont été traitées d'une manière convenable, ce qui contribue à rendre les délits plus ou moins graves, et par conséquent leurs auteurs plus ou moins punissables.

Enfin si tout homme doit connaître les lois de son pays, pour savoir ce qu'elles permettent et ce qu'elles défendent, à plus forte raison celui dont les fonctions se rapprochent souvent de ces lois. — Imbu de leur esprit, il sera plus attentif à ses devoirs et plus réservé dans ses conclusions. — Le médecin légiste ne doit pas ignorer surtout les articles des lois qui le concernent, et la forme judiciaire qui a rapport à son ministère, pour ne pas tomber dans des erreurs ou des inconséquences dangereuses. — Le défaut de toutes ces connaissances a souvent produit ou occasionné des meurtres juridiques, dont les exemples sont nombreux (1).

Après cela, mon ami, peut-on penser que, dans nos campagnes, il se rencontre bien des gens diplomés, réunissant à la probité requise pour l'exercice de la médecine légale autant de conditions de savoir ? — Il faut avoir mis le doigt dans la plaie, pour en apprécier la profondeur, pour plaindre sincèrement le corps social à la merci de quelques experts qui vendent leur conscience, et le ministère public obligé de conclure, d'après un rapport qui outrage à la fois la langue française et la science !

Mais cette plaie n'est pas incurable, et plusieurs traitements ont été proposés par des hommes, la connaissant et désirant la cicatriser.

Voici l'avis le plus pertinemment exprimé : « Pour guider dans ce choix important les officiers de police inférieure, chaque procureur du roi pourrait choisir à l'avance, comme cela a lieu dans un grand nombre de villes, les médecins véritablement dignes de sa confiance dans chaque commune ou chaque canton, et en envoyer la liste à ses auxiliaires, en leur recommandant de les appeler exclusivement pour les opérations qu'ils seraient dans le cas de faire avant d'avoir pu en référer avec eux. Ces médecins, jaloux de répondre dignement à ce témoignage d'une honorable confiance, se livreraient d'une manière plus spéciale à l'étude des matières médico-légales, et l'on aurait ainsi assuré la régularité des opérations qui servent souvent de bases aux procédures criminelles (2). »

---

(1) *Traité de médecine légale et d'hygiène publique*, etc., t. 1er.

(2) *Jurisprudence de la médecine, de la chirurgie et de la pharmacie en France*, par A. Trébuchet, p. 470.

Et pourquoi donc, suivant l'esprit d'une proposition si sage, chaque tribunal de première instance ne nommerait-il pas également aux fonctions de *médecin aux rapports* celui d'entre nos confrères de sa circonscription qui justifierait sa préférence, par de bonnes études, par son expérience, par un caractère intègre et indépendant ? — Aujourd'hui, il y a tant de jeunes médecins qui ont plus de science que de malades, qu'un tel choix serait aussi facile que profitable. — Cet expert titulaire, ayant le monopole de tous les rapports, mémoires ou certificats de l'hygiène publique, et par conséquent du traitement des épidémies qui dérivent trop souvent de l'infraction aux préceptes de l'art de conserver la santé, pourrait se livrer plus exclusivement à l'étude de la chimie, de la physique, de l'histoire naturelle, etc. ; — à la méditation de nos meilleurs traités de médecine légale ; — à des recherches topographiques, météorologiques ; — il pourrait en même temps contracter l'habitude des affaires judiciaires ou administratives qui se rattachent à ses fonctions.

D'une autre part, obligé de disséminer l'exercice de pareilles fonctions hors du cercle de sa petite ville ou de son village, il serait à l'abri non-seulement de ce levain préventif qui fermente dans le cœur de tout homme appelé à en juger un autre qu'il connaît, qu'il plaint, qu'il a estimé, qu'il aime, qu'il craint ou qu'il jalouse, mais encore de tous les cancans, de tous les *on dit* qui courent les rues, se croisent sous sa fenêtre et chuchotent jusque chez lui, rien que pour le distraire de ce calme profondément réfléchi qui doit présider à la plus petite manipulation, à la rédaction de chaque ligne de son rapport.

Un médecin de campagne peut seul comprendre l'urgence de cet affranchissement social, car il a vu, il a pourchassé de son cabinet, comme de la cellule d'un autre Antoine, tous les diables de circonstance : l'amitié avec ses émouvantes supplications, l'argent avec son reflet si médusien, l'ambition avec ses promesses d'avenir, et Thémis, la dangereuse Thémis, avec ses paradoxes...

D'où nous pouvons conclure que, pour garantir l'instruction autant que l'indépendance d'un expert médical, nos campagnes réclament la spécialité de ses fonctions. — En attendant que le ministère de la justice obtempère à ce besoin et daigne répondre à une pétition apostillée par la morale et par le progrès, je vais tâcher de mettre en rapport nos obligations médico-légales avec les mœurs déjà connues du paysan.

Trébuchet distingue une médecine légale *judiciaire*, *privée* et *administrative*; telle sera la division de ma lettre.

La médecine légale *judiciaire* est *criminelle* ou *civile*.

La médecine légale *judiciaire criminelle* consiste, selon le même auteur, à donner des renseignements et éclaircissements propres à diriger l'autorité dans les recherches faites par elle pour parvenir à découvrir les coupables, et à la seconder dans l'application de la législation criminelle.

Quand il s'agit d'attentat contre les mœurs, d'avortement, d'infanticide, d'empoisonnements, de morts violentes sans cause connue, ou par suite de duels, par asphyxie, par strangulation, par immersion, par armes à feu, par instruments tranchants, piquants ou contondants, y a-t-il eu crime, accident simple, suicide ou assassinat? — Telles sont les questions à résoudre par la médecine légale *judiciaire criminelle*.—Or, pour les résoudre, il faut en venir aux visites individuelles, à l'autopsie, à l'analyse chimique, aux démonstrations de la physique, aux exhumations juridiques, aux renseignements même qui sont étrangers à la science, etc.

A propos de crimes, et particulièrement de l'homicide, il y aurait de bien sinistres réflexions à vous faire sur leur progression et sur les causes diverses de cette progression, selon qu'on les étudierait à la ville ou dans les campagnes.

— Mais cette digression me mènerait trop loin, et je me contente de vous dire que ce qui constate la profonde altération du sens moral de notre société, c'est l'apothéose des grands criminels par la littérature et les arts, c'est le jury avec ses circonstances dérisoirement atténuantes ; c'est surtout, mon ami, l'inconcevable complaisance avec laquelle le public et la presse s'occupent d'un Lacenaire, d'un Peytel, d'un Joannon ! ! !... La publicité a inventé l'art de donner de l'orgueil au crime, à défaut de remords : Eliçabide en a fait l'aveu... — Quand il lisait dans les journaux le récit de quelque grand crime, sa tête s'exaltait, il se sentait entraîné par un irrésistible besoin d'imitation.

Les cours d'assises, à l'égard de nos campagnes, n'ont à s'occuper que de quelques viols, sans circonstances aggravantes, et le prévenu peut, physiologiquement parlant, justifier sa salacité par les dehors secs et velus de son tempérament et par son intelligence obtuse. — Notre Code a signalé un attentat à la pudeur que la législation de 1791 avait omis à dessein, la *pédérastie*; il n'y a que l'extrême dissolution des grandes villes capable de cet outrage à la nature.

Dicisit natura mares ; pars una puellis,
Una viris genita est : utere parte tua.
(MARTIAL.)

Constater les signes de la virginité physique, et par conséquent ceux de la défloration, est une très délicate mission pour un médecin. — Dans ce vaste champ des probabilités, mon ami, aidez-vous de la lecture des auteurs, des conseils d'une expérience plus longue que la vôtre, et prononcez avec circonspection : l'honneur d'un homme est à la merci d'un mot.

N'est-ce pas chose horrible qu'au village, dernier retranchement de l'innocence, il se trouve des matrones, des médecins même qui ne rougissent pas de commettre un crime dont les lois de 1791 condamnaient à vingt ans de fers la seule complicité? — Je désapprouve d'autant plus le relâchement de notre Code pénal, à cet égard, que j'ai pu supputer, comme tant d'autres médecins de campagne, le chiffre annuel des avortements que l'ombre et l'isolement cachent, que l'argent achète ou qu'excuse la pitié qu'inspire une fille trompée et repentante ; il n'y a pas eu d'année de ma pratique rurale pendant laquelle je n'aie entendu plusieurs propositions semblables. — D'abord, je ne pouvais maîtriser mon indignation ; elle s'exhala même en durs reproches, en menaces véhémentes, auxquelles on répondit que si je ne voulais pas *m'en charger*, il ne manquait pas d'autres personnes moins scrupuleuses que moi pour gagner une *bonne journée!*...

Une semblable réponse me rappela qu'un médecin ne doit pas seulement se refuser au mal, mais qu'il doit le prévenir, et dès lors je suivis une tactique tout opposée.

Après avoir inutilement tenté d'émouvoir, de persuader, je feins de me décider à l'administration très secrète de certaines pilules qui doivent dissoudre le *germe*, à cette condition expresse que la femme n'emploiera aucun autre *ingrédient*, externe ou interne, et qu'elle aura la patience d'attendre leur effet, parce que je ne manque pas d'ajouter que mes pilules sont très lentes à *opérer*, et qu'il faut plusieurs mois, etc. — Or, mon remède n'est autre que celui du célèbre Tronchin (*mica panis*), et cependant je vais vous donner une preuve de son efficacité.

Un homme marié, un *bourgeois*, vint un jour me confier son désespoir, en me suppliant avec des larmes et des promesses de sauver l'honneur de deux personnes. — Ma résistance fut longue ; mais comme il était résolu à tout entreprendre, je parus, à la fin, céder à la compassion que ce double malheur inspirait. — Une boite de pilules, selon mon innocente prescription, fut préparée et livrée par un pharmacien de ma connaissance. — Deux mois après, je reçus une lettre de remercîment : la jeune personne, m'écrivit le consultant, avait à peine suivi mon traitement pendant un mois, que son ventre avait diminué de volume, que ses *ordinaires* avaient reparu ; enfin plus de maux de reins, de vapeurs, de goûts bizarres, de tristesse, etc.

Un médecin comprendra tout de suite cette guérison : la crainte d'être enceinte avait supprimé les menstrues de la fille séduite, et les symptômes d'une aménorrhée, si semblables à ceux d'une grossesse commençante, s'étaient dissipés par une autre influence morale, par le seul espoir d'être préservée d'une illicite maternité.

J'eus la bonne précaution de répondre à mon Lovelace que la vertu abortive de mes pilules n'était rien moins que certaine...

Dans le cas de grossesse véritable, le fœtus a le temps de grandir et de se fortifier pendant l'usage de mes pilules, ce qui rend d'autant plus difficiles, chanceuses, de nouvelles tentatives d'avortement. — Sauver la vie à un enfant et un crime à sa mère, n'est-ce pas un beau résultat ?

Les signes de l'avortement sont fournis, et par l'examen de l'embryon ou du fœtus, et par celui de la femme.

Quand vous serez obligé de répondre à cette question : L'avortement, s'il a eu lieu, a-t-il été provoqué, ou s'est-il accompli naturellement ? — il faudra vous rappeler que ce n'est que de l'examen sévère des causes qui peuvent le produire naturellement ou accidentellement qu'on peut arriver à établir quelque présomption; que c'est surtout en appréciant à leur juste valeur les moyens dits *abortifs* que le médecin pourra éclairer les magistrats.

Dans nos campagnes comme à la ville, l'art dangereux d'Aspasie (1) a fait des progrès, et ceux qui l'exercent ne

_____

(1) « *His quæ non tutò concipiunt... Satius est fœtum corrumpere quam excidere.* » (Aetius, *Tétr.*, iv, serm. 4.)

se fient plus, comme jadis, aux sangsues, aux saignées, aux émétiques, aux herbes emménagogues ; ils ne foulent plus l'abdomen maternel avec leurs genoux pour étouffer son fruit ou provoquer la rupture de ses membranes ; non, le premier moyen est trop infidèle, et le second peut fournir à la justice des contusions délatrices… » *Innoxiæ sunt herbæ, artemisia rubra, folia et baccæ lauri, sabina. Utinam præter illam supellectilem alia contra fœtus vitam arma non essent ! Sunt autem varia.* » (Hebenstreet.)

Si, dans nos campagnes comme à la ville, les infanticides croissent en nombre, ils croissent aussi en raffinements de la plus sauvage cruauté.

Dans les villes, le genre d'infanticide le plus commun est la précipitation du nouveau-né dans les fosses d'aisance ; — à la campagne, il est asphyxié par strangulation ou par défaut d'air respirable, et enterré ensuite sous la crèche d'une écurie, à l'angle d'une cave ou sous un tas de fumier.

Deux ordres de faits s'offrent au médecin qui doit constater un infanticide : les uns se rattachent à l'enfant, et les autres à la mère. — Point de prévention d'un tel crime sans corps de délit ; c'est donc le corps de l'enfant dont il faut d'abord étudier l'état extérieur, le volume, la longueur totale et les proportions respectives, selon les diverses parties, pour établir la viabilité ; ensuite les vices de conformation, les maladies congénitales, le fait même d'un accouchement laborieux ou mal dirigé, comme capable de lui donner la mort, en naissant.

Les organes internes, et les poumons particulièrement, doivent être visités, afin de constater si la respiration a eu lieu ; et si, d'après toutes ces recherches, il parvient à établir la viabilité et même la vie extra-utérine de l'enfant, il lui reste encore à déterminer le temps de sa vie et l'époque de sa mort, la cause naturelle et violente : de là deux espèces d'infanticide, par *omission* et par *commission*.

La première espèce est la plus fréquente, elle entraîne moins de culpabilité, mais elle est plus difficile à établir par le médecin. — Parmi les causes qui peuvent amener la mort naturelle de l'enfant, je vous signalerai surtout la chute de l'enfant, l'entortillement du cordon autour du cou; l'hémorrhagie qui peut survenir pendant qu'une fille accouche seule et manquant de tout secours, au moment où le placenta se décolle ; le défaut de soins, qui peut être l'effet de l'ignorance ou non; l'omission de la ligature, la privation d'air respirable, l'exposition à une température trop froide ; enfin le défaut de nourriture.

Il faut, dans ces sortes de cas, dit M. Devergie, rechercher quel est l'âge de la femme, quelle peut être son expérience, si elle est primipare ; si elle n'était pas placée elle-même sous l'influence d'un état syncopal dépendant ou d'une hémorrhagie ou des douleurs vives de l'accouchement; si même elle n'a pas été en proie à des convulsions immédiatement après l'accouchement : car le rôle du médecin ne consiste pas à chercher un crime, mais bien à éclairer les magistrats et à découvrir la vérité, soit qu'elle excuse, soit qu'elle punisse.

Les trois quarts environ des infanticides qui se commettent dans nos campagnes peuvent être rangés dans cette dernière catégorie. — Une fille que la malignité des voisines montre au doigt et poursuit de quolibets, que la perfidie d'un séducteur désespère et qui redoute jusqu'à la vengeance d'une mère dénaturée, ne peut que fuir les hommes, alors qu'elle éprouve le plus pressant besoin d'en être secourue ; — elle se cache donc pour accoucher ; — mais son inexpérience, son dénûment, l'effroi d'être surprise ou des accidents graves, imprévus, l'empêchent de s'occuper de son enfant, qui finit par l'abandonner aussi, en expirant sur ses bras..... Comprenez - vous, mon ami, le supplice de cette misérable Latone, auquel vient encore se joindre l'appréhension d'être accusée d'un crime qu'elle n'a pas commis, et par conséquent le fou projet d'enfouir, pendant quelques heures, *un corps de délit* qu'elle n'a pu dissimuler à tout son village pendant neuf mois ?

Cependant le public murmure, la justice informe, et le médecin n'est pas embarrassé pour certifier qu'un enfant appartient réellement à une femme qui, outre les signes d'un accouchement récent, le pleure et l'avoue....

L'infanticide par *commission* ou le meurtre volontaire se prouve par les lésions suivantes : contusions, luxations, fractures, blessures par instruments piquants ou tranchants, luxation des vertèbres cervicales, détroncation, torréfaction, asphyxies diverses.

Après l'examen du cadavre de l'enfant, nous avons mission de visiter la femme qui s'avoue ou qui est seulement soupçonnée être sa mère, afin de pouvoir répondre à ces nouvelles questions : La femme est-elle accouchée ?—En le supposant, y a-t-il coïncidence entre l'époque de son accouchement et celle de la naissance présumée de l'enfant ? — Pendant l'interrogatoire de la prévenue, laissez-lui toute liberté de narrer, au lieu de lui demander si elle n'a pas éprouvé tel ou tel symptôme, etc., comme vous le feriez auprès de son lit, si elle était malade. — Dans ce dernier cas, le médecin doit éclairer la malade, et dans le premier, c'est l'inculpée qui doit éclairer l'expert. — Il faut interpréter favorablement les réponses, dans le sens le plus favorable, quand elles ne sont pas à la charge de l'interrogée. — Le doute est le commencement de la sagesse : il assure les progrès de la médecine légale, parce qu'une appréciation plus rigoureuse des phénomènes de la vie et de la mort, selon Marc, nous a enfin appris que la prétendue certitude d'autrefois n'était souvent que de funestes erreurs.

Les empoisonnements sont très rares à la campagne, et leur expertise est facile, parce que les substances toxiques auxquelles un paysan s'adresse pour consommer son crime laissent les traces non problématiques de leur nature.

Ces substances sont ordinairement l'arsenic qu'il achète chez un épicier, en prétextant des rats à faire crever, et dont il saupoudre les aliments de ses véritables victimes ; le verre pilé qu'il administre de la même manière, et qui doit être considéré définitivement comme un poison irritant mécanique, car il peut produire des déchirements dans les membranes muqueuses de l'estomac ou des intestins, quoique Le Sauvage n'ait pas craint d'en avaler plusieurs fois et impunément.

Dans un cas avéré ou présumé d'empoisonnement, étudiez d'abord les circonstances du fait, les symptômes et les lésions de tissus ; — recueillez les matières vomies ou renfermées dans le tube gastro-intestinal ; — soumettez-les à l'analyse chimique, expérimentez-les sur les animaux vivants, pour en déduire des preuves de suicide ou d'homicide, et distinguez les maladies qui simulent un empoisonnement de l'empoisonnement réel. — Quelquefois, le ministère public vous demandera pourquoi, dans un repas, le même poison produit chez plusieurs individus des effets différents.

Les matières trouvées, soit dans les aliments, soit dans l'estomac du cadavre que l'on présume avoir été empoisonné, doivent être mises sous les scellés par l'officier public qui vous assiste, et vous ne devez procéder à l'analyse de ces substances que devant lui. « Ni les accidents qui ont précédé la mort, dit Portal, ni les altérations qu'on découvre à l'ouverture du corps, ne prouvent suffisamment l'existence réelle du poison. Il faut trouver le poison lui-même dans l'estomac ou dans les intestins ; il faut le reconnaître à des caractères qui ne permettent pas de se méprendre : « *Res certa erit, ubi in ventriculo aut proximis intestinis venenum ipsum reperietur facile agnoscendum.* »

N'oubliez donc pas, mon ami, de conserver une partie des matières à analyser, afin qu'au besoin, vous ou d'autres puissiez réitérer les expériences.

Je vous ai appris, dans ma seconde lettre, que la colère de notre client préludait brusquement et franchement par des reproches, des injures, des cris, des jurons, et qu'elle s'apaisait par une volée réciproque de coups de poing ; mais il arrive parfois que ce poing étant armé d'un bâton, d'une bouteille, d'une hache, frappe plus dur : de là les contusions, les plaies, l'homicide prémédité ou non.

La plupart des rixes ont lieu dans le cabaret, c'est-à-dire que c'est le vin, le plus mauvais des conseillers, qui réchauffe les jalousies, renouvelle les griefs, ravive une haine héréditaire, ou se fâche à l'occasion d'une plaisanterie qu'il ne peut plus comprendre.

Ou bien, le paysan, après des mois et des années d'une feinte réconciliation, invite à boire celui à qui *il en veut*, afin de lui tendre deux espèces d'embûches : la première consiste à *griser* l'invité et à le provoquer ensuite à la moindre voie de fait, pour qu'en présence de quelques témoins l'amphitryon puisse l'assigner par-devant les tribunaux et réclamer dommages et intérêts, en exagérant une blessure ou en simulant une bonne maladie. *Timeo Danaos et dona ferentes....*

La seconde embûche est non moins perfide et plus criminelle. — La séance bachique se prolonge jusqu'à la nuit, et alors qu'il n'y a d'autres témoins qu'un ciel sans lune et une terre sans réverbères, on assaille à l'improviste la victime titubante, et on l'abandonne après, baignée dans son vin et dans son sang.....

A l'issue de ces deux échauffourées, n'allez pas croire que le battu permette aux *âmes charitables* de panser ses blessures et même de réparer le désordre de sa toilette ; il attend au contraire qu'une contusion soit bien noire, bien enflée, qu'une plaie ait suffisamment fourni du sang, pour s'en barbouiller, avant qu'il aille au médecin, et qu'il requière de son ministère un *procès-verbal*, prélude de sa vengeance. — Il n'y a sorte de fourberies et de grimaces que le paysan ne mette en jeu pour vous extorquer une expression plus aggravante, un pronostic plus sérieux, tel que celui qui annonce une maladie ou une incapacité de travail personnel pendant plus de vingt jours, cas prévu par l'art. 309 du Code pénal. — « Les paysans n'ont point besoin de maître d'école, a dit quelque part Frédéric Soulié, pour savoir ce que vaut un meurtre ou une volée de coups de bâton. »

C'est pourquoi, mon ami, avant d'écrire : *Ergo propter hoc*, vous devrez examiner si de tels accidents ne dépendent pas ou d'un état organique, ou de la mauvaise constitution du blessé, ou de sa conduite personnelle, ou de celle des assistants ; — enfin d'une atmosphère, d'un local insalubres, d'un traitement vicieux, etc.

Mais une considération qui doit, par-dessus tout, fixer l'attention du médecin de campagne, est celle qui a rapport aux empêchements de travail, passagers ou durables, dépendants d'une lésion quelconque et situés dans les parties du corps les plus nécessaires à notre client pour vaquer à ses occupations agricoles. — Je vous citerai, par exemple, les sections musculaires, tendineuses et aponévrotiques, transversales à la direction des muscles, et celles de certains nerfs qui entraînent ordinairement l'atonie, la paralysie partielle ou générale d'un bras, d'une jambe. — Je vous citerai de même les plaies pénétrantes de l'hypogastre, causes efficientes de hernies. — Or, une hernie oblige notre client à porter un bandage, à renoncer à tout travail, à tous les efforts que réclame sa profession pénible.

Ce n'est donc pas dans un premier et seul rapport que vous pouvez tirer un pronostic positif ; motivez vos doutes, et différez, pour vos conclusions définitives, jusqu'à l'époque où les infirmités ou difformités consécutives à une blessure pourront se manifester.

La meilleure classification des blessures, pour le médecin légiste, doit être en rapport avec les distinctions établies par les art. 309 et 311 du même Code pénal, abstraction faite de toute complication, de tout accident.

La région du corps siége d'une blessure nous fournit des considérations médico-chirurgicales très importantes pour établir notre pronostic. — C'est ainsi qu'une plaie contuse à la tête, qui entame à peine le cuir chevelu, est plus dangereuse qu'une plaie par instrument piquant ou tranchant sur la même partie, plus dangereuse aussi qu'une autre plaie de même nature sur le reste du corps. Mais ce serait une erreur (comme l'a fait observer Marc) de juger de la léthalité d'une lésion sur la seule considération de la partie qu'elle occupe ; on pécherait également contre le bon sens et les règles de l'art, si, ne tenant aucun compte du siége de la lésion, on se bornait à considérer la manière dont elle a été faite et les circonstances qui l'ont accompagnée.

Il faut donc, mon ami, relater, dans un rapport, non-seulement les symptômes locaux à la suite d'une violence extérieure, mais encore ceux qui manquent, et qui peuvent, en se déclarant plus tard, indiquer un désordre sympathique dans tel ou tel organe éloigné de la blessure.

Cette précaution est indispensable à l'égard des plaies de poitrine, de la tête et du bas-ventre.

Une plaie est simple, d'apparence légère, mais elle s'accompagne de troubles nerveux, encéphaliques, circulatoires, respiratoires, ou ces mêmes symptômes peuvent se manifester après et entraîner la mort. — Aussi, avant de rien conclure, l'examen juridique d'une blessure réclame et doit absorber toute l'attention d'un médecin expert, à la campagne autant et peut-être plus qu'à la ville.

Un paysan exagère ou cache son mal ; ce défaut de neutralité est explicable. — Dans le premier cas, il cède à un sentiment de vengeance ou à l'appât d'une vile spéculation ; dans le second cas, c'est encore l'argent qui enchaîne sa langue, et non sa magnanimité, comme vous pourriez le présumer. — Voici comment les choses se passent dans l'une et l'autre de ces hypothèses.

Veut-il faire croire au médecin qu'il est malade, — le paysan s'alite et vous fait appeler en toute diligence ; ou s'il va lui-même le trouver, il sera pâle, haletant, couvert de sang et de boue, bardé de bandes et de charpie ; il sera borgne, boiteux, bossu, suivant la région du délit. — J'en ai vu qui, après m'avoir fait une larmoyante amplification d'une plaie adroitement cachée par des cheveux ensanglantés et collés ensemble, n'osèrent pas m'en permettre le lavage et la visite, auxquels sans doute ils espéraient échapper. — Si vous manifestez votre étonnement à l'aspect d'une égratignure, il vous répondra que ce n'est pas le plus *gros* de son mal, et qu'il a reçu de plus *mauvais coups* dans le ventre ou dans les reins ; mais, ajoutera-t-il, c'est inutile de vous les montrer, parce qu'ils ne paraissent peut-être pas. — A cet aveu, vous désirerez les voir ; il se déshabillera avec répugnance, et vous verrez, quoi ? les empreintes d'une semelle ferrée pratiquée avant votre visite, ou des contusions si artistement peintes avec de l'encre, du cambouis, du sang, etc., qu'il faudra une éponge pour vous désabuser.

Si, pour donner à son mal une physionomie plus grave, le plaignant s'alite, comme je vous l'ai dit, il se surchargera d'épaisses couvertures, il se comprimera le cou avec un mouchoir, afin qu'à votre arrivée, vous lui trouviez de la fièvre ; il parlera à voix éteinte ; sa respiration sera suspirieuse ; il criera au moindre mouvement ; il aura des *points de côté*, ou le *fil des reins cassé*, ou des *battements dans la tête*; il urinera *sous lui*, et pour compléter la scène du malade imaginaire, il ira jusqu'à réclamer les secours de la religion, au milieu des sanglots de toute sa famille.

Penez garde, mon ami, et avant de *verbaliser*, que notre art, avec ses sévères moyens d'investigation, vous mette sur la piste de toutes ces momeries; autrement, l'inculpé provoquera le lendemain ou le jour même une contre-visite, et il est bien dur d'être convaincu par des confrères d'avoir été dupe ou ignorant; d'être soupçonné par le public d'avoir *reçu la pièce*, c'est-à-dire d'avoir vendu à un grossier chenapan sa conscience, son honneur.....

Avant que le battu recoure au médecin ou que le ministère public le lui adresse, le prévenu et ses parents espionnent les démarches, les allées et venues, recueillent et commentent les *bruits*. —On calcule le temps de la prison et le chiffre des dommages; on entame une secréte négociation avec celui qui a reçu *les coups*; on lui offre une honnète somme pour *ranger l'affaire à l'amiable*.—Le battu refuse d'abord, l'autre insiste; le battu écoute, l'autre marchande; enfin une poignée de main, des arrhes et une bouteille de vin ratifient le prix du sang.

Oh! alors la scène changera; plus de plaintes, plus d'évanouissement. Le blessé quitte les vêtements qui conservent quelques traces de boue accusatrice, il lave la moindre goutte de sang, il bassine soigneusement ses plaies, et il qualifie *d'envie de naissance* les contusions apparentes, conservant *l'incognito* de toutes celles que recouvrent ses vêtements.— S'il boitait, il marchera droit;—s'il a eu un œil *poché* pendant la bataille, il ne manquera pas de vous prévenir qu'il y a *mis le feu* en le frottant;—enfin, il poussera l'astuce à décharge jusqu'au point de se raser, pour emprunter un air de santé provisoire.

—Mais, dit le médecin, presque mystifié, vous m'avez

réclamez, et votre fils m'a paru si alarmé, si pressant, que j'ai tout quitté pour voler à votre secours. — Mon Dieu, que notre femme est bête ! C'est elle, voyez-vous, qui a bouleversé ce pauvre garçon pendant que je dormais ; c'est elle qui vous l'a envoyé... Mais c'est *égal*, vous avez fait le voyage, il est juste que je vous paye... combien vous faut-il ? — Dans cette unique circonstance, le paysan acquitte nos honoraires, sans marchander et sans délai.

Si c'est à la réquisition du procureur impérial que nous le visitons, il saura tirer de sa large poche d'autres précautions oratoires; mais vous les narrer, m'éloignerait trop de mon sujet, auquel je dois revenir.

Après l'examen juridique, vient le rapport ou l'exposition du fait et des circonstances, suivi des conclusions qui en découlent, et toujours rédigé par ordre de l'autorité administrative ou judiciaire.

Trois parties composent un rapport, savoir : le *préambule*, l'*historique* et la *conclusion*.

Le *préambule* est une indication facile à rédiger de noms, de domiciles, du jour et de l'heure.

L'*historique* relate tout ce qu'on a pu découvrir par les sens (*visum et repertum*); soyez exact, simple, court et précis. — Si l'homme de la science doit employer des mots techniques, il doit aussi se rappeler qu'il écrit pour être compris par un jury, par des magistrats, et par conséquent, accompagner chaque terme d'anatomie, de chirurgie ou de médecine, de son synonyme vulgaire. — Nos auteurs en médecine légale ont omis cette précaution de style, dont l'urgence n'a été signalée que par des personnes intéressées à nous comprendre.

La *conclusion* est la partie la plus épineuse du rapport ; c'est l'arrêt d'un coupable ou l'absolution d'un innocent que nous dictons à la justice humaine. — Quelle responsabilité !... Réfléchissez, mon ami, réfléchissez encore, avant d'émettre des doutes et refusez votre opinion, si l'affaire est embrouillée, trop obscure. « En faisant le sacrifice de son amour-propre, c'est, dit Marc, conserver les premiers de tous les biens, l'estime de soi-même et le repos de sa conscience. »

Écrivez lisiblement votre rapport et conservez-en toujours une copie, soit à titre d'observation scientifique, soit pour vous remémorer à point le texte de vos opinions, avant de comparaître devant une cour d'assises qui peut vous susciter, par l'organe d'un avocat subtil ou d'un juré foncièrement bénin, des doutes à éclaircir, des contradictions à justifier, des sophismes à réfuter, et cela avec, la seule et véritable faconde, celle qui découle d'une instruction solide et d'une conviction.

L'examen juridique d'un cadavre tend à rechercher s'il y a eu homicide ou suicide. — Posture du corps, rapport avec les divers objets qui l'entourent, et surtout avec les instruments meurtriers trouvés dans son voisinage, vêtements, état cutané général, confrontation des armes avec les blessures ; toutes ces circonstances et bien d'autres encore doivent être invoquées, consultées, pour éclairer un doute si majeur.

Dans les campagnes le, suicide est rare, parce que, d'après les remarques faites dans les villes de France et d'Angleterre, où il est plus fréquent qu'ailleurs, il provient d'une éducation vicieuse et des passions qui en résultent, comme l'intempérance, l'ambition si hâtive, la gloire et ses déceptions, un amour contrarié, — surtout en l'absence du frein salutaire de la religion. — Il reste donc à décider par le médecin de campagne s'il y a eu homicide ou seulement mort violente, suite d'une maladie prompte ou d'un accident.

Il n'y a guère que l'apoplexie, effet de l'insolation ou d'une excessive lassitude, qui tue le paysan à l'improviste au milieu de son champ, dans une forêt, le long d'un chemin peu fréquenté. — Les accidents les plus fréquemment mortels qui peuvent l'atteindre sont une chute du haut d'un char ou d'une monture rétive, la congélation à la suite de l'ivresse, un coup de foudre.

Le diagnostic différentiel, entre tous ces genres de mort et le résultat d'un crime, présente des difficultés presque insurmontables lorsque le cadavre n'est retrouvé que plusieurs mois après l'événement, ainsi qu'il arrive dans un pays entrecoupé de forêts, de pertuis, de précipices.

Quelquefois les mêmes difficultés naissent des désordres consécutifs à un accident et des localités où il arrive. Exemples :

Le cadavre d'un marchand forain fut retrouvé étendu sur son ventre, et selon la direction d'un chemin qui traversait une vaste et solitaire forêt de sapins. — La face seule était horriblement mutilée, ce que je ne pus justifier par l'effet d'une chute de sa hauteur et même du haut de son mulet qui paissait à quelque distance ; mais la notoriété publique vint m'apprendre que ce marchand était sujet à de violents et nombreux accès d'épilepsie, et dès lors ce désordre local, la mort même, purent s'expliquer.

Un paysan se noya dans le lac de Nantua quelques heures après une altercation violente dans un cabaret ; des soupçons planèrent, et je procédai à la visite et à l'autopsie de son cadavre, à la réquisition du procureur du roi. — L'estomac contenait encore un litre environ d'un liquide alcoolique. — L'absence de désordres résultant de violences extérieures ou de la résistance, l'étude des localités, la certitude acquise que cet individu était enclin à l'ivrognerie, et que le jour même de sa mort il avait longé les rives du lac, dans un état d'ivresse complète, me firent croire que la submersion avait eu lieu par accident

Ce n'est pas à un jeune médecin qui sort à peine des *amphithéâtres* que je dois apprendre le cérémonial d'une autopsie ; mais lorsqu'un cadavre est déjà putréfié, est-il utile encore de procéder à son examen juridique ? — Certainement. — Orfila a prouvé par des faits nombreux qu'il y a possibilité de reconnaître longtemps après la mort, non-seulement qu'il y a eu empoisonnement, infanticide, plaies, contusions, mais que ces exhumations peuvent encore faire apprécier le sexe, l'âge, la taille, et tout ce qui se rapporte à l'identité. — C'est à son traité sur les *exhumations juridiques* et au *Traité de médecine légale* de M. Devergie que je vous renvoie pour apprendre la manière de procéder à une opération semblable, et les précautions à prendre pour éviter les dangers qui peuvent l'accompagner. — Est-il toujours indispensable d'ouvrir les trois cavités? — Oui, mon ami, et cela quand même vous auriez rencontré dans l'une d'elles une cause suffisante de mort. — L'ouverture des deux autres peut fournir, ou des preuves plus concluantes, ou des doutes utiles.

La mutilation d'un cadavre ne dispense pas non plus de recourir à un examen juridique, parce qu'elle peut être le résultat d'une combinaison criminelle pour vous donner le change sur le véritable genre de mort.

Reconnaît-on si les blessures d'un cadavre ont été faites avant ou après la mort? — L'expérience médico-légale nous permet aujourd'hui de constater cette circonstance avec autant de certitude qu'il est permis d'établir, grâce aux belles expériences consignées par Raspail dans sa *Chimie organique*, que des taches vieilles ou récentes sur du linge, sur des armes, sont dues à du sang, et que ce sang même appartient à un homme et non à un animal.

Je vous ai dit que le suicide était rare dans nos campagnes; le genre de cette mort est ordinairement déterminé par la condition sociale, par les localités mêmes. — Ainsi, un militaire se brûle la cervelle; — nos Saphos modernes s'asphyxient par la vapeur du charbon; — le paysan se précipite du haut d'un rocher, ou se noie dans le fleuve ou l'étang de son voisinage.

« En général, dit M. Guerry, de quelque point de la

France que l'on parte, le nombre des suicides s'accroît régulièrement à mesure que l'on s'avance vers la capitale (1). »

Il faut la réunion de plusieurs ordres de preuves pour distinguer le suicide de l'homicide. — Celles qui sont du ressort de la médecine légale se tirent de l'examen matériel des lésions physiques ; mais le cadre trop rétréci d'une lettre ne me permet pas d'entrer dans tous les détails qui en dérivent.

J'ai cependant une réflexion à vous faire à ce sujet, et la voici : — Le crime n'est pas habile dans nos campagnes ; il n'est pas à la hauteur de l'urbaine scélératesse. — C'est un forcené qui frappe, et quand la victime est tombée sous ses coups, il s'enfuit comme Caïn ; mais il est à pied et les gendarmes sont à cheval ; d'où il résulte qu'un médecin de campagne n'est pas exposé à constater autant de lésions énigmatiques que son confrère de la ville ; les échappés de Rochefort ou de Toulon mettent souvent sur la sellette le savoir et la pénétration de ce dernier. — C'est sans doute ce qui a fait dire à M. Devergie : « Une circonstance vraie, mais pénible pour notre art, c'est que les quatre-vingt-dix centièmes des suicides sont reconnus plutôt par des preuves étrangères à la médecine que par celles que nous pouvons fournir. » Ce calcul est évidemment exagéré en l'appliquant à nos campagnes ; mais il a été fait à Paris ; là, peut-être, il est juste.

En France et autrefois, le cadavre d'un suicidé était traîné sur une claie ; aujourd'hui le clergé lui refuse les prières et les chants d'usage, il lui ferme son cimetière, et il a raison : l'homme qui fuit la vie est un lâche qui ne mérite pas les honneurs du brave qui a combattu jusqu'à la fin. — Il y a là justice sociale, acte de légitime réprobation, capable, quoi qu'en pense Beccaria, de faire quelque impression sur les vivants. — Mais *la famille !* me direz-vous.

(1) *Statistique morale de la France.*

40*

— Eh ! mon ami, c'est elle précisément que l'on a en vue. — Combien d'hommes indifférents pour eux-mêmes, et qui seront arrêtés par la pensée de la honte et du déshonneur qui vont rejaillir sur leur famille ! — Quant à celui que cette considération ne retient pas, il ne mérite pas d'être regretté.

La médecine légale *judiciaire civile* constate devant les tribunaux civils la folie, et par conséquent le motif d'interdiction ; —elle rectifie les actes de l'état civil lorsqu'il y a erreur dans le sexe ; — elle recherche l'époque de la conception, selon l'esprit des articles 185 et 340 du Code civil ; — elle établit les *erreurs dans la personne*, d'après l'article 180 du même Code ; — elle diagnostique les maladies vénériennes, les lèpres et autres maladies honteuses contractées avant ou depuis le mariage, pour légitimer une séparation ; — enfin, elle prononce la viabilité et la légitimité des enfants.

Si, dans nos campagnes, les attributs civils de la médecine *légale judiciaire* sont moins souvent invoqués qu'à la ville, c'est, comme l'a répété Delille, après l'auteur des *Géorgiques*, parce que

> La Justice fuyant nos coupables climats,
> Sous le chaume innocent porta ses derniers pas.

C'est-à-dire qu'un reste de cette vieille bonne foi, *prisca fides*, que la civilisation n'a pas encore eu l'occasion de débaucher, préside encore à la plupart des actes sociaux du paysan.

Notre Code n'admet qu'un seul motif d'opposition au mariage, la démence ; c'est une capitale omission de la part du législateur, car il permet à la misère de s'accoupler avec une maladie héréditaire et incurable. — A quoi donc peuvent aboutir toutes les mesures philanthropiques qui tendent à supprimer la mendicité, tant que la société tolérera toutes ces pépinières d'impotence et de vagabondage ?...

Il y a deux cas de nullité de mariage, ou l'une des parties contractantes était en démence, ivre, plongée dans le narcotisme, ou elle était impuissante. — C'est à la ville, parmi les gens riches, où la sainte institution du mariage n'est plus qu'une spéculation déhontée, que l'on peut recourir à des stratagèmes qui privent momentanément l'homme ou la femme de son libre arbitre ; — en pareil cas, ne faut-il pas que l'un ou l'autre recoure à la justice pour qu'elle coupe avec son glaive des chaînes dorées qui pèsent, qui étreignent, qui tuent ?...

Une paysanne ne réclame pas la nullité de son mariage pour cause d'impuissance de la part de son mari, parce qu'elle n'a aucune des raisons qui sollicitent une démarche aussi scandaleuse de la part d'une Messaline de bonne maison...

Le divorce n'existe plus ; — mais pour des motifs prévus par la loi et appréciés par la médecine légale, l'un des époux peut plaider en séparation de corps. —Ces motifs sont : 1° l'impuissance accidentelle postérieure au mariage ; 2° la naissance intempestive d'un enfant, en l'absence du mari ; 3° l'existence de la syphilis chez une femme dont le mari est sain ; 4° les excès, sévices ou injures graves mentionnés dans l'article 231.

Un médecin de campagne n'est guère appelé à vérifier les symptômes d'une maladie vénérienne, et par conséquent à fournir des arguments à un mari qui veut plaider en séparation de corps. — En considération des relations peu fréquentes de la campagne avec la ville, le paysan est rarement atteint de la syphilis, et en la communiquant à sa femme, celle-ci, dans sa native ignorance, peut contracter cette maladie honteuse sans qu'elle puisse se douter de sa nature et par suite de sa gravité. — J'ai donné mes soins à quelques campagnardes infectées d'écoulement gonorrhéique, de végétations et de chancres non équivoques, accidents qu'elles attribuèrent à un *mauvais sang*, à un *trouble* dans les humeurs, à une gale *rentrée*, etc. — Je n'ai pas besoin de vous avertir que vous devez respecter cette erreur, autant qu'elle ne compromet pas le traitement de la maladie et l'avenir de la malade.

Les excès, sévices ou injures graves peuvent légitimer une demande en séparation de corps. — L'examen de ces méfaits conjugaux ne nous est pas soumis, et leur gravité, soit dit par occasion, est difficilement accueillie par les tribunaux quand les parties appartiennent au peuple de la ville comme des campagnes. « Car il est évident, dit Treilhard, que les habitudes et les mœurs plus grossières de la classe inférieure rendent tolérables et passagers des emportements qui, dans tout autre rang, laisseraient de longs retentissements et des haines irréconciliables. »

Il y a eu des procès en séparation à la suite d'une expression demi-insultante, d'une brusquerie trop roturière, d'un soufflet qui effleura à peine la joue de madame, et de pauvres diables se rossent quotidiennement et ne s'en aiment pas moins, en définitive.

La seule instance en séparation de corps ne se fait donc, à la campagne, qu'à l'instigation de la famille de l'épouse, quand son mari *faisant mal ses affaires*, elle veut sauver le modeste patrimoine de ses enfants.

On ne jette plus à la mer un hermaphrodite, c'est-à-dire celui auquel un simple vice de conformation prête l'apparence d'un sexe qui n'est pas le sien, et le médecin n'est guère consulté à la campagne pour constater l'aptitude au mariage d'un sexe équivoque.

Une femme de ma contrée se maria avec une autre femme, chez laquelle un développement anormal du clitoris avait fait croire à la sage-femme qu'elle appartenait au sexe masculin. — Cette erreur ne fit point annuler le contrat synallagmatique ; ces deux femmes vécurent pendant vingt années environ dans la plus parfaite intelligence, et ce ne fut qu'à la mort du mari apocryphe, que des voisines, en l'ensevelissant, divulguèrent malignement ce secret de l'hymen.

Il conviendrait, pour éviter de semblables *erreurs de personnes* qui peuvent entraîner des conséquences plus ou moins graves, d'obliger toutes les sages-femmes de la campagne à recourir aux lumières d'un médecin, chaque fois qu'un nouveau-né leur offrirait les attributs d'un sexe incomplétement ou irrégulièrement développés.

Notre jurisprudence, d'accord avec des mœurs plus sévères, ne tolère pas, en matière civile, la visite d'un médecin tendant à constater l'état de grossesse, et ne la prescrit qu'à l'égard d'une femme condamnée à mort qui l'aura déclarée.

Aujourd'hui donc, le médecin légiste n'a recours qu'à des signes rationnels et sensibles. — Les signes étant les mêmes pour la paysanne et la citadine, se trouvent indiqués dans tous nos traités d'obstétrique et de médecine légale. — Il est à souhaiter que l'auscultation abdominale se perfectionne, car le bruit des pulsations fœtales me paraît la preuve la plus convaincante de la grossesse.

Heureusement qu'à la campagne on n'est presque jamais dans l'occasion de résoudre la question d'une grossesse fausse, composée, compliquée ou extra-utérine, car elle présente des difficultés si grandes, qu'il n'est presque pas permis à l'expert de s'énoncer affirmativement. — Les plus célèbres accoucheurs ont commis à ce sujet des bévues qui peuvent compromettre l'honneur ou la fortune d'une famille.

Une autre question médico-légale, relative à l'accouchement, est celle de *survie*; question difficile, pour ne pas dire impossible à résoudre, si l'on n'a pas procédé ou assisté à l'accouchement qui y donna lieu. — Le plus souvent ce sont les articles 720 et suivants du *Code civil* qui tranchent ce nœud gordien, quand le médecin ne peut le dénouer, même avec le témoignage d'une sage-femme ou d'un accoucheur ignare et de mauvaise foi ; car l'un ou l'autre, pour légitimer les violences qu'ils veulent exercer sur le fœtus, annoncent prématurément sa mort à des assistants incapables de les contredire.

La viabilité ou l'aptitude à la vie extra-utérine se réduit aujourd'hui, d'après les nouvelles dispositions du *Code civil*, à faire constater par le médecin si un enfant est viable : 1° l'époque du mariage ne remontant qu'à cent quatre-vingts jours ; 2° en cas d'une succession qui intéresse ses parents ou d'une donation faite à l'enfant même.

En matière civile, selon Merlin et Toullier, les présomptions suppléent à l'impossibilité de constater la vérité, tandis qu'en matière criminelle l'accusation doit prouver la vie et la viabilité.

Cette décision émanant de deux jurisconsultes aussi éminents allège le poids de notre responsabilité médicale.

La misère peut provoquer quelques *expositions de part* ; mais ce n'est pas dans nos campagnes que vous remarquerez des *suppressions*, des *suppositions* et des *substitutions de part.* — Il faut des collatéraux profondément roués pour oser de semblables prestidigitations qui se payent par des héritages ou des couronnes.

Ce n'est qu'à l'instigation d'un *homme d'affaires* ou d'un avocat qui a soif de procès, qu'un paysan, trompé dans son lointain espoir, attaque le testament d'un cousin ou d'un oncle, riche célibataire, comme ayant été fait par quelqu'un que l'article 901 du *Code civil* ne reconnaît pas habile à tester. — Dans ce cas, le médecin du défunt est consulté ; son témoignage est la pièce la plus importante à décharge.

Ceci me conduit à vous parler des maladies mentales, soit parce qu'elles peuvent être un motif d'interdiction (1),

(1) « Le majeur dans un état habituel d'imbécillité, de démence

soit parce que ceux qui en sont atteints sont non coupables de délit ou de crime (1).

D'après Esquirol, la moitié des aliénés apporte en naissant une prédisposition héréditaire à cette maladie, et la majeure partie de l'autre moitié des cas de cette nature, dans nos campagnes, doit être attribuée à quelques affections cérébrales passées à l'état chronique, suites de coups ou de chutes sur la tête. — Les causes occasionnelles sont les grandes frayeurs et l'exaltation des idées religieuses.

L'épilepsie, en médecine légale, est une aliénation intermittente d'abord, et permanente plus tard.

À la ville, s'observent particulièrement les manies, les monomanies, la démence proprement dite ; — à la campagne, l'idiotie, l'imbécillité.

Chaque fois que la loi reconnaît la folie comme excuse, le bon sens et l'humanité admettent le médecin à la constatation de cette maladie, et alors, mon ami, c'est à nous de remplir la tâche qui nous est imposée, bien qu'on nous l'ait longtemps et vivement contestée.

Tâche également difficile, croyez-le bien, car il ne s'agira pas toujours de juger des fous à lier. — Toutes les folies ne se ressemblent pas, dit Trébuchet, d'après Pinel, Esquirol, Leuret, Foville, etc. Elles sont souvent passagères, dues à des causes locales, à des affections particulières, à des influences inconnues. Toutes ne se manifestent pas constamment par des signes extérieurs ; et souvent il suffira au médecin expérimenté d'examiner le regard, d'étudier l'inflexion de la voix pour reconnaître un dérangement mental ; de rechercher l'état dans lequel se trouvait l'accusé au moment du crime, les maladies dont il pouvait

ou de fureur doit être interdit, même lorsque cet état présente des intervalles lucides. » (Art. 489 du Code pénal, *qui peut s'appliquer à un mineur.*)

(1) « Il n'y a ni crime ni délit lorsque le prévenu était en état de démence au temps de l'action. » (Art. 64 du Code pénal.)

être atteint et les blessures qui avaient pu le frapper, pour former sa conviction.

A toutes ces considérations j'en ajoute une dernière plus spéciale : dans les campagnes, moins qu'à la ville, il y a capacité, et par conséquent désir de simuler l'une des maladies mentales prévues par la loi, pour excuser un délit ou un crime.

III. *Médecine légale privée.* — La médecine légale privée, telle que la comprend Trébuchet, est celle qui tient plus particulièrement à l'état civil et social des citoyens, qui n'est exercée ni dans l'intérêt général, ni à l'occasion de procès pendants devant les tribunaux, mais dans un intérêt purement individuel, toujours cependant en vue de l'exécution d'une loi ou d'un règlement.

En conséquence, elle est appelée à constater les naissances et les décès, les maladies ou les infirmités donnant droit à des pensions de retraite, ou exemptant de charges ou de services publics imposés par la loi, tels que la tutelle, le jury, le service de la garde nationale, la conscription ; elle certifie également l'état de folie nécessaire à l'admission dans une maison de santé, celui de pauvreté ou de maladie nécessaire à l'admission dans un hospice ou dans un hôpital, etc.

D'après l'article 56 du *Code civil*, la naissance de l'enfant doit être déclarée, à défaut du père, par les docteurs en médecine ou en chirurgie, officiers de santé ou sages-femmes, ou autres personnes qui auront assisté à l'accouchement. — Ainsi la loi assure l'état civil de l'individu et maintient l'ordre des successions.

D'après les dispositions du décret du 14 juillet 1806, la déclaration de décès se confond avec celle de la naissance, pour les enfants mort-nés, bien conformés ou non.

Vous serez donc obligé, mon ami, si vous ne voulez pas faire cette déclaration de naissance à l'état civil, après un accouchement que vous aurez effectué, d'apprendre aux

parents du nouveau-né les obligations que la loi leur impose, sous peine d'encourir l'emprisonnement et l'*amende*,
d'après l'article 346 du *Code pénal*. — Après que vous aurez
prononcé le mot *amende*, comptez sur leur visite à la
mairie.

Quelquefois, un fœtus mort né, à terme ou non, présente des vices organiques, des anomalies dans sa conformation qui intéressent la tératologie. — Outre le consentement des parents, il faut, pour que vous puissiez le
conserver, l'autorisation préalable du maire de la commune.

Les dangers des inhumations précipitées ont été signalés
chez tous les peuples anciens et modernes. — Les Hébreux,
les Grecs et les Romains gardaient leurs morts depuis trois
jusqu'à sept jours. — En Allemagne, il faut quarante-huit
heures ; — en Angleterre, les personnes de qualité ne
sont enterrées qu'après trois jours révolus, et dans ce dernier pays, l'inhumation n'a lieu qu'après que des experts
ont déclaré que la mort n'a été produite ni par le fer ni
par le poison. — A l'exception du Portugal et de l'Espagne,
où l'on vous met en terre pour peu que vous dormiez trop
longtemps, la France garde le moins ses morts. — L'art. 77
du *Code civil* n'exige qu'un laps de vingt-quatre heures
entre le décès et l'inhumation, avec l'autorisation de l'officier de l'état civil, qui ne peut la délivrer qu'après s'être
transporté auprès de la personne décédée, pour s'assurer
du décès ; mais au mépris de la loi même, on se contente,
dans un grand nombre de villes encore, et dans toutes les
campagnes, de faire enregistrer à la mairie l'heure d'une
mort vraie ou apparente, naturelle ou provoquée par un
crime, d'après la simple déposition d'un parent ou de la
garde-malade. — L'aspect d'un cadavre inspire une répugnance trop invincible à MM. les maires et adjoints. —
Qu'on désigne un médecin pour de semblables visites,
disent-ils, et nous recevrons son rapport. — C'est précisément ce que plusieurs villes ont déjà fait, telles que Paris,

Strasbourg, Tours, etc. ; c'est ce que l'on devrait faire aussi dans toutes nos communes rurales, pour ne plus s'exposer à enterrer des individus encore vivants, et pour ôter à un assassin, à un empoisonneur, les moyens assurés de se soustraire à la vindicte des lois.

Un grand nombre d'écrivains philanthropes se sont occupés de l'incertitude des signes de la mort et des dangers qui accompagnent une inhumation précipitée. — Chacun d'eux a rapporté des exemples de personnes qui furent enterrées vivantes. — Bruhier, entre autres, cite cinquante-deux personnes enterrées vivantes et ouvertes avant leur mort, cinquante-trois revenues spontanément à la vie lorsqu'elles étaient déjà ensevelies, soixante-douze réputées mortes et sans l'être (1).

Julia de Fontenelle, dans son très intéressant ouvrage (2), dit avoir recueilli plus de deux cents faits semblables tant anciens que modernes ; la plupart se rattachant à des maladies qui simulèrent la mort, telles que l'hystérie, la léthargie, l'asphyxie, etc. — D'un autre côté, examinez comment les choses se passent, de notre temps encore, aux derniers et solennels moments du riche comme du pauvre. — La plupart des médecins semblent fuir un agonisant comme un remords, en disant à la personne qui les accompagne jusque sur le seuil d'une maison désolée : *Il n'y a plus de remède…* Comme si notre ministère se bornait à prescrire des tisanes ou un lavement !…

Les parents se laissent complaisamment éloigner par une douleur égoïste : il faut éviter la scène du dernier adieu, dit-on ; il ne reste auprès du lit que la garde-malade, avide et sèche servante du Léthé, qui marmotte des prières jusqu'à ce que le râle qu'elle croit être le dernier lui réponde

(1) *Dissertation sur l'incertitude des signes de la mort*, par J. Bruhier.

(2) *Recherches médico-légales sur l'incertitude des signes de la mort, etc.*, par Julia de Fontenelle.

Amen... Ensuite elle asperge le prétendu mort avec de l'*eau bénite*, larmes trop froides pour le ranimer ; elle s'empresse de recouvrir sa tête, comme pour lui défendre un souffle de plus que ceux que son attente mercenaire lui avait escomptés..... elle ouvre portes et fenêtres pour que l'*âme s'en aille* ; elle a soin surtout de *coudre* le défunt pendant qu'il est encore *chaud*, parce que, dans cet état, il est plus facile à manier...

Et nous ne tremblons pas, mon ami, à l'affreuse pensée que nous sommes destinés peut-être à augmenter le chiffre de tous ces morts-vivants qui se rongèrent les mains et les bras, qui se cassèrent la tête contre les sourdes planches d'un cercueil, comme le docteur Scott, comme l'empereur Zénon, comme un religieux de saint François et tant d'autres (1)?...

> Qui tôt ensevelit bien souvent assassine,
> Et tel est cru défunt qui n'en a que la mine.

Il y a eu des gens du monde et des médecins qui furent si frappés d'une méprise aussi épouvantable, après en avoir été témoins, qu'ils défendirent dans leur testament qu'on les clouât dans une bière avant qu'on eût soumis leur sensibilité aux épreuves du fer et du feu. — C'est pourquoi le célèbre Winslow, après avoir été condamné deux fois à être enseveli par son médecin, pria instamment, à la suite d'une dissertation sur l'incertitude des signes de la mort, ceux qui devaient le voir dans le même état, de ne négliger aucun des moyens qu'il y propose pour rappeler à la vie, afin de s'assurer s'il avait réellement payé le tribut inévitable.

« Tant qu'une loi, dit A. Louis, ne réglera point les précautions indépendantes des mesures que prescrivent l'at-

----

(1) Feuilletez à ce sujet les œuvres de Bacon, de Baronius, du R. P. Calmet, de Simon Goulard, etc.

tachement et la tendresse des parents, des amis du défunt, que de personnes peuvent devenir homicides de ceux qui leur sont chers, en précipitant les funérailles pour s'épargner la vue d'un objet qui aigrit leur douleur ! Il peut y avoir des abus encore plus dangereux : combien d'héritiers avides, qui attendent le moment d'être en possession d'une fortune tant désirée, peuvent hâter la sépulture d'un collatéral, profitant de la liberté des coutumes dans ces occasions, pour faire enterrer dans vingt-quatre heures ! »

Après ce court exposé des dangers qui accompagnent, et les maladies prises pour la mort réelle, et nos inhumations si précipitées, si recéleuses du crime, un médecin doit :

1° S'il est en route pour visiter un malade, poursuivre, quoiqu'il apprenne son agonie ou sa mort même, afin qu'il puisse s'assurer si les secours de son art sont définitivement impuissants ou trop retardés. — L'observation de ce conseil est de toute rigueur, à l'égard des personnes asphyxiées, noyées, pendues, ou qui passent pour mortes, à la suite d'une apoplexie, d'une asphyxie, d'un accès d'hystérie ; car je pourrais vous rappeler quinze maladies qui, en faisant cesser la vie animale, ne produisent souvent qu'un état de mort apparente, et plusieurs observations nous attestent qu'on peut les rendre à la vie (1). « L'individu, dit Bichat, que frappent l'apoplexie, la commotion, vit encore quelquefois plusieurs jours en dedans, tandis qu'il cesse tout à coup d'exister au dehors. »

2° Défendre expressément, aux personnes qui ensevelissent, tous les meurtriers préparatifs qui précèdent ordinairement l'inhumation, tels que l'exposition du corps à

(1) Pechlin rapporte qu'un jardinier, en Suède, resta seize heures dans l'eau à une profondeur très considérable et sous la glace ; des secours bien entendus et persévérants le rendirent à la vie.

Peitry, Willis, Bathust et Clarck ressuscitèrent par leurs soins Anne Green, qui fut exécutée à Oxford en 1750, et qui était déjà dans son cercueil, après avoir été pendue.

des courants d'air froid, le couvrement de sa tête, le changement de linge, de lit, et seulement de position, son ensevelissement trop prompt et l'oblitération des ouvertures naturelles, avant l'expiration des vingt-quatre heures voulues par l'article 77 du *Code civil*.

3° Visiter le cadavre, si la nature de la mort lui paraît équivoque, et en référer tout de suite à l'autorité, s'il y remarque des indices de mort violente.

4° Appeler de tous ses vœux l'établissement des *dépôts mortuaires*, et la nomination, dans nos campagnes comme à la ville, de médecins vérificateurs des décès; enfin l'amendement de l'article 77 du *Code civil*, selon les vues éclairées de Julia de Fontenelle (1).

Marc a proposé de soumettre à l'épreuve du galvanisme toutes les personnes chez lesquelles une maladie, dont les symptômes se manifestent principalement par des accidents nerveux, soit essentiels, soit consécutifs, peut produire un état de mort apparente.

Julia de Fontenelle, qui cite cette opinion dans son ouvrage, la partage et ajoute : « La cessation de la contractilité galvanique serait une preuve de plus de l'existence réelle de la mort, et sa continuation un espoir de retour à la vie. »

Cette épreuve et toutes celles que je vais vous indiquer sont tellement indispensables, à la suite des morts violentes surtout, que la majorité des auteurs s'accorde à dire que l'on ne peut, que l'on ne doit croire à un *cadavre* qu'après avoir attendu trois jours au moins et respiré l'odeur putride, symptôme irrécusable de notre décomposition.

Qui pourra donc m'expliquer notre attachement si fort à la vie, et notre indifférence envers tous les moyens que la science nous divulgue, pour rallumer son flambeau alors qu'il fume encore ?

____

(1) Ouvrage cité, p. 245.

Les moyens généraux du rappel à la vie sont les épreuves chirurgicales, la conclamation orale et instrumentale, usitée seulement chez les anciens Romains ; l'électro-puncture, à l'aide de la pile voltaïque ; enfin les brûlures (1), qui agissent par leur effet stimulant et servent à différencier les tissus morts des tissus vivants, d'après les expériences faites par M. Christison.

Les moyens de rappeler à la vie, suivant la nature des accidents auxquels est dû l'*état de mort apparente*, sont du ressort de la médecine légale *administrative* ; mais nos campagnes ne possèdent pas, ainsi que nos villes, des établissements spéciaux, *secours aux noyés*, etc. C'est au médecin d'y suppléer par son instruction, par son sang-froid.

Secours aux noyés. — Faciliter d'abord par une position favorable la sortie de l'eau qui peut s'être introduite dans la bouche et dans les narines. — Dans les campagnes et pour remplir cette indication, on suspend le submergé par les pieds, et chose difficile à croire par celui qui ne l'a pas vu, des médecins président à cette dangereuse et absurde manœuvre.

Débarrasser tout doucement le malade de ses vêtements mouillés, l'essuyer, le réchauffer graduellement à l'aide de serviettes chaudes, sa tête étant un peu élevée.

Frictionner tout son corps maintenu horizontalement, avec de la laine, des brosses, des fers à repasser, et en cas d'insuffisance, recourir à l'ustion.

Rétablir la respiration par les moyens connus, et enfin, si le malade recouvre la faculté d'avaler, lui administrer des liqueurs fortifiantes à petites doses, de l'émétique, etc., suivant l'indication.

(1) Le marteau Mayor rend des services inattendus, pour ranimer la sensibilité défaillante, dans les cas d'apoplexie par strangulation, par immersion, par inspiration des gaz délétères ; dans les cas de fièvre pernicieuse, d'empoisonnement par l'acide cyanhydrique, par la strychnine, la ciguë, etc.

Les lavements purgatifs, les saignées sont quelquefois nécessaires.

En général, tous ces moyens sont lents; — il a fallu quelquefois sept ou huit heures pour rappeler un noyé à la vie, et il faut espérer cet heureux résultat, tant que la rigidité cadavérique n'est pas survenue.

Secours aux pendus. — Couper la corde, desserrer le nœud et recourir à tous les moyens qui peuvent rétablir le jeu respiratoire, s'il n'y a pas de luxation des vertèbres cervicales ou déjà des symptômes de putréfaction.

Le saignée, et surtout celle de la jugulaire, est un des premiers remèdes à employer, pour rendre le malade à la vie, comme pour dissiper les accidents consécutifs.

Secours aux asphyxiés par la vapeur du charbon et par le vin en fermentation. — Exposition au grand air, lotions et même bain d'eau froide; encore de l'eau froide acidulée à boire et à prendre en lavement.

Insufflation de l'air dans la poitrine, dérivatifs externes et saignée de la jugulaire, s'il y a symptômes de congestion.

Secours aux asphyxiés par le froid (1). — Déshabiller le malade dans un lieu commode, lui frictionner le ventre et les membres avec de la neige, avec l'eau glacée, puis avec de l'eau froide qu'on échauffe insensiblement jusqu'à ce qu'elle marque de 26 à 30 degrés. — Tout cela doit se faire en moins de trois quarts d'heure. — Quand le malade se réchauffe, on le place dans un lit, et dès qu'il peut avaler, il lui faut des potions cordiales, de l'eau d'arquebuse,

---

(1) A Saint-Pétersbourg, le thermomètre, au fort de l'hiver, marque 33°, température qui congèle le mercure; en Sibérie, le thermomètre descend jusqu'à 35°, et cependant on n'y meurt point de froid. — La réaction de notre chaleur vitale est d'une énergie relative (32° Réaumur), et si, dans nos campagnes, où le froid est moins intense, des asphyxies par le froid ont lieu annuellement, c'est parce que le paysan qui en est la victime était exténué par la faim et par la fatigue réunies, ou qu'il était ivre.

du bouillon, de l'eau vineuse. — Point de liqueurs spiritueuses.

Secours aux asphyxiés par la foudre. — Les stimulants,
l'eau froide, l'électricité, les révulsifs. — On a conseillé
d'enterrer les gens frappés de la foudre jusqu'au cou, dans
de la terre fraîche.

Consultez, pour de plus amples détails, les travaux de
Gardanne, Portal, Marc, Plisson, mais surtout la petite
brochure d'Orfila (1) et la *Médecine légale* de M. Devergie.

Je croyais, comme beaucoup de médecins de campagne,
que des méprises ou des négligences, connexes du crime,
puisqu'elles compromettent la vie d'un grand nombre de
citoyens, ne se toléraient que dans un village privé de
secours et d'hommes spéciaux ; mais je fus péniblement
surpris, à ce sujet, en venant à Lyon. — Il est évident
pour tous les médecins légistes que la mort produite par la
submersion est généralement incertaine, puisque aujour-
d'hui, — à Paris, sur 576 noyés qui restèrent moins de
douze heures dans l'eau, 430 ont été rendus à la vie, ce
qui donne environ 82 pour 100. — Eh bien ! à Lyon, ville
située entre deux fleuves, et où le nombre des noyés est
proportionnellement beaucoup plus considérable que celui
de Paris, sur 56 noyés, pendant l'année 1838, par
exemple, il est douloureux de vous avouer que pas un seul
n'a été sauvé, et pourtant l'autorité locale entretient dans
cette ville treize boîtes fumigatoires...

D'après les données les plus exactes de statistique obstétricale, sur 82 accouchements, un seul réclame les secours
de l'art, et par conséquent le nombre des accouchements
laborieux, dans cette même ville, ne doit être que de 50
environ. — Si, par un second calcul, on élimine de ce
total d'accouchements laborieux, le nombre de ceux qui
pourraient se terminer heureusement entre les mains d'un

---

(1) *Secours à donner aux personnes empoisonnées ou asphyxiées.*

praticien instruit et prudent, on sera forcé de conclure que sur 438 mort-nés que l'état civil de la même ville enregistra, pendant la même année 1838, il y en eut 420 imputables à l'incapacité des accoucheurs, mais surtout des accoucheuses (1) !....

Un certificat, dit Orfila, est une attestation purement officieuse, qui n'exige ni la prestation de serment, ni la présence du magistrat, et qui, dans beaucoup de cas, n'a pas été provoquée par la justice.

Il porte le nom d'*exoine*, lorsqu'il a pour objet de dispenser un individu malade d'un service relatif à une institution civile, criminelle, religieuse ou militaire.

Un médecin délivre également un certificat pour obtenir une pension de retraite, un congé, un lit dans une maison de santé, etc. ; sa formule est très simple, dans tous les cas.

L'inexpérience du paysan exige que nous lui apprenions, en lui délivrant un certificat quelconque, s'il doit, pour garantir sa validité ou son authenticité, le faire viser, certifier conforme par le maire de sa localité, ou homologuer par le sous-préfet de son arrondissement.

Avant de certifier un fait, nos yeux doivent s'en assurer d'autant plus scrupuleusement que les gens de la campagne sont plus intéressés à le dénaturer ; — ils exposent ainsi la bonne foi d'un certificateur à une peine correc-

(1) Prunelle, alors qu'il était maire de Lyon, espéra d'abord opposer un frein légalement énergique à des délits de cette nature en réitérant aux sages-femmes et aux officiers de santé la défense de délivrer un certificat de décès quelconque, c'est-à-dire en les plaçant dans l'alternative de ne pas tenter des manœuvres prohibées ou de recourir à un docteur en médecine, qui constaterait plus souvent un infanticide par omission qu'un simple décès.— Qu'en résulta-t-il ? Un abus pour un autre abus : les sages-femmes et les officiers de santé, dont les fausses manœuvres pourraient être révélées par la visite d'un fœtus à terme, mais mutilé, trouvent des confrères qui leur délivrent des certificats de complaisance...

tionnelle portée en l'article 86 du Code d'instruction criminelle.

Ce ne sont pas des *dons* ou des *promesses*, selon le texte de la loi, qui seront capables de tenter votre véracité ; — mais des parents, des amis, des personnes influentes oseront solliciter de votre complaisance ce qu'ils nomment un *service d'ami*, pour se dispenser commodément des devoirs de juré, de témoin, etc. — Prenez garde, jeune médecin, l'honneur est une île escarpée, une île sans bords, et si vous en sortez une fois, l'ami qui vous entraînera dans la mer houleuse des concessions ne pourra plus vous y faire aborder....

« La foi que l'on ajoute généralement aux rapports des experts, et même aux simples certificats délivrés par des gens de l'art ; l'influence que ces actes exercent sur les décisions des tribunaux ; l'importance que l'on accorde à la mission des experts, mission qui, suivant deux arrêts de la Cour de cassation, du 6 frimaire an XIV, et 25 juin 1824, leur donne en quelque sorte le caractère de juge, et imprime à leurs actes une telle authenticité, qu'ils font foi jusqu'à inscription de faux des faits qu'ils constatent ; ces considérations, disons-nous, doivent appeler sur les experts qui violent leur mandat la juste sévérité des lois (1). »

Il y a des infirmités emportant invalidité absolue pour le service militaire.

Celles qui sont évidentes, telles que la perte d'un membre ou son atrophie, un goître assez volumineux pour gêner la respiration, des écrouelles ulcérées, etc., n'ont pas besoin d'un certificat de notre part pour être reconnues et appréciées par un conseil de révision.

Celles qui ne présentent aucun signe sensible de lésion organique, comme la surdité complète, l'aphonie permanente, l'épilepsie, etc , réclament non-seulement un certi-

____

(1) *Jurisprudence de la médecine, etc.*

ficat de notre part, mais encore celui de plusieurs citoyens domiciliés qui ne soient ni parents ni alliés du conscrit, et la notoriété publique certifiée par les autorités constituées.

Il y a enfin des infirmités ou des maladies du jeune âge, depuis longtemps guéries, mais qui sont invoquées et inutilement rappelées par quelques confrères, marchands de certificats.

En résumé, un médecin honnête homme ne doit certifier que les infirmités qu'il aura reconnues capables d'exempter du service militaire, en avertissant le conscrit ou sa famille que son refus n'est pas un acte de mauvaise volonté, mais seulement de la répugnance qu'il éprouve à les berner par de fausses espérances et à les induire en dépense inutile.

Ainsi, dans son ouvrage *De l'opération médicale du recrutement*, Coche dit avec raison qu'un médecin, en prononçant légèrement sur les cas d'exemption ou de réforme, compromet sa réputation, non-seulement aux yeux des autorités qui l'ont fait appeler pour donner son avis, mais encore parmi les habitants des lieux où il exerce.

Pour obvier à de semblables abus ou méprises, l'autorité désigne aujourd'hui pour cette expertise un chirurgien militaire qui est au courant des maladies simulées ou dissimulées, et qui est moins accessible à des influences de localité qu'un praticien de campagne requis pour visiter des parents, des amis, des fermiers. — Le commerce des certificats n'en reçoit qu'une faible atteinte ; le paysan croit aussi fermement à la vertu d'une feuille de papier timbrée et signée par son médecin, que le provincial aux lettres de recommandation...

La médecine légale *administrative* n'est autre chose que l'hygiène publique. — Or, cet art de conserver la santé des hommes réunis en société varie dans ses bienfaisantes attributions, suivant qu'on l'exerce à la ville ou à la campagne.

Le médecin de la ville est appelé à faire des rapports sur l'assainissement des casernes, des prisons, des hôpitaux, des établissements industriels, des amphithéâtres de dissection, des théâtres, des marchés, etc. ; il perfectionne les bains publics, les secours à donner aux noyés, aux asphyxiés ; il dirige les grands travaux de curage d'égouts, d'aqueducs, les clos d'équarrissage, l'éclairage public, etc.

Le médecin de campagne, dans l'exercice des mêmes fonctions, observe et constate les influences d'un climat insalubre, d'une saison irrégulière ; la mauvaise qualité ou la sophistication des liquides qui se débitent dans les cabarets, des comestibles exposés au marché ; il recherche les causes déterminantes et le traitement des épidémies de sa banlieue ; il provoque le desséchement des marais, des étangs, etc.

C'est le livre de Balzac qu'il vous faut lire, mon ami, pour apprendre tout le bien que peut faire un médecin éclairé et maire de sa commune, comme le bon monsieur Benassis, quand il s'agit d'améliorer, d'assainir une localité. *Medicus homo, homini deus*, a dit l'Eccl. Oui, le médecin de campagne qui comprend et accepte, avec un semblable dévouement, l'étendue de ses devoirs, est la providence de sa vallée...

On est exposé à boire du vin, du cidre, de l'eau-de-vie sophistiqués dans le cabaret du village comme sur le comptoir de plomb parisien. — Ce n'est pas le détaillant, comme dans la capitale, mais le marchand en gros, qui combine et effectue au fond de sa cave, tous ces dangereux mélanges.

La falsification du vin la plus fréquente, dans les campagnes, est celle par le *protoxyde de plomb* ; elle masque son acidité (*vin tourné*).

Le vin ainsi lithargyré peut causer de graves inflammations dans le tube digestif. — J'ai traité grand nombre de coliques qui remontaient à cette cause.

Avant de soumettre le vin suspecté à l'action des réactifs, décolorez-le par le chlore, s'il est rouge. — En le traitant ensuite par l'hydrogène sulfuré, vous obtiendrez un précipité noir, et par l'hydriodate de potasse, un précipité jaune.

Une autre falsification moins dangereuse, est celle par l'alun ; elle rend le vin plus rouge, ce qui flatte agréablement la vue du paysan, qui n'estime le jus de la treille que par sa couleur. — Voulez-vous reconnaître la fraude ? — Après avoir décoloré le liquide de la manière ci-dessus indiquée, il précipitera en blanc par l'ammoniaque, s'il est aluné.

On masque aussi l'acidité du cidre, du poiré, par le plomb, et celui-ci se découvre par les mêmes réactifs.

D'après une autre erreur de notre client, l'eau-de-vie la plus forte est la meilleure, ce qui engage le débitant à l'*animer*, en y faisant infuser du poivre, du gingembre, de l'ivraie, et jusqu'à du stramoine. — L'aréomètre et l'évaporation sont les deux moyens de reconnaître cette autre sophistication

Quand l'une des épreuves chimiques que je viens de vous indiquer vous aura démontré ce frauduleux et toxique commerce, vous devez le dénoncer à l'autorité locale, et dans le cas où celle-ci ne ferait pas droit aux poursuites légales que vous sollicitez au nom de la santé publique (un maire pusillanime, par exemple, veut ménager un parent, un voisin), référez-en au ministère public.

Autrement, l'homme de l'art est responsable de tous les accidents que peut occasionner un tonneau de vin empoisonné !...

Dans nos campagnes, il n'y a que l'aubergiste un peu *comme il faut* qui se sert de vaisselle de cuivre. — Entrez dans sa cuisine un soir de foire ou de *vogue*, époques de grande consommation, vous reculerez d'épouvante, mon ami, en voyant ses casseroles, grandes et petites, sales, mal

étamées, et au fond desquelles croupissent les froids res-
tants de ragoûts que l'industriel en bonnet de coton réserve
à tous les estomacs retardataires. — Mais rassurez-vous,
le lendemain ne sera pas attristé par autant d'empoisonnements que vous pourriez le croire, après la lecture d'Orfila.
— Quelques-uns des consommateurs de la veille, il est
vrai, se plaindront de céphalalgie, de crampes, d'une
extrême atonie musculaire, de douleurs abdominales, de
nausées... Bagatelle! c'est une *colique*. — Quelquefois
même, le moins *robuste* d'entre eux éprouvera des symptômes plus aigus, des cardialgies atroces, des vomissements
sans fin, il se tordra dans son lit, et le thé, l'eau sucrée,
l'infusion obligée de camomille, ne l'empêcheront pas de
mourir... — Pour le coup, celui-ci est manifestement empoisonné! — Qu'est-ce à dire, monsieur? voulez-vous être
traduit en police correctionnelle comme un diffamateur? —
Cet homme est mort d'une *indigestion*... — Pendant qu'on
l'enterre, l'honnête Locuste frotte et polit ses casseroles,
puis les replace symétriquement au-dessus de ses fourneaux, jusqu'à la foire nouvelle...

Les Romains avaient des inspecteurs de comestibles,
nundinarum cibalium inspectores. — A Paris, il y a des
commissaires à chaque barrière qui ne laissent entrer que
les aliments dont ils ont constaté la bonne qualité; en outre,
les agents de police parcourent les marchés et font une seconde inspection des comestibles qui peuvent s'être gâtés,
les uns pour avoir été gardés trop longtemps, les autres pour
avoir été conservés sans précaution.

En comparant la sollicitude de la police médicale, à Paris,
soit pour prévenir des *indigestions* de l'espèce ci-dessus
mentionnée, soit pour assurer la bonne qualité des comestibles en vente, et sa complète indifférence, à ce double
égard, pour les campagnes, on est porté à croire que
tous les Français n'appartiennent pas au même gouvernement, ou que celui-ci ne s'occupe du paysan que pour

lui faire porter le mousquet ou lui demander sa part aux impôts!...

Dans une lettre, mon ami, je n'ai pu vous donner qu'un simple programme de nos attributions, comme médecins légistes, mais j'ai tâché de vous mentionner, au moins, en quoi et pourquoi, dans nos campagnes, ces attributions doivent être modifiées de la part de l'observation qui recueille les faits, de la réflexion qui les interroge, de l'expérimentation qui les apprécie, de la parole qui les manifeste.

Attributions importantes, — proclamées telles dès la plus haute antiquité, ainsi que l'attestent divers passages de l'*Exode* et du *Lévitique*.

Attributions difficiles, — plus difficiles encore à la campagne qu'à la ville, — soit à cause des distances plus longues à parcourir et des nuances morales à étudier à part ; soit parce qu'un médecin y est souvent privé de plusieurs indispensables ressources : tels sont les réactifs et appareils chimiques, les livres, et surtout l'assistance d'un confrère qui en a fait sa spécialité. « On est dans une grande erreur, dit Fodéré, quand on croit qu'il suffit d'être reconnu médecin ou chirurgien pour être en état de faire un bon rapport. Personne de plus embarrassé que le jeune médecin même ayant fait de bonnes études auprès de ses premiers malades qu'il voit ; c'est pourquoi avant d'entreprendre un rapport, il faut avoir joint la pratique à la théorie. »

Attributions fautives qui masquent la vérité au lieu de la découvrir, qui outragent même la moralité publique à cause des formalités judiciaires que le législateur leur imposa jusqu'à ce jour. — Il est impossible, en effet, au praticien le plus instruit et le plus disert, de répondre à l'improviste à des interpellations qui lui sont adressées publiquement dans le cours de ces débats graves et embarrassants qui intéressent l'honneur, la vie ou la fortune. — Qu'arrive-t-il ?
— Ou qu'il hasarde d'y répondre, et par conséquent de se tromper, de tromper les autres ; ou qu'il avoue ses incerti-

tudes, et alors le tribunal, en requérant l'avis d'un autre confrère qui pensera et parlera différemment, sera entraîné dans des erreurs irréparables...

Pour un cas d'infanticide, d'empoisonnement, d'attentat à la pudeur, etc., combien de détails explicatifs sont donnés par le médecin, afin que le tribunal puisse apprécier le degré de criminalité, et qui sont capables d'initier un auditoire aux mystères de l'infamie, aux manœuvres qui peuvent assurer son impunité!

Eh bien! que l'on permette au médecin de répondre par écrit et à huis clos à toutes les questions de la justice, c'est-à-dire qu'on lui permette de s'affranchir de toute occulte influence, de cette timidité malencontreuse qui bâillonne celui qui n'a pas l'habitude de pérorer; qu'on lui permette surtout de réfléchir autant qu'il convient, avant de trancher sur une question de vie ou de mort, d'absolution ou de carcan, et tous ces abus disparaîtront.

« *Ita sunt finitima falsa veris, ut in præcipitem locum non debeat se sapiens committere.* » (Cic. *Acad. quæst.*, lib. IV, c. 21.)

La question du secret aurait dû primer toutes celles qui se rattachant à l'exercice de la médecine légale, tel qu'on nous l'impose, si j'avais osé douter qu'elle n'était pas pour vous, comme pour tous les médecins de l'univers, une question de conscience, je veux dire une question résolue, depuis Hippocrate, dans le sens le plus favorable à notre indépendance professionnelle.— « Il nous paraît hors de doute, dit A. Latour, que dans l'état actuel des lois et de la jurisprudence, le médecin, dans AUCUN CAS, ne peut être obligé à révéler; et pour remplir ce grave et suprême devoir de la révélation, il ne doit puiser que dans sa moralité même ses motifs de détermination. »

Cette opinion est celle de Trébuchet; elle a été celle du Congrès médical.

La loi ne dit rien; la jurisprudence est confuse et contra-

dictoire : impossible d'établir une règle, de formuler un
principe. Il n'y a vraiment qu'une circonstance, citée par
le docteur Barth, où le médecin ne doit pas hésiter à se
présenter devant les juges et à leur dire : Arrêtez ! vous
allez condamner un innocent, je connais le coupable. —
Mais la révélation doit s'arrêter là... et ma lettre aussi.

LETTRE DIXIÈME.

PLAN D'ÉTUDES MIS EN RAPPORT AVEC LA PRATIQUE.

> *« Hinc in medicina nihil plus utile video, quam ut quis sciat quonam ordine incipiendum, unde incipiendum, quomodo pergendum, quibus autoribus utendum ad medicam scientiam acquirendam habeat. »*
>
> BOERHAAVE.

> *« Si je sais de quoi tu t'occupes, je sais ce que tu peux devenir. »*
>
> *Pensée de Gœthe.*

Je ne puis oublier le jour où le premier de mes malades vint mettre à l'épreuve la science que je rapportais de Paris et de Montpellier, et jeta au moule de mon entendement, comme le dirait Kant, le problème de sa guérison. — Oui, mon ami, j'entends encore la grande voix de la conscience me crier, au moment où j'allais franchir la porte de mon cabinet : Doucement, jeune homme... Après les cinq examens que tu viens de subir au sein d'une faculté, il t'en reste un sixième... Le hasard a pu t'aider à répondre aux questions d'un professeur ; à mon tour, de faire l'inventaire de tes connaissances acquises, de ton aptitude à guérir, avant que je te permette d'être le dispensateur de la vie de tes semblables.

Alors je me laissai tomber sur une chaise, et, le front appuyé sur mes mains, ce sixième et suprême examen commença...

Il serait trop long de vous rapporter toutes les questions auxquelles je fus forcé de répondre, tous les reproches que je dus essuyer, et après que mon Examinatrice eut éliminé de mes quelques années d'études scolaires :

1° Les heures, quarts d'heure et minutes qui furent gaspillés par les plaisirs et les distractions de la grande ville ;

2° Les heures pendant lesquelles j'avais écouté des professeurs, qui font, d'une chaire universitaire, un bazar de néologismes, de redites phraséologiques, de classifications baroques, de théories hasardées au seul profit de leur réputation ;

3° Enfin les heures consacrées à lire plusieurs centaines de volumes qui pouvaient se résumer en plusieurs centaines de lignes ; — je n'ose pas vous confesser le reste du temps qu'elle mit en ligne de compte pour apprendre quinze sciences, dont une seule dépenserait une vie longue et studieuse (1).

En face d'une telle indigence scientifique, je fus honteux, balbutiant ; — mais le commissionnaire qui était venu me réclamer, au nom d'un homme qui souffrait, impatient d'obtenir une réponse et s'imaginant que je dormais, vint me rappeler au monde extérieur.

Monsieur ! — Eh bien ? — Le malade qui m'a envoyé... —Peut-il attendre ? Voyons, de quoi se plaint-il ? — Ce sont des *douleurs ;* mais comme on dit que vous êtes bien *savant*... — Retournez après du malade, lui répondis-je, et dites-lui que je le verrai demain.

Le commissionnaire partit.

Pendant les quelques heures qui s'écoulèrent jusqu'à ma visite, je pus me replier sur moi-même, et, comme Van

(1) Chimie médicale, physique médicale, pharmacologie, histoire naturelle médicale, anatomie, physiologie, pathologie interne, pathologie externe, matière médicale, hygiène, thérapeutique, clinique interne, clinique externe, médecine légale et accouchements.

Helmont, *contraxi me in calculum, ut saltem meo judi-cio cognoscerem quantus essem philosophus.*

Permettez-moi, mon ami, de prendre les choses d'un peu loin. Un voyageur qui vient d'apprendre au juste le trajet qu'il doit parcourir, n'est-il pas obligé de calculer exactement le chemin qu'il a fait pour savoir celui qu'il lui reste à faire ? — Telle était ma position, telle est la vôtre aujourd'hui.

« Il y a dans l'esprit humain deux forces très distinctes, dit madame de Staël : l'une inspire le besoin de croire, l'autre celui d'examiner. »

Rien n'est plus philosophiquement vrai.

La foi est comme une manne qui tombe du ciel pour alimenter notre intelligence ; mais il faut que notre intelligence la digère pour qu'elle lui profite, et cette digestion s'opère par l'examen, par le raisonnement, par le doute de Descartes... Il y a une foi religieuse, il y a une foi médicale. —Pour moi, je n'entends parler que de cette dernière, et c'est à son sujet que Cabanis prétend que pour étudier et pratiquer convenablement la médecine, il faut y mettre de l'importance, et que pour y mettre de l'importance véritable, il faut y croire.

Reveillé-Parise a développé, avec toute la chaleur de sa conviction, le sorite trop concis du philosophe.

Pour connaître et approfondir cette belle partie des connaissances humaines, dit-il, pour mesurer ses problèmes, pour apprécier ses ressources et ses difficultés ; pour en suivre la marche, comprendre le sens des idées acquises et des idées nouvelles, des principes vieillis et des principes qui germent ; pour contribuer soi-même au progrès, il faut une croyance pleine et entière : la foi est la racine même de la science. Sans cette même foi, sans l'ardeur et l'enthousiasme, sans le mal sacré de l'art, je vous le dis, rien ne vous sera révélé des secrets de cette science sublime. Il en est de même pour la pratique. La médecine, cet apostolat de l'humanité, ne peut faire le bien que par une sage confiance dans ses efforts : elle exige du savoir et de l'esprit, mais aussi du cœur et de l'âme. Si vous la regardez comme une chimère et une superstition ; si vous ne croyez ni à ses dogmes, ni à ses préceptes, ni à ses bienfaits ; si, en l'exerçant, vous n'avez pas le sentiment toujours présent d'un devoir et d'une mission, comment en comprendrez-vous les obligations, les nécessités, les scrupules : dès lors que faut-il penser de votre masque, de vos paroles et de vos promesses ! Renoncez donc à la considération due à cette noble profession, ou bien vous n'êtes qu'un histrion, et de l'espèce la plus méprisable.

D'ailleurs, est-il un homme souffrant ou voyant souffrir, qui ne souhaite pas d'être soulagé ou de soulager, et après sa guérison ou celle de son semblable, peut-il ne pas croire à l'existence de certaines choses qui conviennent et à d'autres qui ne conviennent pas à la santé ; à la nécessité même de les étudier, de les connaître, pour qu'il évite les unes et qu'il fasse les autres ? — C'est sans doute ce que Pline a voulu dire : « *Medicinam olim faciebat rerum natura.* »

Les malades, selon Hippocrate, guérissent quelquefois sans médecin, mais ils ne guérissent pas pour cela sans médecine. — S'ils se sont conduits d'après les règles, ces règles sont celles de l'art ; s'ils se sont livrés aveuglément à la fortune, c'est en se rapprochant des procédés d'une bonne médecine, que la fortune les a dérobés au danger. — Dans le régime, comme dans l'emploi des médicaments, on peut suivre des méthodes utiles ; on peut en suivre qui sont pernicieuses ; mais les unes et les autres prouvent également la solidité de l'art. — Celles-ci nuisent par un emploi mal entendu ; celles-là réussissent par un emploi convenable. — Or, *ce qui convient et ce qui ne convient pas* étant bien distinct, je dis que l'art existe ; car, pour qu'il n'existât pas, il faudrait que le nuisible et l'utile fussent confondus.

Faux confrères, incrédules du monde, cervelles assez creuses pour que les sarcasmes de Pétrarque et de Bernard Palissy, les boutades de Rousseau, et les plaisanteries de Montaigne, de Molière, de Beaumarchais, etc., y rencontrent un écho, un sot écho : qu'avez-vous à répondre à ces simples lignes, écrites il y a plus de deux mille ans, extraites d'un bouquin que vous n'avez jamais lu et que vous ne daignerez jamais lire?...

Ainsi, tous les hommes croient à la médecine, tant qu'ils sont raisonnables ou physiquement malades ; mais comme le grand nombre ne raisonne pas ou se porte assez bien pour se dispenser de l'usage de sa raison, il y en a qui osent embrasser la médecine et la pratiquer même, sans y croire !

—A quoi me servirait d'étudier cet *art conjectural ?* me disait un jour un des jeunes colons du *quartier Latin ;* j'ai cru qu'en le pratiquant on pouvait encore gagner de l'argent, de la considération, et comme toutes les avenues sont encombrées d'apprentis, de candidats, de surnuméraires, j'ai dit : Va pour la médecine !... Si je me trompe, eh ! bon Dieu, il n'y a pas sujet de m'en dégoûter... Toutes les carrières sont d'une exigence !... Tandis que la médecine, oh ! parlez-moi de la médecine, de la joyeuse vie du *carabin.* Quatre années à moi, quatre années à Paris ! et ma liberté reconquise , et le punch avec les amis, et la *Chaumière...*

Deus nobis hæc otia fecit.

Oui, c'est au *divin Hippocrate* que je dois ce délicieux épisode de mon roman, avant d'entamer le chapitre des noirs soucis... Aussi je jure par sa très vénérable barbe d'acheter régulièrement mes inscriptions au secrétariat de la Faculté, et de m'abonner, durant un mois au moins, à tous les manuels qui doivent répondre à mes examens. Quant à ma thèse !..

Ici, une bouffée de cigare m'expliqua sa réticence. Vapeur odorante, vapeur narcotique, vous fûtes l'image de son existence parisienne... jusqu'à l'époque où, revenu dans sa petite ville, les badauds prirent sa morgue, en face d'un confrère instruit, pour de la profondeur, et dirent à ses parents : « Il faut que monsieur votre fils ait bien travaillé, car il est d'une maigreur !... »

Mais le *papa*, qui avait morcelé ses modestes revenus pour avoir un *docteur* dans sa famille, fut enfin obligé de prononcer devant l'ex-habitué de Musard les mots rien moins qu'harmonieux de *clientèle*, de *position* dans le monde, d'*établissement*, etc., ce qui le réveilla de son court et joli rêve. — En ouvrant les yeux, il eut peur... en face de toutes les victimes qu'il allait sacrifier à son ignorance.... Mais il aurait fallu retourner à l'école, et ses parents et l'amour-propre s'y refusaient ; mais il aurait fallu commencer son instruction, alors qu'elle devait être achevée, et comment recruter une nombreuse, une lucrative clientèle, pour rembourser des dettes à terme, pour vivre lui-même, sans plus être à la charge d'une famille nombreuse et gênée ?

C'est pourquoi le Dieu de l'argent lui cria plus fort que sa conscience : des malades, des malades, il te faut des malades !...

Dès ce moment, le nouveau docteur intrigua, et il intrigue encore ; aujourd'hui, c'est le médecin qui *travaille* le plus dans son arrondissement !!!... Pauvre humanité !

D'après ce confrère, mon ami, jugez-en tant d'autres aussi sceptiques, aussi paresseux, par conséquent aussi ignares, et convenez avec Swediaur, qu'il n'y a aucune science, aucun métier où il soit moins permis, et où il soit plus dangereux d'être médiocre que dans la pratique de la médecine (1).

(1) « La violation d'un dépôt sacré, l'infidélité chez une femme

Le monde, scandalisé de notre génération médicale, parce qu'elle *montre la corde*, l'accuse de faire de la médecine un métier, un vil commerce de visites et de consultations!... Oh ! si le praticien de Cos qui refusa dédaigneusement les dons d'un roi de Perse revenait parmi nous, que de brocanteurs éhontés il chasserait du temple !....

Ettmuller, Arnaud de Villeneuve, Harvey, Baglivi, Sydenham, Sanctorius, Ramazzini, Redi, Hoffmann, Stahl, Lobb, Lieutaud, et vingt autres médecins aussi célèbres, avancèrent avec une bonne foi égale à la mienne, que la médecine exercée par autant de fourbes et d'ignorants était plus meurtrière qu'utile à la société.

Il faut donc croire à la médecine, pour l'étudier, et partant pour l'exercer avec fruit ; — mais comme la foi médicale doit être éclairée, c'est-à-dire qu'elle n'exclut pas l'examen, il me restait à savoir quelle était la doctrine ou la *formule* médicale qui méritait ma préférence, en résolvant le problème de Pitcairn : *Une maladie étant donnée, trouver le remède.*

Combien de systèmes et de théories s'étaient disputés mon attention, depuis que j'étudiais la science des guérisons et l'art de les opérer !... Il est temps d'opter, me disais-je ; ce soir ou demain vient l'épreuve.

Qu'est-ce d'abord qu'un système ? — Je pris le Dictionnaire de l'Académie, et je lus : « Assemblage de propositions, de principes vrais ou *faux*, mis dans un certain ordre et enchaînés ensemble, de manière à en tirer des conséquences, et à s'en servir pour établir une opinion, une doctrine, un dogme. »

Une dame fit un jour la même question à d'Alembert :

mariée, l'incrédulité chez le prêtre, c'est le dernier terme des forfaitures humaines ; certes, on peut le dire également d'un médecin qui exerce cette profession sans y avoir la moindre confiance.» (Reveille-Parise.)

« Madame, lui répondit le philosophe, un système est un fagot d'idées bien liées, bien arrangées. » Je préfère cette définition à celle de l'Académie.

Et une théorie ?—Je feuilletai encore, et je lus : « Connaissance qui s'arrête à la simple *spéculation*, sans passer à la pratique. »

Ces deux définitions ne flattaient guère toutes les conceptions de l'esprit humain auxquelles je pouvais les appliquer, et comme j'étais en train de chercher la vérité, et que l'histoire, selon Cicéron, est la lumière de la vérité, il me fallait faire une revue rétrospective de tous les plus fameux systèmes et des plus belles théories que j'avais lus dans les livres, pour les mieux comprendre, les comparer et opter ; je la fis donc.

Premièrement, je voulus trouver un lieu de naissance à la médecine ; je le cherchai même, et après l'avoir long-temps cherché, je fus obligé de convenir, avec Sydenham, qu'il n'est pas plus trouvable que les sources du Nil. — Le premier homme qui vit souffrir son frère, fut le premier médecin : « *Vulnus deligavit aliquis antequam hæc ars esset, et febrem quiete et abstinentia, non quia rationem videbat, sed quia id valetudo coegerat, mitigavit.* » (Quintilien.)

Macrobe eut raison d'appeler l'Égypte *la mère des sciences* ; car, d'après saint Clément d'Alexandrie, Diodore et Leclerc, ce serait à Hermès, dit *Trismégiste*, qu'il faudrait attribuer la médecine réduite en corps de science. — Parmi les quarante-deux traités qu'il composa sur la *Sagesse égyptienne* et que mentionne saint Clément, six appartenaient à la science de guérir ; — mais, au rapport d'Eusèbe, les *Pastophores*, ou les disciples de cet Hermès, les conservaient secrètement dans leurs temples, et Prosper Alpin ne put jamais en obtenir une copie (1).

____

(1) J'ai remarqué en passant trois excellentes choses dans la mé-

La réputation de Mélampe (d'Argos) le p'ace dans l'histoire après cet Hermès, que l'on nommait encore *Thoth* ou *Tault*, afin de le distinguer de tous les autres Hermès. — C'est à ce médecin que remonte la découverte des propriétés de l'ellébore (*Melampodium*).

Après Mélampe, on cite honorablement Chiron de Thessalie, qui, d'après Plutarque, fut le professeur de notre Esculape.

Hérodicus profita le premier des richesses en lingots de cette respectable médecine égyptienne, pour les monnayer et les mettre en circulation ; mais il pensa à lui, le fat, en les faisant frapper à son effigie ; mais il les altéra, il les allia avec la philosophie de son temps.

Hippocrate apparaît, et son génie, comme le disque radieux du soleil, dissipe, en s'élevant à l'horizon de la médecine, tous les brouillards qui cachaient la nature, *vis naturæ medicatrix*... Il fonde la méthode expérimentale dans une indépendance complète de toutes les hypothèses.

« Avant tout, dit-il, les sens doivent s'exercer, et le raisonnement vient après. Car le raisonnement n'est qu'une sorte de ressouvenir des faits que l'observation nous a fait connaître.

» La pensée qui s'appuie sur l'observation conduit à la vérité ; mais si elle procède d'un raisonnement hypothétique, seulement vraisemblable, elle jette dans une situation pénible et fâcheuse, car on suit alors un chemin impraticable.

» Tout art doit son origine aux résultats de l'observation

decine égyptienne qui contribuèrent certainement à la santé robuste, à la longévité des hommes ; d'alors ce sont : 1° le seul usage des remèdes dont on peut user aussi impunément que des aliments journaliers ; 2° l'usage, parmi les disciples d'Hermès, de ne se consacrer qu'à l'étude d'une seule maladie (origine des spécialités) ; 3° une diète prophylactique, consacrée par la religion et maintenue par l'autorité des lois civiles ; diète si rationnelle, qu'un Égyptien devenait son médecin en s'y conformant.

de chaque phénomène, médités et réduits à des principes généraux. »

Hérophile et Érasistrate osent les premiers disséquer des cadavres humains... L'anatomie leur est redevable de sa fondation et de plusieurs importantes découvertes. — Le *solidisme* et l'*attrition* sont deux systèmes, deux pauvres systèmes qui appartiennent à Érasistrate.

Andromaque fait un jour, de toutes les drogues de son officine, un salmigondis qu'il nomme *thériaque* et qui lui mérite le titre d'archiatre... O hasard ! ou a beau dire, tu es un grand maître !...

Cnide et Cos, les *dogmatistes* et les *empiriques*, deux sectes fameuses, deux pôles du globe médical, près desquels la raison de la science ne peut respirer à l'aise ; — il lui faut une zone tempérée.

Asclépiade crée en même temps la philosophie *corpusculaire*, en habillant la médecine avec le manteau décousu d'Épicure. — C'est sa thérapeutique et non pas celle des anciens qu'il devait intituler : *une contemplation sur la mort.* — Qu'est-elle, en effet ? L'escarpolette, le jeûne, des courses, des frictions et quelques clystères. — Il fallait toute l'influence d'un médecin *descendu du ciel* (1), pour trouver des malades empressés de se condamner à ce régime plus expéditif que celui d'Ugolin.

Les divisions entre les dogmatistes et les empiriques, dit Pinel, donnent lieu à la secte des méthodistes, qui prennent le milieu entre les deux sectes rivales, mais qui, pour se distinguer par une innovation remarquable, réduisent les maladies à trois classes générales, suivant l'état de constriction ou de relâchement des solides : *strictum, laxum et mixtum.*

(1) « *Universum propè humanum genus circumegit in se, non alio, modo quam si cœlo emissus advenisset.* » (*Plinii. natural. hist.,* l. xxvi, c. 3.)

En Italie, Celse écrit son immortel traité (*De arte medica*). Il n'est ni empirique, ni dogmatiste, ni méthodiste ; il veut que l'on se contente d'observer comme observait Hippocrate, et du haut de son génie il plane sur toute la médecine ancienne, il la voit, il la juge, et dans son livre il n'enregistre que ce que la postérité doit en lire.

La postérité a lu son livre : quarante-neuf éditions le témoignent.

La secte des méthodistes était la moins déraisonnable ; je ne m'étonne pas si deux médecins aussi distingués pour le temps, que Thessalus et Soranus d'Éphèse (*Cælius Aurelianus*), la rajeunissent sous un autre surnom (*Diatriton*). — Galien a eu tort de s'en fâcher, de les traiter de plagiaires, d'ineptes, d'ânes, etc. — Chacun a sa marotte ; lui-même n'eut-il pas la sienne ?

Les pneumatiques s'emparent d'un passage d'Hippocrate, s'en contentent, et donnent le département de la vie, en le commentant à leur façon, à l'air errant dans nos vaisseaux...

Mais Arétée, voilà un observateur modèle ; il raisonne sur ce qu'il a vu et rien que sur ce qu'il a vu. — Telles descriptions de maladies qu'il nous a laissées, sont empreintes de la poésie de notre art ; car l'art médical a sa poésie, comme tous les autres, poésie grave et compatissante, qui trouve ses inspirations là où il y a des douleurs à souffrir, dans un autre, pour les comprendre et pour les traduire...

Arétée comprit Hippocrate, Galien le comprit aussi et voulut l'imiter.... Quel travailleur, Galien ! Quel abîme d'érudition ! — Mais son imagination remuante et trop ambitieuse l'entraîne à travers les *éléments*, à travers le *sec*, le *froid*, le *chaud* et l'*humide* ; elle l'embourbe dans les marécageuses *humeurs*, pendant qu'il lit la philosophie d'Aristote, et pour comble de calamités, elle lui dicte des explications diffuses, amphigouriques et un tas de formules que l'on n'a pu qualifier autrement que par son nom, le *galénisme*.

Apparaissant ensuite comme des éclairs, à l'approche d'une nuit orageuse, profonde, longue de plusieurs siècles, Oribase, qui traduit le *quid medicum* de Galien, et que les prodiges de sa pratique firent adorer comme un dieu, ce qui ne l'empêcha pas de composer une *Collection médicinale* de soixante-dix livres !..... Entendez-vous, paresseux confrères ?

Aétius, qui laissa un autre traité complet de médecine extrait également des œuvres de Galien, de celles de Dioscoride, d'Archigéne, d'Hérodote, de Rufus, de Philagrius, de Philomenus, de Posidonius, etc., etc.

Alexandre de Tralles, praticien judicieux et indépendant, qui n'écrivit que sous la dictée de sa propre expérience.

Et Paul d'Egine, critique si célèbre ! — Tous quatre compilèrent, comme on faisait alors et mieux que nous ne faisons aujourd'hui ; car leurs précieux *Compendium* peuvent être comparés à ces provisions, à ces greniers d'abondance que le fils de Jacob réservait, dans sa prévoyance inspirée, aux sept années de disette qui désolèrent l'Egypte. — Sept siècles succédèrent à leurs travaux, siècles de disette intellectuelle et médicale, siècles d'astrologie, de thaumaturgie et de théurgie.

Hali-Abbas, Rhazès, Avicenne, Averrhoës, Avenzoar, Albucasis, vous tous vénérables Arabes qui les sauvâtes de l'incendie de la bibliothèque d'Alexandrie, vous avez fondé les célèbres écoles de Cordoue, de Salerne et de Montpellier : soyez les bienvenus de l'humanité entière...

Au XIVe siècle, on peut déjà interroger des cadavres, et au XVe siècle l'imprimerie, pour m'exprimer aussi poétiquement que le professeur Bouillaud, donne des ailes au commerce sublime des produits de la pensée. — On im-

prime donc les médecins grecs, dont l'université de Paris
avait hérité de l'école de Cordoue ; on peut les répandre,
les étudier.

Mais, comme vous le savez, un estomac trop affamé s'indigère aisément. — L'esprit humain, qui avait faim du pain
de la vraie science, se livre gloutonnement à leur étude, et
le voilà qui retombe dans le *galénisme*.

Ce ne fut pas pour longtemps : des cimes de la Suisse descend, se précipite comme une avalanche le fougueux génie
de Paracelse ; il renverse sur son passage toutes les boutiques
galéniques, il tonne des blasphèmes contre l'antiquité, qu'il
ne connaît pas assez ou qu'il connaît trop pour en être jaloux ;
il roule dans la fange bohémienne de l'alchimie, de la cabale,
et va mourir tout jeune, tout essoufflé de sa course, dans un
hôpital...

Paracelse, je te pardonne ton orgueil, tes rêveries
astrologiques, puisque tu léguas à notre thérapeutique
ses plus précieux agents, le mercure, le soufre, l'antimoine...

Van Helmont, qui fut son disciple, Van Helmont, capu-
cin manqué, rêve pendant trente ans, *per triginta solidos
annos*, pour ne voir en nous que des alambics dont nos organes sont les chapiteaux, les cornues, les matras... pour y
voir des précipitations, des fermentations, des cohoba-
tions !... Et l'*acide* avec l'*alcali* qui se livrent un duel !...
Et l'*archée* de Basile Valentin, qu'il loge en chambre garnie
à notre orifice cardiaque, en sa qualité de distillateur.....
Archeus faber !

Il vaut mieux que Van Helmont brigue le titre de *philosophus per ignem* ; car, pour l'obtenir, il se livre à des recherches alchimiques, et il en reste plusieurs *découvertes*
dont la science a profité. — Une autre gloire qu'il partage
avec Paracelse, est celle d'avoir contribué à la chute du galénisme dégénéré des écoles de leur temps. — *Obscurum per
obscurius* : n'importe.

Convenons-en, mon ami, les médecins, comme les filles de Milet, éprouvèrent des épidémies bien singulières. — Aux chimères que Van Helmont nomma *blas alterativum, scoria, ens seminale,* succèdent les *ferments* et les *explosions* de Sylvius de le Boe et de Willis.

Guillaume Harvey immortalise son nom par la découverte décidément authentique de la circulation, quoi qu'en aient dit certains glossateurs (1). Botal, Silva, Héquet, phlébotomistes renommés par le sang qu'ils répandirent en l'honneur de la circulation ! — Louis XIII, dans les dix derniers mois de sa vie, fut saigné quarante-sept fois !...

Les médecins géomètres veulent soumettre notre organisme à des calculs algébriques. — La vie, selon eux, est une boule qui roule, et s'arrête quand le mouvement qui lui a été communiqué se trouve détruit par la suite des frottements...

Puis les médecins physiciens condamnent nos déterminations vitales aux lois de la matière inorganique, et ne prêchent que l'attraction, la cohésion, l'élasticité, etc.

Puis les médecins mécaniciens s'évertuent sérieusement avec leurs poulies, leurs leviers, leurs tuyaux, leurs soupapes, leurs pistons !

Dans cette série d'errements, tous plus drolatiques les uns que les autres, il faut admettre néanmoins une impatience d'appliquer les sciences physiques et chimiques à la médecine, une tendance à l'expérimentation, au positif...

Avec moins de mépris pour la médecine grecque, les mécanico-physiciens des XVe et XVIe siècles auraient lu dans

(1) Hippocrate, Némésius, Érasistrate et Galien, soupçonnèrent seulement la circulation. Columbus, Césalpin et Servet précédirent à l'honneur exclusif de sa découverte; mais il y a un pas à faire, un pas difficile, entre une hypothèse ingénieuse que l'on ne peut soutenir et un système coordonné et démontré, comme celui d'Harvey.

Galien que la nature humaine ressemble à la forge de Vulcain, où les outils et l'ouvrage du divin ouvrier se meuvent d'eux-mêmes. — Des trépieds allaient aux banquets et aux conseils des dieux... Comparaison sublime.

Hoffmann hésite entre les grossières applications de la mécanique, les phénomènes vitaux et les sages préceptes de l'hippocratisme. — Stahl, son contemporain et son collègue, sacrifie malheureusement la désinvolture de son génie à la ténébreuse philosophie de Descartes et de Malebranche, laquelle, faisant tourner toutes les têtes prétendues pensantes de cette époque, fit également tourner la sienne... Il fut le parrain de l'intelligence humaine, et il la nomma *animisme*.

Ses prédécesseurs donnaient tout à la matière ; lui, il revendique trop pour l'âme, telle qu'il l'entend. — Ma foi, ce n'est pas ce que j'attendais, avant de parcourir son livre si fastueusement intitulé : *Theoria medica vera.* — Bichat a eu raison de dire : « Stahl sentit ce qui n'était pas le vrai ; le vrai lui-même lui échappa... »

Jusqu'ici et depuis Hippocrate, l'esprit de la médecine est comme une pendule que chacun agite, remue à sa guise, et qui, ne pouvant pas reposer sur une console fixe et bien d'aplomb, oscille irrégulièrement, tantôt à droite et tantôt à gauche, retarde ou avance l'heure du progrès. — Boerhaave, pour régulariser ses mouvements, prend conseil de tous les maladroits qui la dérangèrent. — « Génie vaste, méthodique et lumineux, dit Cabanis, esprit au niveau de toutes les connaissances de son siècle et très versé dans la lecture des anciens, qui veut profiter de toutes les idées, qui veut concilier tous les systèmes, qui veut fondre tous les corps de doctrine, tous les dogmes épars... »

C'était une tâche trop grande pour un seul homme. Aussi, du professeur de Leyde qui remplissait l'Europe par son nom, que nous reste-t-il à présent ? — Des *épaississements*, des *fontes*, des *acrimonies*, des *ténuités* à *incrasser.* — Si tu n'avais rêvé que de semblables lubies, ô grand Boerhaave, que tu serais petit ! — Mais son érudition a recueilli et classé des trésors que le temps ne peut oxyder, et son discours sur Hippocrate est un chef-d'œuvre d'atticisme et de philosophie médicale.

Ce sont deux contemporains à lui, Sydenham et Baglivi, qui doivent effectuer la révolution qu'il a méditée, préparée. — Point de transactions de leur part ; jeunes, pleins de cœur et de génie, ils reconnaissent le chemin de Cos, malgré les ronces et les herbes parasites qui l'obstruent, ils le suivent ; et l'un en Angleterre, l'autre en Italie, ils remettent en honneur la médecine d'observation. « *Artem enim experientia fecit, exemplo monstrante viam. In medicina, majorem vim facit experientia quàm ratio, ratio contrà majorem quam auctoritas.* » (BAGLIVI.)

Sydenham trace l'histoire des maladies d'après nature. — « Après avoir étudié cet art durant quelques années dans l'université, dit-il, je revins à Londres, où je commençai à pratiquer, et comme je m'y appliquais avec tout le soin et l'attention possibles, je reconnus bientôt que le meilleur moyen d'apprendre la médecine était l'exercice et l'usage, et que, suivant toute apparence, le médecin qui étudie avec le plus de soin et d'application les phénomènes de la maladie devait être nécessairement le plus capable de connaître les véritables indications curatives. Voilà la méthode à laquelle je me livrai entièrement, bien persuadé que, si je suivais la nature, quand même je marcherais dans des routes inconnues jusqu'alors et *abandonnées*, je ne m'écarterais pas de l'épaisseur d'un cheveu du sentier qu'un médecin doit tenir (1). »

L'antique voie de la science est rouverte, rendue à la circulation des pensées. — Haller s'y présente, à la tête de la médecine du XVIIIe siècle ; Haller, l'homme le plus studieux,

<hr>

(1) Extr. de l'épître dédicatoire en tête de sa *Médecine pratique*.

le plus universel de cette savante époque et de la nôtre !—
Il postule pour la physiologie le rang honorable qu'elle mérite,
parmi les sciences de fait.

Ensuite c'est Morgagni. — Dans son livre *De sedibus et
causis morborum per anatomen indagatis*, il rapproche
les altérations organiques des symptômes de la maladie.—
Les travaux d'Hérophile, de Galien, et depuis le IIIe siècle
ceux d'Oribase, d'Aétius, d'Alexandre de Tralles, de Paul
d'Égine ; ceux des Arabes ; ceux, au XIIIe siècle, de Pitard,
de Lanfranc, de Salicetti ; ceux, au XIVe siècle, de Mun-
dinus, etc., n'ont servi que d'échafaudages à l'observateur
de Forli, pour élever un pareil monument à l'anatomie pathologique.

Holà ! est-ce que la médecine serait déjà fatiguée d'avoir
marché pendant un siècle et demi, sous la sauvegarde de
l'expérience et de la raison, puisqu'elle permet à Sauvages
et à Brown de l'arrêter, l'un avec des classifications, *nugæ
difficiles*, et l'autre en lui débitant des rêveries renouvelées
des Grecs ?

Patience, quarante ans s'écoulent, je vois venir Bichat et
Pinel. — A la voix de ces deux génies, la médecine continuera de marcher.

« Combien sont petits les raisonnements d'une foule de
médecins, grands dans l'opinion, quand on les examine non
dans leurs livres, mais sur le cadavre ! »

Ces trois lignes dénoncent toute la sévérité de ce jeune
homme qui, le scalpel à la main, commence par étudier
l'homme, fibre par fibre, tissu par tissu, pour établir ensuite, comme il l'annonce, une doctrine générale qui ne
doit porter précisément l'empreinte d'aucune de celles qui
règnent en médecine et en physiologie. —Que si ce Newton
de la physiologie s'est quelquefois égaré, dit le professeur
Bouillaud, si son œuvre est restée incomplète, n'oublions
pas que Bichat n'avait guère que trente ans, lorsqu'une
mort prématurée vint mettre un terme à ses vastes desseins

d'une réforme radicale des sciences médicales. — O mort, tu seras donc toujours jalouse !

Bichat fut le chef de l'école de Paris. — De beaux et classiques ouvrages furent écrits sous son inspiration : la *Physiologie* de Richerand, la *Thérapeutique* et la *Matière médicale* d'Alibert, de Schwilgué, l'*Histoire des phlegmasies chroniques* de Broussais et l'*Anatomie pathologique* de Cruveilhier.

Pinel, de son côté, veut qu'on applique à la médecine une méthode d'enseignement analogue à celle des autres sciences physiques, que la thérapeutique éprouve une réforme générale ; et pour présenter en même temps les descriptions purement historiques du cours entier des maladies et les notions abstraites de la pathologie générale, il publie sa *Nosographie philosophique*.

Ce fameux livre a été traduit dans toutes les langues de l'Europe.

« Pinel, dit un de ses disciples les plus distingués (1), était grand partisan de la médecine grecque, qu'il avait étudiée à fond et remise en honneur parmi nous ; ce qui lui a fait décerner le titre d'Hippocrate français et de restaurateur de la médecine d'observation. Avant lui, on ne sentait guère l'importance des faits en médecine, et l'on était loin d'en apprécier l'influence ; on semblait ignorer l'art de les mettre en œuvre et de les faire entrer dans la composition des monographies. Son école a produit un grand nombre de ces monographies qui ont singulièrement avancé plusieurs points de la pathologie interne. »

Magendie, expérimentateur habile, devient à son tour chef de la physiologie moderne en appliquant à l'étude de ses phénomènes la méthode newtonienne.

« Encore quelques années, dit-il, et la physiologie, liée intimement aux sciences physiques, ne pourra plus faire un

_____

(1) Bricheteau, *Éloge de Pinel*, 1835.

pas sans leur secours; elle acquerra la rigueur de leur méthode, la précision de leur langage et la certitude de leurs résultats. »

Ses belles recherches ont déjà vérifié une partie de cette prédiction. — Mais c'est le cas de mentionner Broussais, aussi chef d'école; car il a considéré la médecine, après Magendie, comme la *physiologie de l'homme malade*.

Je rends hommage au génie réformateur du professeur du Val-de-Grâce. — Son *Examen des doctrines médicales et des systèmes de nosologie* a restitué à l'anatomie et à la physiologie le rang qu'elles doivent occuper dans la hiérarchie des sciences médicales ; — il a démontré, avec une dialectique exacte et nerveuse, la non-essentialité des fièvres continues et de plusieurs névroses : immense service qu'il a rendu à la médecine d'observation et dont l'avenir lui tiendra bon compte. — Mais la doctrine la plus orthodoxe ; mais un système, dès qu'il est exclusif, peuvent tolérer et provoquer même, au chevet des malades, des abus et des écarts dont leurs auteurs sont obligés d'accepter la fâcheuse solidarité (1). — Brown, par exemple, caressa les grossières appétences du vulgaire, et le vulgaire est et restera browniste. — Broussais, sans le vouloir, protège l'ignorance ou la paresse des médecins, et il aura toujours des disciples....

En 1790, Hahnemann remarque, comme d'autres avaient remarqué avant lui, les propriétés pathogénésiques du quinquina, et il se livre avec une patience longue de quarante années à la recherche des vertus spécifiques de chaque agent thérapeutique des trois règnes ; il les expérimente sur l'homme en état de santé, sur lui-même, et il prétend convertir l'axiome *Similia similibus curantur*,

---

(1) Un médecin allemand a calculé que les sangsues dévoraient, au beau moment de Broussais, en France, année commune. 247000 livres de sang humain.

en un système universel, immuable, infaillible. —L'homœopathie, dit-il dans son *Organon*, est la base de toute médecine, et tout autre système est un attentat contre l'humanité (1).

Après avoir parcouru la liste des sectes, des écoles, des
doctrines discordantes, des théories abstruses, je ne pus que
répéter cet aphorisme de Cos :

Vita brevis, ars longa.

Oui, mon ami, la vie est courte, l'art infini, incommen-
surable ; car, en multipliant la série d'années écoulées seulement depuis la première de la 80ᵉ olympiade, par celle
des existences médicales qui se succédèrent depuis Hippocrate jusqu'à nous, l'on obtient un total de plusieurs millions d'années : or, ces millions d'années d'étude, d'essais,
de discussions, qu'ont-elles rapporté à la médecine ? —
Une vérité par mille erreurs au plus. —Heureusement que
l'histoire venait me fournir plusieurs motifs d'une disproportion si désolante.....

Temps perdu à rêver de présomptueux et d'insensés systèmes ; — temps perdu à les propager ;—temps perdu à les
croire et à les éprouver ;—temps perdu à les combattre ;—
temps perdu à les ressusciter sous un autre nom et à l'instigation de circonstances semblables. — Oh ! que de temps
perdu !.. et quelle leçon pour ceux qui ont le présent en seule
propriété, et qui doivent dire, comme Cardan : *Tempus pos-
sessio mea, tempus ager meus !....*

Le chancelier Bacon m'avait précédé dans le recense-
ment de notre science, pour formuler une conclusion en-

____

(1) Dans les fastes de la science, il n'y a que Van Helmont qui
fournisse un accès de folie aussi jactantieuse. Il dit dans sa préface :
« *Nemo haetenus febres ex essentia novit, nemo illarum sanationem
ex arte instituit.* »

core plus explicite que la mienne : « Ainsi la médecine, comme nous nous en sommes assuré, est tellement constituée, qu'on peut dire qu'on l'a plus traitée que cultivée et plus cultivée qu'augmentée, attendu que le résultat de tous les travaux dont elle a été l'objet a été plutôt de tourner dans un cercle que de faire des pas en avant ; car j'y vois assez de répétitions, mais j'y vois peu de véritables additions (1). »

Et le père de la médecine avait pronostiqué, dans sa prescience sibylline, toutes ces calamiteuses révolutions que devaient faire subir à son héritage les médecins qui étudièrent l'homme, non dans lui, mais hors de lui, et qui, pour me servir des expressions d'Héraclite, s'évertuèrent dans leurs mondes, au lieu de rester dans le monde universel, commun à tous (2).

Ce charivari de doctrines, cet éternel conflit des opinions que le temps, sous les traits allégoriques de Saturne, venait de dévorer sous mes yeux, les unes après les autres, prêtèrent toujours un argument au pyrrhonisme médical ; — et j'avouerai même à ce sujet que je ne pus maîtriser certaine émotion passagère, triste, que l'on éprouve en découvrant une imperfection dans la personne rêvée parfaite, parce qu'on l'aime. — Mais j'ouvris encore mon vieux Hippocrate, et il m'apprit que si l'art n'existait pas, s'il n'y avait ni systèmes, ni préceptes, ni règles de pratique sur

(1) *Dignité et accroissement des sciences*, l. IV, c. 11.

(2) « La médecine est un art qui a existé de tout temps, et par lequel on a fait beaucoup d'utiles découvertes, tellement que ceux qui ont les qualités nécessaires pour s'appliquer à ce travail, et qui seront parfaitement instruits de ces découvertes en feront encore davantage dans les siècles futurs ; mais si quelqu'un néglige et méprise ces expériences, et prétend faire des progrès dans cet art en suivant une autre route, il se fera *illusion* à lui-même et *trompera les autres*, parce qu'il est impossible d'en faire aucune. » (*De prisca medicina.*)

lesquelles l'artiste pût se diriger, il n'y aurait pas de bons et de mauvais médecins comme il y en a, mais ils seraient tous également inhabiles, également ignorants, et la guérison des malades dépendrait uniquement du hasard ; qu'il conste au contraire que la médecine est un art réel, dès que les artistes s'efforcent de l'emporter l'un sur l'autre, soit dans la pratique, soit dans la théorie : *Tùm manu, tùm mente.*

D'autre part, Barker, dans son *Essai sur la conformité de la médecine des anciens et des modernes*, me prouva quelque temps après, que sous le rapport pratique, rapport le plus essentiel en médecine, tous les plus excellents maîtres en cet art avaient été d'accord.

Mais ce qui me consola surtout, ce fut de voir qu'après d'aussi longues et retentissantes illusions qui dévièrent l'esprit humain de la véritable méthode à suivre, pour étudier la vie et l'organisation, pour comprendre et accomplir la belle *loi de continuité* de Leibnitz, mes contemporains cédaient de nouveau à la force ascensionnelle de cet archiatre des génies médicaux, que Sydenham appela le *médicorum Romulus.*

Ainsi, pour parler aussi philosophiquement que Reveillé-Parise, tantôt les médecins se tiennent dans de vagues probabilités sur les signes fournis par les maladies et l'action des agents modificateurs ; choses importantes, il est vrai, mais dont l'appréciation tant soit peu rigoureuse est impossible ; tantôt ils se confinent dans des idées systématiques, et prenant pour base un être morbide archétype, leurs conclusions sont toutes prêtes pour les divers cas qui se présentent ; il faut ensuite que l'expérience réitérée, des mécomptes multipliés, les avertissent que ce prétendu phare de la vérité n'était qu'une lueur incertaine et inconstante.

Ainsi, mon ami, hors la nature et la sincère observation de ses lois, tout en médecine est vanité, déception, néant...

Est-ce à dire que la médecine actuelle, dans sa tendance hippocratique, ait atteint déjà un *état de splendeur, qu'elle ait droit désormais à figurer parmi les sciences exactes?* — Je ne le crois pas. — Et le même écrivain qui chante la palinodie, n'a pas raison de s'écrier, dans son précoce enthousiasme : « Comparez l'état actuel de cette science avec celui qu'elle présentait sous Hippocrate. Quelle immense différence ! On dirait un palais magnifique à côté d'une cabane, un ruisseau à côté de l'Océan !!... »

Orgueil et ingratitude ! — Un enfant peut-il publiquement dénigrer son père, celui à qui il doit la vie, qui le nourrit, qui le conseille, qui l'a fait ce qu'il est ?...

Pour justifier cette vaniloquence, le professeur Bouillaud (j'ose citer mes auteurs) met en avant la thérapeutique du divin vieillard, comme pour accuser sa simplicité ! — Mais, maladroit que vous êtes, c'est précisément la simplicité de ses prescriptions qui m'engage à les préférer aux vôtres...

A chacun sa propriété. — L'heure est loin de sonner où il sera permis de décider qui, d'entre les anciens et les modernes, contribua le plus à la découverte des quelques vérités qui surnagent, comme des gouttelettes d'une huile fixe et précieuse, sur l'océan sans cesse agité de l'esprit humain. — Hommes de mon époque, ne vous glorifiez pas si haut de vos méthodes d'exploration, de la palpation, de l'auscultation, de la percussion, de la succussion, de la mensuration, etc. — Ne vous glorifiez pas même de l'anatomie pathologique, de l'enseignement clinique et de vos *ingénieux* procédés chirurgicaux, lauréats de Montyon ; car les bouquins sont indiscrets, et vous pourriez vous attirer le mauvais compliment du poëte : *Sic vos non vobis...*

Ces dernières lignes doivent vous prouver que j'écris comme je pense... *liberam profiteor medicinam.* — O mon ami, sachez, à votre début surtout, acquérir cet esprit de libéralisme, amour ardent et absolu de la vérité, qui protégera votre jeunesse ou trop timide ou trop crédule contre l'embauchage des systèmes, contre le despotisme des grandes réputations. — Dans un village, comme à Paris, jeunes et vieux, pauvres et riches, tous les docteurs sont égaux devant la science comme tous les Français le sont devant la loi... — Mais cette matière, pour parler encore comme le professeur Bouilland, est trop *inflammable par elle-même*, et je reviens aux déterminations que je dus prendre, après avoir médité sur l'histoire des révolutions médicales, passées et présentes.

Mes déterminations furent :

1° De n'adopter aucun système exclusif en médecine, attendu que tous ceux imaginés jusqu'alors n'avaient pu soutenir la rigueur des épreuves du raisonnement et de l'expérience.

2° De n'admettre, comme théorie, que la déduction immédiate des faits suffisamment observés : « *Eam desideramus theoriam quæ à praxi felicissima sit deducta, ad eamque rursùs accommodata.* » (FREIND.)

3° D'adopter, pour l'observation des faits, la méthode indiquée par Hippocrate et suivie de siècle en siècle par Galien, Soranus d'Éphèse, Forestus, Fernel, Houllier, Baillou, Bennet, Vepfer, Bonnet, Sydenham, Pringle, Huxham, Morton, Boerhaave, Morgagni, Van Swieten, Stahl, Selle, Baglivi, Zimmermann, Cullen, Tissot, Pinel, Corvisart, Bordeu, et par tant d'autres vivantes illustrations de la pratique.

La règle la plus sûre qui puisse nous guider dans la recherche de la vérité, dit Laplace (1) consiste à s'élever, par induction, des phénomènes aux lois. — Ainsi, mon ami, les *Aphorismes* d'Hippocrate, son livre des *Prénotions* ou du *Pronostic*, son traité *De aere, locis et aquis*, sont

____

(1) *Essai philosophique sur les probabilités*, p. 258.

44*

des *inductions* tirées des faits contenus dans ses autres ouvrages, et surtout des premier et troisième livres des *Épidémies* — les ouvrages de Sydenham, de Selle, de Cullen, etc., ne sont que des *inductions* de leur pratique ; — et la *Nosographie philosophique* n'est que l'induction de la pratique de Pinel et de ses devanciers.

« *Ars medica est tota in observationibus....* » Ce mot de Baglivi est sacramentel ; car en faisant consister tout l'art médical dans les observations, il est raisonnable de croire qu'il entendit des observations bien faites, source intarissable d'*inductions*, où tout praticien peut puiser, quand il sait y puiser.

Étudions donc la nature pour la comprendre ; — appliquons-nous, toute notre vie, à l'interroger quand elle ne dit rien ; — à l'écouter quand elle parle ; — à la respecter quand elle agit à propos ; car, comme l'a dit Fernel, nous ne sommes définitivement que ses ministres : « *Medicinæ leges naturæ legibus debent esse consentaneæ, et felix medicatio cui adjutrix natura succurrit, irrita verò quæ, repugnante natura, tentatur.* »

Malheureusement, la vie du plus vieux médecin ne suffit pas pour tout voir, tout observer, tout expérimenter et raisonner sur tout ce qui concerne son art, et il me parut indispensable de consulter les médecins qui, avant moi, avaient vu, observé, expérimenté, raisonné, en même temps que j'exercerais mes sens à l'observation et mon intelligence à l'analogie, au raisonnement. — Mille médecins, dit Rhazès, ont travaillé depuis mille ans à la perfection de la médecine ; c'est en lisant leurs ouvrages avec attention qu'on s'instruira, pendant une très courte vie, de plus de choses qu'en courant de malade en malade, même pendant l'espace de mille ans.

Il y a donc deux manières d'observer, par soi et par les autres, dans le présent et jusque dans les plus profondes racines du passé ; — étude clinique et lecture.

L'heure vint de voir mon premier malade, je me mis à observer et à lire, sans plus de bornes que mon zèle juvénile, sans plus de règle que le caprice des circonstances :— d'abord, je lus plus que je n'observais, ensuite j'observais plus que je ne pouvais lire. — Insensiblement, c'est-à-dire conformément à l'augmentation de ma clientèle, je me relâchai du soin même d'observer, de noter, d'historier chacun de mes malades, et ma propre expérience finit par me convaincre que celui qui voit beaucoup de malades voit peu de maladies.

Encore un pas, et je m'enfonçais dans l'ornière de plus en plus profonde de la routine, et j'étais obligé de m'y traîner à la suite de tant de confrères de la ville comme des campagnes, desquels Floyer a dit si véridiquement, sous un air de plaisanterie : « *Crumenas plus diligunt quàm Camœnas.* »

Mais un peu de réflexion me vint en aide, et m'apprit que le seul et efficace moyen d'économiser son temps, était de le bien prendre... *Carpe diem*, dit Horace.

Or, bien prendre son temps, dans un sens plus sérieux que celui qu'entendait le poëte, c'est en distribuer l'emploi de la manière la plus appropriée aux circonstances de sa vie, à la nature de ses occupations, c'est-à-dire que s'il faut, pour avancer dans la pratique médicale, marcher comme l'enseigne Boerhaave, d'un pas assuré, *pede fixo*, il faut qu'un médecin de campagne adopte une méthode expérimentale et inductive qui ne sera pas précisément celle de son confrère de la ville, et réciproquement.

Je vous l'ai dit, mon ami, les deux chefs auxquels doit se rattacher un plan d'études mis en rapport avec la pratique de tous les médecins, sont la clinique et la lecture, ou l'expérience de soi et l'expérience des autres.

Chaque plan d'études mis en rapport avec la pratique des campagnes ou des villes se subdivise en trois points d'application :

1° Observer tous ses malades selon une méthode spéciale, constante, profitable à nous, profitable aux autres.

2° Lire ce qui a été observé et induit avec nous, et ce
qui s'observe et s'induit concomitamment avant nous, mais
loin de nous.

3° Distribuer son temps, non d'une façon absolue, puisque notre temps est à la discrétion de nos clients, mais ces
fractions de temps intermédiaires aux courses longues et
fréquentes, aux occupations accessoires et manuelles du
médecin de campagne, de même qu'aux visites et aux
heures de cabinet du médecin des villes, de manière à faire
concorder nos observations avec nos lectures, du jour au
jour : — le présent étant un être à deux visages qui regarde
le passé et l'avenir ; — de manière aussi à nous préparer à
la longue la facilité de généraliser nos travaux du mois, de
l'année, de toute notre vie. — Chacun doit apporter son
grain de sable, pour élever la pyramide de Bacon.

La fin de la présente lettre sera consacrée à vous indiquer
comment tout praticien peut et doit observer ; — et dans ma
prochaine je m'occuperai à choisir les livres qui méritent
de composer votre bibliothèque, à vous apprendre quand
et comment vous devez les lire.

Enfin, dans le courant de l'une et de l'autre, j'aurai
l'occasion de vous démontrer que le médecin de campagne
même, celui de tous les médecins le plus affairé, peut,
quand il veut et quand il sait, observer et lire, selon les
règles tracées par le progrès, sans sacrifier sa clientèle à
son instruction ou son instruction à sa clientèle. — M'apprendre à observer ! allez-vous me dire. — Mais quel est le
médecin qui ne sait pas rédiger une observation ? C'est le
fait d'un élève, après trois mois de clinique. — Premièrement, mon ami, vous convenez par votre silence de la nécessité d'observer, et je vous en félicite. — C'est qu'en vérité toutes les sciences, et la nôtre en tête, reposent sur des
faits confiés à l'esprit, par l'intermédiaire des sens, pour

qu'en définitive l'esprit en déduise des conséquences, des règles, des lois. « On monte des faits aux axiomes, dit l'immortel Bacon, puis on redescend des axiomes à la pratique. » Et Sydenham, spécialisant, sous l'inspiration de l'hippocratisme, cette règle générale à suivre dans l'interprétation de la nature, a ajouté : « *Sentio autem nostræ artis incrementum in his consistere, ut habeatur historia, sive omnium morborum descriptio, quod fieri potest, graphica et naturalis ; praxis, seu methodus circa eosdem stabilis et consummata.* »

Une seule chose vous étonne, c'est qu'un médecin se permette de rabâcher à un autre médecin l'*a b c* de son instruction scolaire ou l'art d'observer. — Un célèbre peintre disait un jour : « Sachez faire des lignes, notre art n'est pas autre chose. » Ses élèves en rirent, hors un ou deux qui surent le comprendre. — Il n'y a pas un praticien, voire même un étudiant en médecine, qui ne se pique également de savoir observer, *faire des lignes*, et qui n'ait plus ou moins rédigé d'observations ; d'où vient donc, mon ami, que l'on peut compter les bons observateurs, et que Boerhaave, dans son livre *Methodus discendi medicinam*, n'en cite que sept : Charles Pison, Pierre Forest, Théophile Bonnet, Schenk, Nicolas Tulpius, et Felix Plater ! Mais, en bonne justice, il aurait dû ajouter à cette liste les noms de plusieurs autres observateurs non moins distingués, tels que ceux de Wegler, de Baillou, de Houllier, de Duret, etc.

Dans l'intervalle plus court d'un siècle et demi, ce nombre a doublé, triplé peut-être. Je vous citerai Bonnet, Finke, Morton, Wepfer, Sydenham, de Haen, Stoll, Selle, Morgagni, Zimmermann, Tissot, Pinel, Corvisart, Lallemand, Andral, etc. ; nombre bien petit encore si l'on vient à le comparer avec celui des médecins qui ne surent pas observer ou qui n'observèrent aucunement.

Vous m'objecterez que tous les bons observateurs n'écrivirent pas leurs observations ; qu'ils sont plus nombreux que je ne puis l'imaginer ; que peut-être ils rétablissent la balance ; — mais Sydenham vous répondra : « *Nihil plus pessundare medicinam quàm observationes scribere, nam medicus plures casus videt, sed sequenti anno alter alios videt casus, hos emittet, et sic obruitur scientia tantùm.* »

Qu'est-ce que l'écriture, je vous le demande, sinon le portrait de nos pensées absentes? — sans ce portrait, les impressions si fugaces et si ténues de chacune de nos matinées, ne sont-elles pas effacées sur le sable par la brise de chacun de nos soirs? — Trouvez-moi donc un médecin qui puisse rapporter, en respectant leurs détails essentiellement distinctifs, les cas soumis à son observation et confiés à sa mémoire, je ne dis pas pendant vingt ou dix ans, mais pendant une seule année de sa pratique, — Pour moi, je maintiens ce prodige de mnémotechnie comme impossible. *Studium sine scriptura somnium,* ...

Vous écrirez donc vos observations, mon ami ; mais ce n'est là qu'une condition toute matérielle, — Pour apprendre un art, que dis-je? pour être apte à l'apprendre, il faut, de la part de notre entendement, maintes qualités qui n'ont rien de commun avec le fait d'un homme qui a le temps et la volonté d'enregistrer sur du papier ce qu'il a vu bien ou mal, ce qu'il pense juste ou faux.

Ces qualités sont : un jugement droit, qui n'admet que des idées exactes sur l'objet de nos sensations, et une logique sévère, qui n'en déduit que des conséquences rigoureuses. — Qualités indispensables, pour aller du connu à l'inconnu, dans l'appréciation des symptômes ; pour raisonner et tirer les conclusions particulières à un seul fait, comme pour généraliser plusieurs conclusions, après l'observation de plusieurs faits.

Aussi tous les grands observateurs que je vous ai mentionnés, s'accordent-ils à convenir que l'art d'observer est

plus difficile que ne le pense le menu peuple des médecins.
— « Qu'il est rare, s'écrie Corvisart, cet observateur accompli qui sait attendre dans le silence de l'imagination, dans le calme de l'esprit, et avant de former son jugement, le rapport d'un sens actuellement en exercice ; qui compare ce rapport de l'un avec le produit de l'autre ; qui en confronte ensuite les résultats avec ceux dont l'observation et l'expérience lui ont imprimé un exact souvenir ; pour établir enfin sur ses bases le jugement le moins erroné possible, dans la recherche de la nature et des causes des maladies !

« Mais, ajoute-t-il, cette justesse, cette précision de nos sens suppose leur fréquente application sur les objets qu'ils peuvent atteindre, et cet exercice doit être convenablement dirigé ; c'est cet exercice habituel, convenable et méthodique, que j'ai souvent appelé l'*éducation médicale des sens*, éducation négligée. »

Vous venez d'entendre un maître, mon ami ; il faut des sens médicalement exercés à voir, à tout voir, à voir juste, à voir seul comme par l'entremise de nos divers modes d'exploration.

En s'occupant de perfectionner les instruments ou les méthodes de l'observation médiate, notre époque paraît comprendre que des myopes voient d'autant plus loin, que leurs besicles sont moins grossières.

Enfin, pour observer avec fruit, c'est-à-dire pour ne pas être exposé à donner du vieux pour du neuf et à poser des principes imprimés avant que nous fussions au monde, un médecin doit être au courant de tout ce qui a été le mieux observé au sujet de la maladie qu'il observe ; — de la nécessité de lire les anciens et les modernes ; — le bouquin dépositaire du passé, comme les journaux scientifiques qui propagent les progrès du jour, de la semaine, du mois et de l'année.

Du reste, que de constance et de ténacité ne faut-il pas

à celui qui observe, avant qu'il puisse affirmer que tel phénomène se reproduit constamment avec les mêmes caractères, et par conséquent qu'on peut en induire telle règle ou telle loi ! — On demande à l'immortel Newton comment il avait pu faire autant et d'aussi belles découvertes : — En cherchant toujours, répond-il, et en cherchant avec patience.

La vérité pourra vous apparaître au premier appel de votre attention ; — défiez-vous-en, mon ami, ce n'est que le mirage d'un esprit trop préoccupé, ce n'est qu'un mensonge de votre imagination, légère et impatiente fille qui s'ennuie du *far niente* auquel vous la condamnez.

D'autres fois, après avoir recueilli une certaine somme de faits, vous récapitulerez ces faits, votre propriété ; — mais vous reconnaîtrez qu'il en manque d'autres pour les revêtir du titre de concluants, et vous attendrez. — Pendant ce temps-là, d'autres faits surgiront, comme pour contredire ceux que vous avez recueillis. — Décourageant mécompte, je l'avoue, mais qui est inhérent à tous les phénomènes observables en médecine, phénomènes qui ne peuvent se reproduire deux fois d'une manière complétement identique et chez le même individu. — Alors, mon ami, imitez Newton : patientez et attendez encore...

Mais la médecine reposant sur des faits particuliers, il importe d'apporter de la méthode pour les observer, les recueillir, les classer, et pouvoir ensuite les comparer et en tirer des inductions. — Or, trois méthodes modernes s'offrent à notre choix : 1° méthode de l'école d'Édimbourg ; 2° méthode de Pinel ; 3° méthode du professeur Bouillaud.

Quelle que soit la méthode à adopter, nous dit-on à l'école et dans les livres, il faut suivre un ordre analytique, procéder du connu à l'inconnu, en commençant par les cas les plus simples pour s'élever aux plus compliqués.

Certes rien n'est plus rationnel au début, rien n'est plus

facile en suivant un cours de clinique ; — mais la méthode
à adopter par un praticien suppose qu'il est au courant de
la rédaction, familier avec les notions élémentaires de l'observation médiate et immédiate, éclairé par l'anatomie et
la physiologie, par toutes les sciences accessoires à la
sienne, et en fraîche connaissance avec les meilleurs traités
de pathologie, parce qu'il est obligé d'accepter toutes les
maladies, selon la *hausse* ou la *baisse* de la santé publique,
selon les influences incessamment modifiables de sa localité,
des saisons, du genre de vie de ses malades, etc.

Avant d'en parler, jetons un coup d'œil sur les trois
méthodes indiquées plus haut.

I. La méthode d'Édimbourg a deux objets à remplir :
l'un, relatif à l'entrée du malade dans l'infirmerie, recueille
les symptômes présents et les circonstances commémoratives ; l'autre se rattache à rendre un compte exact et quo-
tidien de la marche, des progrès et des complications de
la maladie.

II. La méthode de Pinel est plus simple, plus directe. —
Le malade étant en état de raison, le médecin se contente
de l'interroger sur la nature et le lieu du mal qu'il éprouve,
et s'il délire, s'il est paralysé, il recourt aux informations
que peuvent fournir ou ses parents, ou la garde malade,
pour savoir premièrement si le siége de la maladie est dans
la tête, la poitrine ou l'abdomen, et il se livre ensuite à une
série de questions plus approfondies relatives, soit aux lésions de fonctions de la vie extérieure ou intérieure, soit
pour différencier les affections locales ou sympathiques,
soit pour faire la part morbifique à l'âge, au sexe, au tempérament, à la manière de vivre, etc. ; enfin il note, jour
par jour, l'action du traitement.

III. D'après la méthode la plus récente, celle du professeur Bouillaud, une observation complète et méthodique
doit se subdiviser en six parties, savoir :

Le *protocole* de l'observation, ou l'indication du nom, de

l'âge, du sexe, de la constitution, du domicile, du lieu de naissance.

La description de l'état antérieur, partie très délicate de l'observation, dit-il. — Il peut s'y glisser de grandes erreurs si le médecin n'est pas profondément versé dans l'art d'interroger, si son esprit n'est pas dégagé de toute prévention, si le malade est *doué de peu d'intelligence.* (Avis aux médecins de campagne.)

La description de l'état actuel du malade. — Ici l'auteur fait une remarque très importante, en disant qu'il faut commencer par l'exposé des symptômes fournis par l'organe primitivement malade, si l'on connaît le siége et même la nature de la maladie ; ou, autrement, explorer l'un après l'autre les principaux appareils, avec la précaution de ne passer à l'exploration d'un suivant qu'après avoir recueilli tout ce qui est relatif aux divers changements qui se sont opérés dans chacun des précédents.

La description du cours de la maladie. — On ne négligera pas en particulier, continue-t-il, comme on l'a fait trop généralement jusqu'ici, les signes fournis par l'examen des liquides, tels que le sang, les urines, les sueurs, la salive, etc. (1). Il est bien essentiel aussi de fixer d'une manière précise l'époque de la convalescence et de la guérison ; deux circonstances également difficiles à observer à

(1) Nous avons trouvé depuis quelques années, dans plusieurs réactifs chimiques, un auxiliaire précieux pour établir notre diagnostic. Dans les phlegmasies, par exemple, les procédés de MM. Andral et Gavarret nous permettent de constater une augmentation constante de la fibrine dans le sang ; on signale avec promptitude la présence de l'albumine dans l'urine (par l'acide nitrique ou la seule ébullition) ; celle du pus dans l'urine ou les crachats, par l'acide chlorhydrique ; celle du sucre dans l'urine diabétique, et en démontrant même sa proportion, par la potasse pure, le tartrate cuivrique ou par le lait de chaux. — Toutes ces analyses sont ramenées à un degré de simplicité tel, qu'elles sont faites, dans les hôpitaux, par un élève.

la campagne, parce que le malade ou sa famille congédie le médecin dès que le mieux s'est établi ou qu'il n'y a plus de danger imminent à craindre.

La description des lésions anatomiques observées chez les malades qui succombent.

Enfin les réflexions suggérées par chaque cas particulier, considéré, soit en lui-même, soit par rapport à d'autres.

La simple confrontation de ces méthodes nous apprend que si, à l'exemple des monnaies, les observations possèdent une valeur intrinsèque, elles ont en outre une valeur de cours, selon l'époque de leur rédaction, selon chaque phase progressive de la médecine. — Ainsi, depuis Hippocrate jusqu'à Pinel, on insista sur la valeur des signes extérieurs, à défaut d'autres. — On attribua tous les désordres pathologiques, vrais ou sympathiques, mais inaccessibles aux sens, et par conséquent inexplicables, à des causes surnaturelles, merveilleuses, à l'intervention du diable, aux secrets de la magie ; puis on les *essentialisa* jusqu'à ce que l'anatomie pathologique vînt apporter son flambeau, pour en voir la raison toute matérielle, pour les *localiser* enfin.

« Qu'est l'observation, demande Bichat, si l'on ignore là où siége le mal ?— Vous auriez, pendant vingt ans, pris du matin au soir des notes au lit des malades sur les affections du cœur, du poumon, des viscères gastriques, etc., ne se ralliant à rien, elles vous offriront nécessairement une suite de phénomènes incohérents. — Ouvrez quelques cadavres, vous verrez aussitôt disparaître l'obscurité que jamais la simple observation n'aurait pu dissiper. » Il y a, dans ces paroles, une exagération manifeste ; autrement tous les médecins de campagne, eux qui ne peuvent pas ou si rarement recourir aux autopsies, seraient prédestinés à l'empirisme. — Heureusement que la preuve du contraire existe, pour les rassurer.

Quoi qu'il en soit, il nous faut une méthode de recueillir et de rédiger nos observations, telle qu'elle puisse s'accommoder avec la brièveté de nos loisirs, avec l'irrégularité de nos occupations, avec les mœurs et la constitution de nos clients.

Après avoir suffisamment visité, exploré un malade; après avoir interrogé lui et les siens, tantôt en commun et tantôt à part; après avoir prescrit le traitement qui m'a paru le plus approprié, je prends des notes chez lui ou en rentrant chez moi; notes que Baglivi compare très ingénieusement l'échafaudage que l'on emploie pour élever un édifice et que l'on fait disparaître après que cet édifice est achevé.

Jour par jour, heure par heure, s'il y a lieu, je continue la rédaction de mes notes, et quand la guérison ou la mort de mon malade met un terme à ce croquis, je relis mes notes, je *rumine* mon traitement, je tâche de deviner les causes de mon bonheur ou de mon insuccès; — je compare, au besoin, le cas présent avec des cas semblables ou à peu près semblables de ma pratique ou de la pratique des autres, et de cet examen fait, quand le temps veut me le permettre, je déduis des règles pour la conduite que je tiendrais à l'avenir.

En tout cela, mon ami, je ne fais que suivre l'exemple des plus célèbres praticiens. — « Chaque maladie une fois bien déterminée, l'est pour toute la vie du médecin qui l'a observée, » a dit Zimmermann; et après avoir fidèlement raconté sa méthode, comme je viens de vous raconter la mienne, il ajoute : « Ces observations rassemblées m'ont prouvé qu'on sait se tirer d'embarras toutes les fois qu'on a ainsi détaillé. — Les circonstances changent, mais le tout ne change pas. »

Et Boerhaave, après avoir fait à ses élèves une confidence à peu près semblable, leur disait « : Si vous en faites autant, vous n'aurez pas plutôt connu quatre ou cinq maladies d'une même classe, que vous les reconnaîtrez aisément le reste de votre vie. »

Plusieurs manières d'analyse graphique ont été proposées au sujet de ces notes cliniques.

George Fordyce composa un *plan d'observations médicales*, d'après lequel les progrès de chaque symptôme particulier sont placés dans une colonne séparée, et qui montre ainsi sa connexion et sa correspondance avec les autres symptômes de la même maladie, de manière à pouvoir, d'un coup d'œil, distinguer les causes et les symptômes, leur influence sur les principales fonctions de l'organisme, leur marche, la médication qu'ils réclament, les effets directs ou indirects de la même médication.

Ce plan synoptique est tracé d'après l'école d'Édimbourg, c'est-à-dire que les circonstances antérieures à la maladie ou simultanées avec son invasion sont inscrites à la tête du tableau dans des colonnes horizontales, et celles qui sont capables de varier durant le cours de la maladie, et qui, pour cette raison, doivent être mentionnées jour par jour, se placent dans des colonnes verticales que l'on peut multiplier à volonté.

Les colonnes horizontales sont au nombre de neuf; elles indiquent : le climat, le cours des saisons, la température atmosphérique, etc., etc.

Le nombre des colonnes verticales est subordonné à celui des symptômes que le médecin observe, pendant la durée de la maladie.

C'est apparemment d'après ce modèle que Bricheteau proposa un tableau distribué plus simplement, et dans le cas seul où le médecin veut prévenir la confusion de ses idées souvent inséparable de celle des symptômes qu'il est obligé d'observer. — Dans cette intention, il a tracé sur la même feuille plusieurs colonnes destinées à recevoir séparément les signes des affections élémentaires de l'espèce compliquée, en réservant une de ces colonnes aux symptômes communs (1).

Pour mon compte, mon ami, c'est après avoir essayé ces deux modes d'analyse graphique, dont le premier m'a paru trop minutieusement détaillé et l'autre trop restreint dans son application, que j'en ai adopté un troisième qui conserve de tous les deux ce qui peut s'approprier à notre pratique. Le voici. Un petit carnet (*brouillard*) reçoit mes notes abréviativement crayonnées, après avoir vu mon malade. — Dans mon cabinet, je les transcris en style moins concis, et selon l'ordre indiqué par l'apparition comme par la nature des symptômes, sur un second cahier, mon *journal*.

Ce journal présente le format *in-folio*. — Chaque observation y réclame deux pages en regard l'une de l'autre. La première page est réglée, distribuée par colonnes; la seconde est destinée à recevoir les réflexions dont j'accompagne chacun des cas offerts à ma pratique.

Si je ne puis écrire tout de suite mes réflexions, une note est intercalée dans mon journal, indiquant les livres les journaux où je pourrai lire et comparer des cas analogues.

Dans un troisième cahier (*grand-livre*), j'enregistre les maladies observées, en déterminant par voie d'exclusion analytique l'espèce, le genre, l'ordre et la classe à l'aide des numéros d'ordre et de rapport. — Morgagni aurait dû dire : *Numerandæ et perpendendæ sunt observationes*.

Enfin, j'ai un quatrième cahier (*répertoire*), dont le nom vous indique l'usage.

Je joins ici le modèle d'une page réglée de mon journal.

(1) Bricheteau, *Clinique médicale de l'hôpital Necker*. Paris, 1835.

ANNÉE (   ) MOIS (   ) N°

Noms, Âge, Sexe, Profession, Demeure.

Température, Idiosyncrasie.

Influence atmosphérique et autres.

Circonstances commémoratives.

DATE DES VISITES.	SYMPTÔMES par rang d'organes.	Id.	Id.	Id.	Id.	TRAITEMENT.

Souvenez-vous, mon ami, que le dernier mot qu'il faut écrire, en rédigeant l'histoire d'une maladie, c'est la dénomination simple ou compliquée de cette maladie, par la même raison qu'un auteur ne devrait composer la préface de son livre qu'après son livre.

Tel est mon travail de tous les jours; mais au renouvellement de chaque saison, je rapproche les observations ainsi rédigées sur mon journal : 1° pour apprécier et connaître ce que nous nommons *constitution médicale* de chaque année (1); 2° pour saisir leurs principaux points d'analogie; car un praticien, je vous le répète, ne recueille des observations que pour en tirer des inductions.

Il y a deux manières principales d'établir l'induction médicale, savoir : celle d'Hippocrate, et celle qui fut adoptée et suivie par Sydenham, Stoll, Pinel, etc.

Je préfère la première, parce qu'elle permet de justifier, en face des faits, les conclusions prises. — C'est un raisonnement en *partie double*. — Mon journal est disposé d'après ce plan, emprunté à la comptabilité commerciale.

Observer, induire et pratiquer ensuite.—Hildenbrand a nommé la médecine qui procède avec autant d'exactitude que la philosophie, *medicina empirico-rationalis*; et c'est ainsi que l'illustre Bacon l'a comprise, pour qu'elle marche d'un pied égal avec toutes les autres sciences. — » L'empirique, dit-il, semblable à la fourmi, se contente d'amasser et de consommer ensuite ses provisions. Le dogmatique, tel que l'araignée, ourdit des toiles dont la matière est ex-

_____

(1) « Toutes les fois qu'on ne déduisait point l'indication de l'existence d'une maladie bilieuse, mais bien du nom de la maladie plutôt que de son vrai caractère, j'avais à regretter, ainsi que plusieurs de nos collègues qui blâmaient ces erreurs dans le traitement, les suites souvent funestes d'une maladie. » (Finke, *Hist. de l'épid. bil. qui régna à Tecklembourg en 1770.*)

traite de sa propre substance. L'abeille garde le milieu ; elle tire la matière première des fleurs des champs et des jardins ; puis, par un art qui lui est propre, elle la travaille et la digère. La vraie philosophie fait quelque chose de semblable ; elle ne se repose pas uniquement ni même principalement sur les forces naturelles de l'esprit humain, et cette matière qu'elle tire de l'histoire naturelle, elle ne la jette pas dans la mémoire telle qu'elle l'a puisée dans ces deux sources, mais, après l'avoir aussi travaillée et digérée, elle la met en magasin. Ainsi notre plus grande ressource et celle dont nous devons tout espérer, c'est l'étroite alliance de ces deux facultés : l'expérimentale et la rationnelle. »   (Aph. XCV du *Novum Organum*.)

Aussi, c'est avec instance que je vous engage à essayer cette espèce de *comptabilité médicale* ; et, loin d'être compliquée, ainsi qu'elle peut d'abord vous apparaître, vous éprouverez avec un peu d'habitude, qu'elle est simple, quoique rigoureuse, pour enregistrer, classer et retrouver la *matière première* que votre expérience doit *tirer des champs et des jardins* que votre intelligence doit *travailler* et *digérer*.

Un épicier inscrit ce qu'il vend et ce qu'il achète, ce qu'il crédite et ce qu'il doit, afin de pouvoir, chaque fin d'année, inventorier les profits et pertes de son petit commerce. — Donc, pour quelques kilos de poivre et de sucre, il tient des écritures, il en a compris la nécessité, et il s'y soumet... Exemple à suivre, de si bas qu'il vienne, par un médecin, dont la mémoire est encombrée par des détails incessamment nouveaux, incessamment divers, et dont l'oubli d'un seul peut quelquefois laisser mourir un malade !...

Mais tous les détails de votre *comptabilité médicale*, allez-vous dire, ne me paraissent pas compatibles avec l'économie de temps que vous m'aviez promise. — Dans ce doute, mon ami, informez-vous auprès de l'épicier.

Demandez-lui si, avant de tenir des écritures, il ne perdait pas plus de temps à compulser, dans un pêle-mêle de feuilles volantes, un compte particulier à régler ou à consulter, qu'en l'inscrivant deux fois même sur des registres, mais selon un numéro d'ordre qui lui permet de l'y rencontrer instantanément. Demandez-lui si, à la fin de chaque année surtout, il lui serait possible de généraliser ses opérations commerciales, et d'en tirer telles conséquences qui modifieront sa manière de faire l'année d'après, ne pouvant les embrasser, les masser d'un coup d'œil, à la faveur d'un arrangement véritablement panoptique.

Or, comme l'observe très justement Bouillaud, le travail de la généralisation est d'autant plus difficile, que les faits sur lesquels il s'exerce sont plus nombreux, plus complexes, plus obscurs, plus délicats ; et les faits médicaux sont malheureusement, pour la plupart, de cette nature.

A *fortiori*, devons-nous inférer que non-seulement la méthode que je vous propose économise les précieux et courts répits de la clientèle, mais encore qu'elle aide, qu'elle dirige opportunément un praticien qui n'est pas un professeur de pathologie générale, dans l'œuvre si ardue et pourtant indispensable de généraliser ou de philosopher son expérience.

« Le grand talent, dit Hufeland, consiste à généraliser le plus possible les maladies, et à individualiser le plus possible les malades. »

Il y a, en effet, un double et redoutable écueil à éviter, dans cette ultième opération de l'observateur, trop généraliser et trop particulariser : *judicium difficile !* — Encore n'entends-je que la généralisation des faits particuliers à un praticien, car celle-là lui suffit. — De l'observation de tous les médecins, on a tiré des principes généraux qui constituent la science ; mais c'est l'observation particulière de chaque médecin qui constitue son art.

A présent, que je crois vous avoir démontré, à l'aide de comparaisons vulgaires mais irrécusables, que ma méthode de rédiger et de colliger ce que j'ai observé est la plus facile dans sa rédaction, la plus rigoureuse dans ses résultats et la plus parcimonieuse du temps, il me reste à calculer et à distribuer les heures, je dirai même les quarts d'heure de chacun de nos jours, de manière à vous persuader qu'on peut étudier et pratiquer, pratiquer et étudier simultanément ; — de manière aussi à clore la bouche de tant de lâches coureurs de malades qui osent dire : « *Je n'ai pas une minute à moi pour ouvrir un livre ou pour écrire une ligne,* » et qui sont assez impudents pour ajouter, quand ils nous voient faire ce qu'ils font, et de plus ce qu'ils ne font pas : « *Les clients ne dérangent guère notre confrère car il a assez de loisir pour s'amuser à lire et à faire des articles dans un journal...,* »

Eh bien, confrères affairés, vous à qui je puis adresser le mot de Sénèque : *Operose nihil agunt,* veuillez compter avec moi ; — voyons comment nous dépensons, chacun dans notre à parte, les douze heures de la journée, moyenne du temps que nous devons à l'exercice de notre profession commune.

D'après des calculs de statistique, établis entre le nombre approximatif des malades et des médecins en France, chacun de nous ne peut visiter qu'un malade tous les trois jours ; mais je suis plus généreux que MM. les statisticiens, je vous en vote deux, médecins de campagne, et je les suppose confinés à l'extrême frontière de votre banlieue, à trois lieues de votre résidence environ. — Ce n'est pas tout, et pour que vous ne me taxiez pas de jalousie, je vous en souhaite encore six échelonnés sur votre route, ce qui, somme toute, donne huit malades en trois, jours ou l'obligation de parcourir douze lieues, de dépenser douze heures. Notons, ci . . . . 12 heures.

Je vous accorde une demi-heure pou rvisiter chacun de vos malades, ci   4

Plus, une demi-heure pour manipuler, doser, plier, étiqueter les médicaments et écrire quelques lignes d'instruction, pour chacun des mêmes malades, ci . . . .   4.

Plus, enfin, une heure pour chacun de vos repas, ou trois heures par jour, en supposant que vous ne dépassez pas le nombre bien raisonnable de Pythagore, ci   9

En additionnant, je trouve un total de 29 heures, lequel, étant soustrait de 36 heures qui représentent trois jours, laisse un excédant de 7 heures, ou plus de 2 heures par jour (1).

Ce même calcul, si je l'applique au médecin qui exerce dans une ville, c'est-à-dire sur une superficie de 1 à 2 kilomètres au plus, permettra plus de cinq heures de loisir, en supposant qu'il visite jusqu'à dix malades dans la journée, moyenne d'une clientèle que je vous souhaite de bon cœur, ô mes confrères ! — Un loisir de cinq heures ! Ce n'est pas possible ! — Messieurs, comptez plutôt ; les chiffres sont l'*argument sans réplique*... — Cependant, nous ne restons jamais sans rien faire. — Je le crois ; mais que faites-vous ? Je vais vous le dire...

Tel d'entre vous, obèse et lymphatique, au lieu de se lever à six et de se coucher à dix, se lève à huit et se couche à neuf *sur le mol chevet de l'incuriosité*. — Tel autre, joyeux et insouciant viveur, professe à table l'économie politique, car il boit et il mange, comme pour réparer le tort que font au commerce des comestibles, la rigide diète et les

(1) En représentant le jour diurne par 12 heures, il reste encore, de 6 heures à 10 heures du soir, 4 heures ; — total, 6 heures par jour !

aqueuses tisanes qu'il prescrit à ses malades. *On ne vieillit pas à table*, a dit un illustre professeur en l'art de manger, et cinq heures agréablement éparpillées entre plusieurs repas s'écoulent si vite !...—Celui-ci joue sa *tasse* après son méridien dîner, et fait très régulièrement sa partie de *domino* ou de *boston* pour *tuer* le temps ou pour tromper la longueur des soirées d'hiver.

Celui-là (ce type se voit à la campagne) marie Cérès avec Esculape ; mais Esculape veut garder le cabinet ou visiter des malades, et Cérès aime le grand air et court les champs ; en sorte qu'ils font très mauvais ménage, et que, pour les réconcilier, notre confrère parle *jachère, binage* et *fumure* à un paysan qui le consulte et qui n'ose pas le rappeler au fait. — Mais mon rhume, monsieur le médecin ? lui demande-t-il en le quittant. — Diable, c'est vrai, j'allais l'oublier... Eh bien ! mon ami, ton rhume n'est qu'un rhume ; je n'ai pas le temps de t'en dire davantage.... Reviens plutôt.... Il faut que j'aille faire donner un labour à l'une de mes terres que je destine aux semailles du printemps.... Sol argileux ! entends-tu ?—Le paysan entend à sa manière, et va demander au pharmacien du *sol argileux* pour son rhume !

Enfin, pour abréger cet accusateur chapitre, toutes les heures que vous perdez en parties de chasse ou de pêche, à baguenauder au logis, à flâner, à lire des journaux et à vous chamailler sur la politique ; à tisonner votre feu, quand il vente et quand la neige tombe à flocons, ou à vous dilater aux printaniers rayons du soleil, comme Diogène, répondez-moi, messieurs les affairés, oserez-vous les faire entrer en ligne de compte, dans l'exercice de vos devoirs ?—Oserez-vous répéter : *Je n'ai pas une minute à moi pour ouvrir un livre, pour écrire une ligne*, après vous avoir prouvé que votre indolence, vos plaisirs et vos affaires morcellent la moitié de votre existence médicale ?....

Si, à la campagne, il est licite de visiter nos malades à

toute heure, attendu que le public y est matinal, et qu'avec
lui nous pouvons nous affranchir des rigueurs quelquefois
si contrariantes de l'étiquette, il n'en est pas de même dans
les villes, où l'on se lève tard parce qu'on se couche tard,
et où nous sommes obligés d'attendre que les gens qui se
portent bien soient visibles, avant les malades. — D'où je
conclus que le médecin des villes ne commençant ses visites
du matin qu'à huit heures environ, hors les cas graves et
imprévus, peut, s'il est diligent, gagner les deux ou trois
heures les plus favorables de la journée, pour l'étude. —
Savez-vous, mon ami, ce que vous pouvez économiser de
temps, ce trésor du sage, en le plaçant à cette espèce de
caisse d'épargne intellectuelle, au bout d'une certaine époque !—Quelqu'un a fait la remarque, qu'en se levant chaque jour deux heures plus tôt, par exemple, à six heures
au lieu de huit, cela fait, au bout de quarante ans, un total
de vingt mille deux cents heures ou trois ans, cent vingt-un
jours et seize heures, ce qui donnerait huit heures de plus
par jour pour dix années, pendant lesquelles on peut amplement s'instruire.

Vous conviendrez donc, que durant cinq heures d'étude,
nous pouvons, quand nous voulons, écrire des observations,
lire, analyser, réfléchir, commenter à l'aise. — Ce travail,
allez-vous m'objecter, ne sera pas suivi, respecté… Des
clients peuvent m'interrompre ou pour une consultation ou
pour une visite à faire. — Tant mieux, car notre physique et
notre moral s'invigorent par cette variété d'occupations, et,
comme je vous l'ai dit dans ma première lettre, cette vie
active et littéraire tout à la fois, qui est la vie du praticien,
surtout de celui qui exerce à la campagne, est ce qu'il y a
de mieux pour l'homme.

Oui, répliquerez-vous, si nous pouvions relayer l'esprit
et le corps, l'un par l'autre, avec opportunité, mais lorsque
je suis à la piste d'une idée, ou que j'essaye, par une attention profonde et soutenue, de saisir une vérité trop abs-

traite, de comprendre un rapport, de deviner une sympathie, et que l'on vient frapper à la porte de mon cabinet, ma foi, vous ne pourrez pas m'empêcher de soutenir qu'un client est un importun, qu'une course à faire est un contre-temps !......— Ce contre-temps-là est inévitable.— Penser ou agir, agir ou penser, quand il peut et non pas quand il veut, telle est la condition du praticien, et celui qui dirait comme Pope, dans son Épitre au docteur Arbuthnot : « Jean, ferme la porte, ferme-la, mon ami, attache le marteau, dis que je suis malade, dis que je suis mort, etc. : » serait sitôt délaissé par le public, et il a besoin du public !... *Lex dura sed lex.*

Heureusement que notre travail intellectuel n'est pas d'une exigence perpétuellement contentive. — Une observation commencée, par exemple, peut attendre notre retour. — Une page que l'on médite peut être méditée en marchant et même avec plus de fruit, comme nous l'apprend Cicéron : *Quidquid conficio vel cogito, in ambulationis fere tempus confero.* (Ad Quintil. III.) Plus d'une fois, comme l'auteur du *Lutrin*, j'ai trouvé non pas une rime, mais la solution d'un problème pathologique *au coin d'un bois*; et quand, au milieu d'une lecture, un client m'appelle, j'invite mon cher livre à se promener avec moi, si le temps et le chemin le permettent. — Mais qu'avez-vous tant à lire de plus que nous autres ? me demandait un jour un médicastre de village qui m'avait surpris cheminant, un livre à la main. — J'ai tant à lire, lui répondis-je, que si Dieu voulait ajouter cent années à ma modique existence, je lui promettrais de les consacrer à l'étude, et encore, au bout de ce temps-là, serais-je moins instruit que vous croyez l'être (1). — Encore un *calembourg* !... ajouta-t-il avec raison, car il me quitta sans me comprendre.

(1) C'est la pensée de Montesquieu : Il faut avoir beaucoup étudié pour savoir peu.

Mais j'en ai dit assez, mon ami, pour vous rappeler, en entrant sur la scène agitée du monde, qu'un médecin peut et doit étudier pendant toute sa vie, parce que l'art est long ; qu'il peut même et qu'il doit étudier d'autant plus qu'il voit plus de malades : — c'est donc à tort, du moins à notre égard, que madame de Staël a prétendu que « ceux-là seulement qui remplissent leur vie de bonnes œuvres, peuvent se passer de toute étude (1), » car nous faisons le bien en l'apprenant, et nous l'apprenons en le faisant.

A l'exemple des plus illustres praticiens qui connurent et mirent à profit l'art de faire des progrès en médecine, tout en l'enseignant à leurs disciples, à leurs confrères, Pinel, dans sa *Méthode d'étudier en médecine*, reconnaît « l'importance de se faire de bonne heure, et immédiatement après avoir terminé ses études académiques, un plan invariable pour combiner les travaux du cabinet avec l'exercice de la médecine, pour se donner une sorte d'institution qu'on ne doive qu'à soi-même, sans autre guide qu'une raison saine, les principes qu'on a reçus dans les écoles, l'étude et la méditation des meilleurs auteurs, le spectacle des dérangements des fonctions organiques dans l'état de maladie. »

Ce plan, il ne l'a pas donné, et c'est pour y suppléer que j'ose vous recommander, après l'expérience de ses avantages spéciaux, celui que je n'ai fait qu'esquisser, en faveur d'un médecin *fait* et non d'un médecin *à faire*. — On peut continuer en tout temps l'estude, dit Montaigne, non pas l'escholage.

A l'œuvre donc, mon ami ; car, ainsi que Pinel ajoute : « Sans un plan sagement combiné, et poursuivi avec une constance et un courage imperturbables, les années s'écoulent, les faits qu'on observe ne sont point rapportés à des

____

(1) De l'Allemagne, t. I.

principes généraux, on n'en conserve qu'une faible image dans la mémoire, et souvent des préventions erronées ; et c'est ainsi qu'on continue le reste de sa vie de prendre pour guide un instinct machinal dans les sentiers tortueux de la routine. »

Vu l'importance du sujet, ma lettre prochaine, quoique particulièrement consacrée à la bibliographie, ne sera que la suite de la présente.

LETTRE ONZIÉME

BIBLIOTHÈQUE DU MÉDECIN SUIVANT QU'IL EXERCE A
LA VILLE OU A LA CAMPAGNE.

> *Artis magnam partem esse duco, posse quæ
> recte scripta sunt, speculari.*
>
> HIPPOCRATE.

Je crois vous avoir démontré, dans ma dernière lettre,
que Zimmermann a eu raison de dire que « le médecin le
plus occupé est un médecin dangereux s'il ne lit pas ». Aujourd'hui, il me reste à vous indiquer quelle est la méthode
qui me paraît la plus profitable pour lire, et quels sont les
ouvrages qu'un praticien doit acheter et lire, suivant qu'il
exerce à la ville ou à la campagne.

Au sujet de tant de confrères dont la bibliothèque est une
espèce de tapisserie de cabinet plus chère qu'un papier peint,
je l'avoue, mais d'un effet toujours séduisant pour le public,
je me rappelle que Louis XI comparait un homme qui a une
belle blibliothèque et qui n'en fait aucun usage, à un bossu
qui porte sa protubérance derrière le dos et qui jamais ne
la voit. — Que de bossus dans le corps médical, à ce compte-
là, et même parmi les orthopédistes ! car si nous pouvons
pécher par le *trop* ou le *trop peu* dans nos études ; si quelques pâles auteurs s'emprisonnent pendant plusieurs mois
dans leur cabinet, y couchent et y prennent leurs repas,
comme fit le grand Haller, il suffit d'un coup d'œil furtive-
ment jeté sur le commun de nos contemporains pour se
convaincre qu'une pratique de plus en plus mercenaire, que

l'*auri sacra fames* qui nous tourmente, ou l'occasion quotidienne de nous *amuser, de faire comme les autres*, entraînent plus souvent dans le dernier de ces deux excès.

Si l'intempérance de l'esprit est aussi contraire à notre
santé que celle plus avilissante du corps, nous devons répéter après Addison : « Puisque j'ai une âme et un corps, je
me trouve engagé à deux sortes de devoirs, et je ne crois
pas m'en être acquitté si je n'occupe l'un au travail et à
l'exercice, de même que l'autre à l'étude et à la méditation (1). » — Eh bien ! mon ami, la vie du praticien, à la
ville comme à la campagne, est tout à fait favorable à cette
urgence d'équilibrer nos deux natures, urgence si avérée
pour moi, que pendant les jours où la clientèle ne m'appelle pas à piétonner ou à chevaucher sur mon bidet, étant
à la campagne, j'ai recours à divers moyens de distraction mentale ou d'exercice physique, conformes à mes
goûts, à mon humeur du moment. — Tantôt je m'amuse
à causer avec mes paysans, comme faisait Machiavel dans
sa retraite de *San-Casciano*; il en reste toujours quelque
chose à *emmagasiner* par l'esprit d'observation ; — tantôt
je fais un peu de musique, huile douce et balsamique
qui flue sur le *sensorium* desséché, le détend et le dé-
lasse (2).

Tantôt je me laisse aller à la lecture d'un roman que Dau-
benton nommait la *diète de l'esprit* ; — tantôt je me livre,
dans le cercle de mes foyers domestiques, à des détails manuels, vulgaires même ; enfin, si le ciel est bleu et le soleil

---

(1) Addison, *Spectateur anglais*, t. II, disc. 20e.

(2) Boerhaave conseillait à ses disciples de jouer de quelque instrument. « Lui-même, dit Fontenelle, quand il ne pouvait sortir de
chez lui, il jouait de la guitare ; divertissement plus propre que tout
autre à succéder aux occupations sérieuses et tristes, mais qui
demande une certaine douceur d'âme, que les gens livrés à ces
sortes d'occupations n'ont pas ou ne conservent pas toujours »
Éloge de Boerhaave, par Fontenelle, t. IV de ses œuvres.)

rayonnant, je m'échappe du logis, je marche sans me proposer autre chose que le plaisir de marcher, ou, si la saison est trop inclémente, mon imagination mélancolique ou rieuse, folle ou raisonnable, me laissant tisonner mon feu, s'envole vers des amis à revoir, et avec lesquels elle cause, comme je fais à présent avec vous.—A la ville, ce sont des distractions d'une nature plus distinguée, sinon plus hygiénique ; l'intimité de quelques personnes instruites autant qu'aimables, une séance au cabinet de lecture, une escapade au théâtre, mais avec la précaution d'y garder la même place, afin qu'on puisse nous rencontrer dans un cas pressant, imprévu. — J'ai suffisamment caqueté, pour arriver à cette conclusion d'Hufeland : « Que rien n'épuise autant que l'uniformité de l'objet et de l'application des facultés morales ; qu'il faut savoir entremêler les objets, pour pouvoir étudier sans nuire à la santé et même pour travailler davantage. »

Après vous avoir prouvé que l'étude est une nécessité pour le médecin, que sa clientèle ne peut jamais l'empêcher de s'y livrer, et que la manière d'étudier la plus profitable à son esprit est aussi la plus salutaire à son corps, d'après la même raison qui fit dire à Sterne : *Chiffonnez l'un, vous chiffonnez l'autre ;* il me reste à vous apprendre que l'étude, — la lecture surtout — est un plaisir créé plus expressément pour le médecin de campagne que pour son confrère de la ville.

S'ennuie-t-il, en effet, comme un autre Jérôme, en prêtant l'oreille aux bruits lointains de cette Rome chérie qu'il a quittée pour un désert ?... qu'il lise... Je vous le dis, il n'y a point de peines connues par son cœur dont les livres ne puissent le consoler, point de nostalgiques regrets qu'ils ne guérissent à la longue :

> *Tu solatia præbes,*
> *Tu curæ requies, tu medicina venis.*
>
> (Ovid. l. IV, Trist. eleg.)

Ce seront des amis pour lui, s'il en manque, et surtout des amis fidèles... *Amicos, hoc est meos libros,* disait Zacutus Lusitanus.

Pétrarque étant, comme un médecin de campagne, retiré du grand monde, répondit à un cardinal qui l'en plaignait sincèrement : « J'ai des livres qui sont pour moi un trésor inestimable, car ils enivrent mon âme d'une volupté à laquelle il ne se mêle jamais de dégoût. » Il les appelle également ses amis, lesquels, en récompense des grands services qu'ils lui rendent, ne demandent, ajoute-t-il, qu'une chambre bien close, dans un coin de ma petite maison, où ils soient en sûreté contre les vers.

Écoutez encore le célèbre Zimmermann, l'homme qui a le mieux compris le *bon* et le *mauvais côté* de la solitude : « Dans une petite ville et à la campagne, on pense et on fait tout avec beaucoup plus d'intérêt et de plaisir. On ne lit pas, comme les gens du monde, pour pouvoir dire ce qu'on a lu, mais pour garder ce qu'on lit de bon. Chaque lecture, faite ainsi dans la retraite et le calme, va plus profondément à l'âme, s'amalgame mieux avec nos pensées et agit avec plus de force sur le cœur. Lorsqu'on emploie ainsi son temps, dans une petite ville ou dans la solitude des campagnes, on perd tellement l'habitude du grand monde, qu'on finit par s'estimer heureux précisément parce qu'on n'a pas de société. »

Puissiez-vous donc, ô mon jeune ami, puissiez-vous, une fois retiré dans un village, pouvoir suivre le philosophique conseil qu'Heyne donnait à Forster, en contemplant les folies des hommes par une *fente* de votre cabinet !

Beatus ille qui procul negotiis.....
(HORACE.)

Mais il vous faut le fil d'une autre Ariane pour vous guider au milieu de cet inextricable et poudreux labyrinthe de traités généraux et spéciaux, de nosologies, de monographies, de dictionnaires, de manuels, de mémoires, de collections et de journaux, publiés en France et *en français* depuis 1495, époque où fut imprimé le premier livre de médecine (*la Pratique de Gordon*).

En soulignant ces deux mots, *en français*, j'ai l'intention de vous engager premièrement à préférer aux originaux grecs ou latins une bonne traduction française. — Vous êtes à présent familier avec l'idiome harmonieux d'Homère et de Virgile ; mais avec les années qui volent, avec les préoccupations croissantes de la pratique, vous oublierez comme tant d'autres ces *juvenilia* du collége, vous serez forcé de feuilleter encore Planche et Noël, et de perdre un temps qui n'est plus à vous, mais à vos malades. « La langue française, dit Richerand, dont les constructions sont le moins éloignées de l'ordre naturel des idées, dont la clarté fait en quelque sorte le caractère distinctif, convient spécialement aux médecins et à leurs livres ; l'inversion et tous les avantages des langues grecque et latine, en matière de goût, deviennent des défauts quand on les applique à des objets scientifiques. »

Mais, m'objecterez-vous, tous les médecins grecs et latins n'ont pas été honorés d'une traduction française ? — A part quelques rares exceptions, je puis vous affirmer que tous ceux d'entre cette respectable foule qui méritent d'être lus, médités et compris, sont traduits et bien traduits en notre langue. L'intérêt même des traducteurs et des éditeurs nous garantit l'opportunité d'un tel triage afin d'obtenir l'accueil d'un public qui connaît et qui sait acheter. — L'ouvrage d'un confrère anglais, italien, allemand, etc., n'attend pas aussi longtemps une patente de citoyen français que son auteur. — C'est une politesse réciproque ; car si l'on peut citer plusieurs livres de médecine française traduits en cinq ou six langues vivantes,

notre presse a nationalisé en quelques années seulement
Berzelius, Lawrence, Rasori, Haas, Hoffbauer, Cooper,
Boenninghausen, Abercombrie, Meckel, Mojon, Weber,
Rose, Chelius, Hahnemann, Hufeland, Casper et bien
d'autres célébrités étrangères dont les noms m'échappent
à cette heure. — Vous le voyez, mon ami, entre les médecins, *point de Pyrénées*, et vous ne serez jamais, faute
de traductions, placé dans l'obligation de traduire au lieu
de guérir.

Le total des livres imprimés depuis 1436, époque
de la découverte de l'imprimerie, s'élève, d'après mon
calcul approximatif, à un milliard cent quatre millions
huit cent et quelques mille, sur quoi la médecine a
fourni plus de deux cent mille volumes... Oh ! que de
papier noirci, pour quelques vérités qu'un in-32 pourrait
contenir, si un autre Hippocrate venait les réduire en
aphorismes (1) !...

Que le nombre ne vous effraye donc pas. » Paris, a dit
Voltaire, contient sept cent mille hommes, on ne peut
vivre avec tous, on choisit trois ou quatre amis. « Choi-
sissons nos livres, et plus heureux que Socrate, nous
pourrons dire : Si ma bibliothèque est encore plus petite

---

(1) « Que si des ateliers on passe aux bibliothèques, on sera
d'abord frappé d'admiration à la vue de cette immensité de livres
de toute espèce qu'on y a entassés ; puis venant à regarder ces livres
de plus près, à bien examiner et les sujets qu'on y traite et la manière
dont ils sont traités, en un mot tout leur contenu, on sera frappé
d'étonnement en sens contraire, en s'assurant par soi-même que tous
ces volumes se réduisent à d'éternelles répétitions des mêmes pensées,
et en voyant les hommes dire et redire, faire et refaire toujours les
mêmes choses. De l'admiration qu'excitait au premier coup d'œil
cette apparente abondance, on passera à un étonnement plus grand
encore à la vue de l'indigence réelle qu'elle couvre, et l'on sentira
enfin combien est pauvre et misérable cette prétendue science qui a
jusqu'ici occupé les esprits et s'en est comme emparée. (Bacon,
Nouvel organe, l. I.)

que la maison du sage, elle est au moins remplie d'amis véritables...

Dans tous les répertoires de bibliographie médicale, depuis les *bibliothèques* de Haller et les répertoires si confus, si indigestes, de Plouquet, de Ludwig, de Mayer, d'Ersch, de Burdach, etc., jusqu'au manuel du docteur Montfalcon, nous ne trouverons rien pour aider notre choix, hors la *deuxième table méthodique* de ce dernier petit ouvrage : encore dois-je vous signaler deux imperfections tout à fait indépendantes de l'érudition de son auteur. — La première, qui est commune à tous les ouvrages de cette espèce, c'est d'être bien vite en arrière de notre rapide et féconde époque. — D'un autre côté, ce choix n'est pas raisonné et suffisamment généralisé ; car s'il convenait à un praticien de la ville en 1827, il était incomplet pour son confrère de la campagne, forcé, comme je vous l'ai dit, de cumuler l'exercice de toutes les branches de son art. Ainsi, par exemple, il lui faut un ouvrage sur l'*art du dentiste*, et vous n'en rencontrez aucun dans la table citée.

Aujourd'hui que l'érudition est à l'ordre du jour et que la bibliographie s'est emparée de tous nos *croque-livres*, espérons qu'une chaire sera créée pour exhumer d'un indigne oubli cette science, aussi nécessaire à la littérature médicale que la géographie l'est à l'histoire. — Espérons ensuite qu'un bulletin bibliographique, impartial et raisonné, signalera périodiquement à chaque classe de médecins ce que la presse a produit digne de son temps et de son argent. — En attendant, mon ami, gardez-vous de croire trop vite à la véracité des titres ainsi qu'aux pompeuses promesses d'un prospectus ; défiez-vous des souscriptions dites à bon marché ou payables d'avance, et laissez grandir le livre, premier-né d'un père encore inconnu. — Savez-vous pourquoi le catalogue de tel libraire est comme la liste nécrologique de tant de progénitures acéphales, malingres, avortées ? — C'est que leurs parents se pressèrent trop de jouir et de procréer : il faut la virilité de l'expérience pour se faire imprimer (1).

La proéminence trop souvent charlatanique d'une édition cadette ne doit pas vous empêcher de profiter des livres dits d'*occasion*, parmi lesquels vous trouverez l'ouvrage que vous désirez acheter, et vous l'achèterez à moitié prix, parce qu'il n'a pas été revu, corrigé et *considérablement* augmenté de quelques lignes. — Avec l'économie résultante, vous achèterez un autre ouvrage. — Un médecin qui sait lire, doit aussi savoir acheter ; il fouille l'instruction partout et dans tout ; il préfère quelquefois un bouquin de Gémusæus à une jeune et pimpante brochure de Germer Baillière ; un modeste manuel, compacte de faits et de bonne raison, à un fatras *ex-professo*. — En voulez-vous des exemples ? — Le manuel de Gibert (sur les maladies de la peau) servira plus commodément et plus clairement votre pratique, que le gigantesque et luxueux ouvrage du baron Alibert ; pourtant le premier ne coûte que six francs et l'autre trois cents !.... Un autre manuel de Gibert (sur les maladies vénériennes) ne coûte que six francs et la pittoresque publication de Ricord, deux cents !... Pourtant, le premier est un ouvrage dont la réputation est faite et le second n'est qu'un système hasardé... Cette exorbitante disproportion dans les prix entre deux ouvrages sur le même sujet, provient le plus souvent des atlas, des planches noires ou coloriées qui les accompagnent, pour caricaturer la nature morte ou malade.

Des planches anatomiques fidèlement exécutées sont nécessaires au médecin qui veut se remémorer ce qu'il a vu sur les cadavres, avant de s'armer du bistouri et d'oser une opération : mais à ces panoramas pathologiques, trop cir-

---

(1) *Nam complures sunt, qui scribendi cacoëthe detenti, rerum mole consarcinatarum editionem, ac abortus potius, quam maturos fœtus properant.* (Ramazzini.)

conscrits et trop dispendieux, je vous engage à préférer le texte rédigé par un praticien qui a bien vu avant d'écrire, et vous fait bien voir, à son tour, une affection externe qui débute, se développe, stationne, se modifie ou se complique au gré de mille circonstances imprévues. — Il faudrait vingt planches pour traduire une seule page d'Arétée, et l'on peut défier l'art des dermatophiles pour représenter sur du papier et avec des couleurs les indéfinies variétés d'une dartre ou d'un ulcère.

Laissons donc à nos opulents confrères de la ville le luxe iconographique, voire celui des reliures ; car pour des livres à feuilleter tous les jours, un simple et solide cartonnage les conservera aussi longtemps qu'une riche couverture en maroquin.

Malgré toutes ces économies que je vous suggère, combien nos livres de médecine sont encore chers ! — Jusqu'à quand l'opaque industrialisme s'opposera-t-il à la diffusion des lumières ! — Jusqu'à quand ne pourrons-nous pas acheter de l'instruction, à défaut d'un peu de métal ! — La librairie médicale commence à s'humaniser avec des volumes plus compactes, mais le papier est trop mauvais et les caractères trop petits... On feuillette plus longtemps un traité de pathologie qu'un roman, et c'est encore un faux bon marché.

Une importante question reste à résoudre, avant d'entrer chez le libraire : qui d'entre les auteurs anciens et modernes faut-il préférer ? — Ma réponse est facile : choisissez., ne préférez pas. « Je connais des gens, disait Zimmermann, qui avec une tête bien organisée ne lisent pas un livre par la seule raison qu'il est nouveau. Il suffit même de parler d'un ouvrage nouveau avec quelque estime, pour leur paraître ignorant, et vouloir leur faire entendre quelque chose autrement qu'ils ne l'ont conçu par le passé, c'est risquer d'en être haï autant que les Anglais le furent des Irlandais, pour leur avoir défendu, sous peine de punition, de brider, selon l'ancien usage, leurs chevaux par la queue. »

Il y en a d'autres, mon ami, et ceux-là sont de votre âge ordinairement, qui méprisent par ton ou légèreté cette respectable médecine des anciens que Baglivi qualifia de *robuste* et de *musculeuse*; qui ne voient pas un *in-folio* ou seulement une couverture en parchemin, sans crier au bouquin, en se bouchant le nez (1).

Je vous l'ai dit, dans une autre circonstance, un sage praticien ne doit être ni pour les anciens ni pour les modernes, exclusivement ; — il adopte la devise de Klein : — *Utrosque, ubi veritatem colunt, sequor.* — Je n'ai plus qu'un mot à ajouter, c'est que vous vous exposerez beaucoup moins, en achetant un vieux livre déjà connu, qu'un nouveau livre à connaître...

Car notre presse est d'une fécondité sans seconde, en médecine comme en littérature ; et notre choix est difficile quand il porte sur tant d'ouvrages, nouveau-venus et beaux parleurs, qui se pavanent sur les rayons d'un élégant magasin. — L'un semble vous dire : Monsieur, achetez-moi ; j'ai du mérite, beaucoup de mérite, attendu que je suis le fils d'un professeur de la Faculté, d'un membre

(1) Il est des hommes qui s'extasient devant l'antiquité; d'autres sont amoureux de leur siècle et embrassent toutes les nouveautés; il en est peu qui soient de tempérament à garder quelque mesure et à tenir le juste milieu entre ces deux extrêmes : arracher ce que les anciens ont planté de meilleur, ou dédaigner ce que les modernes proposent de plus utile. Ces prédilections font un tort infini aux sciences et à la philosophie, et c'est plutôt prendre parti pour les anciens ou les modernes que les juger. Si jamais on parvient à découvrir la vérité, ce ne sera pas au bonheur particulier de tel temps ou de tel autre, chose tout à fait variable, qu'on devra un si grand avantage, mais à la seule lumière de la nature et de l'expérience, lumière éternelle. Renonçons donc une fois à toutes ces partialités, de peur qu'elles ne subjuguent notre entendement et n'asservissent nos opinions. » (Bacon, LVI° Aph. du *Nouvel organe*.)

de l'Académie de médecine, etc. (Laissez-moi vous dire à l'oreille, à cette oreille qui se dresse d'admiration en entendant ces grands noms, que ce livre-là n'est souvent qu'un effronté bâtard.) — Un nom! mais ce n'est plus qu'un paravent en location, derrière lequel un confrère obscur et besogneux compile, compile, compile… pour le compte d'un éditeur, ce qui ne fait pas toujours le compte du public. — Un autre, qui n'ose pas se prévaloir d'une lignée aussi aristocratique, vous glisse adroitement dans les mains le numéro du journal qui contient sa lettre de recommandation à la postérité ; lettre qui ne coûte pas assez cher, ma foi, pour qu'il s'en prévale : deux exemplaires déposés au bureau ! ni plus ni moins.

Fuyez, fuyez toutes ces dangereuses sirènes, si vous n'avez pas la liste irrévocablement close des livres que vous devez acheter, ou par voie de prudence ou par exigence de votre budget. — *Dis-moi qui tu fréquentes, et je te dirai qui tu es.* On peut paraphraser le proverbe de la manière suivante : *Confrère, dis-moi ce que tu lis, je te dirai ce que tu sais.*

Ainsi donc, avant de composer le catalogue de vos livres, il importe de peser le mérite relatif et avéré des espèces considérées en général et des individus lus et jugés en tête-à-tête. — Les espèces principales sont les traités, les monographies, les nosologies, les manuels, les dictionnaires, les journaux, les recueils académiques, etc.

Les traités généraux embrassent la médecine ou la chirurgie, et résument dans le cercle où ils se renferment, l'état de la science à l'époque de leur publication. — L'esprit qui les a conçus peut être plus ou moins systématique, la méthode qui y préside plus ou moins heureuse, la rédaction plus ou moins correcte, claire et précise ; mais en définitif, ce sont des livres bons et profitables.

Les traités spéciaux ou les monographies sont, pour me servir d'une très juste comparaison de Lallemand, comme les défrichements partiels d'un terrain immense et aride qu'on met successivement en culture ; — elles fécondent peu à peu les différentes parties du vaste domaine de la médecine, elles en facilitent l'étude (1). — Une maladie fidèlement observée, rationnellement traitée et complètement généralisée, sera toujours une monographie estimée, comme l'Iliade restera un poëme accompli.

Les nosologies sont des ouvrages absurdes et tout à fait inutiles, car il est aussi impossible de se perfectionner dans l'art de guérir par la lecture de ces classifications arbitraires des maladies, que de se former le goût et de devenir littérateur, avec un catalogue de libraire.

Hélas ! mon ami, que deviendrions-nous en fourvoyant notre diagnostic à travers les dix-huit cents maladies de Boerhaave et les quatre cents variétés de Sauvages ! *Qui numerat morbos idem numerabit arenam.*

Les nosographies dénombrent et catégorisent également les maladies ; mais ce qui leur donne une intrinsèque valeur aux yeux du praticien, c'est qu'elles décrivent les causes, les symptômes et la thérapeutique des genres et des espèces les mieux déterminées ; à ce titre, il y a des nosographies vraiment recommandables.

Un manuel bien fait est, quoi que l'on en dise, la providence de l'étudiant qui subit ses examens, et son *vade-mecum* au début de sa pratique. — Je suppose qu'on vous mande très à la hâte pour un accident grave, pour un accouchement laborieux, pour l'examen juridique d'un cadavre ; vous empochez votre petit volume et vous pouvez partir en toute sécurité. — J'ai connu des confrères qui sauvèrent une mère et son enfant, un malheureux empoisonné par imprudence, etc., en recourant à cette précaution, qui les empêcha d'hésiter ou de retarder des secours

____

(1) *Recherches anatomico-pathologiques sur l'encéphale et ses dépendances.*

47*

appropriés, jusqu'à plus ample instruction ou jusqu'à l'arrivée d'un autre confrère.

De tous les ouvrages de médecine, les dictionnaires sont les plus volumineux et par conséquent les plus chers. — Un praticien doit en avoir deux ; l'un pour lui apprendre ou lui rappeler la signification des termes techniques, dont la science l'embarrasse de plus en plus, et l'autre pour lui abréger des recherches longues ou difficiles, en lui offrant à la minute et dans chacun de ces articles une histoire abrégée de l'affection, du procédé ou de la méthode qu'il désire étudier. — Les dictionnaires subissent l'influence des systèmes prédominants ; ils vieillissent et ils passent avec eux ; ce qui est un malheur dont le retentissement est incalculable... car il y a peu de médecins qui puissent ou qui veuillent faire la dépense d'un nouveau dictionnaire, et certainement les idées qu'ils auront puisées à la lecture de l'ancien leur resteront fidèles.

En médecine, comme en littérature et en politique, le journalisme est roi, c'est une des singularités de notre époque. — Est-ce un bien ou un mal ?..., Pour moi, je crois d'autant plus fermement au bien qu'opère dans les masses éparses le concours de trente journaux environ qui se consacrent à la science, en propageant les progrès ou la garantissent des souillures du charlatanisme, que j'en ai profité d'un bout de la France à un autre, au fond de mes montagnes. — C'est surtout pour les médecins de campagne que le journalisme est d'une utilité inappréciable, soit pour leur exposer des connaissances que souvent ils n'ont pas eu la peine d'oublier, soit pour leur rappeler des souvenirs qui n'ont besoin que d'être réveillés. — Relégués loin de la civilisation, isolés des villes, parfois ils n'ont plus que ce nœud qui les rattache à un monde dont ils ont fait partie. — Avec quel empressement, ils accueillent ces communications qui viennent les chercher jusqu'au fond de leur solitude ! —

Ils n'en omettent pas un mot, ils n'en perdent pas une lettre.

L'intermittence de la publication en rehausse le prix; l'habitude, qui émousse tout, ne peut point s'établir, et la périodicité fixe vient régulièrement réveiller l'attention de l'abonné. — Avec quelle religion on écoute alors tous les retentissements de cette grande voix de la presse médicale! — J'ai vu le praticien des campagnes, qui conserve le souvenir et le goût de ses anciennes études, arriver le soir à son logis: il descend de sa monture qui va prendre du repos; mais lui, il a beau avoir couru tout le jour et par monts et par vaux, il a beau être pressé par la faim et accablé par la fatigue, n'importe, le journal arrivé avant lui l'attendait; il se débottera plus tard. Il faut voir d'abord ce qui se passe dans le monde médical; peut-être aussi va-t-il trouver quelques lumières pour le diagnostic d'un cas obscur qui l'embarrasse, ou quelque heureux remède pour la cure d'une maladie qui a épuisé toute sa matière médicale (1).

Cela est exactement vrai, mon ami; car je ne lis pas avec moins d'empressement mon journal de la semaine ou du mois que l'une de vos chères lettres, et si malheureusement il n'arrive pas au jour dit, c'est un désappointement à m'attrister jusqu'au lendemain. — *Je n'ai pas reçu mon journal*, voilà ce que je réponds aux personnes qui me demandent, comme Boileau:

> D'où vous vient aujourd'hui cet air sombre et sévère
> Et ce visage enfin, etc.

Vous riez, incrédule! — Il vous faut seulement quelmois de campagne, et comme moi, comme bien d'autres,

(1) *Journalisme médical.* (Feuilleton de la *Gazette médicale*, n° 3. 1837.)

vous succomberez à l'irrésistible besoin d'un et même de plusieurs journaux, si vous conservez dans votre Thébaïde la belle passion de vous instruire, de suivre la science de loin comme de près... Que vous cédiez à la douce et incorrigible influence des sympathies personnelles, ou que vous preniez au sérieux les promesses d'un titre, d'un prospectus, n'importe ; vous aurez toujours de l'instruction pour votre argent et même l'on vous fera bon poids, bonne mesure. — Le commerce de la pensée périodique n'est pas prospère, en ce moment, mais il se soutient, à la faveur de nouvelles combinaisons typographiques et de la collaboration PRO DEO... *medicinæ.*

On écrit bien, très bien ; — on observe mieux ; — l'esprit de la doctrine paraît se ranimer ; — la critique est convalescente, elle avait les *pâles couleurs...* Enfin, mon ami, tous les formats s'agencent, pour avoir un *rez-de-chaussée,* où le feuilleton, cet enfant terrible, « se moque des sots, » et nous corrige en riant.

A la ville, les cabinets de lecture nous dispensent d'abonnement aux journaux ; et moyenant quinze centimes par semaine, coût d'une séance, ou huit francs au bout de l'année, on peut lire la plupart des recueils périodiques de médecine. — Avec l'économie qui en résulte, on paye l'excédant de sa *patente....* je ne puis jamais prononcer de sang-froid cet humiliant substantif...

Les mémoires ou collections académiques méritent notre confiance pleine et sans restriction ; tous les articles qui composent leurs fascicules subirent la double épreuve de la lecture et de la discussion, de la part de nos plus savants confrères.

Enfin, une foule d'autres écrits d'un mérite plus problématique paraissent et disparaissent comme les étoiles du poëte Béranger, sous des titres de la plus honnête apparence. Exemples :

Un auteur annonce à ses bénévoles lecteurs un recueil

annuel de *tous les faits intéressants, publiés dans les annales de la science.* — Le *multa paucis* allèche la plupart
des praticiens qui ne peuvent pas tout lire ; mais, ô préface menteuse! le volume acheté ne parle que de l'auteur
et de ses amis, et l'encens des éloges qui le parfume d'un
bout à l'autre est d'une fragrance à vous asphyxier. (AN-
NUAIRE, RÉPERTOIRE, MÉMORIAL, etc.)

Un second frelate adroitement une bonne idée avec
mille autres qui sont loin de l'être. — D'abord cet étalage
logomachique en impose ; mais l'on finit, en analysant,
par le comparer à ce poëte qui, d'après Horace, com-
posait cent vers : *stans pede in uno* (ESSAI, RECHER-
CHES, etc.)

Un troisième se voue à une réputation faite pour faire
la sienne. « Satellites opaques, dit Virey, ils reçoivent la
lumière de l'astre qui les entraîne en son tourbillon. »
Selon moi, il n'y a pas courtisanerie plus honteuse que
celle qui sacrifie sur l'autel du veau d'or deux indépen-
dances à la fois — celles du médecin et de l'écrivain.

Un quatrième copie des copistes : ravaudeur de la science,
il échange sa plume contre des ciseaux, ou, marchand de
vieux habits, il vend pour neuf ce qui n'est que retourné...
(RÉSUMÉ, PRÉCIS, COUP D'ŒIL, etc.)

Un cinquième, mieux avisé, transcrit simplement, à la
suite les unes des autres, toutes les observations qui lui
sont communiquées par des élèves, les saupoudre de quelques mots à effet, comme *expérience, progrès, rigoureuse application,* etc. ; et, après les avoir parées de titres
sommaires, de la comparaison numérique des symptômes
et des altérations organiques, il les sert *chaudes* au public,
puisqu'à présent il n'y a de succès de vogue que pour les
faits et les chiffres.

Un sixième, enfin, improvise un traité, oui, un *Traité
complet* de médecine ou de chirurgie, n'importe, aussi
habilement que tel ou tel, en littérature, improvise un ro-

man. — Mais c'est prodigieux! direz-vous, J.-L. Petit travailla pendant douze ans à son *Traité des maladies chirurgicales*; et aujourd'hui!... — aujourd'hui, mon cher ami, en attendant un procédé mécanique qui nous permettra de fabriquer un livre (je ne dis pas *sans esprit*, car ce procédé-là est malheureusement trop commun), mais *sans science*, à l'instar des souliers *sans coutures*, nos auteurs économisent l'huile de leur lampe...

Sterne, le plus original d'entre les écrivains originaux, voudrait, au contraire, qu'on économisât plutôt les phrases que les idées : — « Dites-moi, savants (je laisse parler l'historien de *Tristam Shandy*), ajouterons-nous toujours tant au volume et si peu à l'instruction? Ferons-nous sans cesse de nouveaux livres, comme les apothicaires font de nouvelles mixtions en les transvasant d'un vaisseau dans l'autre?... Serons-nous éternellement destinés à faire voir les *reliques* du savoir, comme les moines montrent celles de leurs *saints*, sans en opérer un seul miracle? »

Comme je serais trop embarrassé pour répondre à d'aussi graves interpellations (en ce qui concerne nos confrères), je me hâte de revenir à notre sujet, et je dis qu'après l'examen de nos principales espèces bibliographiques, il faut arriver à celui des individus; — examen plus long et plus compliqué, s'il fallait, pour juger chaque livre, l'avoir lu, compris et mis en parallèle avec tous ceux qui furent écrits sur le même sujet. — Heureusement la tâche se partage entre vous qui lirez tel ouvarge contemporain, et les médecins du temps passé, qui lurent les ouvrages antérieurs au vôtre, qui les jugèrent, et qui vous ont transmis un jugement, base commode et sûre du vôtre. — De cette manière, il suffit de quelques heures pour apprécier comparativement le mérite d'un traité sur la syphilis, je suppose, sans se trouver dans l'obligation de feuilleter deux mille volumes environ consacrés à la même maladie.

Je vous l'ai déjà dit et je me plais à vous le répéter, les

bons livres sont des amis qui ne nous manquent jamais ;
— des causeurs qui parlent ou qui se taisent, à notre gré ;
— des confrères plus savants que nous et qui nous instruisent, sans frais ni morgue ; — des expérimentateurs habiles et patients, des génies féconds, inépuisables, qui nous
versent abondamment tous leurs trésors... Mais dans la
foule des livres comme des hommes, les amis sont rares,
difficiles au choix, et cela me détermine à vous indiquer
quels sont les livres qu'un praticien doit acheter suivant
qu'il exerce à la ville ou dans les campagnes, et ensuite
quelle est la méthode qui, selon moi, est la plus profitable
pour les lire. — Mon catalogue sera comme un cercle
de personnes honorablement connues, avec lesquelles,
n'écoutant que vos sympathies ou vos besoins scientifiques, vous pourrez vous consulter ou vous distraire,
sans craindre des liaisons dangereuses, et j'entends par
liaisons dangereuses, celles qui pourraient dérober votre
temps encore plus que votre argent.

I. — *Sciences préliminaires.*

Béraud (B.-J.) et Robin. — *Manuel de physiologie de l'homme et
des principaux vertébrés.* — Ouvrage profondément pensé et que
je vous recommande comme un des plus *utiles* en physiologie
par ses applications à la symptomatologie et à la thérapeutique.

Bichat. — *Anatomie générale et descriptive.* — C'est encore le traité
d'anatomie qui attache le plus, en instruisant.

Brachet. — *Physiologie élémentaire de l'homme.* — Tous les traités
de la même science, publiés depuis Richerand, sont ou trop
savants ou trop volumineux. — Celui-ci a été expressément
composé pour les praticiens ; il leur rappelle, quand il faut, les
connaissances physiologiques indispensables ; pourquoi donc
n'est-il pas connu, autant qu'il le mérite ? Brachet était un...
Lyonnais : *error loci.*

Houel. — *Manuel d'anatomie pathologique générale et appliquée,*
contenant le catalogue et la description des pièces déposées au
musée Dupuytren. — Curieux et instructif.

Jamain. — *Nouveau traité élémentaire d'anatomie descriptive et de
préparations anatomiques.* — Le guide indispensable de l'élève
et même du praticien, pour les autopsies.

Pétrequin. — *Traité d'anatomie topographique médico-chirurgicale.*
— « Je n'ose pas tenter une opération sans avoir près de moi
« un livre si riche de faits, si logiquement conçu, si consciencieusement exécuté, etc. » (*Gazette médicale de Paris*).

Velpeau et Béraud. — *Manuel d'anatomie chirurgicale générale et
topographique.* — L'ouvrage le plus récent sur le même sujet,
on y trouve de remarquables recherches sur la région ombilicale et les aponévroses du cou.

II. — *Médecine.*

Andral. — *Cours de pathologie interne.* — Avec son secours, vous
apprendrez à raisonner et à généraliser les faits de votre pratique.

Auber — *Hygiène des femmes nerveuses, etc.* — Souvenez-vous
bien, mon ami, qu'ayant à formuler pour des dames, il faut
que l'esprit soit l'excipient de vos prescriptions; dans son livre,
notre confrère a joint l'exemple au précepte.

Baillou. — *Épidémies et éphémérides.* — Traduit et annoté par P.
Yvaren. — Il faut un pur amour de la science pour se dévouer
à une traduction .. mais n'est-ce pas posséder *celle* qu'on
aime, lorsqu'avec de simples annotations l'on parvient à réha-
biliter l'un de nos maîtres les plus injustement négligés du
xvie siècle?

Barras. — *Traité sur les gastralgies et les entéralgies.* —Réputation
faite et bien méritée.

Barthez et Rilliet. — *Traité clinique et pratique des maladies des
enfants.* — Dans cette seconde édition, MM. Barthez et Rilliet,
sans quitter la voie du solidisme, ont fait un pas de plus vers
l'humorisme et vers le vitalisme, ou pour mieux dire, ils ont
puisé dans chaque doctrine ce qu'elle leur a offert d'essentiellement pratique et de vraiment utile. — Cet ouvrage est con-

sidéré et accepté par tout le monde comme une autorité ayant force de loi.

Bayle (A.-L.-J.).—*Eléments de pathologie médicale,* ou Précis de médecine théorique et pratique écrit dans l'esprit du vitalisme hippocratique. — Ce titre indique dans quel bon esprit est fait cet ouvrage.

Becquerel. — *Traité clinique des maladies de l'utérus et de ses annexes.* — L'œuvre la plus complète et la plus sérieuse sur ce sujet.

Bouillaud. — *Traité clinique des maladies du cœur, etc.* — En médecine comme ailleurs, disait le sage Pinel, c'est la suffisance présomptueuse qui gâte tout. — Voilà pourquoi le professeur Bouillaud n'est pas, quand il pourrait l'être, le génie médical de notre époque...

Broussais. — *Histoire des phlegmasies chroniques.* — La première de nos monographies.

Broussais — *Examen des doctrines médicales et des systèmes de nosologie, etc.;* troisième édition. — Coup d'œil de l'aigle!

Bouchardat. — *Manuel de matière médicale.* — De la bonne science, de la méthode et des idées souvent neuves, élevées et progressives. — Cet ouvrage donne un rude coup de pied à l'empirisme.

Bousquet. — *Traité de la vaccine et des éruptions varioleuses.* — Il est complet pour le médecin qui se contente de vacciner.

Casper. — *Traité pratique de médecine légale,* traduit de l'allemand, par M. Gustave Baillière, rédigé d'après des observations personnelles, fruit d'une expérience de quarante ans de pratique, mine d'observations interprétées avec une sagacité prodigieuse.

Deleau. — *Maladies de l'oreille moyenne.* — Je vous indique cet ouvrage, tout incomplet qu'il est, parce que le traité d'Itard est épuisé et qu'on ne le trouve plus dans le commerce.

Deslandes. — *De l'onanisme et des autres abus vénériens, considérés dans leurs rapports avec la santé.* — En le lisant, vous remonterez à la cause de beaucoup de maladies qui vous embarrasseraient à la ville.

Desmarres. — *Traité théorique et pratique des maladies des yeux.* C'est le cas de dire : *Experto crede...*

Durand-Fardel. — *Traité thérapeutique des eaux minérales, etc.*
— C'est l'appropriation des eaux minérales aux nécessités de la
pratique, la plus capable de guider le médecin, et non le
malade, dans les circonstances les plus embarrassantes.

Durand-Fardel. — *Traité pratique des maladies des vieillards.*—
L'histoire de la décrépitude humaine racontée par un savant
philosophe.

Esquirol. — *Traité pratique des maladies mentales.*—Livre profondément pensé.

Fitz-Patrick. — *Traité des avantages de l'équitation, considérée
dans ses rapports avec la médecine.* — Vous le ferez lire à
ceux de vos clients qui ont besoin et peuvent profiter de ce
genre d'exercice, pour lequel je suis presque aussi enthousiaste
partisan que Van-Swieten.

Fodéré. — *Leçons sur les épidémies et sur l'hygiène publique.*—
Vues très sages et simplement exprimées.—Vous serez bien
aise de l'appeler encore en consultation, à la campagne.

Fontaret. — *Hygiène physique et morale de l'ouvrier, etc.* — Je
loue le fonds de cet opuscule et comme tel, je vous en conseille
la lecture, si vous exercez à la ville ; mais je me permets d'en
critiquer la forme. — Pour l'ouvrier, le pain bis de la science
est préférable aux meringues ;—l'un nourrit mieux que les
autres...

Foy. — *Mémorial de thérapeutique à l'usage des médecins praticiens.* — Toute la thérapeutique médicale renfermée dans un
volume. — Guide très utile aux praticiens, fait par un phar-
macologiste distingué.

Franck (J.). — *Traité de pathologie interne.* — Le répertoire le
plus complet de tous les ouvrages anciens et modernes qui ont
fait avancer la science sur un point de pathologie ou de thérapeutique.

Gintrac (E.). — *Cours théorique et clinique de pathologie interne
et de thérapie médicale.* — OEuvre de profonde érudition ; le
livre qui en médecine contient le plus d'appréciations et de citations bibliographiques, exception trop rare à l'habitude que
l'on prend aujourd'hui de faire fi de l'histoire de la médecine.

Hallé et Tourtelle.—*Hygiène, avec des notes et des additions de*

M. Bricheteau.—Dans un seul volume, tout le savoir et toute l'expérience des deux hygiénistes les plus distingués. Voilà le vrai bon marché. (*Édition encyclop. sc. médic.*)

HOFFBAUER. — *Médecine légale relative aux aliénés, aux sourds-muets, etc.* — Indispensable quand on exerce à la campagne, et que l'autorité locale vous place dans l'obligation d'apprécier les cas les plus difficiles de médecine légale.

HUFELAND. — *Manuel de médecine pratique, legs d'une expérience de cinquante ans.* — Vous seriez bien coupable si vous n'acceptiez pas cet héritage d'un des plus sages et des plus *riches* praticiens de l'Allemagne.

JULIA DE FONTENELLE. — *Recherches médico-légales sur l'incertitude des signes de la mort, les dangers des inhumations précipitées ; les moyens de constater les décès et de rappeler à la vie ceux qui sont en état de mort apparente.*—Le titre de cette brochure me dispense de vous apprendre combien elle vous sera utile, jusqu'à ce que l'institution des médecins vérificateurs des décès soit plus appréciée, plus répandue.

LALLEMAND. — *Recherches anatomico-pathologiques sur l'encéphale et ses dépendances.* — Lettres dignes de Morgagni, a dit avec raison le professeur Bouillaud.

LEPELLETIER. — *De l'emploi du tartre stibié à haute dose dans le traitement des maladies en général, etc.* — Particulièrement utile au médecin de campagne.

LOUYER-WILLERMAY. — *Traité des vapeurs ou maladies nerveuses, et surtout de l'hystérie et de l'hypochondrie.* — Prenez ce fil d'Ariane, si vous exercez à la ville, dans le grand monde.

MONTÈGRE. — *Des hémorrhoïdes ou Traité analytique de toutes les affections hémorrhoïdales.* — Monographie toujours instructive, parce que personne, avant et après cet auteur, n'a mieux observé une incommodité si commune dans les villes et toujours si récalcitrante aux secours de la médecine.

OZANAM.—*Histoire médicale, générale et particulière des maladies épidémiques, contagieuses et épizootiques, etc.* — Ce répertoire abrège des recherches et des hésitations, toujours au préjudice des malades ; car il débrouille le diagnostic d'une épidémie débutante, dont l'analogue fut observé par des praticiens plus habiles que nous.

Fatissier. — *Traité des maladies des artisans et de celles qui résultent des diverses professions.* — A consulter tous les jours par un médecin des villes. — Chaque client exerce une profession différente ayant des influences sur la cause et la complication de son mal.

Requin. — *Éléments de pathologie médicale.* — L'œuvre restée inachevée d'un savant de premier ordre ; modèle que l'on pourrait offrir à tous ceux qui veulent écrire des livres de science pour la pureté du style et la clarté des descriptions.

Réveillé-Parise. — *Physiologie et hygiène des hommes livrés aux travaux de l'esprit.* — Plaisir et instruction, voilà ce que je vous promets si vous lisez ce livre disert et pétillant de fines observations.

Rollet. — *Recherches cliniques et expérimentales sur la syphilis, etc.* — La syphilographie est, plus que jamais, en travail de doctrine ; en attendant qu'elle accouche d'une *souris* ou de la vérité, il faut lire l'ouvrage du spécialiste lyonnais, si vous voulez connaître les principes nouveaux d'hygiène, de médecine légale et de thérapeutique appliqués à cette maladie.

Sandras (feu) et Bourguignon. — *Traité pratique des maladies nerveuses.* — Étude remarquable de ces affections terribles qui rendent le rôle du médecin si difficile par suite de l'impossibilité de saisir le siége du mal, et si noble quand sa mission se borne à consoler le malade incurable quoique plein de vie.

Schwilgué. — *Traité de matière médicale.* — Ce n'est plus qu'un bouquin, il est vrai ; mais que cette qualification injurieuse ne vous empêche pas de l'acheter, quand l'occasion s'en présentera, car ce livre vous apprendra ce que d'autres ne veulent plus nous apprendre, la seule et véritable méthode d'expérimentation.

Tardieu — *Manuel de pathologie clinique médicale.* — Rien de plus sage et de plus complet à vous conseiller, pour profiter du passé et des actualités de la pratique.

Trébuchet. — *Jurisprudence de la médecine, de la chirurgie et de la pharmacie en France, etc.* — Lois et règlements relatifs à l'exercice de notre art, recueillis et judicieusement commentés ; nous sommes tous intéressés à les connaître et à les comprendre.

Trousseau et Belloc. — *Traité pratique de la phthisie laryngée, de la laryngite et des maladies de la voix.* — Maladies qui s'observent à la ville, siège latent, diagnostic obscur; mais cette monographie fournit des renseignements détaillés et sûrs pour nous guider.

Yvaren. — *Métamorphoses de la syphilis.* — Avec la loupe de l'habile praticien d'Avignon, nous pouvons enfin découvrir l'*acarus* caché du libertinage et le détruire....

III. — *Chirurgie.*

Boyer. — *Traité des maladies chirurgicales et des opérations qui leur conviennent.* — On accuse cet auteur d'être trop prolixe; mais si l'on est obligé de le consulter, ce défaut n'en est plus un.

Dupuytren. — *Leçons orales de clinique chirurgicale, etc.* — Ce livre renferme tous les mémoires publiés par Dupuytren, ses découvertes, ses perfectionnements et ses préceptes. — C'est le seul traité didactique qui ait réuni et coordonné les matériaux si nombreux qu'il a laissés en mourant.

Jamain. — *Manuel de pathologie et de clinique chirurgicales.* — Abrégé clair et lucide, bon memento pour le praticien qui a peur de remuer les volumineuses élucubrations des savants.

Malgaigne. — *Manuel de médecine opératoire.* — Septième et dernière édition, enrichie de toutes les acquisitions sérieuses faites par la science. — Résultats statistiques des grandes opérations. Variations de mortalité, selon qu'on opère à la ville ou à la campagne. — Un seul reproche à lui faire : texte trop fin.

Maury. — *Traité complet de l'art du dentiste.* — En attendant un manuel plus à l'adresse de tous les praticiens, il faut acheter celui-là.

Nélaton. — *Éléments de pathologie chirurgicale, etc.* — C'est le classique le plus considérable et le plus considéré de notre temps.

Phillips. — *Traité des maladies des voies urinaires.* — Riche de faits et de raisonnements, cette monographie a été écrite sous la dictée d'un praticien.

Robert. — *Conférences de clinique chirurgicale.* — Les adieux à la pratique officielle d'un homme qui a acquis dans la chirurgie une des premières places. Ce livre, qui nous en fait espérer d'autres, est une collection de travaux originaux.

Roche, Sanson et Lenoir. — *Nouveaux éléments de pathologie médico-chirurgicale, etc.,* dernière édition. — Petite encyclopédie de toutes les infirmités humaines avec leur traitement. —bibliothèque de plus d'un confrère prolétaire...

IV.—*Obstétrique.*

Barrier. — *Traité pratique des maladies de l'enfance, etc.* Troisième édition. — On peut être à la fois très bon médecin pour les adultes et mauvais pour les enfants, dit Hufeland. — L'ouvrage du docteur Barrier prouve qu'on peut être très bon médecin pour tout le monde...

Manoury et Salmon. — *Manuel de l'art des accouchements.* — Très utile par ses appréciations rigoureuses des faits, les nombreux renseignements qu'on y rencontre pour la pratique des sages-femmes ; à recommander dans toutes les écoles d'accouchement.

Moreau. — *Atlas de 60 planches sur les accouchements.* — Très utile à consulter, très commode pour l'étude.

Nægelé.—*Manuel d'accouchements.*—Excellent abrégé à recommander aux élèves.

Richard (de Nancy).—*Traité sur l'éducation physique des enfants, à l'usage des mères de famille et des personnes dévouées à l'éducation de la jeunesse.* — Troisième édition.— Ce charmant petit livre réalise pleinement le précepte d'Horace : il est utile par ses causeries et agréable à lire, *utile dulci.*

V.—*Sciences accessoires.*

Becquerel et Rodier. — *Traité de chimie pathologique appliquée à la médecine pratique.*—Aujourd'hui, l'étude et la composition à l'état sain et à l'état morbide des liquides du corps humain sont indispensables; la science marche, vous devez la suivre...

BECQUEREL. — *Des applications de l'électricité à la thérapeutique médicale et chirurgicale.* — Science toute nouvelle, exposée avec lucidité dans cet ouvrage.

BOUCHARDAT. — *Nouveau formulaire magistral.* — N'a pas besoin d'être recommandé, car son succès extraordinaire en a fait le livre de tous les praticiens.

CAZIN. — *Traité pratique et raisonné des plantes médicinales indigènes.* — La botanique, dit Fontenelle, ne serait qu'une simple curiosité, si elle ne se rapportait à la médecine; et quand on veut qu'elle soit utile, c'est la botanique de son pays qu'il faut étudier. — Aussi l'ouvrage du médecin de Boulogne, en nous révélant tous les trésors de la flore des champs et en facilitant le choix et l'usage de la plante salutaire, est appelé à rendre de nombreux services au pauvre malade comme au pauvre médecin; le premier ne pouvant pas acheter des remèdes chers, et le second ne pouvant pas les donner, parce qu'il les achète...

DESCHAMPS (d'Avallon). — *Manuel pratique d'analyse chimique.* — Guide sûr, simple et explicite du médecin de campagne quand il est obligé d'analyser une substance suspecte.

DURAND-FARDEL. — *Traité thérapeutique des eaux minérales.* — Livre classique.

HENRY (Ossian) père et fils. — *Traité pratique de l'analyse chimique des eaux minérales*, potables et économiques, avec leurs principales applications à l'hygiène et à l'industrie. — Le nom des auteurs garantit son mérite et son actualité.

ROQUES. — *Traité des plantes usuelles spécialement appliqué à la médecine domestique et au régime alimentaire de l'homme sain ou malade.* — Dans ce livre, un praticien puisera d'utiles et précieux documents pour la thérapeutique indigène.

VI. — *Histoire et philosophie médicales.*

ALQUIÉ. — *Doctrine médicale de Montpellier, etc.* — Je ne suis pas un fanatique élève de Lordat, mais les principes de son école vous raniment, en sortant d'un amphithéâtre, et puis... *reminiscitur Argos.*

Auber.—*Traité de la science médicale, etc.*.—En rendant compte de cet ouvrage, j'écrivis, petit texte, vingt pages, et je n'ai pas dit tout le bien que j'en pense.—Exercer les jeunes médecins à la notion pure de la doctrine d'Hippocrate ; leur faire apprécier l'esprit de la grande école de la nature ; coordonner, pour la première fois, les articles de la constitution de la *Science médicale*, et les commenter *ex professo*, dans 32 chapitres, dont un seul fournirait l'étoffe d'un volume, voilà le programme rempli par mon savant ami et qui m'a fait dire : *mens agitat librum*.

Brierre de Boismont. — *Des hallucinations.* — La science venant en aide à la faible raison, *cur, quomodo, quando ?*

Cabanis. — *Du degré de certitude en médecine.* — A lire, avant d'entrer au secrétariat d'une faculté, pour y prendre sa première inscription.

Debreyne. — *Essai sur la théologie morale considérée dans ses rapports avec la physiologie et la médecine.*—Bon à consulter, dans des cas complexes de science et de conscience (embryologie sacrée, etc.).

Descuret. — *La médecine des passions, etc.* — Sa lecture vous avancera de vingt années dans la connaissance des hommes.— Cette belle et véridique page ne vieillira pas plus qu'un paysage du Poussin...

Dezeimeris. — *Dictionnaire historique de la médecine ancienne et moderne.*—Savoir ce que firent les hommes qui s'illustrèrent dans la carrière que nous parcourons, est à la fois un encouragement et un moyen de les imiter.—L'ouvrage de M. Dezeimeris laisse quelques lacunes à combler.

Gaste. — *Abrégé de l'histoire de la médecine, considérée comme science et comme art, dans ses progrès et son exercice, depuis son origine jusqu'au xixe siècle.* — Cet abrégé convient mieux au praticien que le volumineux répertoire de Sprengel.

Genbrix.— *Traité philosophique de médecine pratique.*— Tableau systématique le plus fidèle de la médecine pratique de nos jours.

Lordat. — *Rappel des principes doctrinaux de la constitution de l'homme.* —Un des rares ouvrages que l'on puisse encore se procurer de ce patriarche du vitalisme.

Ménière. — *Études médicales sur les poëtes latins.* — OEuvre littéraire qui a été appréciée à sa juste valeur par tous les savants.

Petit. — *Essai sur la médecine du cœur.* — Le cœur a ses maladies, il doit avoir sa médecine; — et cette médecine-là, je vous prie de ne pas la négliger, surtout si vous pratiquez à la ville.

Roussel. — *Système physique et moral de la femme, suivi du système physique et moral de l'homme, etc.* — Véritable poëme sur l'humanité.

Simon (Max.). — *Déontologie médicale, etc.* — Nous devons connaître notre droit pour en user, et notre devoir pour le remplir; — droit et devoir, disait Lamennais, deux palmiers qui ne portent point de fruits, s'ils ne croissent l'un à côté de l'autre.

Thiaudière. — *De l'exercice de la médecine en province et à la campagne considéré dans ses rapports avec la pratique.* — Je vous ai déjà fait l'éloge de cet intéressant opuscule, plein de bons conseils, et de ces conseils qui ne se trouvent pas dans des livres plus gros et plus savants.

Voulonne. — *Mémoire sur la médecine agissante et expectante.* — Il importe infiniment qu'un praticien sache distinguer le ministère de la nature du sien, afin qu'il respecte leurs attributions respectives. — Rare.

Zimmermann. — *Traité de l'expérience en général, et en particulier dans l'art de guérir.* — Il y a deux sortes d'expérience, et précisément le livre du philosophe allemand nous apprend à distinguer la vraie de la fausse, par conséquent, à suivre l'une et à mépriser l'autre. — A cet égard, un médecin qui débute est aussi embarrassé qu'un voyageur, à l'embranchement de deux chemins sans poteau.

Zimmermann. — *La solitude.* — Suave et mélancolique composition qui nous aide à supporter le vide social et ce long silence de la nature qui attristent nos premiers mois de séjour dans un village.

VII. — *Dictionnaires, journaux et annuaires.*

Dictionnaire de médecine et de chirurgie pratiques. — C'est le mien, mon ami, et je l'indique à votre préférence, parce qu'il

n'est pas plus exclusivement consacré à la médecine qu'à la
chirurgie, et que vraiment la plupart de ses articles méritent
d'être appelés *pratiques*.

Dictionnaire des dictionnaires de médecine, etc., par le docteur
Fabre. — Résumé le moins *partial* possible de la plupart des
dictionnaires, thèses, ouvrages, journaux français et étrangers
parus jusqu'à ce jour ; avec le volume complémentaire.

Dictionnaire de médecine, par *Nysten* ; dernière édition, revue
par *Briand*, *Bricheteau* et *Henry*. — L'impropriété des termes
élémentaires d'une science, a dit Bernardin de Saint-Pierre,
est la première entorse donnée à la raison humaine ; elle la
met, dès le premier pas, hors du chemin de la nature.

Journaux. — Choisissez… Nous avons un journal de doctrine
(Revue médicale) ; — un journal qui nous donne l'itinéraire de
la médecine *moderne* (Gazette hebdomadaire) ; — un journal
tout dévoué à nos intérêts moraux et professionnels (Union
médicale) ; — un journal-vigie, pour signaler les abus, les
passe-droits, les indignités (Moniteur des sciences médicales) ;
— un journal assez courageux pour traquer les charlatans, qui
croassent et multiplient quand même… (Journal des connaissances médicales) ; — d'autres journaux qui nous font assister
aux premières cliniques de la capitale (Gazette des hôpitaux,
J. de médecine et de chirurgie pratiques, Bulletin général de
thérapeutique) ; des journaux d'analyse, comme la Revue de
thérapeutique médico-chirurgicale, l'Abeille médicale et les
annuaires de MM. Bouchardat et Cavasse. — La presse provinciale a ses journaux aussi, — tous rédigés avec talent et ins-
pirés plutôt par la bonne et louable pensée d'*être* plutôt que
de *paraître*… Choisissez.

Mémoires de l'Académie de médecine. — De toutes les publications
périodiques de la science, celle-ci jouit d'une inaliénable estime,
par droit de naissance.

VIII. — *Classiques.*

Arétée. — Pinel, qui connaissait les auteurs grecs, place Arétée
après Hippocrate.

BARTHEZ. — *Nouveaux éléments de la science de l'homme.* — L'œuvre capitale d'un des apôtres les plus distingués du vitalisme.

BARTHEZ. — *Maladies goutteuses.* — Le praticien de Montpellier ne dit pas à ceux qui sont décorés de *la croix de Saint-Louis de la galanterie :* Prenez mon sirop ; mais il leur apprend à fraterniser avec la goutte, quand ils ne peuvent pas la mettre à la porte.

BORDEU. — Habile observateur, partisan du naturisme, homme d'esprit et d'imagination, j'aime Bordeu ; mais un jeune médecin doit le lire avec circonspection et annoté par Richerand.

CELSE. — Si vous voulez connaître le lieu de naissance de la plupart de nos plus fameuses découvertes modernes, prenez et lisez... *qua enim pro novis traduntur, apud eum inveniuntur.* (*Boerhaave.*)

CULLEN. — *Éléments de médecine pratique.* — Exactitude et précision.

DESAULT. — *OEuvres chirurgicales.* — Ce grand chirurgien, dit le docteur Montfalcon, a, par ses leçons, ses succès et ses écrits, beaucoup accru le lustre de la chirurgie française.

HIPPOCRATE (*OEuvres choisies d'*), par le docteur Ch. Daremberg. — « C'est une de ces individualités privilégiées qui grandissent à mesure qu'on s'en approche davantage ; plus on l'étudie, plus on l'apprécie, et l'on ne sait ce qu'il faut le plus admirer en lui du médecin, de l'observateur, de l'écrivain ou du philosophe. » (*Pétrequin.*)

HUXAM. — Observateur exact et consciencieux ; — il mérite toute votre confiance.

JURINE. — *Angine de poitrine. Croup.* — Monographie la moins imparfaite sur ces deux redoutables maladies.

KLEIN. — *Le médecin interprète de la nature.* — Recueil très précieux de pronostics. — Rare.

MORGAGNI. — *Recherches anatomiques sur le siége et les causes des maladies.* — Voici ce qu'en pensait Pinel : « Cet excellent livre sera toujours recherché et inédité, tant que le bon goût et la saine raison présideront à l'exercice de la médecine, quelques progrès qu'on ait faits depuis cette époque dans l'anatomie pathologique.

PARÉ. — *OEuvres.* — Je n'ai pas besoin de vous faire l'éloge du père de la chirurgie française, mais je dois vous dire que l'édition, revue et collationnée d'après vingt-deux autres éditions par M. Malgaigne, est celle qui mérite votre préférence sous tous les rapports.

PETIT (J.-L.). — *Traité des maladies chirurgicales et des opérations qui leur conviennent.* — L'importance pratique de cet ouvrage se maintient, bien qu'il soit en arrière de quelques progrès.

PINEL. — *Nosographie philosophique.* — Malgré ses défauts, ce livre, selon le professeur Bouillaud, est le plus beau monument qui ait encore été élevé à la médecine, et cet hommage est dû à ce grand ouvrage, soit qu'on le considère sous le point de vue philosophique et systématique, soit qu'on l'examine sous le point de vue graphique et descriptif.

PIQUER. — *Traité des fièvres.* — Pour le raisonnement, je le préfère à tous les traités qui sont venus après lui.

POTT. — *Œuvres chirurgicales.* — M. Dezeimeris a bien jugé Pott, en disant qu'il avait porté une lumière nouvelle dans tous les sujets qu'il a entrepris d'éclairer. — Pott est un de mes auteurs intimes.

PRINGLE. — *Œuvres.* — Il y a beaucoup de remarques de cet habile observateur qui peuvent s'appliquer à la médecine des campagnes et des villes.

ROEDERER et WAGNER. — *Traité de la maladie muqueuse.* — *Épidémie de Gottingue.* — Cette monographie ne vieillira pas plus que la nature.

SELLE. — *Médecine clinique.* — Foncièrement bon.

SYDENHAM. — Vous savez que, par son rare talent d'observer, ce praticien mérita d'être appelé l'*Hippocrate anglais*.

STOLL, — *avec les aphorismes de cet auteur et ceux de Boerhaave, et les notes de Pinel, Mahon, etc.* — A part ses errements systématiques, trop connus aujourd'hui pour qu'ils vous influencent, Stoll est un praticien de premier ordre, qu'il faut méditer.

TRILLER. — *Traité de la pleurésie.* — Style aphoristique; expérience et rigoureuse induction.

Tels sont, à peu près, vos livres de premier choix, mon ami ; les uns, à cause d'un mérite tellement solide que le temps a été forcé de les respecter, et les autres à cause de la spécialité des matières qu'ils traitent et de leur caractère foncièrement pratique. — Ma liste est courte, mais elle n'est pas irrévocablement close ; il suffit d'ailleurs à un praticien de n'avoir des livres qu'autant qu'il peut en lire et en juger, parce que, selon la remarque de Stoll, *noveris qui omnes authores à patre Hippocrate ad nos usque numerant, quin bene mederi sciant, si careant judicio practico.*

« Les livres ont beaucoup de qualitez agreables à ceulx qui les savent choisir, mais aucun bien sans peine. Ainsi faut-il choisir la pièce de votre appartement qui convient le mieux à votre bibliothèque, savoir la disposer méthodiquement et commodément, et la preserver des avaries du temps et des insectes (1). » Nous allons suivre les avis de mon ami Montaigne.

C'est dans son cabinet qu'un médecin réunit et dispose à son gré sa bibliothèque, ses quelques instruments de chirurgie, ses collections, tout ce qui tient enfin à l'attirail de sa science. — O ma chère cellule, ô mes livres ! que souvent vous m'avez fait oublier l'ingratitude des clients et la jalousie de mes confrères !... Douce est la tâche de parler de vous.

Il faut premièrement que la chambre où vous voulez étudier soit propice à l'étude, *locum studiis aptum ;* je veux dire qu'elle doit être la plus tranquille, la plus retirée, la plus indépendante de votre appartement. — « C'est là mon siége, dit le philosophe périgourdin (continuant la description de son cabinet assez *poli*), j'essaye à m'en rendre la domination pure, et à soustraire ce seul coing à la communauté et conjugale et filiale et civile ; partout ailleurs je n'ay qu'une auctorité verbale, en essence, confuse, misérable

______

(1) Essais, l. III, c. III. *De trois commerces.*

à mon gré, qui n'a chez soy où estre à soy, où se faire
particulièrement la court, où se cacher? »

Chambre sèche et bien aérée, ni trop grande ni trop petite, tournée au nord-est ou à l'est; — chambre bien éclairée,
plaisamment percée, d'où votre œil fatigué par la blanche
monotonie du papier, puisse librement se promener sur le
tapis des prés, dans les allées du jardinet que vous cul-
tiverez, sous la saulée d'une capricieuse rivière, et jusque
sur le pic neigeux des lointaines montagnes dont je me plais
à encadrer un paysage de *riche et libre prospect;* — chambre soigneusement close et avec petite cheminée pour l'hiver : l'immobilité de l'homme qui lit, écrit ou rêve, attarde
le jeu circulatoire et le rend frileux; — chambre que vous
pourrez garantir des rayons d'un soleil trop irrité, avec des
contrevents peints en vert, couleur amie de la vue; telle je
vous la souhaite, mon ami, telle vous pourrez l'avoir, si
vous vous décidez au séjour de la campagne.

Un corps de bibliothèque ne s'élève ordinairement qu'à
2 ou 3 mètres de hauteur ; aussi, pour contenir six à sept
rangées de livres, faut-il que le rayon d'en bas ne s'éloigne
du sol que de quelques décimètres. — Cet arrangement,
qui plaît à l'œil et dispense de l'usage d'un marche-pied, ne
convient pas également à la ville et à la campagne, par la
simple raison que la bibliothèque d'un confrère citadin repose sur un parquet luisant et soigneusement épousseté,
tandis qu'à la campagne on ne peut espérer pour base qu'un
plancher grossier, mal joint, et sur lequel les sabots ou les
souliers ferrés laissent une preuve irrécusable de leur malpropreté, à toutes les heures du jour. — Ainsi donc, que
le premier rayon, en commençant de bas en haut, soit
placé à la hauteur de la *plinthe* (20 centimètres environ)
et solidement, pour garantir d'une inévitable poussière les
lourds et précieux *in-folio* qu'il doit supporter. — Au second rayon, placez les *in-4°*; — au troisième, quatrième
et suivants, les *in-8°* et les *in-12*; — et enfin, pour ne

pas être trop souvent obligé de recourir au marche-pied, vous rassemblerez sur les rayons accessibles à la main ceux de vos auteurs que vous feuilletez plus souvent.

Est-il nécessaire de ranger ses livres d'après une classification bibliographique, pour en faciliter la rencontre? — Nullement. — Quelques mois, quelques semaines même suffisent pour retrouver le domicile de nos amis et de nos connaissances, au sein de la cité la plus populeuse, sans être dans le cas de les catégoriser ; — et en supposant que votre mémoire ne puisse suffire au nombre croissant de vos livres, vous marquerez d'une lettre chaque rayon ; c'est comme un nom de rue : vous numéroterez chaque volume à l'instar d'une maison, et le catalogue que vous en dresserez sera un *guide du voyageur* qui vous permettra de vérifier, en un clin d'œil, la pensée ou le texte d'un auteur et l'appeler en consultation, pour un cas quelconque de votre pratique. — A ce propos, Socrate n'a pas eu raison de dire, en parlant des livres : *Dubitanti non satis commode respondent*, car les renseignements que Corvisart, Bertin et Bouillaud nous donnent sur une affection du cœur, je suppose, valent mieux que ceux d'un officier de santé qui me demanda en consultation ce que c'était qu'une *hypertrophie!*...

A l'exception de quelques sincères bibliophiles, peu d'entre ceux qui lisent, s'inquiètent, se doutent même de tous les soins hygiéniques que réclame la conservation des livres, et cependant, comme nous, créatures fragiles et périssables, un volume se détériore, vieillit, s'use, s'effeuille, *habent sua fata libelli!*...

L'humidité et la chaleur nuisent aux livres : ne les exposez donc pas au grand air après une pluie ou seulement après le coucher du soleil. — Ne lisez pas trop près du feu pendant l'hiver; et s'il se peut, éloignez votre bibliothèque de la cheminée de votre cabinet. — Point de fumée ni de poussière. — Donnez de l'air à vos livres, en ouvrant vos fenêtres quand le temps est sec, mais jamais

pendant la nuit, car outre la nuisible qualité de l'atmosphère, des *lépidoptères nocturnes* peuvent s'introduire
dans votre cabinet et les endommager.

Les bordures de drap dont on orne habituellement les
rayons d'une bibliothèque, et les reliures en cuir attirent
plusieurs espèces de teigne (*tinea*), le *ptinus fur*, le *ptinus
molle*, l'*anobium molle* de Fabricius, etc.

Les souris sont friandes surtout de la colle des brochures
neuves, et les *arachnides fileuses* se logent dans les som-
bres encoignures, entre les livres et le mur.

Or, pour éloigner tous ces petits êtres malfaisants, il
faut une grande propreté. — Une ou deux fois par an,
visitez vos livres, battez-les, époussetez leurs rayons, et
répandez sur les plus élevés d'entre eux, et par conséquent
sur ceux qui sont destinés aux livres que vous dérangerez
rarement, quelque poudre fortement aromatique.

Après vous avoir parlé du physique des livres, j'ai maintenant à vous donner quelques conseils relatifs à la méthode
de les lire, la plus instructive et la plus en rapport avec
votre pratique.

Lire, n'est pas, ainsi qu'on le pense vulgairement, parcourir des yeux une page écrite ou imprimée et la parcourir
avec la connaissance de la valeur des lettres; il faut de plus
que la réflexion découvre la pensée cachée sous les mots,
que le jugement l'apprécie selon sa valeur générale ou relative, et que la mémoire la mette en réserve. « Nous ne
lisons jamais sans but, dit Zimmermann, pourvu qu'en
lisant nous ayons toujours une plume ou un crayon à la
main, et que nous prenions note des idées neuves, ou cher-
chions des nouveaux faits à l'appui de celles qui sont déjà
connues. »

Méthode excellente, mon ami, et que j'ai le regret
d'avoir adoptée trop tard, car avec une mémoire des plus
médiocres, je retrouve et mets à profit toutes mes lectures,
en les notant.

Chacun a sa manière de noter : les uns, comme l'auteur des *Soirées de Saint-Pétersbourg*, inscrivent le résumé de leurs lectures sur d'énormes registres ; les autres le confient à des feuilles volantes et les placent dans des cartons ; j'ai oublié le nom de l'écrivain qui infixait ces notes, au moyen d'un fil de fer ou de laiton, pour les consulter plus à son aise.

Notre première lecture de chaque jour appartient aux monographies et aux observations éparses dans les traités généraux ou dans les recueils périodiques qui sont relatives aux maladies que nous traitons. — Notre seconde lecture du même jour, si la clientèle nous la permet, doit être consacrée à revoir successivement l'anatomie, la physiologie ou quelque autre science médico-radicale, que les praticiens finissent par oublier, quand ils éprouvent le plus pressant besoin de les consulter. — Point d'heure fixée pour la lecture des journaux, à la campagne, parce que nous n'aurions pas la patience d'attendre que cette heure sonnât, pour les décacheter.

Une lecture qui ne demande que des yeux, telle que celle d'un roman, d'un voyage, d'une pièce de vers, et qui, en retour, amuse notre imagination avec des scènes piquantes, extraordinaires, fantastiques, ou caresse notre sensibilité par de douces émotions, peut se prolonger longtemps et impunément. — J'ai connu une dame désœuvrée et sentimentale, *grande liseuse de romans*, qui dévorait quotidiennement trois in-8°, cosmopolites tributs d'un cabinet littéraire, et son esprit suivait le régime de son estomac, sans que l'un plus que l'autre fût incommodé par la moindre indigestion. — Mais une lecture qui préoccupe davantage l'intelligence que les yeux, comme celle d'un abstrait et sérieux traité de médecine, réclame quelque répit, pour la prolonger aussi impunément que la dame en question, et de plus, pour qu'elle nous profite. — Mâcher d'autant plus un aliment, qu'il est difficile à digérer, est un principe d'hygiène. — Montaigne savait s'y conformer. « Je feuillette à ceste heure un livre, dit-il, à ceste heure un autre, sans ordre et sans desseing, à pièces descousues. »

Un médecin n'a pas la liberté de feuilleter, *à pièces décousues*, des livres scientifiques où les faits s'entr'-aident, se rallient, se correspondent, et dont les idées qui en jaillissent, s'enchaînent avec un rigoureux et logique accord ; mais il peut, après en avoir lu une phrase, une page ou un chapitre, y *resver* et *enregistrer* ce qu'il aura *resvé*.

C'est le cas de vous prévenir, mon ami, que tous nos ouvrages de médecine comme de littérature ne méritent pas qu'on les honore d'une lecture également complète, mûrie, analysée. « Il y a des livres dont il faut seulement goûter, d'autres qu'il faut dévorer ; d'autres enfin, mais en petit nombre, qu'il faut pour ainsi dire mâcher et digérer. Je veux dire qu'il y a des livres dont il ne faut lire que certaines parties ; d'autres qu'il faut lire tout entiers, mais rapidement et sans les éplucher ; enfin, un petit nombre d'autres qu'il faut lire et relire avec une extrême application. Il en est aussi qu'on peut lire, en quelque manière, par députés et en en faisant faire des extraits par d'autres. Bien entendu qu'on ne lira ainsi que ceux qui traitent des sujets peu importants ou qui ont été écrits par des auteurs médiocres. Dans tout autre cas, ces livres ainsi distillés sont aussi insipides que ces eaux distillées qu'on trouve dans le commerce (1). »

D'après ces conseils d'économie bibliographique, je vous dirai : *goûtez* tant seulement les vitalistes, philosophes creux, discoureurs et dogmatistes de l'école de Montpellier ; *dévorez* les éloquentes pages des Vicq-d'Azyr, des Bordeu,

----

(1) OEuvres du chancelier Bacon. — *Essais de morale et de politique*, XLVII.

des Roussel, des Virey, des Pariset... *Mâchez* et *digérez* les oracles de Cos, les leçons pratiques du passé et du présent. *Legat solos practicos* (Stoll).

Et puis il y a des moments plus propices que d'autres à l'exercice de l'intelligence comme à celui de nos facultés physiques; il y a mille et une précautions hygiéniques qui s'y rattachent et que nous sommes intéressés à observer. — En nous vouant à la santé des autres, devons-nous oublier la nôtre? « Nous voyons de gros livres et de petites santés. » Ce mot d'un éloquent écrivain, peut s'appliquer également à ceux qui lisent ou qui écrivent sans règle ni mesure; profitons-en.

Un praticien ne peut guère choisir ses heures d'étude, mais, au cas échéant, qu'il se rappelle que le matin « est pour l'esprit le moment créateur, celui auquel il produit des pensées sublimes, auquel il a les idées les plus claires. » (Hufeland.)

Vous me direz, comme Jean-Jacques Rousseau : « Les pensées viennent quand elles veulent et non quand je veux. » Alors, mon ami, prenez votre canne et allez visiter vos malades... Il n'a pas goûté l'entier bonheur de sa création, le paresseux des villes qui, dans une sombre et puante alcôve, n'a jamais joui d'une matinée de mai, de l'aube qui jaunit, auréole des collines ; de la suave haleine des brises, de la rosée qui scintille sur la pointe des graminées ; de l'oiseau qui prélude dans les charmilles, de l'*Angelus* qui tinte, clair et lointain ; et aussi de la fumée grise qui s'élève en lentes spirales au-dessus du chaume et des noyers... Mais je m'aperçois que mon imagination se promène et que je la suis ; ne vous impatientez pas, je reviens à vous. — Après une tournée aussi agréable, votre esprit sera plus léger, plus dispos, plus travailleur, et le philosophe que vous m'avez cité dit ailleurs que « c'est une erreur bien pitoyable que d'imaginer que l'exercice du corps nuise aux opérations de l'esprit, comme si ces deux actions ne devaient pas marcher de concert et que l'une ne dût pas toujours diriger l'autre (1). »

En se levant de bonne heure, il faut consécutivement se coucher plus tôt que ne l'exige notre nyctalope civilisation, car je ne veux rien ôter au doux repos. « La nécessité du sommeil est indispensable, plus encore après les travaux de la tête qu'après ceux du corps. » (Tissot.) C'est pourquoi les Tréséniens sacrifiaient sur le même autel à Morphée et aux Muses.

Ce serait donc un très mauvais calcul de votre part, si, pour récupérer une journée entièrement dépensée par la clientèle, vous empruntiez une trop grande partie de la nuit, pour étudier. — Croyez-moi, mon ami, Phébé est une usurière, et tôt ou tard vous seriez forcé de lui payer *intérêt et principal* avec votre patrimoine le plus précieux, votre santé. *Nimiæ autem vigiliæ spiritus exauriunt, et corpus debilitant* (2).

Mais l'universel silence de la nuit ; mais le sursis des distractions sociales, invitent naturellement aux travaux de cabinet et favorisent la méditation, et à l'appui vous me citerez l'exemple de Pline, d'Euripide, de Ducis, de Werner, de Varignon, de Lacépède et de ce poëte qui osa écrire :

> Ce que j'ôte à mes nuits, je l'ajoute à mes jours.

Comme une semblable objection ne peut pas être sérieuse de la part d'un médecin, je me borne à vous rappeler une règle d'hygiène que Westley, dans sa haute sagesse, jugea digne d'être donnée à ses disciples comme une règle de morale : *Se coucher de bonne heure, se lever de bonne heure, donne à l'homme santé, richesse et sagesse.*

(1) *Emile*, t. II.
(2) Hoffmann, *opera*, t. V, cap. V.

Ces trois dons valent bien la peine qu'on essaye de se lever à cinq heures et de se coucher à neuf, ainsi que l'enseigna la bonne vieille école de Salerne (1) ; que vous en semble, mon ami ?

On dit qu'Asinus Pollio ne lisait pas même de lettres après la deuxième heure, c'est-à-dire, deux heures après le coucher du soleil ; l'orateur romain portait sans doute un peu trop loin la prudence ; et pendant l'hiver, réclamer discrètement quelques heures d'étude à la longueur exorbitante des nuits, me paraît licite. — En pareil cas, servez-vous d'une lampe à réverbère ; rien ne fatigue autant la vue que la lueur diffuse et vacillante que fournit, je n'ose pas dire une bougie (luxe prohibé pour un Esculape campagnard), mais une chandelle de suif qui dégage, en outre, une fumée nauséeuse et contraire aux poumons. — A cause de ce dernier inconvénient, je voudrais même que la chambre où l'on veille ne fût pas même celle où l'on dort : l'air et le pain sont les deux premiers aliments de l'homme ; or, celui-ci est d'autant plus répréhensible de ne pas soigner le premier de ces deux aliments, que la bonne qualité ne renchérit pas l'air qu'on aspire comme le pain qu'on mange.

Interrompez votre travail une demi-heure avant votre coucher : on doit quitter les soins du jour avec son habit. « Je ne connais pas, dit Hufeland, de plus mauvaise habitude que celle d'étudier dans son lit, et de s'endormir le livre à la main. »

Une autre pernicieuse habitude à vous signaler, est celle de lire ou seulement d'enchaîner sa pensée à la médecine ou aux affaires, en mangeant. — L'estomac et l'encéphale ne peuvent pas, ainsi que deux bœufs attelés au même joug, marcher ensemble et travailler de même ; l'organe qui

____

(1) *Surge quinta, prande nona, cœna quinta, dormi nona, nec est morti vita prona.*

digère se trouble, s'arrête et des désordres graves ne tardent pas à se manifester. — Donnez congé à la science ; suspendez votre travail un quart d'heure au moins avant chacun de vos repas, et tâchez de ne le reprendre qu'après que la digestion stomacale sera accomplie.

« J'ai connu un jeune médecin plein de talent et surtout d'érudition, rapporte Cabanis, qui ne pouvait travailler qu'après un repas copieux. J'ai plusieurs fois entendu dire à M. Turgot, l'une des plus fortes têtes qui aient jamais existé, que le moment de la digestion était celui où il se sentait le plus capable d'une méditation profonde et de tous les travaux de l'esprit. Or, il mangeait ordinairement beaucoup. Mais cette distraction des forces, qu'elle ait lieu dans l'état de maladie ou de santé (car il faut regarder l'action qui s'exerce dans un organe malade comme l'emploi le plus complet de toute son énergie vitale) cette distraction débilite d'autant plus la constitution, qu'elle est plus fréquente et plus prolongée ; et rien surtout n'use plus vite et plus radicalement le système nerveux. Le jeune médecin dont je viens de parler est mort à peine âgé de trente ans, le poumon farci de tubercules squirrheux, et M. Turgot, dans toute la vigueur de l'âge, le foie et le poumon remplis de calculs tophacés (1). » Que cette leçon nous profite !

Il y a peu de nos confrères qui sachent ou se rappellent que les cardialgies, les engorgements de la rate, les obstructions, certains asthmes et la phthisie pulmonaire peuvent dépendre de la mauvaise position qu'ils adoptent pour lire ou pour écrire, assis, les jambes fléchies sur les cuisses, le corps étant courbé et la tête incessamment baissée. — Habituez-vous, mon ami, à une attitude meilleure... Une fois sur votre chaise, étendez vos jambes, portez le tronc en arrière à un point que la poitrine soit convenablement

____

(1) *Observations sur les affections catarrhales en général*, etc., p.67.

relevée, et afin de n'être pas obligé de baisser la tête pour la lecture, adoptez l'usage d'un pupitre qui portera le livre à la hauteur de vos yeux.

Pour écrire, servez-vous d'une table à crans, dite *à la Tronchin*. — Un meuble si commode devrait être connu de tous ceux qui sont obligés d'écrire plus d'une heure de suite.

Après un temps plus ou moins long, votre corps se fatigue de la même position et votre esprit en souffre ; il faut en changer ou vous promener dans votre cabinet, ce qui ne vous empêchera pas de lire ou de poursuivre le fil de vos réflexions.

Avant d'étudier, et pour éviter les céphalalgies et les congestions cérébrales, lâchez votre cravate. — Diderot, dans ses *Regrets à ma vieille robe de chambre*, a préconisé tous les avantages attachés à la toilette spéciale d'un homme qui se livre aux travaux de l'esprit et mène une vie casanière.

Il est encore une règle importante d'hygiène à observer pour soutenir l'activité de l'intelligence, selon Réveillé-Parise, c'est la complète liberté de cette même intelligence. — L'application soutenue de l'esprit veut le calme parfait de l'imagination. — Faites en sorte que les facultés restent en équilibre ; que des idées étrangères à la méditation ne viennent point la troubler ; que l'esprit, dégagé de toute influence hétérogène, se balance en quelque sorte sur son centre ; qu'il parcoure librement la sphère de ses pouvoirs, pour devenir capable de recherches obstinées et sévères. — Il est certain que deux séries d'actions cérébrales, en sens contraire, ne peuvent avoir lieu que difficilement en même temps chez le même individu.

A tout autre qu'à un confrère, ces recommandations paraîtraient minutieuses, et pourtant il n'y en a pas une qui ne puisse entraîner des accidents graves, par son omission réitérée, volontaire.

Notre correspondance touche à sa fin, mon ami, car je vous ai dit le peu que je sais, mais *tout* ce que je pense sur la médecine considérée dans ses rapports avec le monde... le monde ! — cet océan rien moins que *pacifique*, dont je vous ai signalé les récifs, les coups de vent et les corsaires... Mais vous avez payé votre *passe-port* et votre *fret* universitaire, je ne puis plus vous retenir. — Embarquez-vous donc, imprudent jeune homme ; allez courir les chances d'un élément mille fois plus perfide que celui des poëtes... Si le roulis social vous étourdit, à votre début, faites le remède conseillé par lord Byron contre le mal de mer : *mangez un bifteck.* — Si, une fois au large, la concurrence vous expose à la rencontre des flibustiers de notre profession, sachez, au besoin, louvoyer ou lâcher bravement votre bordée... — Si un calme plat vous arrête, déployez toutes vos voiles, ramez avec une philosophique résignation, attendez.... une bonne brise peut s'élever ; mais, en attendant, ménagez votre *biscuit*, c'est-à-dire soyez économe. — Si la tempête éclate et vous fait chavirer, que la probité vous prépare un sauvetage, et qu'elle vous fasse aborder cette fameuse *île escarpée* décrite par Boileau, où l'on vit de peu, mais fier et content... — Enfin, mon cher confrère, si, malgré vent et marée, vous rentrez au port d'une vieillesse exempte de besoins, de remords et d'infirmités, donnez un souvenir à celui qui vous écrivit ces lettres à formes abruptes, mais pleines de bonnes intentions pour vous servir ; — et j'ose croire qu'elles vous serviront, si je suis parvenu à vous prouver que : Pratiquer son art dans la cabane du pauvre de la même manière que dans le palais du riche, ce n'est pas savoir le pratiquer. (GERDY.)

FIN.

TABLE ALPHABÉTIQUE.

A

B

C

D

I

J

K

L

M

N

O

P

Q

R

FIN DE LA TABLE ALPHABÉTIQUE.

LIBRAIRIE GERMER BAILLIÈRE.

CATALOGUE

DES

LIVRES DE FONDS.

EXTRAIT.

AVIS.

Tous les ouvrages portés dans ce Catalogue peuvent être expédiés dans tous les départements de la France et en Algérie, *franco, par la poste, et sans augmentation sur les prix désignés.* — Il faudra joindre à la demande un *mandat sur la poste de Paris.*

M. Germer Baillière peut fournir tous les livres anciens et modernes non portés sur le Catalogue et concernant la *médecine*, la *chirurgie*, l'*anatomie*, la *physiologie*, la *chimie*, la *physique*, la *pharmacie*, l'*histoire naturelle* et l'*art vétérinaire.*

M. Germer Baillière possède un Catalogue séparé d'ouvrages sur le *magnétisme*, le *somnambulisme*, la *magie*, etc.

Novembre 1860.

PARIS

17, RUE DE L'ÉCOLE-DE-MÉDECINE.

LONDRES et NEW-YORK,   MADRID,

H. BAILLIÈRE.   BAILLY-BAILLIÈRE.

DICTIONNAIRE

DES

DICTIONNAIRES DE MÉDECINE

FRANÇAIS ET ÉTRANGERS,

OU

**Traité complet de Médecine et de Chirurgie pratiques,
de Thérapeutique, de Matière médicale,
de Toxicologie et de Médecine légale, etc., etc.;**

CONTENANT

*l'analyse des meilleurs articles qui ont paru jusqu'à ce jour
dans les différents Dictionnaires
et les Traités spéciaux les plus importants:*

Ouvrage destiné à remplacer tous les autres Dictionnaires et Traités
de Médecine et de Chirurgie, etc.,

PAR UNE SOCIÉTÉ DE MÉDECINS,

SOUS LA DIRECTION DE M. LE DOCTEUR **FABRE**,
Rédacteur en chef de la GAZETTE DES HÔPITAUX.

1850 - 1851. 9 forts volumes in-8 imprimés sur deux colonnes, y compris
un VOLUME SUPPLÉMENTAIRE rédigé en 1851. — Prix : 45 fr.

Le *volume supplémentaire* se vend séparément 9 fr.

AVIS DE L'ÉDITEUR.

Acquéreur du restant de l'édition du *Dictionnaire des Dictionnaires de médecine*, dont plus de 8,000 exemplaires sont déjà
vendus, nous avons pensé être agréable à MM. LES ÉLÈVES des
Facultés et des Écoles secondaires de médecine, et AUX MÉDECINS
PRATICIENS, en leur offrant une *nouvelle souscription* à cet ouvrage.

Tous les exemplaires portant le millésime de 1850 ne sont pas
seulement modifiés dans la couverture et le titre; *cinquante-
trois articles* importants, disséminés dans les huit volumes, et
formant un total de 140 pages, ont été ou refaits en entier, ou

remaniés, ou augmentés, afin d'être mis au courant de la science.
Tels sont :

TOME I.   *Absorption, Accouchements, Aliments, Apoplexie,
             Avortement provoqué, Auscultation, Bassin,
             Bec-de-lièvre.*

TOME II.   *Bile, Biliaires (voies), Bilieuse (fièvre), Cal, Cancer,
             Choléra, Chorée.*

TOME III.   *Coude, Delirium tremens, Embaumement.*

TOME IV.   *Face, Foie, Fracture, Gangrène, Gastrique
             (embarras), Hémorrhoïdes, Hernie (anus contre
             nature).*

TOME V.   *Incisions, Iris, Mâchoire (luxation de la), Ma-
             gnésie, Main, Manganèse, Méningite tubercu-
             leuse, Méphitisme.*

TOME VI.   *OEil, Os, Ostéite, Pelvimètre, Pharynx, Pro-
             state, Pupille artificielle, Ramollissement cérébral,
             Rate.*

TOME VII.   *Rectum, Scrofules, Sinus, Tendons, Thyroïde
             (corps) et Crétinisme, Tibia, Tibiales (ligature
             des artères).*

TOME VIII.   *Tronc, Varices, Vessie (fistules vésico-vaginales).*

Plusieurs articles indispensables manquaient à ce *Dictionnaire*;
pour le compléter et pour le tenir au niveau du progrès médical,
nous nous sommes décidé à publier, sous la direction de M. A. TAR-
DIEU, agrégé de la Faculté de médecine de Paris, UN VOLUME
SUPPLÉMENTAIRE RÉDIGÉ EN 1854 par une Société de professeurs et d'agrégés à la Faculté de médecine, de médecins, de
chirurgiens, de pharmaciens en chef et d'anciens internes des
hôpitaux de Paris.

BIBLIOTHÈQUE
DE L'ÉTUDIANT EN MÉDECINE

OU COLLECTION DE RÉSUMÉS

Pour la préparation aux Examens du doctorat
en médecine, du grade d'officier de santé, et aux concours
d'élèves externes et internes des hôpitaux.

Premier Examen.

NOUVEAU TRAITÉ ÉLÉMENTAIRE D'ANATOMIE DESCRIP-
TIVE ET DE PRÉPARATIONS ANATOMIQUES, par M. le
docteur JAMAIN, chirurgien des hôpitaux de Paris, etc., suivi
d'un précis d'*Embryologie* par M. VERNEUIL, agrégé de la Faculté de médecine de Paris, chirurgien des hôpitaux. 2ᵉ édit.
1 vol. grand in-18, avec 200 figures dans le texte. 1861. 12 fr.

ÉLÉMENTS DE PHYSIOLOGIE de l'homme et des principaux
vertébrés, répondant à toutes les questions physiologiques du
programme des examens de fin d'année, par M. BÉRAUD, chirurgien des hôpitaux de Paris, revus par M. CH. ROBIN, agrégé
à la Faculté de médecine de Paris. 1856-57. 2 vol. grand
in-18, 2ᵉ édit., entièrement refondue,   12 fr.

MANUEL D'ANATOMIE GÉNÉRALE, Histologie et organogénie de l'homme, par le doct. MARCHESSAUX. 1844, 1 vol. gr.
in-18, de 420 pages.   3 fr. 50 c.

Deuxième et cinquième Examen.

MANUEL D'ANATOMIE PATHOLOGIQUE GÉNÉRALE ET
APPLIQUÉE, contenant le catalogue et la description des
pièces déposées au musée Dupuytren, par M. HOUEL, agrégé de
la Faculté de médecine, conservateur dudit musée. 1857,
1 vol. gr. in-18.   7 fr.

MANUEL PRATIQUE DE PERCUSSION ET D'AUSCULTA-
TION, par M. le docteur AXBAY, chef de clinique médicale à
l'hôpital de la Charité. 1845. 1 vol. grand in-18.   3 fr. 50 c.

MANUEL DE PETITE CHIRURGIE, contenant les pansements,
les bandages, les appareils de fractures, les pessaires, les bandages herniaires, les ponctions, la vaccination, les incisions,
la saignée, les ventouses, le cathétérisme, l'extraction des
dents, les agents anesthésiques, etc., par M. le docteur JAMAIN.
3ᵉ édit., 1 vol. grand in-18, avec fig. 1860.   7 fr

MANUEL DE PATHOLOGIE ET DE CLINIQUE CHIRURGI-
CALES, par M. JAMAIN. 1859, 2 vol. gr. in-18.   14 fr.

NOUVEAU COMPENDIUM MÉDICAL, contenant : 1° la *Pathologie générale* ; 2° un *Dictionnaire de pathologie interne* ; 3° un *Memento thérapeutique*, par M. le doct. Bossu. 1855, 2° édit., 1 vol. gr. in-18.   7 fr.

MANUEL DE PATHOLOGIE ET DE CLINIQUE MÉDICALES, par M. le docteur Tardieu, agrégé à la Faculté de médecine de Paris, 1 fort vol. grand in-18. 2° édit., 1857.   7 fr.

MANUEL DE MÉDECINE OPÉRATOIRE, fondée sur l'anatomie normale et l'anatomie pathologique, par M. le professeur Malgaigne, 1861. 7° édit. 4 vol. gr. in-18.   7 fr.

MANUEL D'ANATOMIE TOPOGRAPHIQUE CHIRURGICALE, par MM. Velpeau et Béraud, 1861. 1. vol. in-18. (*Sous presse.*)

Troisième Examen.

PHYSIQUE, avec ses principales applications. 1 vol. gr. in-18. avec 230 fig. 3° édit., 1851.   4 fr. 50 c.

HISTOIRE NATURELLE, contenant la zoologie, la botanique, la minéralogie et la géologie. 2 vol. gr. in-18, avec 308 fig. 7 fr.

Ces deux ouvrages sont faits par M. le professeur Bouchardat.

ATLAS DE BOTANIQUE, composé de 21 planches représentant 56 plantes pour servir de complément à l'histoire naturelle de M. Bouchardat. 1844, fig. noires, 2 fr. 50. Fig. col.   5 fr.

Quatrième Examen.

MANUEL PRATIQUE DE MÉDECINE LÉGALE, par M. le docteur Bayard. 1844, 1 vol. gr. in-18.   3 fr. 50 c.

MANUEL D'HYGIÈNE publique et privée, par M. le docteur Foy. 1845, 1 vol. gr. in-18.   4 fr. 50 c.

MANUEL DE MATIÈRE MÉDICALE, DE THÉRAPEUTIQUE ET DE PHARMACIE, par M. le professeur Bouchardat, 1856-1857. 2 vol. gr. in-18. 3° édition très augmentée.   14 fr.

MANUEL DE PHARMACIE et ART DE FORMULER, contenant : 1° les principes élémentaires de pharmacie ; 2° des tableaux synoptiques : *a* des substances médicamenteuses tirées des trois règnes, avec leurs doses et leurs modes d'administration ; *b* des eaux minérales employées en médecine ; *c* des substances incompatibles ; 3° les indications pratiques nécessaires pour composer de bonnes formules ; suivi d'un *Formulaire de toutes les préparations iodées* publiées jusqu'à ce jour, par M. Deschamps (d'Avallon), pharmacien de la maison impériale de Charenton. 1856. 1 vol. gr. in-18 avec 19 fig.   6 fr.

1.

Cinquième Examen.

MANUEL DES ACCOUCHEMENTS ET DES MALADIES DES FEMMES GROSSES ET ACCOUCHÉES, contenant les soins à donner aux nouveau-nés, par M. le docteur JACQUEMIER, ancien interne de la maison d'accouchements de Paris. 1846. 2 vol. gr. in-18 de 1520 pag., avec 63 fig. dans le texte. 9 fr.
(Pour la clinique médicale et chirurgicale, voir les Manuels du 3e Examen.)

LA LIBRAIRIE GERMER BAILLIÈRE FERA PARAITRE

A partir du 1er janvier 1861

UN NOUVEAU JOURNAL DE CHIRURGIE

Paraissant tous les deux mois par livraisons de 6 feuilles grand in-8

INTITULÉ

ANNALES

DE LA

CHIRURGIE CONTEMPORAINE

RECUEIL PRATIQUE

DE

PATHOLOGIE CHIRURGICALE ET DE MÉDECINE OPÉRATOIRE

PUBLIÉ SOUS LA DIRECTION DE

MM. NÉLATON ET VELPEAU

Professeurs de clinique chirurgicale de la Faculté de médecine de Paris,
Membres de l'Académie de médecine, etc.

M.-A. DOUMIC, SECRÉTAIRE DE LA RÉDACTION.

PRIX :

Paris et les départements 15 fr. — Étranger, 18 fr.

LIVRES DE FONDS ET EN NOMBRE.

AIMÉ, BOUCHARDAT et FERMOND. Manuel complet du bac-
calauréat ès sciences, rédigé d'après le dernier programme de
l'Université, contenant la physique, la chimie, la botanique, la
physiologie végétale, la zoologie, la physiologie animale et la
géologie. 4e édit. 1854. 1 vol. grand in-18 avec fig.   7 fr.

ALQUIÉ. Doctrine médicale de Montpellier, ou Principes de cette
École. 4e édit. 1850, 1 vol. in-8.   7 fr.

AMUSSAT. Leçons sur les rétentions d'urine causées par les
rétrécissements de l'urèthre et sur les maladies de la glande
prostate, publiées par M. le docteur PETIT, de l'île de Ré.
1832. 1 vol. in-8, fig.   4 fr. 50 c.

ANDRY. Manuel pratique de percussion et d'auscultation. 1845,
1 vol. gr. in-18.   3 fr. 50 c.

ANDRY (Félix). Recherches sur le cœur et le foie, considérés
aux points de vue littéraire, médico-historique, symbolique,
etc. 1858, 1 vol. in-8.   4 fr.

ANGLADA. Traité des eaux minérales et des établissements
thermaux des Pyrénées-Orientales. 1833, 2 vol. in-8 6. fr.

ANNALES DE LA SOCIÉTÉ D'HYDROLOGIE MÉDICALE DE
PARIS. Comptes rendus des séances, 1854 à 1860. 6 vol.
in-8.   36 fr.

ARAN. Manuel pratique des maladies du cœur et des gros vaisseaux. 1842. 1 vol. in-18.   3 fr. 50

ARRÉAT. Éléments de philosophie médicale, ou théorie fonda-
mentale de la science des faits médico-biologiques. 1858,
1 vol. in-8.   7 fr. 50 c.

COURS

DE PATHOLOGIE INTERNE,

PROFESSÉ A LA FACULTÉ DE MÉDECINE DE PARIS,

Par M. G. ANDRAL,

Professeur à ladite Faculté, membre de l'Institut et de l'Académie impériale
de médecine, médecin de l'hôpital de la Charité, etc.

RECUEILLI ET PUBLIÉ

Par M. le docteur Amédée LATOUR.

Deuxième édition entièrement refondue.

1848. 3 vol. in-8, de 2,076 pages. — Prix : 18 fr.

AUBER (Édouard). Esprit du vitalisme et de l'organicisme, ou Examen critique des doctrines médicales des écoles de Paris et de Montpellier. 1855, in-8 br.   2 fr.

AUBER (Éd.). Hygiène des femmes nerveuses, ou Conseils aux femmes pour les époques critiques de leur vie. 1844, 2e édit. 1 vol. grand in-18 de 540 pag.   3 fr. 50 c.

AUBER (Éd). De la fièvre puerpérale devant l'Académie de médecine, et des principes du vitalisme hippocratique appliqués à la solution de cette question. 1858, in-8.   3 fr. 50 c.

AUBER (Édouard). Traité de la science médicale (histoire et dogmes), comprenant un précis de méthodologie ou de médecine préparatoire : un résumé de l'histoire de la médecine, suivi de notices historiques et critiques sur les écoles de Cos, d'Alexandrie, de Salerne, de Paris, de Montpellier et de Strasbourg ; un exposé des principes généraux de la science médicale, renfermant les *Éléments de la pathologie générale*, 1853. 1 vol. in-8, de 660 pages.   8 fr.

AUBER (Éd.). Guide médical du baigneur à la mer. 1854, 1 vol. in-18.   3 fr. 50 c.

AUBER (Édouard). Institutions d'Hippocrate, ou Exposé dogmatique des vrais principes de la médecine, extraits des Œuvres complètes d'Hippocrate, et méthodiquement reproduits par ordre de matière scientifique dans les termes mêmes de la traduction classique, etc. 1860, 1 vol. in-8. (*Sous presse.*)

BAUDELOCQUE. Principes sur l'art des accouchements, par demandes et réponses, en faveur des élèves sages-femmes. 7e éd., avec le *Manuel des sages-femmes*, de M. le professeur MOREAU. 1838-1839, 2 vol. in-12, fig.   9 fr.

BAUDELOCQUE. L'art des accouchements, 8e édit., 1844. 2 vol. in-8 de 1,240 pag., avec 17 pl.   18 fr.

BAUDENS. Des règles à suivre dans l'emploi du chloroforme. 1853, in-8 br.   1 fr. 25 c.

TRAITÉ CLINIQUE ET PRATIQUE

DES MALADIES DES ENFANTS,

Par MM. BARTHEZ et RILLIET,

Docteurs en médecine de la Faculté de Paris,
anciens internes lauréats de l'hôpital des Enfants malades de Paris, membres de
la Société médicale d'observation, de la Société anatomique, etc.

1853-54. — 2e édition entièrement refondue, 3 volumes in-8. — 35 fr.

NOUVEAUX ÉLÉMENTS
DE LA SCIENCE DE L'HOMME,
Par P.-J. BARTHEZ,
Médecin de S. M. Napoléon Ier, professeur de l'École de médecine
de Montpellier, etc.

Nouvelle édition, augmentée du *Discours sur le génie d'Hippocrate*, de mémoires sur les *fluxions et coliques iliaques, sur la
thérapeutique des maladies goutteuses et rhumatismales*, sur
l'évanouissement, *l'extispice*, la *fascination* et le *faune*, la
femme, et la *force des animaux*; collationnée et revue par
M. E. Barthez, médecin de S. A. le Prince-Impérial et de
l'hôpital Sainte-Eugénie, etc. 1858, 2 vol. in-8. — Prix : 12 fr.

BAYLE, médecin à l'hôpital de la Charité et de S. M. l'Empereur Napoléon Ier. *Traité des maladies cancéreuses*, revu,
augmenté et publié par M. BAYLE, agrégé de la Faculté de
Paris. 1834-1839, 2 vol. in-8.   5 fr.

BAYLE (A.-J.-L.). Éléments de pathologie médicale ou précis
de médecine théorique et pratique, écrit dans l'esprit hippocratique. 1856-1857, 2 vol. in-8.   14 fr.

BAYARD. Manuel de médecine légale. 1844, in-18. 3 fr. 50 c.

BELHOMME. Considérations sur l'appréciation de la folie, sa lo-
calisation et son traitement. 1848. Cinq mémoires in-8. 10 fr.

BELHOMME. Essai sur l'idiotie, 1824-1843. In-8 br.   2 fr.

BERTHERAND. Hygiène et médecine des Arabes. 1854. 1 vol.
in-8.   7 fr. 50 c.

BLANDIN. De l'autoplastie, ou restauration des parties du
corps qui ont été détruites à la faveur d'un emprunt fait à
d'autres parties. Paris, 1836, 1 vol. in-8.   4 fr. 50 c.

BLANDIN. Atlas d'anatomie topographique, ou d'anatomie des
régions du corps humain, considérée dans ses rapports avec la
chirurgie et la médecine opératoire. 1834, 20 pl. in-fol. 12 fr.

BLATIN et NIVET. Traité des maladies des femmes qui déterminent des flueurs blanches, des leucorrhées et tous les autres
écoulements utéro-vaginaux. 1842, 1 vol. in-8.   7 fr.

TRAITÉ
DES APPLICATIONS DE L'ÉLECTRICITÉ
A LA THÉRAPEUTIQUE MÉDICALE ET CHIRURGICALE,
Par A. BECQUEREL,
Médecin de l'hôpital de la Pitié, professeur agrégé à la Faculté
de médecine de Paris.

1860. 2e édition, 1 vol. in-8, avec fig. 7 fr.

TRAITÉ CLINIQUE

DES

MALADIES DE L'UTÉRUS

ET DE SES ANNEXES,

Par A. BECQUEREL,

médecin de l'hôpital de la Pitié, agrégé de la Faculté de Paris.

1859. — 2 vol. in-8 et atlas de 18 planches représentant 44 fig. n. et col. — Prix : 20 fr.

BECQUEREL. Recherches sur la méningite des enfants. 1838. in-8. 2 fr.

BECQUEREL et RODIER. Traité de chimie pathologique appliquée à la médecine pratique, contenant l'étude et la composition à l'état sain et à l'état malade de tous les liquides du corps humain, tels que le *sang*, les *urines*, la *lymphe*, le *chyle*, la *salive*, la *bile*, le *suc pancréatique*, le *sperme*, le *lait*, les *larmes*, le *mucus*, les *crachats*, les *vomissements*, les *sécrétions* des membranes muqueuses de l'estomac et des intestins, la *sueur*, le *pus*, le *tubercule*, le *cancer*, etc. 1854, 1 vol. in-8. 7 fr.

BECQUEREL. Traité du bégaiement et des moyens de le guérir. 1843, in-8. 3 fr. 50 c.

BÉRARD (A.). Diagnostic différentiel des tumeurs du sein. 1842, in-8 br. 3 fr. 50 c.

BÉRARD (A.). Maladies de la glande parotide et de la région parotidienne, opérations que ces maladies réclament. 1841, 1 vol. in-8 de 320 pages et 4 planches. 4 fr. 50 c.

BÉRAUD (F.-A.). Les Filles publiques de Paris et la Police qui les régit. 1839, 2 vol. 6 fr.

BÉRAUD (B.). Essai sur le cathétérisme du canal nasal, suivant la méthode de Laforest, procédé nouveau. 1855, in-8 avec 4 figures. 2 fr. 50 c.

ÉLÉMENTS DE PHYSIOLOGIE DE L'HOMME

ET DES PRINCIPAUX VERTÉBRÉS,

Par M. le docteur BÉRAUD,

Ex-prosecteur et chirurgien des hôpitaux de Paris.

REVUS

Par M. Ch. ROBIN,

Agrégé de la Faculté de médecine de Paris.

1856-1857, 2 vol. gr. in-18 de 1440 pages, 12 fr.

BÉRAUD (B.). Recherches sur l'orchite et l'ovarite varioleuses.
1859, in-8, br.   1 fr. 50 c.
BÉRAUD (B.). Atlas d'anatomie chirurgicale avec texte explicatif,
composé de 150 planches dessinées sur nature par M. Bion,
et destiné à servir de complément à tous les traités d'anatomie
chirurgicale. 1861. (*Sous presse.*)
BIBLIOTHÈQUE ENTOMOLOGIQUE, contenant : 1° Centurie
d'insectes, par Kirby ; 2° OEuvres entomologiques de Esch-
scholtz ; 3° Insectes de Java, par Mac Leay ; 4° Bulletin de la
Société des naturalistes de Moscou. 1852, 2 vol. in-8, fig. 20 fr.
BIDAULT DE VILLIERS. Propriétés médicinales de la digitale
pourprée. 3° édit. 1842, in-8.   2 fr. 50 c.
BILLARD. De la membrane muqueuse gastro-intestinale dans
l'état sain et l'état inflammatoire, etc. 1825, 1 vol. in-8. 4 fr.
BIOGRAPHIE MÉDICALE par ordre alphabétique, d'après
Daniel-Leclerc, Eloy, Freind, Sprengel, Dezeimeris, etc. 1855,
2 vol. in-8 à 2 colonnes.   6 fr.
BLAUD. Essai sur le vitalisme. 1851, in-8, br.   1 fr. 25 c.
BLAUD. L'art médical, ou les vrais moyens de parvenir en
médecine. Poème, 1843, 1 vol. in-8.   3 fr. 50 c.
BOBIERRE (Adolphe). Traité des manipulations chimiques ;
description raisonnée de toutes les opérations chimiques et
des appareils dont elles réclament l'emploi. 1844, 1 vol. in-8
de 494 pag. avec 173 fig.   6 fr.
BONNET. Considérations médico-légales sur la monomanie homicide. 1840, in-8.   1 fr. 50 c.
BONNET. Traité complet, théorique et pratique des maladies du
foie. 1844, 2° édit., 1 vol. in-8.   3 fr.
BORCHARD. Commentaires historiques, critiques et pratiques
sur la suette (fragment). 1856, in-8, br.   1 fr. 50 c.
BORCHARD. Hygiène des professions. Maladies des menuisiers
et des ébénistes, d'après le docteur Koblank, de Berlin.
1859, in-8, br.   1 fr. 25 c.
BOSSU. Nouveau Compendium médical, contenant : 1° la *Pathologie générale* ; 2° un *Dictionnaire de pathologie interne*, avec
l'indication des formules les plus usitées dans le traitement des
maladies ; 3° un *Mémento thérapeutique*, avec la définition de
toutes les préparations pharmaceutiques. 1855, 2° édit., refondue, 1 vol. gr. in-18.   7 fr.
BOSSU. Traité des plantes médicinales indigènes, précédé d'un
cours de botanique. 1851, 1 vol. in-8 et atlas de 60 planches
représentant 1,100 figures coloriées.   22 fr.
BOSSU. Nouveau dictionnaire d'histoire naturelle et des phénomènes de la nature. 1857-1859, 3 vol. in-4 avec 1370 fig. 27 fr.

MANUEL
DE MATIÈRE MÉDICALE
DE THÉRAPEUTIQUE ET DE PHARMACIE
PAR A. BOUCHARDAT,

Professeur d'hygiène à la Faculté de médecine de Paris,
Membre de l'Académie impériale de médecine.

1856-1857. 2 vol. in-18, 3ᵉ édition. — Prix : 14 fr.

BOUCHARDAT. Opuscules d'économie rurale, contenant les engrais, la betterave, les tubercules de dahlia, les récoltes des principaux vignobles en 1847, 1848, 1849, la vigne et les vins, le lait, le pain, les boissons, l'alucite, la digestion et les maladies des vers à soie, les sucres, l'influence des eaux potables sur le goître et le crétinisme, etc., 1851, in-8.　　3 fr. 50 c.

BOUCHARDAT. Physique élémentaire avec ses principales applications. 1 vol. gr. in-18, de 540 pages, avec 230 fig. 1851, 3ᵉ édit.　　4 fr. 50 c.

BOUCHARDAT. Histoire naturelle contenant la zoologie, la botanique, la minéralogie et la géologie. 2 vol. gr. in-18 avec 308 fig.　　7 fr.

BOUCHARDAT. Annuaire de thérapeutique, de matière médicale, de pharmacie et de toxicologie pour 1841 à 1860, contenant le résumé des travaux thérapeutiques et toxicologiques publiés de 1840 à 1859, et les formules des médicaments nouveaux, suivi de mémoires sur le diabète sucré ; sur une maladie nouvelle, l'*hippurie* ; sur les iodures d'iodhydrates d'alcalis végétaux ; sur la digestion ; sur les contre-poisons du sublimé corrosif, du plomb, du cuivre et de l'arsenic ; sur des cas rares de chimie pathologique ; sur l'action des poisons et de substances diverses ; sur les plantes et les poissons ; sur les principaux contre-poisons et sur la thérapeutique des empoisonnements ; sur les affections syphilitiques ; sur la thérapeutique du choléra ; sur l'affaiblissement de la vue coïncidant avec des maladies dans lesquelles la nature de l'urine est modifiée ; sur la pathogénie et la thérapeutique du rhumatisme articulaire aigu ; sur l'huile de foie de morue dans la phthisie et le rachitisme ; sur l'alimentation insuffisante ; sur les amidonneries insalubres ; sur le rôle des matières albumineuses dans la nutrition ; sur l'étiologie et l'hygiène des tumeurs cancéreuses ; sur l'oligosurie et la polyurie. 20 vol. gr. in-32. Prix de chaque.　　1 fr. 25 c.

NOUVEAU
FORMULAIRE MAGISTRAL

PRÉCÉDÉ

D'UNE NOTICE SUR LES HOPITAUX DE PARIS,

DE GÉNÉRALITÉS SUR L'ART DE FORMULER,

SUIVI

D'UN PRÉCIS SUR LES EAUX MINÉRALES NATURELLES ET ARTIFICIELLES,

D'UN MÉMORIAL DE THÉRAPEUTIQUE,

DE NOTIONS SUR L'EMPLOI DES CONTRE-POISONS ET SUR LES SECOURS

A DONNER AUX EMPOISONNÉS ET AUX ASPHYXIÉS.

PAR A. BOUCHARDAT.

Professeur d'hygiène à la Faculté de médecine de Paris,
Membre de l'Académie impériale de médecine.

1861. Dixième édition, 1 vol. in-18. 3 fr. 50 c.

BOUCHARDAT. Formulaire vétérinaire, contenant le mode d'action, l'emploi et les doses des médicaments simples et composés prescrits aux animaux domestiques par les médecins vétérinaires français et étrangers. 1861, 1 vol. in-18, 2ᵉ éd., 3 f. 50 c.

BOUCHARDAT et QUEVENNE. Du lait. 1ᵉʳ *fascicule*, instruction sur l'essai et l'analyse du lait ; 2ᵉ *fascicule*, des laits de femme d'ânesse, de chèvre, de brebis, de vache. 1857, 1 vol., in-8. 6 fr.

— On vend séparément l'*instruction* pour l'essai et l'analyse du lait. 1856, in-8, br. 1 fr. 50 c.

BOUCHER (d'Amiens). Recherches sur la structure des organes de l'homme et des animaux les plus connus. 1848, 1 vol. in-8, avec 104 fig. 6 fr.

BOUCHER (d'Amiens). Essai sur les principaux points de la physiologie. 1856, 1 vol. in-8. 4 fr. 50 c.

BOUISSON. Tribut à la chirurgie, ou Mémoires sur divers sujets de cette science. 1858-1861, 2 vol. in-4, avec planches. 24 fr.

BOURDET. Causeries médicales avec mon client. 1852, 1 vol. gr. in-18. 4 fr.

BOURDET. Des maladies du caractère (hygiène morale et philosophie). 1858, 1 vol. in-12 br. 1 fr. 50 c.

BOURDIN. Traitement des affections cancéreuses, indications et contre-indications de l'opération dans le traitement du cancer. 1844, in-8 br. 1 fr. 50 c.

BOYER (Lucien). Recherches sur l'opération du strabisme. 1842-1844, 1 vol. in-8, avec 12 pl. 7 fr. ; fig. coloriées. 10 fr.

BOYER (Lucien). De l'entraînement des parties antérieures du corps vitré pendant l'opération de la cataracte par abaissement. 1849, in-8 br. 1 fr. 50 c.

DU SUICIDE

ET DE

LA FOLIE SUICIDE

CONSIDÉRÉS

DANS LEURS RAPPORTS AVEC LA STATISTIQUE, LA MÉDECINE ET LA PHILOSOPHIE,

Par M. le docteur BRIERRE DE BOISMONT.

1856, 1 vol. in-8 de 680 pages. — Prix, 7 fr.

BRIERRE DE BOISMONT. De l'ennui (*Tœdium vitæ*). 1850,
in-8. 1 fr. 50 c.

BRICHETEAU. Traité sur les maladies chroniques qui ont leur
siége dans les organes de l'appareil respiratoire, telles que la
phthisie pulmonaire, les diverses affections des poumons, des
bronches et des plèvres, les maladies catarrhales, l'asthme,
les dyspnées nerveuses, etc. 1852, 1 vol. in-8. 8 fr.

BRICHETEAU. Traité de l'hydrocéphale aiguë ou fièvre cérébrale
des enfants. 1826. 1 vol. in-8. 2 fr. 50 c.

BRACHET. Physiologie élémentaire de l'homme, 1854, 2 vol.
in-8, 2ᵉ édition entièrement refondue. 5 fr.

BRACHET. Asthénie. 1829, 1 vol. in-8. 2 fr.

BRACHET. Traité pratique des convulsions dans l'enfance.
2ᵉ édit., 1837, 1 vol. in-8. 3 fr. 50 c.

BRACHET. De l'hystérie. 1847, 1 vol. in-8. 3 fr. 50 c.

BRACHET. Traité complet de l'hyponchondrie. 1844, 1 vol.
in-8. 3 fr. 50 c.

BRACHET. De l'emploi de l'opium dans les phlegmasies des
membranes muqueuses, séreuses et fibreuses. 1828, 1 vol.
in-8. 3 fr. 50 c.

BRACHET. Traité pratique de la colique de plomb. 1850, 1 vol.
in-8. 1 fr. 50 c.

DES HALLUCINATIONS

OU

HISTOIRE RAISONNÉE DES APPARITIONS,
DES VISIONS, DES SONGES, DE L'EXTASE, DU MAGNÉTISME ET DU SOMNAMBULISME,

PAR M. BRIERRE DE BOISMONT,

Docteur en médecine de la Faculté de Paris,
Directeur d'une maison d'aliénés, etc.

1861, 3ᵉ édition, très augmentée, 1 vol. in-8. (*Sous presse.*)

TRAITÉ

DE

CHIRURGIE VÉTÉRINAIRE

Par A.-J. BROGNIEZ,

Professeur à l'école vétérinaire, à Cureghem-lez-Bruxelles, etc.

1842-1845, 3 vol. grand in-8, et atlas in-fol. de 47 planches noires et coloriées représentant 133 fig. — Prix, 30 fr.

BRAUN. Essai sur l'éclampsie ou les convulsions urémiques des femmes grosses, en travail et en couches, traduit de l'allemand par M. Petard. 1858, in-8 br.   4 fr.

BROC. Essai sur les races humaines considérées sous les rapports anatomique et philosophique. 1836, 1 vol. in-8, avec 11 fig.   3 fr. 50 c.

BROUSSAIS (F.-J.-V.). Recherches sur la fièvre hectique. Paris, 1803, in-8, br.   2 fr.

BROUSSAIS. Examen des doctrines médicales. 3ᵉ édition. 1829-1834, 4 vol. in-8.   8 fr.

BROWN. Éléments de médecine, traduits du latin, avec des additions, par M. Fouquier. 1805, 1 vol. in-8.   5 fr.

BULLETINS DE LA SOCIÉTÉ ANATOMIQUE DE PARIS, rédigés par MM. Axenfeld, Bauchet, Bell, P. et A. Bérard, Bourdon, Broca, Chassaignac, Demarquay, Dénucé, Deville, Forget, Foucher, Giraldès, Gosselin, Lenoir, Livois, Maréchal, Mercier, Pigné, Richard, Royer-Collard, Sestier, A. Tardieu, Thibault, Valleix, Vigla. 1826 à 1834, 1837, 1838, 1840 à 1855, 27 vol. in-8. Prix des années 1826 à 1834, chacune   3 fr. Prix des autres années, chacune   5 fr.

BURGGRAEVE. Anatomie de texture ou histologie appliquée à la physiologie et à la pathologie. 2ᵉ édit. Gand, 1845, 1 vol. gr. in-8 de 720 pages avec 138 figures.   7 fr.

BURNS. Traité des accouchements et des maladies des femmes et des enfants. 1855, 1 vol. in-8.   3 fr. 50 c.

CANQUOIN. Traitement du cancer, excluant toute opération par l'instrument tranchant, suivi des modifications apportées dans le traitement des ulcères de l'utérus, et d'observations nombreuses. 2ᵉ édit., 1838, 1 vol. in-8.   6 fr.

CAPURON. De l'accouchement lorsque le bras de l'enfant se présente et sort le premier. 1828, in-8 br.   2 fr.

CARON. Le Code des jeunes mères ; traité théorique et pratique pour l'éducation physique des nouveau-nés. 1859, 1 vol. in-8.   3 fr. 50 c.

DISCOURS

sur les

RÉVOLUTIONS DE LA SURFACE DU GLOBE

et sur

LES CHANGEMENTS QU'ELLES ONT PRODUITS
DANS LE RÈGNE ANIMAL,

PAR G. CUVIER.

8ᵉ édit., corrigée. 1 vol. in-18 de 356 pag. avec 7 fig. — 2 fr. 50.

CARRON DU VILLARDS. Recherches médico-chirurgicales sur l'opération de la cataracte, les moyens de la rendre plus sûre, et sur l'inutilité des moyens médicaux pour la guérir sans opération. 2ᵉ édit. 1837, 1 vol. in-8 avec 53 fig.   7 fr.

CARRON DU VILLARDS. Guide pratique pour l'exploration méthodique et symptomatologique de l'œil et de ses annexes. 1836, in-8.   4 fr.

CASTORANI. De la kératite et de ses suites. 1856, 1 vol. in-8. 3 fr.

CHARCOT. De l'expectation en médecine. 1857, in-8. 1 fr. 50 c.

CHARMEIL. Recherches sur les métastases, suivies de nouvelles expér. sur la génération des os. 1821, 1 vol. in-8, 17 fig. 3 fr.

CHARPIGNON. Physiologie, médecine et métaphysique du magnétisme. 1848, 1 vol in-8.   6 fr.

CHAUSSIER. Considérations sur les convulsions qui attaquent les femmes enceintes. 2ᵉ édit., 1824, in-8, br.   1 fr. 25 c.

CHAUSSIER. Quelques considérations sur les soins qu'il convient de donner aux femmes pendant le travail ordinaire de l'accouchement. 1824, in-8.   1 fr. 25 c.

CHOMEL. Leçons de clinique médicale faites à l'Hôtel-Dieu de Paris, recueillies et publiées sous ses yeux par les docteurs Genest, Requin et Sestier. 1834-1840, 3 vol. in-8.   24 fr.

CHRISTOPHE. Doctrine des impondérables, ou nouveaux principes de médecine chimique. 1856, 1 vol. in-8.   6 fr.

CLAUDET. Recherches sur la théorie des principaux phénomènes de photographie dans le procédé du daguerréotype. 1850, in-8, avec 8 fig.   75 c.

CLAUDET. Nouvelles recherches sur la différence entre les foyers visuels et photogéniques, et sur leur constante variation. 2ᵉ *mémoire*. 1851, in-8.   1 fr. 50 c.

CLIET. Utérotherme, nouveau procédé pour le traitement des affections de la matrice. 1845, in-8, fig.   1 fr.

QUINOLOGIE.

DES QUINQUINAS ET DES QUESTIONS QUI, DANS L'ÉTAT PRÉSENT DE LA SCIENCE ET DU COMMERCE, S'Y RATTACHENT AVEC LE PLUS D'ACTUALITÉ,

Par M. AUGUSTE DELONDRE,
Pharmacien et fabricant de sulfate de quinine à Graville (Havre),
membre de l'ancienne Société Pelletier, Delondre et Levaillant ;

Et par M. A. BOUCHARDAT,
Professeur d'hygiène à la Faculté de médecine de Paris,
Membre de l'Académie impériale de médecine, etc.

1854. 1 vol. gr. in-4, avec 23 planch. et 2 cartes color. 40 fr.

CLOQUET (H.). Osphrésiologie, ou Traité des odeurs, du sens et des organes de l'olfaction, avec l'histoire détaillée des maladies des fosses nasales. 2e édit., 1821. 1 vol. in-8. 5 fr.

CLOQUET (J.). De l'influence des efforts sur les organes renfermés dans la cavité thoracique. 1820. in-8, br. 1 fr. 25 c.

COMBE (Georges). Traité complet de phrénologie, traduit de l'anglais par LEREAU. 2 forts vol. in-8, fig. 1844. 12 fr.

CORNAZ. Des abnormités congénitales des yeux et de leurs annexes. 1848, in-8. 3 fr. 50 c.

COSTE et DELPECH. Recherches sur la génération des mammifères, suivies de recherches sur la formation des embryons. 1834, 1 vol. in-4, avec 9 fig. 12 fr.

COSTER. Manuel de médecine pratique basée sur l'expérience. 1837, 1 vol. in-18, br. 3 fr. 50 c.

COSTES. Histoire critique et philosophique de la *doctrine physiologique*. 1849, 1 vol. in-8. 6 fr.

COTTEREAU. Des altérations de l'urine et des moyens physiques et chimiques pour les reconnaître. 1850, in-8. 1 fr. 50 c.

COULON. Recherches et considérations médicales sur l'acide hydrocyanique, son radical, ses composés et ses antidotes. 1849, 1 vol. in-8. 3 fr. 50 c.

CROCQ. Traité des tumeurs blanches des articulations. 1853, 1 vol. in-8 de 744 pag. avec 24 fig. 8 fr.

TRAITÉ THÉORIQUE ET PRATIQUE
DES MALADIES DES YEUX,

Par M. le docteur DESMARRES,
Professeur de clinique ophthalmologique.

1854-57. 2e édition augmentée, 3 vol. in-8 avec 205 fig. — 25 fr.

MANUEL DE PHARMACIE

ET

ART DE FORMULER,

CONTENANT :

1° les principes élémentaires de pharmacie ; 2° des tableaux synoptiques : *a*, des substances médicamenteuses tirées des trois règnes avec leurs doses et leurs modes d'administration ; *b*, des eaux minérales employées en médecine ; *c*, des substances incompatibles ; 3° les indications pratiques nécessaires pour composer de bonnes formules ,

SUIVI D'UN

FORMULAIRE DE TOUTES LES PRÉPARATIONS IODÉES

PUBLIÉES JUSQU'A CE JOUR,

Par M. DESCHAMPS (d'Avallon),

Pharmacien de la maison impériale de Charenton, etc.

1856.—1 vol. gr. in-18 de 658 p., avec 19 fig.—Prix : 6 fr.

DE CANDOLLE. Organographie végétale, ou description des organes des plantes. 2 vol. in-8, avec 422 fig.   12 fr.

DEGUISE, DUPUY et LEURET. Recherches et expériences sur les effets de l'acétate de morphine. 1824, in-8.   1 fr. 50 c.

DELARROQUE. Recherches sur les maladies abdominales qui simulent, provoquent ou entretiennent des maladies de poitrine. 1838, 1 vol. in-8.   6 fr.

DELEAU. Recherches sur les maladies de l'oreille et sur le développement de l'ouïe et de la parole chez les sourds-muets. *Maladies de l'oreille moyenne*. 1838, 1 vol. in-8, fig.   8 fr.

DELEAU. L'ouïe et la parole rendues à Honoré Trezel, sourd-muet de naissance ; 1825, in-8.   1 fr. 50 c.

DELEUZE. Mémoire sur la faculté de prévision. 1836, in-8, br.   2 fr. 50 c.

DELAFOND et BOURGUIGNON. Pathologie et entomologie comparées de la psore des animaux domestiques et de l'homme (ouvrage couronné par l'Institut) 1 fort vol. in-4 (*Sous presse*).

MANUEL PRATIQUE

D'ANALYSE CHIMIQUE

Par M. DESCHAMPS (d'Avallon)

1859. 2 vol. in-8, avec 80 fig. — Prix : 12 fr.

MÉDECINE LÉGALE,

THÉORIQUE ET PRATIQUE,

Par M. Alphonse DEVERGIE,

Médecin de l'hôpital Saint-Louis, agrégé à la Faculté de médecine de Paris, etc.

Avec le texte et l'interprétation des lois relatives à la médecine légale,

REVUS ET ANNOTÉS

PAR M. DEHAUSSY DE ROBÉCOURT,

Conseiller à la Cour de cassation.

1852, 3ᵉ édition augmentée, 3 vol. in-8. — Prix : 23 fr.

DEVERGIE. Incontinence d'urine et son traitement rationnel par la méthode des injections. 1840, 1 vol. in-8.   2 fr.

DEVERGIE. Catarrhe chronique. Faiblesse et paralysie de la vessie. 1840, 1 vol. in-8.   2 fr.

DEVAY. Des instituts hygiéniques de Pythagore et de leur influence sur les sociétés antiques. 1842, br. gr. in-8. 1 fr. 50 c.

DEVAY ET GUILERMOND. Recherches nouvelles sur le principe actif de la ciguë (conicine) et de son mode d'application aux maladies cancéreuses et aux engorgements de la matrice et du sein. 2ᵉ édition, 1 vol. in-8, 1853.   3 fr.

DURAND-FARDEL. Traité du ramollissement du cerveau (ouvrage couronné par l'Académie de médecine). 1843, 1 vol. in-8.   7 fr.

TRAITÉ THÉRAPEUTIQUE

DES EAUX MINÉRALES

DE FRANCE ET DE L'ÉTRANGER

ET DE

LEUR EMPLOI DANS LES MALADIES CHRONIQUES

Telles que les Scrofules, les Maladies de la peau, les Affections catarrhales, la Phthisie, le Rhumatisme, la Goutte, la Dyspepsie, la Gastralgie, l'Entérite, les Maladies du foie, les Calculs biliaires, la Gravelle, le Catarrhe vésical, les Maladies de matrice, les Paralysies, la Syphilis, la Chlorose, les Fièvres intermittentes, l'Albuminurie, le Diabète, etc.

Par M. le docteur DURAND-FARDEL,

Médecin-Inspecteur des sources d'Hauterive, à Vichy, Secrétaire général de la Société d'hydrologie médicale de Paris, etc.

1857. 1 vol. in-8 de 774 pages, avec carte color. Prix : 8 fr.

TRAITÉ CLINIQUE ET PRATIQUE

DES MALADIES DES VIEILLARDS,
PAR M. DURAND-FARDEL,
Docteur en médecine de la Faculté de Paris, ancien interne de la Salpêtrière,
Membre correspondant et lauréat de l'Académie impériale de médecine, etc.

1854. — 1 vol. in-8 de 924 pages. — 9 fr.

DELPECH. Chirurgie clinique de Montpellier, ou observations
et réflexions tirées des travaux de chirurgie clinique de cette
école, 1823-1828, 2 vol. in-4, fig.   25 fr.

DE MOLÉON. Rapports sur les travaux du conseil de salubrité
de la ville de Paris, de 1802 à 1840. 2 vol. in-8.   10 fr.

DENEUX. Mémoire sur les bouts de sein, ou mamelons artificiels, et les biberons, 1833, in-8, br.   1 fr. 50 c.

DENEUX. Accouchement spontané, in-8.   1 fr. 25 c.

DENEUX. Observation sur une tumeur fibreuse de l'utérus
expulsée dans le vagin après un avortement au terme de quatre
mois, et prise pour l'arrière-faix. 1829, in-4, fig.   1 fr. 25 c.

DENIS. Recherches d'anatomie et de physiologie pathologiques
sur plusieurs maladies des enfants nouveau-nés. 1826, 1 vol.
in-8.   5 fr.

DENUCÉ. Mémoire sur les luxations du coude, 1854, in-4, avec
7 fig.   3 fr. 50 c.

DESPRÉS. Des divisions congénitales des lèvres, de la voûte et
du palais. 1842, in-8, br.   2 fr.

DESPRETZ. Traité élémentaire de physique (*adopté par le Conseil de l'instruct. publ.*). 1836, 4e édit, 1 vol. in-8, fig. 10 fr.

DEUBEL. De l'avortement spontané. Strasbourg, 1834,
in-4.   2 fr. 50 c.

DOROSZKO. Recherches sur l'homœopathie ou théorie des analogues. 1839, 1 vol. in-8.   6 fr.

DRAPIEZ. Dictionnaire classique des sciences naturelles, contenant un choix des meilleurs articles puisés dans tous les dictionnaires qui ont traité des sciences ; augmenté des travaux et
découvertes effectués depuis leur publication. 10 vol. grand
in-8, avec 200 pl. col. Bruxelles, 1837 à 1845.   100 fr.

DUBOIS (d'Amiens). Philosophie médicale ; Examen des doctrines de Cabanis et de Gall. 1845, 1 vol. in-8, br.   5 fr.

DUBOIS. Matière médicale indigène, ou Histoire des plantes médicinales qui croissent spontanément en France et en Belgique.
(Ouvrage en réponse à cette question : *Des ressources que la
flore médicale indigène présente aux médecins de campagne.*)
1848, 1 vol. in-8.   7 fr.

LEÇONS ORALES DE CLINIQUE CHIRURGICALE

FAITES A L'HÔTEL-DIEU DE PARIS,

Par le baron DUPUYTREN,

Chirurgien en chef;

RECUEILLIES ET PUBLIÉES

Par MM. les docteurs BRIERRE DE BOISMONT et MARX.

1839, 2ᵉ édit. — 6 vol. in-8. — Prix : 14 fr.

DUBOUCHET. Maladies des voies urinaires et des organes de la génération, contenant les rétentions d'urine, les rétrécissements de l'urèthre, les maladies de la glande prostate, de la vessie, des testicules, des vésicules séminales et des conduits spermatiques, des reins et des uretères; la stérilité et l'impuissance; le diabète sucré ou glucosurie; la gravelle et les calculs de la vessie. 10ᵉ édit., 1854, 1 vol. in-8.   5 fr.

DUPARCQUE. Traité des maladies de la matrice. Paris, 1839, 2 vol. in-8, 2ᵉ édit.   12 fr.

DUPEAU. Lettres physiologiques et morales sur le magnétisme animal. 1826, 1 vol. in-8, br.   3 fr. 50 c.

DUPIERRIS (Martial). Mémoire sur les rétrécissements organiques du canal de l'urèthre et sur l'emploi de nouveaux instruments de scarification et d'incision pour obtenir la cure radicale de cette maladie, suivi d'un Appendice sur le traitement des rétrécissements par la MALAXATION; nouvelle édition, 1847, 1 vol. in-8, avec 19 fig.   5 fr.

DURINGE. De l'homœopathie, ses avantages et ses dangers. 1834, 1 vol. in-8.   4 fr. 50 c.

EDWARDS ET VAVASSEUR. Nouveau formulaire pratique des hôpitaux. 4ᵉ édition, revue, corrigée et augmentée, par M. Mialhe. 1844, 1 vol. in-32, br.   3 fr. 50 c.

FABRE. Magnétisme animal, satire. 3ᵉ édit., 1838, in-4.   75 c.

FABRE. Choléra-morbus. Guide du médecin praticien dans la connaissance et le traitement de cette maladie, suivi d'un dictionnaire de thérapeutique et d'un formulaire spécial. 1854, 1 vol. in-8.   5 fr.

FERRUS. Des prisonniers, de l'emprisonnement et des prisons. 1850, 1 vol. in-8.   3 fr.

FERRUS. De l'expatriation pénitentiaire. 1853, in-8.   7 fr.

FERMOND. Monographie des sangsues médicinales, contenant la description, la reproduction, l'éducation, la conservation, les maladies, l'emploi, le dégorgement de ces annélides. 1854, 1 vol. in-8 de 520 pages, avec 36 figures.   6 fr.

FERMOND. Monographie du tabac, contenant l'historique, les propriétés thérapeutiques, physiologiques et toxicologiques, les diverses espèces, sa culture, sa préparation, son analyse chimique, ses falsifications, etc. 1857. 1 vol. in-8.   5 fr.

FOY. Choléra-morbus. Premiers secours à donner aux cholériques avant l'arrivée du médecin. 1849, 1 vol. in-18.   1 fr. 25 c.

FOY. Memento de thérapeutique à l'usage des médecins praticiens, contenant la médecine, la chirurgie et les accouchements. 1861, 1 vol. in-8. (*Sous presse.*)

FOY. Formulaire des médecins praticiens, contenant : 1° les formules des hôpitaux civils et militaires, français et étrangers ; 2° l'examen et l'interrogation des malades ; 3° un mémorial raisonné de thérapeutique ; 4° les secours à donner aux empoisonnés et aux asphyxiés ; 5° la classification des médicaments d'après leurs effets thérapeutiques ; 6° un tableau des substances incompatibles ; 7° l'art de formuler, avec les nouveaux poids et mesures. 1844, 4° édit., 1 vol. in-18. 3 fr. 50 c.

FOY. Traité de matière médicale et de thérapeutique, appliquée à chaque malade en particulier. 2 vol. in-8 de 1456 pag. 14 fr.

FOSSATI. Manuel pratique de phrénologie, ou Physiologie du cerveau, d'après les doctrines de GALL, SPURZHEIM, COMBE, etc. 1845. 1 vol. grand in-18, avec 43 fig.   6 fr.

FOURNIER. Études cliniques sur les douches oculaires et la glace appliquées au traitement des phlegmasies de l'œil. 1857, in-8, br.   2 fr.

FOURCAULT. Causes générales des maladies chroniques, spécialement de la *phthisie pulmonaire*, avec l'exposé de recherches expérimentales sur les *fonctions de la peau*, suivi de l'hygiène des personnes prédisposées aux maladies chroniques et spécialement à la *phthisie pulmonaire*, ou moyens de prévenir le développement de ces affections. 1844, 1 vol. in-8.   7 fr.

On vend *séparément* l'HYGIÈNE des personnes prédisposées aux maladies chroniques, et spécialement à la *phthisie pulmonaire*. 1844, 1 vol. in-8.   3 fr. 50 c.

FOURCAULT. Du choléra épidémique. 1849, in-8, br.   2 fr.

FOTHERGILL. Remarques sur l'hydrocéphale interne, ou hydropisie des ventricules du cerveau, traduit de l'anglais par Bidault de Villiers. 1807, in-8.   1 fr. 25 c.

FOVILLE. Déformation du crâne résultant de la méthode la plus générale de couvrir la tête des enfants. 1834, in-8 de 74 p., avec 12 fig.   2 fr. 50 c.

FRANK. Traité de pathologie interne, traduit du latin, par M. Bayle, agrégé de la Faculté de médecine de Paris. 1838-1843, 6 vol. in-8.   20 fr.

GAUDET. Recherches sur l'usage et les effets hygiéniques et thérapeutiques des bains de mer. 3ᵉ édit., 1844. 1 vol. in-8. 6 fr.

GAUSSAIL. De la fièvre typhoïde, de sa nature et de son traitement. Paris, 1839, in-8, br.   3 fr. 50 c.

GAY-LUSSAC. Cours de chimie professé à la Faculté des sciences, comprenant l'histoire des sels, la chimie végétale et animale. 1833, 2 vol. in-8.   7 fr.

GELY. Recherches sur l'emploi d'un nouveau procédé de suture contre les divisions de l'intestin, et sur la possibilité de l'adossement de cet organe avec lui-même dans certaines blessures. 1844, in-8, avec 21 fig.   2 fr. 50 c.

GENDRIN. Traité philosophique de médecine pratique, 3 vol. in-8. 1838-1843.   24 fr.

GENDRIN. Histoire anatomique des inflammations. Paris, 1826, 2 vol. in-8, br.   10 fr.

GENDRIN. De l'influence des âges sur les maladies. (Thèse de concours.) 1840, in-8.   2 fr.

GEOFFROY-SAINT-HILAIRE. Histoire naturelle des mammifères, comprenant quelques vues préliminaires de l'histoire naturelle, et l'histoire des singes, des makis, des chauves-souris et de la taupe. 1834, 1 vol. in-8.   8 fr.

GEORGII. Kinésithérapie, ou traitement des maladies par le mouvement, d'après le système de Ling, et suivi d'un abrégé de l'éducation physique des enfants. 1847, in-8, br.   2 fr.

GINTRAC. Observations et recherches sur la cyanose ou maladie bleue. Paris, 1824, 1 vol. in-8.   4 fr.

GINTRAC. Mémoires et observations de médecine clinique et d'anatomie pathologique. Bordeaux, 1830, 1 vol. in-8, fig. 4 fr.

GINTRAC. Observations sur les principales eaux sulfureuses des Pyrénées. 1841, in-8, br.   1 fr. 25 c.

GINTRAC. Recherches sur l'oblitération de la veine porte et sur les rapports de cette lésion avec le volume du foie et la sécrétion de la bile. 1856, in-8.   1 fr. 50 c.

GINTRAC. Note sur un monstre exencéphalien (pleurencéphale). 1856, in-8.   1 fr.

GINTRAC. Étude anatomo-pathologique sur l'hydroméningocétie. 1860, in-8.   1 fr.

GINTRAC. Considérations sur la cyclocéphalie. 1860, in-8. 1 fr.

GINTRAC (H.). Essai sur les tumeurs solides intra-thoraciques. 1845, in-4, br.   1 fr. 50 c

COURS THÉORIQUE ET CLINIQUE

DE

PATHOLOGIE INTERNE

ET DE THÉRAPIE MÉDICALE,

Par M. E. GINTRAC,

Professeur de Clinique interne et Directeur de l'École de Médecine de Bordeaux, etc.

1853-1859, 5 vol. in-8. — Prix : 35 fr.

GINTRAC (H.). Études sur les effets thérapeutiques du tartre tibié
à haute dose. 1854, 1 vol. in-8.   3 fr. 50 c.

GODINE. Éléments d'hygiène vétérinaire, suivis de recherches
sur la morve, le cornage, etc. 1815, 1 vol. in-8. 3 fr. 50 c.

GOHIER. Mémoire sur un nouvel appareil pour le traitement des
fractures du col du fémur. 1835, in-8, avec 14 fig. 1 fr. 50 c.

GOYRAND. Mémoire sur la fracture par contre-coup de l'extrémité inférieure du radius. 1830, in-8, avec 14 fig. 1 fr. 50 c.

GRODDECK. De la maladie démocratique, nouvelle espèce de
folie. Trad. de l'allemand. 1850, in-8 de 64 pages. 1 fr. 25 c.

GUERBOIS. Des complications des plaies après les opérations
contenant le tétanos, la commotion, la douleur, la phlébite,
l'érysipèle, etc. 1836, in-8, br.   2 fr. 50 c.

GUILLOT (Natalis). La lésion, la maladie. (*Concours de pathologie médicale.*) in-8, 1851.   2 fr. 50 c

HENRY fils (Ossian). Essai sur l'emploi médical et hygiénique
des bains, 1855, 1 vol. in-4.   3 fr. 50 c.

HENRY fils (Ossian). Des radicaux composés (thèse pour l'agrégation), in-8, 1860.   2 fr.

TRAITÉ PRATIQUE

D'ANALYSE CHIMIQUE

DES EAUX MINÉRALES

POTABLES ET DOMESTIQUES,

PAR MM.

Ossian HENRY,

membre de l'Académie impériale de médecine, etc.,

ET

Ossian HENRY fils,

Docteur en médecine de la Faculté de Paris, chef adjoint des travaux chimiques
de l'Académie impériale de médecine, etc.

1858. 1 vol. in-8 de 678 pages, avec 134 fig. — Prix : 12 fr.

MANUEL
D'ANATOMIE PATHOLOGIQUE

GÉNÉRALE ET APPLIQUÉE,

Contenant le Catalogue et la description des pièces déposées au Musée Dupuytren

Par M. le docteur HOUEL,

Conservateur dudit Musée, agrégé de la Faculté de médecine, etc.

1857. 1 vol. gr. in-18 de 856 pages. — 7 fr.

HOUEL. Des plaies et des ruptures de la vessie. 1857, in-8. broché. 2 fr.

HOUEL. Des tumeurs du corps thyroïde (concours d'agrégation). 1860, in-8. 2 fr.

HALLER. Auctarium ad elementa physiologiæ corporis humani. Lausannæ, 1782, 4 fascicules in-4. 15 fr.

HAMILTON. Observations sur les avantages et l'emploi des purgatifs dans plusieurs maladies, traduit de l'anglais, par le docteur Larisse. 1825, 1 vol. in-8, br. 3 fr. 50 c.

HAXO. Fécondation artificielle et éclosion des œufs de poissons 1853, in-8, br. 2 fr. 50 c.

HILDENBRAND. Manuel de clinique médicale, ou Principes de clinique interne, traduit du latin et augmenté d'une préface, de notes historiques, critiques, dogmatiques et pratiques, par M. le professeur Dupré, 1849, 1 vol. in-12. 3 fr. 50 c.

HILDENBRAND. Médecine pratique, traduite du latin, avec un Discours sur l'histoire des cliniques et des Notes par A. Gautier. 1824, 2 vol. in-8. 6 fr.

HUFELAND. Manuel de médecine, fruit d'une expérience de cinquante ans, suivi de considérations pratiques sur la saignée, l'opium et les vomitifs, traduit de l'allemand par le docteur Jourdan, 2ᵉ édition corrigée et augmentée d'un Mémoire sur les fièvres nerveuses. 1848, 1 vol. in-8 de 750 pages. 8 fr.

HUTIN. Étude de la stérilité chez la femme (clinique de Plombières). 1859, in-8, br. 2 fr. 50 c.

— Guide des Baigneurs aux eaux minérales de Plombières. 4ᵉ édit. 1856, 1 vol. in-18. 2 fr. 50 c.

— Examen pratique des maladies de matrice. 1 vol. in-8. 4 fr.

IMBERT. Traité pratique des maladies des femmes, par F. Imbert, ex-chirurgien en chef de la Charité de Lyon. 1840, 1 vol. in-8. 6 fr.

ISAMBERT. Études chimiques, physiologiques et cliniques sur l'emploi thérapeutique du chlorate de potasse, spécialement dans les affections diphthéritiques (croup, angine couenneuse, etc.). 1 vol. in-8. 2 fr. 50 c.

MANUEL DES ACCOUCHEMENTS

ET

DES MALADIES DES FEMMES

Grosses et Accouchées,

CONTENANT LES SOINS A DONNER AUX NOUVEAU-NÉS;

Par le docteur JACQUEMIER.

Ancien interne de la maison d'accouchements de Paris.

1846. — 2 vol. grand in-18 de 1520 pages, avec 53 figures dans le texte. 9 fr.

JARJAVAY. De l'influence des efforts sur la production des maladies chirurgicales. 1847, in-8 de 72 pages. 2 fr.

JAMAIN. Archives d'ophthalmologie, comprenant les travaux les plus importants sur l'anatomie, la physiologie, la pathologie, la thérapeutique et l'hygiène de l'appareil de la vision. 1853-1856, 6 vol. in-8, fig. 20 fr.

JAMAIN. Manuel de pathologie et de clinique chirurgicales, 1859, 2 vol. gr. in-18. 14 fr.

JAMAIN. Manuel de petite chirurgie, contenant les pansements, les bandages, les appareils de fractures, les pessaires, les bandages herniaires, les ponctions, la vaccination, les incisions, la saignée, les ventouses, le cathétérisme, l'extraction des dents, les agents anesthésiques, etc. 3ᵉ édition entièrement refondue, 1860, 1 vol. gr. in-18, avec fig. 7 fr.

JAMAIN. De l'exstrophie ou extroversion de la vessie. (Thèse de doctorat.) 1845, in-4, br. 1 fr. 50 c.

JAMAIN. Hématocèle du scrotum. 1853, in-8. 2 fr. 50 c.

JAMAIN et WAHU. Annuaire de médecine et chirurgie pratiques pour 1846 à 1860. Résumé des travaux pratiques les plus importants publiés en France et à l'étranger de 1845 à 1858, 15 vol. gr. in-32. Prix de chaque. 1 fr. 25 c.

JAMAIN. Des plaies du cœur. 1857, in-8, br. 2 fr.

NOUVEAU TRAITÉ ÉLÉMENTAIRE

D'ANATOMIE DESCRIPTIVE

ET DE PRÉPARATIONS ANATOMIQUES,

Par M. le docteur JAMAIN,

Chirurgien des hôpitaux de Paris, etc.

SUIVI D'UN PRÉCIS D'EMBRYOLOGIE

Par M. le docteur VERNEUIL,

Agrégé de la Faculté de médecine de Paris,
et chirurgien des hôpitaux.

2ᵉ édit. 1861, 1 vol. gr. in-18 de 940 p., avec 200 figures. 12 fr.

JOBERT (de Lamballe). Traité théorique et pratique des maladies chirurgicales du canal intestinal. 1829, 2 vol. in-8.   6 fr.

JOSAT. De la mort et de ses caractères : nécessité de reviser la législation des décès pour prévenir les inhumations précipitées ou les délaissements anticipés. (Ouvrage entrepris et publié sous les auspices du gouvernement, et couronné par l'Institut.) 1854, 1 vol. in-8, avec 7 planches.   7 fr.

JULIA DE FONTENELLE. Recherches médico-légales sur l'incertitude des signes de la mort, les dangers des inhumations précipitées, les moyens de constater les décès et de rappeler à la vie ceux qui sont en état de mort apparente. 1834, 1 vol. in-8.   3 fr. 50 c.

KRAMER. Traité pratique des maladies de l'oreille, trad. de l'allemand, avec des notes, par M. le docteur Menière. 1848, 1 vol. in-8, avec 5 fig.   7 fr.

LACROIX. Antéversion et rétroversion de l'utérus. 1844, in-8. (*Conc. de l'agrégation.*)   3 fr. 50 c.

LARTIGUE. Angine de poitrine. 1846, 1 vol. in-12.   2 f. 50 c.

LATERRADE. Code expliqué des pharmaciens, ou commentaires sur les lois et la jurisprudence en matière pharmaceutique. 1834, 1 vol. in-18 de 544 pages.   3 fr. 50 c.

LAUGIER. Des cals difformes et des opérations qu'ils réclament. 1841, in-8, fig., br.   2 fr. 50 c.

LAVORT. Précis de pathologie générale, de nosologie et de méthode d'observation. 1846, in-18.   5 fr

LEGENDRE. Développement et structure du système glandulaire (*Concours d'agrégation*). 1856, in-8, fig.   2 fr.

LE GENDRE. Valeur comparée des différentes méthodes de traitement des fractures. 1857, in-8, br.   1 fr. 50 c.

LEGOUAS. Nouveaux principes de chirurgie, ou Éléments de zoonomie, d'anatomie et de physiologie, d'hygiène, de pathologie générale, de pathologie chirurgicale, de matière médicale et de médecine opératoire. 6e édit., 1836, 1 vol. in-8. 3 fr. 50 c.

LEPELLETIER (de la Sarthe). Traité de l'érysipèle et des différentes variétés qu'il peut offrir. 1836, 1 vol. in-8. 4 fr. 50 c.

LEPELLETIER (de la Sarthe). Traité complet sur la maladie scrofuleuse et ses différentes variétés. 1830, 1 vol. in-8 7 fr.

LISFRANC. Maladies de l'utérus, d'après les leçons cliniques faites à l'hôpital de la Pitié, par M. le docteur Pauly. Paris. 1836, 1 vol. in-8, br.   6 fr

LUBANSKI. Études pratiques sur l'hydrothérapie, d'après les observations recueillies à l'établissement de Pont-à-Mousson. 1847, 1 fort vol. in-8.   6 fr.

MANUEL
DE MÉDECINE OPERATOIRE
PAR J.-F. MALGAIGNE,

Professeur de médecine opératoire à la Faculté de médecine de Paris,
Chirurgien de l'hôpital de la Charité, etc.

1864, **septième édition** entièrement refondue, 1 vol. gr. in-18.
Prix : 7 fr.

MALGAIGNE. Des tumeurs du cordon spermatique (*Conc. de clinique chirurgicale*). 1848, in-8. 2 fr. 50 c.

MALGAIGNE. Mémoire sur un nouveau moyen de prévenir l'inflammation après les grandes lésions traumatiques, et spécialement après les opérations chirurg. 1841, in-8. 1 f. 50 c.

MALGAIGNE. Du traitement des grands emphysèmes traumatiques. 1842, in-8. 1 fr.

MALGAIGNE. Ponction dans l'hydrocéphale chronique. 1840, in-8, br. 50 c.

MALGAIGNE. Recherches historiques et pratiques sur les appareils dans le traitement des fractures. 1841, in-8, br. 3 fr.

MALGAIGNE. Mémoire sur la détermination des diverses espèces de luxations de la rotule, 1836, in-8. 2 fr.

MALGAIGNE. Deuxième mémoire sur les étranglements herniaires. Des pseudo-étranglements ou de l'inflammation simple dans les hernies, in-8, 1841. 1 fr. 50 c.

MALLAT DE BASSILAN. Guérison des douleurs et des paralysies par une méthode spéciale externe, avec des observations des cures obtenues : 1° dans les douleurs *névralgiques*, *rhumatismales* et *goutteuses* ; 2° dans les *entorses*, les *foulures*, les *tumeurs blanches*, les *ankyloses* ; 3° dans certaines paralysies et affections de la moelle épinière. 1857, 1 vol. in-8. 3 fr. 50 c.

MANEC. Recherches anatomico-pathologiques sur la hernie crurale. Paris, 1826, in-4, fig., br. 2 fr. 50 c.

MARCHESSAUX. Manuel d'anatomie générale, histologie et organogénie de l'homme. 1844, 1 vol. gr. in-18. 3 fr. 50 c.

MARTIN (Ferdinand). Essai sur les appareils prothétiques des membres inférieurs. 1849, 1 vol. in-8, avec 28 pl. 5 fr.

MARTIN (Joseph). Histoire naturelle des sangsues, 1846, 1 vol. in-8. 3 fr. 50 c.

MARTIN SAINT-ANGE. Circulation du sang chez le fœtus de l'homme, 2e édit. 1837, in-4, avec 15 fig. col. 2 fr. 50 c.

MARTINET. Manuel de clinique médicale, contenant la manière d'observer en médecine ; les divers moyens d'explorer les maladies. 3e édit. 1837, 1 vol. in-18, br. 4 fr. 50 c.

ATLAS DE 60 PLANCHES
SUR L'ART DES ACCOUCHEMENTS,
PAR M. F.-J. MOREAU,

Professeur d'accouchements, des maladies des femmes et des enfants, à la Faculté de médecine de Paris, médecin de la maison d'accouchements (Maternité).

Ces planches, exécutées d'après nature, par M. Émile Beau, sur les préparations anatomiques du docteur Jacquemier, ancien interne de la maison d'accouchements de Paris, sont destinées à servir de complément à tous les traités d'accouchements.

NOUVEAU TIRAGE.
Prix de l'Atlas complet et cartonné :

Avec figures noires,　　25 fr.　|　Avec figures coloriées,　　60 fr.

MOREAU. Novísimas demostraciones acerca del arte de los partos. Obra que sirve de complemento a todos los tratados de partos, y que contiene 60 hermosas laminas en folio, con un testo esplicativo. *Traduccion castellana* por D. Antonio Sanchez de Bustamente. 1846. Fig. noires, 25 fr., et fig. coloriées.　　　　　　　　　　　　　　　　　　　　60 fr

MOREAU. Manuel des sages-femmes, contenant la saignée, l'application des ventouses, la vaccine, la description et l'usage des instruments avec des notes sur plusieurs parties des accouchements. 1839. 1 vol. in-12, avec fig.　　　　　2 fr.

MAUNOURY et SALMON. Manuel de l'art des accouchements, précédé d'une description abrégée des fonctions et des organes du corps humain, et suivi d'un exposé sommaire des opérations de petite chirurgie les plus usitées, *à l'usage des élèves sages-femmes qui suivent les cours départementaux.* 1861, 2° édit., 1 vol. in-8, avec 32 figures.　　　　　7 fr.

MENIÈRE. De la guérison de la surdi-mutité et de l'éducation des sourds-muets ; exposé de la discussion qui a eu lieu à l'Académie impériale de médecine, avec notes critiques, réflexions, additions. 1855, 1 vol. in-8.　　　　　5 fr.

MENIÈRE. Traité des maladies de l'oreille. Voy. Kramer.

MÉRAT. Nouvelle flore des environs de Paris suivant la méthode naturelle, avec l'indication des vertus des plantes usitées en médecine. 4° édit., 1836. 2 vol. in-18.　　　　　7 fr.

TRAITÉ COMPLET
DE L'ART DU DENTISTE,
D'APRÈS L'ÉTAT ACTUEL DES CONNAISSANCES,
PAR F. MAURY,

Dentiste de l'École polytechnique.

3e édit., mise au courant de la science, avec des notes par P. GRESSET. 1841. Un volume in-8 et Atlas in-8 de 42 planches représentant 407 fig. — 12 fr

ÉLÉMENTS DE PATHOLOGIE CHIRURGICALE,
PAR A. NÉLATON,
Professeur de clinique chirurgicale à la Faculté de médecine de Paris.

1844-59. 5 volumes in-8. Prix : 37 fr.

Les tomes *troisième* et *quatrième* se vendent séparément chacun 6 fr.
Le tome *cinquième* se vend séparément 9 fr.

NÉLATON. De l'influence de la position dans les maladies chirurgicales. (*Concours de clinique chirurgicale.*) 1851, in-8, br. 2 fr. 50 c.

MITSCHERLICH. Éléments de chimie; traduit de l'allemand, par L. Valérius, 3 vol. in-8. 12 fr.

MORDRET (Ambr.). État actuel de la vaccine considérée au point de vue pratique et théorique, et dans ses rapports avec les maladies et la longévité. 1851, in-8 de 160 pages. 2 fr.

MOREL-LAVALLÉE. Méthodes du traitement des rétrécissements de l'urèthre. 1857, in-4. 3 fr. 50 c.

MUNARET. Du médecin des villes et du médecin des campagnes, mœurs et sciences; 2e édit., 1840, 1 vol. in-18. 3 f. 50 c.

MURPHY (W.). De la fièvre puerpérale. Traduit de l'anglais, par M. le docteur Gentil. 1858, in-8. 60 c.

NAEGELÉ. Manuel d'accouchements à l'usage des *élèves sages-femmes*, traduit de l'allemand par M. le docteur Schlesinger-Ranier ; *troisième édition*, revue et augmentée par M. le docteur Jacquemier, ancien interne de la maison d'accouchements de Paris, suivi d'un précis de la *saignée*, des *ventouses*, de la *vaccine*, et des *préparations pharmaceutiques* les plus usuelles et les plus simples, terminé par un QUESTIONNAIRE complet. (Ouvrage placé, par décision ministérielle, au rang des livres classiques des élèves sages-femmes de la Maternité de Paris.) 1 vol. gr. in-18, avec 80 fig. 1857. 6 fr.

NOUVELLE PHARMACOPÉE DE LONDRES, ou Code officiel d'Angleterre. Nouvelle traduction par MM. Figuier et Nance. 1841, 1 vol. in-32. 2 fr.

OLLIVIER (d'Angers). Traité des maladies de la moelle épinière, contenant l'histoire anatomique, physiologique et pathologique de ce centre nerveux chez l'homme. 3e édit., 1837, 2 vol. in-8 avec 27 fig. 7 fr.

PARCHAPPE. Recherches sur l'encéphale, sa structure, ses fonctions et ses maladies. 1er *mémoire* : Volume de la tête et de l'encéphale chez l'homme. 2e *mémoire* : Altérations de l'encéphale dans l'aliénation mentale. 1836-1838, 2 vol. in-8. 7 fr.

TRAITÉ DES MALADIES
DES VOIES URINAIRES
Par Ch. PHILLIPS,
Docteur en médecine, officier de la Légion d'honneur, etc.

1860, 1 fort vol. in-8, avec figures. — 10 fr.

PAYEN et CHEVALLIER. Traité élémentaire des réactifs, leurs préparations, leurs emplois spéciaux, et leurs applications à l'analyse. 3ᵉ édit., augmentée de recherches : 1° sur l'arsenic ; 2° sur l'antimoine ; 3° sur le plomb ; 4° sur le cuivre ; 5° sur le sang ; 6° sur le sperme. 3 vol. in-8, avec 79 fig. 1841. 9 fr.

PELLETAN. Traité élémentaire de physique générale et médicale. 3ᵉ édit., 1838, 2 vol. in-8, fig.   14 fr.

PERCY. Manuel du chirurgien d'armée, ou Instructions de chirurgie militaire sur le traitement des plaies d'armes à feu. 1830, in-12, fig., br.   2 fr. 50 c.

PERSON. Éléments de physique. 1836-1841, 2 vol. in-8, avec atlas in-4 de 675 fig.   12 fr.

POINTE. Hygiène des collèges (autorisée par le conseil de l'Université). 1846, 1 vol. in-18.   4 fr. 50 c.

PETIT. Recherches statistiques sur l'étiologie du suicide. 1850, in-4.   2 fr.

PICHARD. Maladies des femmes. Des ulcérations et des ulcères du col de la matrice et de leur traitement. 1848. 1 vol. gr. in-8, avec 27 fig.   8 fr.

PIGNÉ. Annales de l'anatomie et de la physiologie pathologiques. 1846, 1 vol. gr. in-8, avec 55 figures représentant des pièces d'anatomie pathologique du musée Dupuytren. 1846.   7 fr.

PIORRY. De l'irritation encéphalique des enfants. Paris, 1823, in-8, br.   1 fr. 50 c.

PIORRY. Clinique médicale des hôpitaux de la Pitié et de la Salpêtrière. 1835, 1 vol. in-8.   6 fr.

PIORRY. Du procédé opératoire à suivre dans l'exploration des organes par la percussion médiate, accompagné de mémoires sur la circulation, les pertes de sang, le sérum du sang, la respiration, l'asphyxie, la strangulation, la submersion, la langue considérée sous le rapport du diagnostic, l'abstinence, la migraine, etc. 1835, 1 fort vol. in-8.   6 fr.

POINTE. Histoire topographique et médicale du grand Hôtel-Dieu de Lyon, dans lequel sont traitées la plupart des questions qui se rattachent à l'organisation des hôpitaux en général. 1842. 1 vol. grand in-8, avec fig.   7 fr. 50 c.

POINTE. Hygiène des collèges (autorisée par le conseil de l'Université). 1846, 1 vol. in-18.   4 fr. 50 c

ÉLÉMENTS DE PATHOLOGIE MÉDICALE,

PAR A.-P. REQUIN,

Professeur de pathologie médicale à la Faculté de médecine de Paris.

1843-52. — 3 forts vol. in-8. — Prix : 22 fr.

Le tome III se vend séparément 6 fr. — Le tome IV et dernier est
sous presse.

REQUIN. Prodromes dans les maladies. 1840, in-8, br. 1 fr. 50 c.

REQUIN. Des purgatifs et de leurs principales applications.
(Concours de matière médicale.) 1839, in-8. 2 fr.

REQUIN. Spécificité dans les maladies. 1854, in-8. 2 fr.

REQUIN. Homœopathie. 1854, in-8. 1 fr. 25 c.

QUEVENNE et BOUCHARDAT. Instruction pour l'essai et l'analyse du lait. 1856, in-8. 1 fr. 25 c.

QUEVENNE et HOMOLLE. Mémoire sur la digitaline et la
digitale. 1854, in-8. 1 fr.

RAINARD. Traité complet de la parturition des principales
femelles domestiques, suivi d'un Traité des maladies propres
aux femelles et aux jeunes animaux. 1845, 2 vol. in-8. 11 fr.

RÉCAMIER. Recherches sur le traitement du cancer par la
compression méthodique simple et combinée, et sur l'histoire
générale de la même maladie; suivies de notes : 1° sur les
forces et la dynamétrie vitales ; 2° sur l'inflammation et l'état
fébrile. 1829, 2 vol. in-8, avec 20 fig. 5 fr.

RIBES (de Montpellier). De l'anatomie pathologique considérée dans ses rapports avec la science des maladies. 1834,
2 vol. in-8. 12 fr.

RICHARD (de Nancy). Traité sur l'éducation physique des enfants, à l'usage des mères de famille et des personnes dévouées
à l'éducation de la jeunesse. 1 vol. in-12. 1843. 3 fr.

RIGAUD. De l'anaplastie des lèvres, des joues et des paupières.
1 vol. in-8, 1841. 3 fr. 50 c.

RIVALLIÉ. Traitement du cancer et des affections scrofuleuses
par l'acide nitrique solidifié; emploi de l'alun dans le pansement des plaies. 1850, 1 vol. in-8, avec 3 fig. 4 fr. 50 c.

RIVIÈRE. Éléments de géologie pure et appliquée, ou Résumé
d'un cours de géologie descriptive, spéculative, industrielle et
comparative. 1839, 1 vol. in-8 de 700 pag., 230 fig. 7 fr.

ROBERT (A.). Des anévrysmes de la région sus-claviculaire.
(Conc. de clinique chirurgicale.) 1842, in-8, avec une pl. 3 fr.

ROBERT (A.). Des affections granuleuses, ulcéreuses et carci-
nomateuses du col de l'utérus. 1818, 1 vol. in-8 de 168 pag.,
avec 6 fig. color. 3 fr. 50 c.

CONFÉRENCES
DE CLINIQUE CHIRURGICALE
FAITES A L'HOTEL-DIEU DE PARIS,
Par M. Alph. ROBERT,
Chirurgien de l'Hôtel-Dieu, membre de l'Académie impériale de médecine, etc.;
Recueillies et publiées sous sa direction, par M. le Dr Doumic.
1859. 1 vol. in-8. — Prix : 7 fr.

ROBERT (Alph.), Des vices congénitaux de conformation des articulations. 1 vol. in-8 avec 2 fig. 1851.   3 fr. 50 c.

ROBERT. Des amputations partielles et de la désarticulation du pied. (*Conc. de médecine opératoire.*) 1850, in-8.   3 fr. 50 c.

ROBERT (A.) Mémoire sur la nature de l'écoulement aqueux très abondant qui accompagne certaines fractures de la base du crâne. 1846, in-8.   1 fr. 50 c.

ROBERT (A.). Considérations pratiques sur les varices artérielles du cuir chevelu. 1851, in-8.   1 fr. 50 c.

ROBIN (Ch.) et BÉRAUD. Éléments de physiologie de l'homme et des principaux vertébrés. 1856-57, 2 vol. gr. in-18. 12 fr.

ROUSSEL (Théophile). De la pellagre, de son origine, de ses progrès, de son existence en France, de ses causes et de son traitement curatif et préservatif. 1845, 1 vol. in-8.   6 fr.

ROSEMBAUM. Histoire de la syphilis dans l'antiquité, avec des recherches pour servir aux médecins, aux philologues et aux antiquaires, trad. par Santlus. 1847. 1 vol. in-8.   6 fr.

ROUX. Coup d'œil physiologique sur les sécrétions. 1803, in-8.   1 fr. 25 c.

ROUX. Résection et retranchement de portions d'os malades soit dans les articulations soit hors des articulations (thèse de concours pour la chaire de médecine opératoire) 1812, in-4. br. 2 fr. 50 c.

ROUX. Mémoire sur la staphylorraphie, ou suture du voile du palais. 1825, in-8, avec fig.   2 fr. 50 c.

ROUX. Mémoire et observations sur la réunion de la plaie après l'amputation des membres. 1814, in-8, br.   2 fr. 50 c.

ROUX. Mémoire sur les exostoses et sur les opérations qui leur conviennent. 1847, in-8.   1 fr.

ROUX. Faits et remarques sur les tumeurs fongueuses, sanguines ou anévrysmales des os. 1845, in-8.   1 fr.

ROUX. Tumeurs fibreuses du sein. 1844, in-8.   1 fr.

ROUX. Faits et remarques pour servir à l'histoire de l'anévrysme artérioso-veineux. 1850, in-8.   1 fr.

ROUX. Effets de l'éther et du chloroforme. 1847, in-4.   1 fr.

TRAITÉ PRATIQUE
DES MALADIES NERVEUSES,
PAR C.-M.-S. SANDRAS,
Médecin de l'hôpital Beaujon, agrégé à la Faculté de médecine de Paris, etc.

2e édition, refondue par M. le docteur BOURGUIGNON.

1860-1861, 2 vol. in-8. — Prix : 12 fr

SAUCEROTTE. Tableau synoptique des races humaines, montrant leur origine, leur distribution géographique, leurs caractères distinctifs, les peuples dérivés, in-fol. col.   3 fr. 50 c.

SCARPA. Traité des maladies des yeux, traduit de l'italien sur la 3e édition, par MM. les docteurs BOUSQUET et BELLANGER. Paris, 1821, 2 vol. in-8, avec fig.   5 fr.

SERINGE. Flore du pharmacien, du droguiste et de l'herboriste, ou description des *plantes médicinales* cultivées en France. 1852, 1 vol in-12, br.   6 fr.

SERINGE. Flore des jardins et des grandes cultures, ou description des plantes de jardins, d'orangeries et de grandes cultures. 1845 à 1849, 3 vol. in-8 avec 34 pl.   12 fr.

SERRE. Traité pratique de la réunion immédiate et de son influence sur les progrès récents de la chirurgie dans toutes les opérations. 1837, 1 vol. in-8, avec 10 fig.   5 fr

SERRE (d'Alais). Mémoire sur l'inflammation de la peau, du tissu cellulaire, des veines et des vaisseaux: application d'un nouveau traitement spécial et abortif. 1837, in-8.   2 fr. 50 c.

SICHEL. Leçons cliniques sur les lunettes et les états pathologiques consécutifs à leur usage irrationnel. 1848, 1 vol. in-8 de 118 pag.   3 fr. 50 c.

SOLAYRÈS. Dissertation sur l'accouchement terminé par les seules forces de la mère, traduite du latin par le docteur AMOUREUX (de Brioude). 1842, in-8, br.   1 fr. 50 c.

SPURZHEIM. Observations sur la folie ou sur les dérangements des fonctions morales et intellectuelles de l'homme, avec 2 pl. Paris, 1818, in-8.   6 fr.

SPURZHEIM. Essai sur les principes élémentaires de l'éducation. Paris, 1822, 1 vol. in-8.   3 fr. 50 c.

STOLL. Médecine pratique, avec les aphorismes de Stoll et de Boerhaave, trad. par Mahon, avec des notes par Pinel, Baudelocque, etc. Nouv. édit. 1855, 1 vol. in-8.   3 fr. 50 c.

SZERLECKI. Dictionnaire de thérapeutique, contenant les moyens curatifs employés dans toutes les maladies par les médecins praticiens les plus distingués. 1838, 2 vol. in-8.   8 fr.

ANNUAIRE DE MÉDECINE
ET DE CHIRURGIE PRATIQUES
Pour 1846 à 1860 ;

Résumé des travaux pratiques les plus importants, publiés en France et à l'Étranger
pendant les années 1845 à 1859,

Par MM. les docteurs JAMAIN et WAHU.
15 vol. gr. in-32. — Prix de chaque : 1 fr. 25 c.

TARDIEU. Manuel de pathologie et de clinique médicales. 1857,
1 vol. gr. in-18, 2ᵉ édit., corrigée et augmentée.   7 fr.

THERY (de Langon). Traité de l'asthme. 1859, 1 vol. in-8. 6 fr.

THIAUDIÈRE. Exercice de la médecine en province et à la campagne, dans ses rapports avec la pratique. 1839, in-8. 2 fr.

TISSOT. L'Onanisme, dissertation sur les maladies produites par
la masturbation, *nouvelle édition*, revue, corrigée entièrement
refondue, augmentée des travaux des médecins modernes, et
suivie du poëme intitulé *Onan*, ou le *Tombeau du Mont-Cindre*,
par Marc-Antoine Petit, de Lyon. 1856. 1 vol.   2 fr. 50 c.

VACQUEZ. Mémoire sur l'amputation sous-astragalienne. Extirpation du calcanéum. 1859, in-4, fig.   3 fr. 50 c.

VANIER (du Havre). Clinique des hôpitaux des enfants, et Revue
rétrospective médico-chirurgicale, thérapeutique et hygiénique des maladies de l'enfance. 1841-1843, 3 vol. in-8. 7 fr.

VAUCHER. Histoire des conferves d'eau douce, suivie de l'histoire des *Tremelles* et des *Ulves*. 1803. 1 vol. in-4, 92 fig. 6 fr.

VERNEUIL. Le système veineux (anatomie et physiologie),
concours d'agrégation, 1853, 1 vol. in-8.   3 fr. 50 c.

VIGAROUX. Cours élémentaire des maladies des femmes, ou
Essai sur une nouvelle méthode pour étudier et classer les
maladies de ce sexe. 1801, 2 vol. in-8.   5 fr.

VILETTE DE TERZÉ. La vaccine, ses conséquences funestes
démontrées par les faits, l'observation, l'anatomie pathologique
et l'arithmétique. 1857, in-8.   3 fr.

VIRCHOW. De l'inflammation, de l'irritation et de l'irritabilité.
Traduit de l'allemand, par M. Petard. 1859, in-8, br.   2 fr.

VIRCHOW. De l'embolie, traduit de l'allemand, par M. Petard,
1861, br. in-8.   2 fr. 50 c.

WILLEMIN. Du bouton d'Alep 1854, in-8, fig.   3 fr.

WILLEMIN. De l'emploi des eaux de Vichy dans les affections
chroniques de l'utérus. 1857, 1 vol. in-8.   4 fr.

ZIMMERMANN. De la solitude, des causes qui en font naître le
goût, de ses inconvénients, de ses avantages et de son influence
sur les passions, l'imagination, l'esprit et le cœur. Trad. par
M. Jourdan. Nouvelle édition, 1840, 1 vol. in-8. 3 fr. 50 c.

6 fr. par an pour toute la France. — 8 fr. à l'Étranger.

RÉPERTOIRE DE PHARMACIE,

RECUEIL PRATIQUE

Publié par M. BOUCHARDAT,

Professeur d'hygiène à la Faculté de médecine de Paris,
Memb. de l'Académie impériale de médecine et de la Société impériale d'agriculture,

---

Seizième année commencée en juillet 1859.

CONDITIONS DE LA SOUSCRIPTION.

Le *Répertoire de Pharmacie* a commencé en juillet 1844. Il paraît du 10 au 15 de chaque mois, par livraison de 32 pages, formant à la fin de l'année 1 vol. in-8 de 400 pages environ. Chaque année se vend séparément 5 fr.

Les lettres, paquets, manuscrits et renouvellements d'abonnement doivent être adressés *franco* au bureau du journal.

On s'abonne en envoyant, par lettre affranchie, un bon de 6 fr. sur la poste ou sur une maison de Paris, à l'ordre de M. Germer BAILLIÈRE, libraire-éditeur, 17, École-de-Médecine. — On s'abonne également, par l'entremise des Droguistes de Paris et des Libraires.

Collection du Répertoire de Pharmacie.

Les quinze premiers volumes du *Répertoire de Pharmacie* sont en vente au bureau du journal. Le prix de chacun de ces volumes est de 5 fr., les nouveaux souscripteurs qui adresseront *franco* un bon de 50 fr. sur la poste ou sur une maison de Paris, à l'ordre de M. Germer BAILLIÈRE, pour la collection du journal et l'abonnement à l'année courante, recevront, *sans frais*, les seize premiers volumes.

LEÇONS ORALES

DE CLINIQUE CHIRURGICALE

FAITES A L'HOPITAL DE LA CHARITÉ

Par M. le professeur VELPEAU,

Recueillies et publiées

Par MM. les docteurs Jeanselme et P. Pavillon.

1840-41, 3 vol. in-8. Prix : 24 fr.

VELPEAU et BÉRAUD. Manuel d'anatomie topographique chirurgicale, 1864, 1 vol. in-18. (*Sous presse.*)

Paris. — Imprimerie de L. MARTINET, rue Mignon, 2.